全国高等职业院校医学美容技术专业规划教材

美容药物学

（供医学美容技术及相关专业用）

主　编　郑小红　潘伟男

副主编　杨延音　熊存全　王立青　陈洁忠

编　者　（以姓氏笔画为序）

王立青（重庆三峡医药高等专科学校）

王志虹（重庆市沙坪坝区陈家桥医院）

许光宇（开封大学）

孙雨诗（红河卫生职业学院）

杨延音（重庆医药高等专科学校）

李旭梅（嘉兴学院附属第二医院）

陈韦伽（嘉兴学院附属第二医院）

陈洁忠（济源职业技术学院）

周莉江（乐山职业技术学院）

郑小红（重庆医药高等专科学校）

徐长亮（江苏食品药品职业技术学院）

谭　娇（重庆医药高等专科学校）

熊存全（江苏医药职业学院）

潘伟男（湖南食品药品职业学院）

中国健康传媒集团

中国医药科技出版社

内 容 提 要

本教材以美容药物使用要求与行业进展为核心内容，以项目化的职业教育模式进行编写。全书包括理论和实训两大模块，理论模块中包括了总论、皮肤美容相关药物、形体美容相关药物和其他美容相关常用药物等内容。理论模块通过知识链接将美容药物新知识或相关学科知识与正文内容进行有机连接，还融入课程思政内容，促进学生对专业知识和职业素养的综合理解；实训模块提供常用医学美容用药的基本技能训练，同时还设置有思维导图、目标检测、PPT课件、题库等数字资源，满足学习者多途径、多终端、多样化学习需求，有利于线上线下相结合的教学模式。本教材为书网融合教材，即纸质教材有机融合电子教材、教学配套资源（PPT、微课、视频等）、题库系统、数字化教学服务（在线教学、在线作业、在线考试）。

本教材主要供高等职业院校医学美容技术及相关专业教师与学生使用，同时也可为医学美容行业工作者提供参考。

图书在版编目（CIP）数据

美容药物学/郑小红，潘伟男主编. - - 北京：中国医药科技出版社，2024.8
全国高等职业院校医学美容技术专业规划教材
ISBN 978 - 7 - 5214 - 4614 - 2

Ⅰ.①美…　Ⅱ.①郑…　②潘…　Ⅲ.①美容 - 药物学 - 高等职业教育 - 教材　Ⅳ.①R986

中国国家版本馆 CIP 数据核字（2024）第 099163 号

美术编辑　陈君杞
版式设计　友全图文

出版　**中国健康传媒集团** | 中国医药科技出版社
地址　北京市海淀区文慧园北路甲 22 号
邮编　100082
电话　发行：010 - 62227427　邮购：010 - 62236938
网址　www.cmstp.com
规格　889mm×1194mm $\frac{1}{16}$
印张　17 $\frac{1}{2}$
字数　498 千字
版次　2024 年 8 月第 1 版
印次　2024 年 8 月第 1 次印刷
印刷　北京侨友印刷有限公司
经销　全国各地新华书店
书号　ISBN 978 - 7 - 5214 - 4614 - 2
定价　**59.00 元**

获取新书信息、投稿、为图书纠错，请扫码联系我们。

数字化教材编委会

主　编　郑小红　潘伟男

副主编　杨延音　熊存全　王立青　陈洁忠

编　者　（以姓氏笔画为序）

王立青（重庆三峡医药高等专科学校）

王志虹（重庆市沙坪坝区陈家桥医院）

许光宇（开封大学）

孙雨诗（红河卫生职业学院）

杨延音（重庆医药高等专科学校）

李旭梅（嘉兴学院附属第二医院）

陈韦伽（嘉兴学院附属第二医院）

陈洁忠（济源职业技术学院）

周莉江（乐山职业技术学院）

郑小红（重庆医药高等专科学校）

徐长亮（江苏食品药品职业技术学院）

谭　娇（重庆医药高等专科学校）

熊存全（江苏医药职业学院）

潘伟男（湖南食品药品职业学院）

出版说明

为深入学习贯彻党的二十大精神，落实《国务院关于印发国家职业教育改革实施方案的通知》《关于深化现代职业教育体系建设改革的意见》《职业教育提质培优行动计划（2020—2023年）》《关于推动现代职业教育高质量发展的意见》等有关文件精神，适应学科发展和高等职业教育教学改革等新要求，对标国家健康战略、对接医药市场需求、服务健康产业转型升级，建设高质量教材，支撑高质量现代职业教育体系发展的需要，使教材更好地服务于院校教学，中国健康传媒集团中国医药科技出版社在教育部、国家药品监督管理局的领导下，组织和规划了"全国高等职业院校医学美容技术专业规划教材"的修订和编写工作。本套教材具有以下特点。

1. 强化课程思政，辅助三全育人

教材编写将价值塑造、知识传授和能力培养三者融为一体，坚决把立德树人贯穿、落实到教材建设全过程的各方面、各环节，深度挖掘提炼专业知识体系中所蕴含的思想价值和精神内涵，科学合理拓展课程的广度、深度和温度，多角度增加课程的知识性、人文性，提升引领性、时代性和开放性，辅助实现"三全育人"（全员育人、全程育人、全方位育人），培养新时代创新人才。

2. 推进产教融合，体现职教精神

教材编写坚持现代职教改革方向，体现高职教育特点，以人才培养目标为依据，以岗位需求为导向，围绕"教随产出、产教同行"，教材融入行业人员参与编写。教材正文适当插入典型临床案例，使学生边读边想、边读边悟、边读边练，做到理论与相关岗位相结合，形成以案例为引导的职业教育教学模式新突破，提升人才培养针对性和适应性。

3. 体现行业发展，突出必需够用

教材编写坚持"已就业为导向，已全面素质为基础，以能力为本位"的现代职业教育教学改革方向。构建教材内容应紧密结合当前实际要求，吸收新技术、新方法、新材料，体现教材的先进性，教材编写落实"必需、够用"原则，教材编写以满足岗位需求、教学需求和社会需求的高素质人才，体现高职教学特点。同时做到与技能竞赛考核、职业技能等级证书考核的有机结合。

4. 建新型态教材，适应转型需求

适应职业教育数字化转型趋势和变革要求，依托"医药大学堂"在线学习平台，搭建与教材配套的数字化资源（数字教材、教学课件、图片、视频、动画及练习题等），丰富多样化、立体化教学资源，并提升教学手段，促进师生互动，满足教学管理需要，为提高教育教学水平和质量提供支撑。

本套教材的出版得到了全国知名专家的精心指导和各有关院校领导与编者的大力支持，在此一并表示衷心感谢。希望广大师生在教学过程中积极使用本套教材并提出宝贵意见，以便修订完善，共同打造精品教材。

前言 PREFACE

为了更好地服务于新形势下的医学美容工作，我们联合从事美容药物相关教学一线的教师及行业专家，共同编写了这本《美容药物学》教材，主要供高等职业院校医学美容技术及相关专业教生教学使用，同时也可为医学美容行业工作者提供参考。

本教材分为理论篇和实训篇两大模块，共 4 个项目、22 个理论学习任务和 16 个技能训练学习任务，既注重理论知识的介绍，又强调实践动手能力的培养。在具体药物编写时，注意结合目前美容药物使用实际和高职学生认知特点，在保证知识系统性基础上，紧跟医学美容行业进展，删繁就简，去旧增新，突出实用性，除了介绍经典、常用的美容药物外，还将美容药物领域新规范、新药物、新思维渗透在编写内容中，力求编写出一本能用、好用、学生爱用的新形态教材。

模块一为理论篇，共涵盖四个项目。项目一总论主要介绍了美容药物学习和使用相关基础知识，紧接着分项目分别介绍了皮肤美容、形体美容和其他美容相关常用药物。教材理论部分设置了知识、技能、素质三维学习目标；教材正文以情境导入激发学生兴趣，提出专业相关问题引导学生更好地学习正文内容；教材通过知识链接将美容药物新知识或相关学科知识与正文内容进行有机连接，同时将素质目标中课程思政内容自然融入，促进学生对专业知识和职业素养的综合理解；教材还设置有思维导图、目标检测、PPT 课件、题库等数字资源，满足学习者多途径、多终端、多样化学习需求。模块二为实训篇，包括如嫩肤水、润肤面膜、防晒霜等常见美容药物制备训练，透皮药物皮肤刺激性实验及给药剂量、给药途径、联合用药对药物作用的影响等，内容涵盖了美容药物制备、质量评价和使用相关三大过程，让学生走上实习和工作岗位前，对美容药物的生产和使用过程有初步的认识，为建立以求美者为中心的临床服务意识打下基础。

本教材的出版凝聚了每一位编者的辛勤劳动，也得到了各参编单位的大力支持，在此一并表示衷心感谢。

随着医学美容的迅速发展，美容药物中许多理论和实践问题还有待进一步研究和探索，同时受编者水平所限，本教材难免存在疏漏之处，恳请广大师生、同行和专家批评指正，以便进一步修订完善。

编　者
2024 年 7 月

CONTENTS 目录

模块一 理论篇

模块二 实训篇

项目一　总　论

学习任务一　绪　论

PPT

学习目标

知识目标：

1. 掌握美容药物学相关基本概念。

2. 熟悉美容药物学的地位和研究任务。

3. 了解美容药物学发展简史。

技能目标：

充分认识美容药物学在医学美容领域的重要作用，正确描述和使用美容药物学相关基本概念。

素质目标：

通过本任务的学习，初步树立精准用药、安全用药理念。

情境导入

自信重塑之旅

情境：患者，女，20岁，因脸上痘痘和色斑比较明显而对自己的皮肤状况不太满意，甚至因为脸部皮肤问题导致性格上有自卑倾向，最近在短视频平台偶然看到一个备受欢迎的美容博主声称使用一款"焕肤奇迹面膜"配合面部按摩可以快速治疗痘痘和色斑，于是开始尝试每天使用面膜并自行进行面部按摩。一个星期后患者皮肤开始出现刺痛、红肿和瘙痒等症状，这让她倍感焦虑，于是决定前往医院整形美容科寻求专业帮助。经过医生的仔细检查，确认是患者对面膜中的某些成分过敏所致，医生建议她停用面膜并外用抗过敏药物治疗。几天后患者过敏症状逐渐缓解，随后医生根据她的具体情况为她制订了一套个性化的美容药物治疗方案和一套包括光子嫩肤、激光治疗和微针治疗在内的医学美容项目方案。经过慎重考虑，患者最后选择了美容药物治疗方案，经过半年的精心治疗，患者脸上的痘痘和色斑逐渐消失，整个人重新变得自信、美丽。

思考：1. 如何区分医学美容和生活美容的概念？

2. 相比医学美容项目，药物美容治疗方案有哪些优缺点？

从古至今，对美的追求，始终是人类历史中亘古不变的主题。求美不仅体现了我们渴望自己的容貌被外部世界审美标准所认可的想法，也展现了人类对内在精神层次的追求与提升。在现代社会中，药物美容作为一种重要的医学美容手段，在医学美容过程中逐渐为大众所接受。然而，药物美容如同一把双刃剑，既可能带给我们美丽的外貌，也可能潜藏着未知的风险。因此，正确认识美容药物并合理使用美容药物，对帮助求美者在追求美丽的道路上更加安全和有效来说具有重要意义。

一、美容药物学基本概念

随着我国经济社会发展和生活水平提高，为了更好地满足人们对美的追求，美容行业经过多年的发展，已细分为许多专业领域，其中生活美容和医学美容是广为接受的两个基本概念。

生活美容是指用化妆品、保健品和非医疗器械等非医学手段，对人体进行皮肤护理、按摩等保养修复。生活美容不需要手术或侵入性操作，它主要是通过外部保养和修饰来美化外观。生活美容的主要目的是保持皮肤的健康和美丽，延缓衰老，增加个人魅力和自信。常见的生活美容项目包括面部按摩、面膜护理、化妆等。

医学美容是指通过医学手段来维护和修塑人体的美，包括外科手术、药物治疗、医疗器械以及其他具有创伤性或侵入性的医学技术方法。医学美容的目的是通过修复和重塑人体的容貌和体形，达到美化外观的效果。常见的医学美容项目包括祛斑、除皱、减肥、美白等。在 2023 年国家市场监督管理总局等 11 部门联合印发的《关于进一步加强医疗美容行业监管工作的指导意见》中，明确规定医疗美容服务属于医疗活动。

药物美容因具有非侵入性、便捷度高、成本较低等优点成为医学美容的重要手段之一，药物美容与其他美容手段如手术、物理疗法等相辅相成，共同促进人体美的发展。

美容药物学（cosmetic pharmacology）是研究以药物为主要手段而达到美容目的的一门综合性学科。美容药物学的学习涉及生理学、病理学、中医药学、药剂学、药理学、中药药理学、临床药物治疗学等学科知识，是一门专业性较强的学科，也是一门美容医学和药学交叉的新兴学科。

美容药物从使用对象上分，可以应用于有损美性疾病或症状的患者，如痤疮、瘢痕、色素沉着、肥胖症、炎症等患者；也可用于追求美的正常人，如希望皮肤年轻化、延缓衰老、延缓白发生成等需求的健康人群。从使用方法上，美容药物可简单分为内用和外用两种。内用是将美容药物通过口服、注射、植入等途径送入体内；外用则是将药物直接作用于体表，以实现美容效果或治疗美容障碍的目的。需要注意的是，美容药物虽然以美容为目的，但必须遵循用药基本原则，即安全、有效、经济、适当。

二、美容药物学的地位和研究内容

美容药物学是医学美容技术专业的一门必修课程，其基本理论和基本技能直接为后续专业核心课程服务，学习美容药物学基本知识，学会正确、合理地选择和使用美容药物，对于从事医学美容岗位工作的专业人员来说非常重要。

美容药物学作为医学美容技术专业的桥梁课程，连接基础医学、美容临床医学和药学，起到承上启下的作用。学好此门课程有助于医学美容专业技术人员针对具体情况合理应用美容药物，从而推动美容药学的持续发展。

美容药物学基于美容医学与药学等相关知识，研究机体对美容药物的处置过程及美容药物对人体的药理作用、作用机制、临床应用、不良反应和用药注意事项等，从而为临床合理使用美容药物奠定基础。

三、美容药物学发展简史

（一）古代美容药物学阶段

在早期的美容药物中，许多都来自于天然的动物、植物、矿物等。这些天然药物含有丰富的营养成分和生物活性物质，能够促进代谢、改善皮肤质地、增加皮肤弹性及治疗损美性疾病等，从而起到养颜、延缓衰老等美容作用。

早在殷商时期，就有关于美容的记载，如甲骨文中有关于"疥""秃""癣""疣"等损美性皮肤疾病的记录。《黄帝内经》虽然是战国至秦汉时期所编的中医理论巨著，但也包含了一些使用药物进行美容的方法，如马膏疗法通过马油脂来滋润皮肤，减少皮肤干燥和粗糙，使皮肤更加光滑细腻。到了秦汉三国时期，美容药物学开始萌芽，如《五十二病方》中的"卢氏美方"当时被用来预防和治疗瘢痕。唐朝时期，美容药物学得到了进一步的发展，中国第一部药学专著《神农本草经》中，记载了许多具有美容作用的药物，如"冬瓜子令人悦泽，好颜色不老""白芷长肌肤，润泽颜色，可作面脂""白僵蚕能灭黑鼾，令人面色好"等。到了明清时期，美容药物学进一步繁荣，中医药美容方法被广泛应用，明代杰出的医药学家李时珍编撰的《本草纲目》中，记载了数百种与美容相关的药物，这些药物的作用涵盖了生发、乌发、生眉、润肤、美白、消除皱纹、祛斑、祛痣、香体、止汗等多个方面。如石膏制成洗面方用于消除皱纹、磁石制成面脂用于香体等。《本草纲目》中记载的很多美容方法在现代仍然被广泛使用。在《清宫秘方》中，也有很多中药美容方剂，如"玉容散""八白散""白莲散"等。明清时期的美容药物学不仅注重使用药物进行外部治疗，还强调综合运用中药内服、饮食、运动、针灸等多种方法进行内部调理，以达到更好的美容效果。

（二）近代美容药物学阶段

19 世纪，随着化学和生理学等基础学科的发展，人们开始尝试从动物、植物、矿物等天然药物中分离、提纯出成分明确的化学纯品，并通过科学实验筛选得到有效成分。同时，随着人们对美容药物的需求增加，人类开始有意识地通过人工合成方式得到一些具有美容功效的天然成分替代品或纯化学合成药物，如维生素、美白剂等。这些化学合成药物具有更高的生物活性且使用方便，因此迅速得到大众的广泛接受和认可，为美容药物学的发展奠定了坚实的基础。

一些具有代表性的化学合成美容药物包括阿司匹林、维生素 B_2、维生素 C、维生素 E、透明质酸等。这些药物可以通过内用、外用等方式，达到治疗损美性疾病或实现美白、保湿、抗衰老等美容目的。在美容药物的历史长河中，第一个化学合成的药物是阿司匹林，也被称为乙酰水杨酸，是来自于柳树皮中的一个化学成分衍生物。1897 年德国化学家霍夫曼首次合成阿司匹林，经过临床试验，发现它具有解热、镇痛、抗炎、抗风湿和抗血栓形成等多种用途。阿司匹林成为世界上第一个真正意义上的化学合成药物，至今在临床仍然被广泛应用，化学合成药物为人类健康和美容事业做出了巨大贡献。

（三）现代美容药物学阶段

近年来，随着人们物质生活水平的持续改善和生活观念的不断更新，医学美容得到大众的持续关注，市场需求刺激使得医学美容行业快速发展。为了增强自信或更具吸引力，人们对医学美容表现出巨大的热情，也推动了美容药物学的迅速发展。

在这一阶段，新型美容药物层出不穷，为医学美容提供了更多选择。如软组织填充是面部微创整容的重要方式。随软组织填充需求增加应运而生的是医用生物材料的发展及大量应用，目前可用于软组织填充的生物材料包括不可生物降解的聚甲基丙烯酸甲酯、聚四氟乙烯等。相比于不可降解材料，可生物降解材料具有不良反应或严重并发症风险低且易于矫正的特点，在临床中更易于接受，应用范围也更广泛，如自体脂肪、胶原蛋白、肉毒素、透明质酸、左旋聚乳酸、羟基磷灰石钙、聚己内酯、脱细胞基质等。现代常用的新型美容药物还包括维 A 酸、细胞生长因子、超氧化物歧化酶、神经酰胺、角鲨烯等。

知识链接

新药好还是老药更好？

新药在研发过程中，需要经过科学、严格的试验和评估，只有证明其相较于同类老药更有优势或能够有效解决临床实际问题，才能获得审批上市，这个过程体现了国家对药物安全性和有效性的高度重视，因此每一种新药都是有其独特优势的。然而，新药研发成本高昂，导致其售价通常比较昂贵，且新药上市时间相对较短，循证数据相对较少，这些问题给其应用带来了一定的挑战和风险。相比之下，老药经过长期的临床应用和验证，其安全性和有效性数据更为明确，且经过长期的市场竞争，老药价格相对较低。

作为医美专业人员，在临床用药时应根据用药对象的具体情况具体分析，不要盲目选择新药、贵药、进口药。在用药决策时，要求我们始终保持审慎的态度，以科学的眼光看待每一种药物，充分考虑患者的整体利益，确保用药安全、有效、经济、适当。

现代美容药物学的另一个突出特点是注重个性化与定制化药物的开发。每个人的年龄、生活习惯、皮肤类型等都不同，因此，对美容药物的需求也因人而异。为了满足不同人群的需求，现代美容药物学致力于开发个性化和定制化的药物，以提高美容效果并降低潜在不良反应的风险。以抗衰老药物为例，某些药物可能富含胶原蛋白和透明质酸，适合年轻人预防衰老；而另一些药物则可能添加了肽类成分和抗氧化剂，更适合中老年人对抗已经出现的衰老迹象。再比如在保湿方面，为干性皮肤设计的保湿药物可能含有玻尿酸和天然油脂，为油性皮肤设计的保湿药物则可能含有控油成分和清爽的保湿剂。

同时，随着现代其他学科领域的技术进步，美容药物学也获得了更多创新和突破的可能性。这些新技术不仅为美容药物学提供了新的研究工具和手段，还为现代美容药物学的发展注入了新的活力和动力。纳米技术在美容药物学中的应用，使得药物能够更精确地靶向到达皮肤深层，提高药物的渗透性和利用率。基因编辑技术则可以从根本上改变皮肤细胞的基因表达，为治疗某些遗传性皮肤问题提供新的途径。干细胞技术则有望借助其独特的细胞再生和修复机制，为抗衰老和皮肤再生等需求带来颠覆性革新。

美容药物学的发展是一个不断探索、发现、研究和实践的过程，随着相关学科的不断进步，美容药物学也将会持续发展和进步。在美容药物学不断发展和进步的道路上，我们要始终坚守初心，以求美者的需求为导向，以安全用药为前提，以专业的知识为保障，以实现美的愿望为目标。只有这样，我们才能真正成为美的传播者，为求美者带来真正的美丽和自信。

目标检测

答案解析

一、A 型题（最佳选择题）

1. 药物美容相较于其他美容方法，对其优势的描述错误的是（ ）

    A. 大多具有非侵入性　　　　　　　　　B. 便捷度高

    C. 成本较低　　　　　　　　　　　　　D. 没有不良反应

2. 中国第一部药学专著是（ ）

    A.《五十二病方》　　　　　　　　　　B.《黄帝内经》

    C.《神农本草经》　　　　　　　　　　D.《本草纲目》

3. 明清时期的美容药物学的特点是（　　）

　　A. 注重将美容药物进行外用

　　B. 注重将美容药物进行内服

　　C. 注重将美容药物进行内服和外用结合

　　D. 将美容药物外用的同时，注重综合运用美容药物内服、饮食、运动、针灸等多种方法进行
　　　　内部调理

4. 以下关于现代美容药物学的特点描述有误的一项是（　　）

　　A. 新型美容药物层出不穷，为医学美容提供了更多选择

　　B. 注重个性化与定制化药物的开发

　　C. 新技术涌现为美容药物学提供了新的研究工具和手段

　　D. 注重皮肤美容药物的研发

二、X 型题（多项选择题）

1. 古代美容药物的来源有（　　）

　　A. 动物　　　　　　　　　　　　　　　　B. 植物

　　C. 矿物　　　　　　　　　　　　　　　　D. 人工合成

2. 美容药物学的研究内容有（　　）

　　A. 机体对美容药物的处置过程

　　B. 美容药物对机体的药理作用和作用机制

　　C. 美容药物对机体的临床应用和不良反应

　　D. 美容药物使用注意事项

三、简答题

1. 请简述美容药物学的地位和研究内容。

2. 请简述美容药物学发展简史。

（郑小红）

书网融合……

重点小结　　　习题

PPT

学习任务二　药物基本知识

学习目标

知识目标：

1. 掌握药物的吸收、分布、代谢、排泄和药物的作用相关基本概念。

2. 熟悉药物的跨膜转运方式和量效关系。

3. 了解血药浓度随时间变化规律中的常用参数和药物的作用机制。

技能目标：

能运用所学理论知识结合实际初步分析并解决常见美容用药基本问题。

素质目标：

通过本任务的学习，深化安全用药理念，培养关爱生命、医者仁心的人文情怀。

情境导入

全身麻醉下鼻综合整形术后的"意外"

情境：王先生，25岁，因为对自己的鼻部不满意，选择在一家三甲医院整形美容科进行鼻综合整形手术，包括鼻梁增高、鼻翼缩小和鼻尖塑形。手术采用全身麻醉方式进行，手术过程顺利，但王先生的苏醒时间超过了预期苏醒时间四个小时。专业人员对他进行密切术后监测，发现他的鼻腔内有持续出血的现象，经诊断为术后出血并发症。

为了控制出血，医生决定给王先生使用一种名为纤维蛋白原的药物，然而，在使用纤维蛋白原后不久，王先生出现皮肤瘙痒、红斑、呼吸急促和心率加快等症状，医生立即停药并进行全面检查。经过评估，发现这些症状与纤维蛋白原的过敏反应有关，遂采用抗过敏药物治疗，并密切监测他的生命体征。同时，医院组织了专家团队对王先生的病情进行了会诊，制定了更加个性化的治疗方案和护理计划。经过几天的精心治疗和护理，王先生的过敏反应逐渐缓解，术后出血也得到了有效控制。

思考：1. 作为医美从业者如果要向王先生及家属解释这些"意外"应该具备哪些药物方面的专业知识？

2. 你觉得通过此案例提醒我们安全用药应该注意哪些问题？

根据《中华人民共和国药品管理法》，药品是指用于预防、治疗、诊断人的疾病，有目的地调节人的生理机能并规定有适应症或者功能主治、用法和用量的物质，包括中药、化学药和生物制品等。广义的药物是指能改变或查明机体的生理、生化功能及病理状态，用于预防、治疗、诊断疾病和其他特殊用途（美容、计划生育等）的物质。药物代谢动力学（pharmacokinetics，PK）简称药动学，主要研究机体对药物的处置过程及规律；药物效应动力学（pharmacodynamics，PD）简称药效学，主要研究药物对机体的作用及作用机制。药动学和药效学的基本概念、基本规律和基本方法是临床合理用药的基础。

一、药物代谢动力学

药物代谢动力学（以下简称"药动学"）主要研究机体对药物的处置过程（包括吸收、分布、代谢和排泄），同时使用数学原理和方法描述体内药量随时间变化的动态规律。学习药动学，可以更好地理解机体对药物作用的影响，是设计和优化给药方案的基础。

（一）药物的跨膜转运

细胞膜是药物在体内转运的基本屏障，药物在吸收、分布、代谢和排泄过程中，需要反复跨越各种单层或多层细胞膜。药物在体内的跨膜转运主要有以下几种方式。

1. 被动转运　指药物从高浓度一侧向低浓度一侧，顺浓度差转运的过程。被动转运主要依赖膜两侧的浓度差或电位差，不消耗能量，可分为简单扩散、易化扩散和滤过三种。

（1）简单扩散　又称为脂溶扩散，指脂溶性药物溶解于细胞膜上的脂质双分子层，顺浓度差通过细胞膜的过程。绝大多数药物以此种方式进行跨膜转运。影响简单扩散的因素主要有以下几点。

①药物的脂溶性：脂溶性是每个药物固有的特性，常用油/水分配系数表示。油/水分配系数越大，根据相似相容原理，药物在脂质生物膜中溶解越多，扩散速度也越快。需要注意，一般情况下药

物需要首先溶解于体液才能进行跨膜转运，水溶性太低的药物也不利于通过简单扩散方式进行转运。

②药物在膜两侧的浓度差：浓度梯度越大，扩散速度越快。

③药物的解离度：药物在溶液中，以解离型（离子型）和非解离型（分子型）两种形式存在，通常只有非解离型才能以简单扩散方式通过生物膜，而解离型药物一般难于通过，被限制在膜的一侧，这种现象被称为"离子障"现象。

④药物所在环境的pH：pH通常决定了弱酸性或弱碱性药物的解离状态，通过改变环境pH可以改变酸、碱性药物简单扩散的速度和程度。

（2）滤过 又称为水溶扩散，指水溶性药物借助流体静压或渗透压通过细胞膜上的水性通道进行顺浓度差跨膜转运的过程。各种细胞膜的水性通道孔径大小不同，一般分子量大于100~200Da的药物不能直接滤过，只有某些离子、水及水溶性小分子可直接滤过，如锂离子、水、乙醇、尿素等。

（3）易化扩散 指某些药物在细胞膜特定载体的帮助下由高浓度一侧向低浓度一侧转运的过程。和简单扩散不同，易化扩散需要借助生物膜上的载体，存在饱和现象和竞争抑制现象。葡萄糖、氨基酸、铁离子等均采用易化扩散进行转运。易化扩散可加快药物转运速率，其扩散速度比简单扩散更快。

2. 主动转运 指药物从低浓度一侧向高浓度一侧，逆浓度差转运的过程。主动转运的特点有：①消耗能量；②需要载体；③有饱和现象；④有竞争抑制现象。这种转运主要存在于肾小管、肝细胞和神经元中。竞争抑制现象可能产生具有临床意义的相互作用，如青霉素和丙磺舒单用时共用肾小管上皮细胞同一载体转运排出机体，联合用药时，因丙磺舒占据大量载体而抑制了青霉素的排出，青霉素排出时间延长，药效相应增强。

3. 其他转运 除以上转运方式以外，药物在体内还可通过胞吐、胞饮等方式进行转运。

（二）药物的体内过程

药物从给药部位进入机体到药物被机体消除的过程称为药物的体内过程，包括吸收、分布、代谢（生物转化）和排泄四个环节。

1. 药物的吸收 药物从给药部位进入血液循环的过程称为吸收（absorption）。药物吸收的速度和程度，直接影响药效出现的快慢和强弱，除血管直接给药外，其他给药途径均存在吸收过程。一般认为，不同给药途径，药物的吸收快慢依次为：气雾吸入 > 舌下 > 肌内注射 > 皮下注射 > 口服 > 直肠给药 > 皮肤给药。

（1）口服给药 口服是最常用的给药途径，其特点是安全、经济、简单、方便。由于胃的吸收面积较小、排空较快、酸性较强，故口服药物在胃中吸收较少；肠道吸收面积大、血流丰富、酸碱性适中（pH为5.0~8.0），适合大部分药物的吸收。

部分药物经口服后，在首次从胃肠道内进入肠壁细胞时和经门静脉进入肝脏时，被相应代谢酶部分灭活，使进入体循环的药量减少，药效降低的现象，称为首关消除（first pass elimination）。首关消除较明显的药物，通常不宜口服或需调整给药剂量。

（2）注射给药 肌内注射或皮下注射时，药物通过毛细血管壁吸收进入血液循环，其吸收速度与局部组织血流量及药物剂型有关。通常水溶液吸收迅速，油剂、混悬剂吸收慢而持久。由于肌肉组织血流量较皮下组织丰富，故肌内注射比皮下注射吸收快。休克时，由于外周血液循环不良，肌肉和皮下注射吸收速度明显减慢，故需静脉给药才能达到急救目的。

（3）皮肤给药 药物外用时，涂布面积较小，在完整的皮肤中吸收较少且缓慢。经皮吸收药物的主要屏障是角质层，一般认为脂溶性较大的药物容易通过皮肤角质层，而分子质量大、水溶性高的药物则难以通过。不同部位角质层厚度不同，通常足底和手掌 > 腹部 > 前臂 > 背部 > 前额 > 耳后，当皮肤角质层受损时，药物的通透性显著增加。加入透皮吸收促进剂如氮酮等也可增加经皮给药的吸收。

（4）吸入给药 肺泡具有较大的表面积，且血流量十分丰富，气体、挥发性液体和气雾剂等均可迅速通过肺泡壁而被吸收。除了吸入性麻醉药以外，其他容易气化的药物也可采用吸入给药。

（5）舌下给药 舌下黏膜血流丰富，药物可经舌下静脉丛直接进入体循环，可在很大程度避免首关消除。舌下给药简单方便、起效快，但舌下吸收面积较小，适合脂溶性较高、用量较小的药物。

（6）直肠给药 直肠血流较丰富，但吸收面积不大，药物经肛门灌肠或使用栓剂置于直肠或结肠，吸收迅速，并可在一定程度避免首关消除。

2. 药物的分布 药物吸收后经血液循环向各组织器官转运的过程称为药物的分布（distribution）。不同药物在体内分布并不均匀，作用强度也不同。影响药物分布的因素主要有以下几方面。

（1）药物与血浆蛋白结合率 吸收入血的药物与血浆蛋白可不同程度地结合，以游离型和结合型两种形式存在，二者处于动态平衡。药物与血浆蛋白结合率是影响药物在体内分布的重要因素，药物与血浆蛋白结合具有以下特点：①结合过程是可逆的；②结合型药物暂时失去药理活性；③结合型药物分子量增大，限制了其跨膜转运，不易透过血管壁；④药物与血浆蛋白结合特异性低，存在竞争置换现象，如抗凝药华法林与血浆蛋白结合率为99%，当与解热镇痛抗炎药阿司匹林合用时，部分结合型华法林被阿司匹林置换出来，使血浆中游离型华法林明显增多，导致其抗凝作用增强甚至会导致自发性出血。

（2）体液pH和药物的解离度 在生理状态下，细胞外液pH为7.4，细胞内液pH为7.0，故弱酸性药物在细胞外液解离多，因为"离子障"而不易进入细胞内，弱碱性药物在细胞外液解离少，容易跨膜转运进入细胞内。通过改变体液pH可改变酸、碱性药物的分布方向，以实现增强疗效或解毒目的。

（3）体内特殊屏障 部分游离型药物要通过特殊屏障才能到达特定组织器官。常见的体内屏障有：①血-脑屏障，即血液与脑组织、血液与脑脊液、脑脊液与脑组织之间的屏障。血-脑屏障的存在保证了中枢神经系统内环境的稳定性，但对药物分布来说，只有部分脂溶性高、分子量小、血浆蛋白结合率低的药物可能通过，新生儿、脑膜炎症等情况下血-脑屏障通透性可增加。②胎盘屏障，存在于胎盘绒毛与子宫血窦之间的屏障。胎盘屏障对保障胎儿正常生长发育非常重要，但几乎所有的药物均可通过胎盘屏障进入胎儿体内，部分药物对胎儿生长发育有危害，妊娠期女性应慎用或禁用。③血-眼屏障，指循环血液与眼球组织内组织液之间的屏障。全身给药时，药物在眼球组织内难以到达有效浓度，常采用局部滴眼、结膜囊给药、结膜下注射、球后注射等方式提高眼内药物浓度，同时减少全身不良反应。

（4）组织、器官血流量 药物的分布速度与组织、器官血流量有关。一般情况下，肝、肾、肺和脑等组织中血流丰富，药物分布速度快，药量多，而肌肉、皮肤、脂肪等组织血流灌注量较低，药物分布速度慢，药量也少。如静脉注射高脂溶性麻醉药硫喷妥钠后，药物首先进入血流量大的脑组织中迅速发挥麻醉作用，再向血流较少但数量较多的脂肪组织中转移，使患者迅速苏醒，此现象称为药物再分布。

（5）药物与组织的亲和力 部分药物对某些组织有特殊的亲和力，因此药物在某些特定组织中浓度较高。如碘在甲状腺组织中浓度比在血浆中浓度高约25倍。

3. 药物的代谢 药物在体内发生的化学变化称为代谢（metabolism）或生物转化（biotransformation）。代谢的主要目的是生成易溶于水且极性高的代谢产物利于排泄，少数药物可不经过代谢，直接以原形排泄。肝脏是代谢的主要器官，肠、肾、脑等组织器官也可对药物进行代谢。大多数药物经代谢后失去药理活性，称为灭活；有些药物经代谢后，生成具有药理活性的产物，称为活化；还有少部分药物代谢时可产生对人体有毒的物质。

（1）代谢方式 药物在体内代谢通常分为两种，Ⅰ相反应包括氧化、还原或水解反应；Ⅱ相反应包括结合反应。

（2）药物代谢酶 药物进行化学结构变化通常依赖于体内酶的催化，药物代谢酶可分为专一性酶和非专一性酶。专一性酶可催化特定结构的底物进行转化，如单胺氧化酶代谢单胺类药物。非专一性酶是指肝微粒体混合功能酶系统，存在于肝内质网，被称为肝药酶，是催化药物代谢的主要酶系统。其特点为：①特异性低，能催化多种药物代谢；②个体差异大，不同种族、个体活性差异较大；③活性容易受遗传及外界因素如药物的影响。

（3）药酶诱导剂与药酶抑制剂　能增强肝药酶活性或促进肝药酶合成的药物称为药酶诱导剂，如苯巴比妥、苯妥英钠、利福平等，药酶诱导剂可加速其他某些药物和自身的代谢而使药效降低，是药物产生耐受性的原因之一。能降低肝药酶活性或减少肝药酶生成的药物称为药酶抑制剂，如西咪替丁、红霉素、酮康唑等，药酶抑制剂可减慢其他某些药物和自身的代谢而使药效增强，甚至诱发毒性反应，应注意调整剂量。

4. 药物的排泄　药物及其代谢产物经排泄器官或分泌器官排出体外的过程称为排泄（excretion）。

（1）肾排泄　肾是药物在机体最主要的排泄器官。大部分药物及其代谢产物通过肾小球滤过、肾小管重吸收和肾小管分泌并最终排出体外。影响肾排泄的因素主要有：①肾脏功能和尿量，当肾功能下降，尿量减少时，药物排泄速度减慢。②尿液 pH，通过影响药物解离度从而影响肾小管重吸收，弱酸性药物在碱性尿液中解离度大，重吸收减少；弱酸性药物在酸性尿液中解离度小，重吸收增多，排泄慢，弱碱性药物正相反，改变尿液 pH 可改变药物的排泄。③药物的脂溶性，药物在经过肾小管时可被重吸收，脂溶性药物重吸收多，排泄相对较慢；而水溶性药物正相反。④载体竞争，某些药物可由肾小管分泌排出，经同一载体分泌排泄的药物可竞争转运载体而产生竞争抑制现象。如水杨酸类药物可与尿酸竞争从肾小管分泌，从而导致高尿酸血症，甚至诱发痛风。

（2）胆汁排泄　有些药物可通过胆汁排泄，在排泄过程中，药物跟随胆汁进入肠道再次被吸收入血，这种现象被称为肝肠循环。如红霉素、阿奇霉素、四环素等均可经过胆汁排泄。肝肠循环现象可使药物作用时间延长，如阻断肝肠循环，则可促进药物排泄。

（3）其他排泄　乳汁相对于血液略偏酸性，且富含脂质，因此脂溶性高的或弱碱性药物容易通过乳汁排泄，如吗啡、氯霉素等，部分药物对乳儿影响较大，因此哺乳期女性应慎重用药。某些药物可经唾液排出，且唾液中的药物浓度与血药浓度平行，可用于无创性药检采样方式。此外，部分药物还可经皮肤、毛发、肺、汗液、泪液等排出。

（三）血药浓度随时间变化的规律

药物在体内的吸收、分布、代谢和排泄过程，是一个连续变化的动态过程。为了定量描述药物体内过程的动态变化规律，常借助数学原理和方法，房室模型是目前最常用的药代动力学模型。研究血药浓度随时间变化的动态规律，对指导临床合理用药具有十分重要的意义。

1. 药时曲线　给药后，若以血药浓度为纵坐标，时间为横坐标作图，即为血药浓度－时间曲线，简称为药时曲线（图 1－1－2－1）。药时曲线横坐标一般分为 3 个期：潜伏期、持续期和残留期。

潜伏期指用药后到开始出现药效的时间，它主要反应药物的吸收和分布过程，直接血管内给药无此期。持续期指药物维持有效浓度的时间，这与药物的吸收及消除速度有关。残留期指药物浓度降至最小有效浓度以下，但尚未完全自体内消除的时间，主要取决于机体消除速度。由药时曲线和坐标轴围成的面积称为曲线下面积（area under the curve，AUC），表示一定时间中进入血液循环的药物总量。

2. 生物利用度　生物利用度（bioavailability，F）指药物活性成分从制剂释放后到达全身血液循环的药物百分率，它是反应药物吸收情况的重要参数，也是评价药物制剂质量的重要指标。

$$生物利用度（F）= \frac{A}{D} \times 100\%$$

A 表示体内实际药物总量（可用 AUC 表示），D 表示给药剂量。

药物经静脉给药全部进入血液循环，F 为 100%。局部给药时，药物很少被吸收甚至不被吸收，

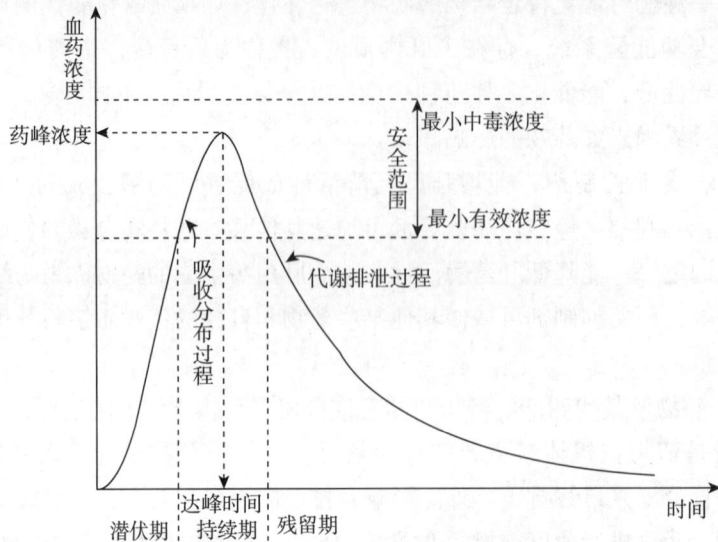

图 1 - 1 - 2 - 1　单次非静脉给药药时曲线

F 可能为 0。由于同一药物可有不同剂型，而同一剂型生产时有不同厂家或批次，药物颗粒大小、晶型、辅料、生产工艺、给药途径等均可影响 F，从而影响药效。

$$绝对生物利用度（\%）= \frac{血管外给药\ AUC}{静脉给药\ AUC} \times 100\%$$

$$相对生物利用度（\%）= \frac{实验制剂\ AUC}{标准制剂\ AUC} \times 100\%$$

其中绝对生物利用度可用于评价同一药物不同给药途径的吸收情况；相对生物利用度可用于评价同种药物不同剂型或同一剂型不同批次药物的吸收情况。

需注意，F 通常用于衡量药物吸收的程度，其吸收速度常以用药后到达最高血药浓度的时间即达峰时间（T_{max}）来表示。

3. 表观分布容积　表观分布容积（apparent volume of distribution，V_d）指药物在体内分布达到平衡后，体内药物按此时血浆药物浓度在体内分布所需体液容积。

$$V_d = \frac{A}{C_0}$$

A 为体内药物总量，C_0 为药物分布达到平衡时血浆药物浓度。

V_d 并非药物在体内分布的真正体液容积，仅用于间接估计药物在组织中分布的范围、与组织的亲和力及排泄速度等。一般 V_d 大，提示药物分布范围广，排泄慢。

4. 消除动力学　药物的消除是指进入血液循环的活性药物，通过代谢和排泄，血药浓度不断降低的过程。消除动力学则指体内药物消除的速率过程。根据药物消除速率与血药浓度之间的关系特征，又可分为一级消除动力学和零级消除动力学。

一级动力学消除，又称恒比消除，指单位时间内药物以恒定的比例进行消除。单位时间内消除的药量与血浆药物浓度成正比。在一定范围内，血药浓度越高，单位时间内消除的药量越多；血药浓度下降后，单位时间内消除的药量相应减少。

零级动力学消除，又称恒量消除，指单位时间内药物按恒定的数量进行消除，消除速率与血药浓度高低无关。当机体消除功能低下或用药量过大，超出机体消除极限时，机体只能以最大速度进行消除，当血药浓度下降到机体消除能力以下时，又可自动转为恒比消除。

5. 药物半衰期与稳态血药浓度　药物的半衰期（half life time，$t_{1/2}$）指血浆药物浓度下降一半所需要的时间，它反映了药物在体内的消除速度。由于多数药物是按一级动力学进行消除，故 $t_{1/2}$ 是固定不变的，不受血浆药物浓度和给药途径的影响。单次给药后，经过 5 个 $t_{1/2}$，血浆药物浓度消除比例约为97%，通常认为已经被消除干净。临床常采用连续恒速、恒量给药，使体内药量逐渐增加以达药效，如以 1 个 $t_{1/2}$ 为给药间隔时间，约经过 5 个 $t_{1/2}$，单位时间中进入体内的药量和从体内消除的药量基本相等，此时血浆药物浓度保持稳定，叫作稳态血药浓度（steady state plasma concentration, C_{ss}），此时药物可持续、稳定地发挥作用。

当病情需要同时药物安全范围较大时，可采用首剂加倍等负荷量给药的方式，迅速到达 C_{ss}，再用维持剂量给药，保证临床用药安全、高效。注意，当机体肝、肾功能不全时，$t_{1/2}$ 可异常延长，容易发生蓄积中毒，应注意调整剂量。

6. 清除率 清除率（clearance, Cl）指消除器官在单位时间中所清除药物的血浆容积。多数活性药物通过肝脏代谢、肾脏排泄，因此 Cl 主要反映了肝、肾功能，不受血药浓度的影响。对于肝、肾功能低下的病人，应注意调整剂量或延长给药间隔，以免蓄积中毒。

二、药物效应动力学

药物效应动力学（以下简称"药效学"）主要研究药物对机体的作用及作用机制，包括药理作用、临床应用、不良反应及注意事项等。学习药效学，可以更好地理解药物是如何对机体产生双重性作用的，对于临床合理选药、安全用药等具有重要意义。

（一）药物的作用

1. 药物的基本作用 药物作用是指药物与机体细胞间的初始作用，药物效应是指继发于药物作用之后的机体原有生理、生化功能的变化。二者意义相近，习惯上常常可通用，但当二者同时出现时应体现先后顺序，其中药物作用是因，药物效应是果，这种区分有利于理解药物的作用机制。

药物效应是建立在影响机体原有功能活动基础之上的，从药物的基本作用角度可区分为兴奋或抑制作用。凡能使机体原有功能活动增强的作用称为兴奋，如肾上腺素加快心率；凡能使机体原有功能活动减弱的作用称为抑制，如地西泮引起镇静催眠作用。兴奋和抑制作用在一定条件下可转化。

2. 药物作用的方式 药物被吸收入血以前，在给药部位产生的作用叫作局部作用，如局麻药产生的局麻作用，注射肉毒杆菌产生的除皱作用等；在药物被吸收之后，跟随血液循环分布到各组织器官产生的作用叫作全身作用，如口服氯雷他定产生的抗过敏作用，使用阿莫西林产生的上呼吸道细菌感染治疗作用等。

药物直接对其接触的组织、器官产生的作用称为直接作用，如维 A 酸外用可直接作用于表皮细胞，促进表皮细胞有丝分裂和表皮细胞更新，从而产生治疗粉刺作用；药物直接作用后引起的机体其他生理功能的改变称为间接作用，如奥利司他并不直接作用于脂肪细胞，而是通过抑制胃肠道脂肪酶活性，减少脂肪吸收从而产生减肥效果。

3. 药物作用的选择性 由于药物分布量的差异及机体不同组织器官结构、生理功能的不同等原因，导致其对药物的敏感性不一样，多数药物在一定剂量下只对某一个或某几个组织器官产生明显作用，而对其他组织器官的作用不明显或无作用，这种现象叫作药物作用的选择性（selectivity）。一般来说，选择性高的药物，用药针对性强，不良反应少，但临床应用较局限；选择性低的药物用药针对性差，不良反应多，但适应症广泛。药物作用的选择性是相对的，通常随着用药剂量增加，药物的选择性逐渐降低。

4. 药物作用的两重性 药物既可对机体产生有利的防治作用，也会产生不良反应（adverse reaction），防治作用与不良反应还可因用药目的不同而转换，体现了药物作用的两重性。

凡符合用药目的，有利于防病、治病的作用称为防治作用。治疗作用根据用药目的，又分为对因治疗、对症治疗和补充治疗。

（1）对因治疗（etiological treatment） 用药目的在于消除原发致病因子，如使用抗菌药物治疗细菌感染性疾病。

（2）对症治疗（symptomatic treatment） 用药目的在于改善疾病症状、减轻患者痛苦。如使用吗啡缓解剧烈疼痛，使用对乙酰氨基酚退烧。

（3）补充治疗（supplementary therapy） 用药目的在与补充体内营养物或代谢物的不足。如使用维生素 C 可治疗维生素 C 缺乏症，但其并不能解决维生素 C 缺乏的原发病因，因此补充治疗与对因治疗有一定区别。

一般情况下，对因治疗比对症治疗更重要，但对休克、高热、剧痛、惊厥、呼吸困难等危急重症患者，对症治疗比对因治疗更迫切，故临床实践应遵循"急则治其标，缓则治其本，标本兼治"的原则。

5. 不良反应 指合格药品在正常用法用量下出现的与用药目的无关的有害反应。不良反应常分为以下几种类型。

（1）副作用（side effect） 又称副反应，指药物在治疗剂量下与治疗作用同时出现的与用药目的无关的反应。由于药物作用的选择性低，药理效应涉及多个组织器官，当以其中一种作用作为治疗作用时，其他作用就成为了副作用。副作用具有以下几个特点：①副作用是药物本身的固有作用，可以预知，有些副作用可以减轻或避免。②副作用一般危害不大，多为可逆性的功能变化。③副作用与治疗作用可因用药目的的不同而相互转化。

（2）毒性反应（toxic reaction） 指治疗量药物可能引起的潜在对机体有明显损害的反应。毒性反应主要与机体对药物敏感性过高、长时间用药导致药物蓄积过多等原因导致相对剂量（血药浓度）过大有关。根据毒性反应出现的快慢，用药后立即发生的毒性反应称为急性毒性反应，多累及循环、呼吸和神经系统功能；用药一段时间后，药物在体内逐渐蓄积而产生的毒性反应称为慢性毒性反应，多累及肝、肾、骨髓、内分泌系统等功能。致癌、致畸、致突变作用是药物损伤细胞遗传物质所致的特殊毒性反应，简称为"三致反应"，属于慢性毒性范畴。毒性反应具有如下特点：①一般反应比较严重，危害性大。②通常可以预知。③不易完全避免毒性反应产生。

（3）过敏反应（allergic reaction） 也称为变态反应或超敏反应，指已被致敏的机体对某些药物产生的一种病理性免疫应答反应。致敏物质可能是药物本身，也可能是其代谢产物，亦可能是制剂中的杂质。过敏反应的特点有：①过敏反应是否发生与剂量无关，但反应严重程度与剂量呈正相关。过敏反应轻者表现为皮疹、瘙痒、发热等，重者可出现哮喘、血管神经性水肿、呼吸困难、休克等。②反应性质与药物原有效应无关，用药理拮抗剂无效。③不易预知，虽临床常用皮试方式预知过敏反应，但仍有不少假阳性或假阴性反应，故过敏体质者或容易引起过敏反应的药物应谨慎使用，如有相应药物过敏史或皮试试验阳性者禁用。④结构相似的药物之间可有交叉过敏现象。

（4）继发反应（secondary reaction） 指药物发挥治疗作用所引起的不良后果，又称治疗矛盾。如长期使用广谱抗菌药，体内敏感菌被抑制或杀灭，不敏感菌趁机大量繁殖，导致菌群平衡失调引起新的感染。

（5）停药反应（withdrawal reaction） 指长期用药后突然停药导致患者出现的不良反应。如停药后原有疾病症状重新出现或加剧，称为反跳现象；如停药后出现原有疾病没有的新症状，叫作停药症状。

（6）后遗效应（residual reaction） 指停药后血药浓度下降至最低有效浓度（阈浓度）以下时残存的药理效应。如睡前服用镇静催眠药后，次日早晨起床后出现困倦、头晕、乏力等现象（"宿醉"反应）。

（7）特异质反应（idiosyncratic reaction） 指少数患者由于基因遗传异常导致对某些药物反应不同

于常人的现象。如先天性葡萄糖-6-磷酸脱氢酶缺乏者使用磺胺类药或维生素K时出现溶血性贫血。

（8）耐受性（tolerance）与耐药性（resistance） 耐受性指连续多次用药后，机体对药物反应性下降的现象。通常增加剂量能维持原有疗效，停药一段时间后机体也可恢复对药物的反应性。耐药性通常指长期使用化疗药物后，病原体对药物的敏感性降低的现象，也称为抗药性。

（9）依赖性（dependence） 指长期应用某种药物后患者对药物产生主观或客观上渴望连续用药的现象。分为精神依赖性和躯体依赖性，其中精神依赖性是指停药后患者仅有主观感觉上的不适感，没有客观上的体征表现，也称为心理依赖性；躯体依赖性则指停药后不仅会出现主观上的不适感，还会出现明显以生理功能紊乱为主的戒断症状，也称为生理依赖性。

世界卫生组织（WHO）根据不良反应发生的原因及是否可预测将不良反应分为A型、B型、C型三类。A型不良反应，也称量变型异常，通常与药物本身的药理作用和剂量相关，可以预测，如副作用、毒性反应、继发反应、停药反应、后遗效应和依赖性等。B型不良反应，也称质变型异常，与药物正常的药理作用和剂量无关，通常难以预测，包括过敏反应和特异质反应。C型不良反应，发生原因尚不明确，一般在长期用药后出现，但没有明确的时间关系规律，难以预测，包括致癌、致畸、致突变反应。

为了保障公众用药安全，中国出台了一系列法律法规，如《中华人民共和国药品管理法》《中华人民共和国药品管理法实施条例》《医疗用毒性药品管理法》等，对药品的安全性提出了强制要求，同时在应用过程中实行不良反应监测制度和药物警戒制度等，对药物不良反应及其他与用药有关的有害反应进行监测、识别、评估和控制，以进一步规范用药和确保药物使用的安全性。

知识链接

正确理解和审慎对待药物不良反应

随着医学美容市场的蓬勃发展，医学美容相关药物的安全性也备受关注。基于很多求美者是以"美"为目的寻求医学帮助的健康人，从心理预期上难以接受药物不良反应尤其是严重不良反应的发生，而不良反应是药物固有的性质，任何药物都有发生不良反应的可能，且有些不良反应难以预测。因此作为医美行业从业者肩负着更高的责任与使命。在设计用药方案时，应充分发挥专业优势，注意考虑个体差异，制定个体化用药方案；在用药前沟通时应以严谨、科学的态度详细告知用药对象可能出现的不良反应及防治措施，确保他们在充分了解的基础上做出明智的选择；用药后及时回访与主动追踪，是对每一位用药者负责任的体现。一旦出现可疑不良反应，应及时、准确地评估后做出是否继续用药的专业判断，必要时应果断处理、及时上报，并耐心细致地做好进一步解释工作，以维护用药者的权益与信心。

正确看待和处理药物不良反应，不仅是对专业能力的考验，更是医者仁心的体现，我们需要以更加审慎、严谨、负责的态度，共同守护每一位求美者的健康与美丽。

（二）药物的构效关系和量效关系

1. 药物的构效关系 多数药物的药理效应与其化学结构密切相关，简称为构效关系。通常结构相似的药物能产生相似或相反的作用。如吗啡与可待因结构相似，均可通过激动阿片受体产生镇痛作用；吗啡与纳洛酮结构也相似，但纳洛酮却是阿片受体阻断药，可作为吗啡中毒的特异性解救药，对抗吗啡所致的不良反应。

2. 药物的量效关系 药物剂量与效应之间的关系简称为量效关系，在一定范围内，药物效应与剂量呈正相关。由于剂量与血药浓度通常是平行的，因此也可认为，在一定范围内，药物效应随血药浓度增加而不断增强。

能引起药物效应的最小剂量或最低药物浓度，叫作最小有效量或最小有效浓度；能引起最大效应但尚未引起毒性反应的剂量称为极量；引起毒性反应的最小剂量称为最小中毒量；最小有效量和最小中毒量之间的距离称为安全范围；引起死亡的最小剂量为最小致死量。其中极量是《中华人民共和国药典临床用药须知》规定允许使用的最大剂量，但除非特殊情况，临床用药一般不用极量。量效关系常见参数在量效曲线上的相对位置如图 1 - 1 - 2 - 2 所示。

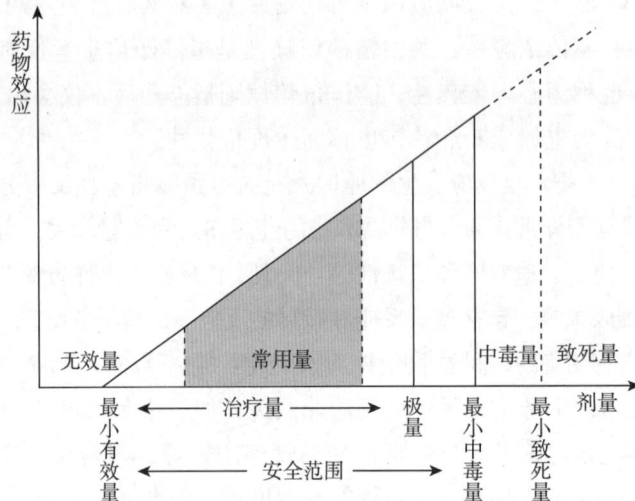

图 1 - 1 - 2 - 2 药物剂量与药物效应关系示意图

在真实世界中，以药物效应为纵坐标，以药物剂量或血药浓度为横坐标作图，可得到量效曲线。

（1）量效曲线分类 根据所观察的药物效应指标的不同，量效曲线可分为量反应型和质反应型两种。量反应型是指药物效应指标呈连续增减变化，可用具体数字或最大反应百分率表示，如血压、心率、血糖、尿量等。此时，以药物效应为纵坐标，剂量或血药浓度为横坐标，可得到一条先陡后平的量效曲线，如将剂量或血药浓度换算为对数表示，则得到一条对称的 S 形曲线，如图 1 - 1 - 2 - 3 所示。

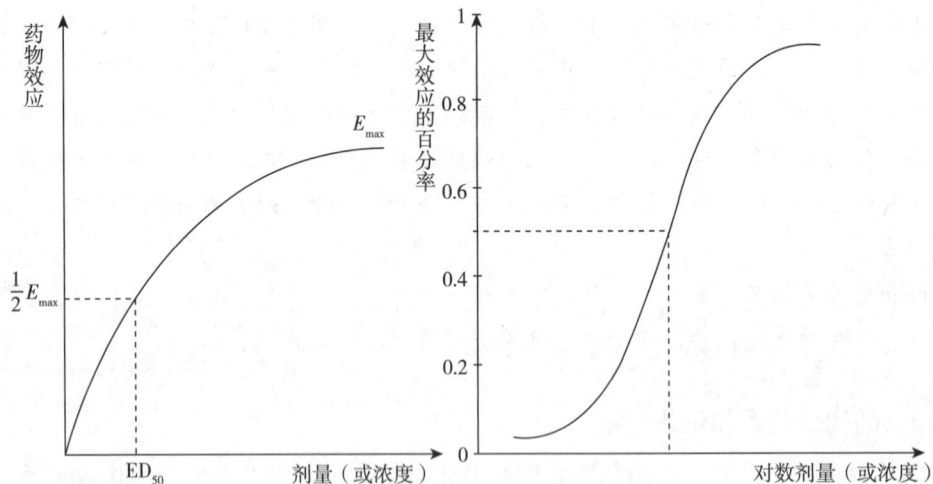

图 1 - 1 - 2 - 3 量反应型量效曲线

质反应型是指药物效应指标不能直接计量而表现为反应性质的变化，如存活或死亡、有效或无效、阳性或阴性等，当以某群体为研究对象时，以对数剂量或血药浓度为横坐标，以药物效应为纵坐标，得到一条正态分布的量效曲线，当以累加阳性率为纵坐标时，也将得到一条对称的 S 形曲线，如图 1 - 1 - 2 - 4 所示。

（2）量效曲线的重要参数 量效曲线上一些特殊位点是对药物进行安全性和有效性评价的重要

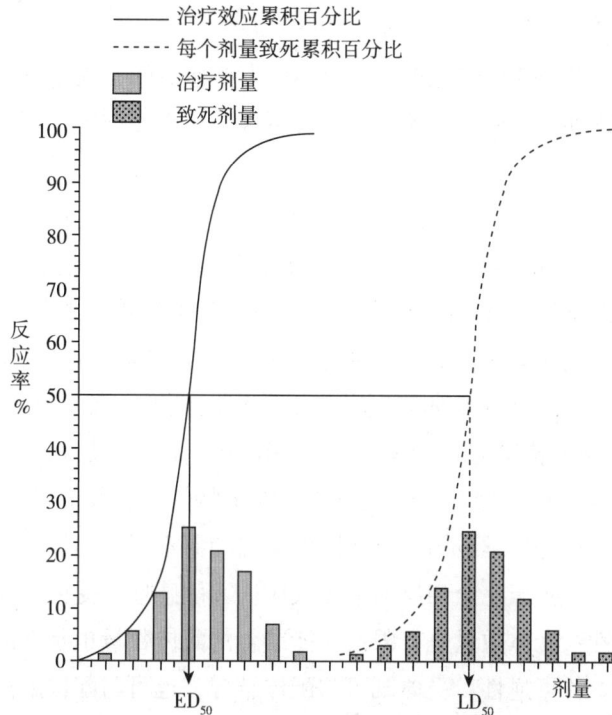

图 1 - 1 - 2 - 4 质反应型量效曲线

依据。①效能（efficacy）：由量效关系可知，随着药物剂量或血药浓度的增加，药物效应会逐渐增强，当剂量或血药浓度增加到一定的程度时，药物效应不再继续增加，这一药物效应的极限称为效能或最大效应（E_{max}），见图 1 - 1 - 2 - 3。通常高效能药物所产生的最大效应是低效能药物增加剂量无法达到的，如吗啡是高效能镇痛药，可用于剧痛治疗；对乙酰氨基酚是低效能镇痛药，常用于感冒头痛、肌肉痛、痛经等轻度疼痛症状缓解，对剧痛无效。②效价强度（potency）：简称效价，是指引起等效反应所需相对剂量或浓度，对效应相同的药物，达到等效反应所需剂量越小，其效价强度越高。对同类药物而言，其效能和效价并不一定是平行的，如图 1 - 1 - 2 - 5 所示，A、B、C、D 四个药物中，A 药效价强度最高，而 C 药效能最大。临床选药时，应结合效能和效价强度两个指标进行综合考虑。③半数有效量（50% effective dose，ED_{50}）和半数致死量（50% lethal dose，LD_{50}）：能产生 50% 最大效应（量反应型）或 50% 阳性反应（质反应型）的剂量叫半数有效量，是反应药物防治效应的重要参数；能引起 50% 实验对象死亡的剂量叫半数致死量，是反应药物毒性大小的重要参数。④治疗指数（therapeutic index，TI）：通常指半数致死量与半数有效量之比，即 TI = LD_{50}/ED_{50}，是药物安全性大小的重要参数，一般情况下，治疗指数越大，药物安全性越高，但以治疗指数评价药物的安全性并不是绝对可靠的，如青霉素治疗指数非常大，但青霉素仍有发生严重过敏反应甚至致死的风险。

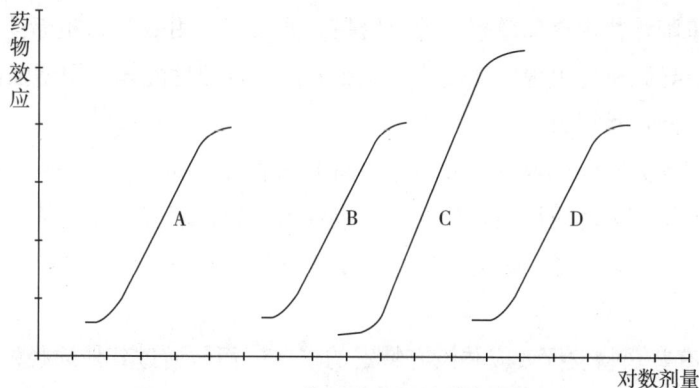

图 1 - 1 - 2 - 5 药物效能与效价强度的比较

（三）药物的作用机制

药物的作用机制是研究药物如何与机体相互作用而发挥药效的，是药效学的重要研究内容。药物种类繁多，化学结构和理化性质各异，作用机制也有不同，为方便描述，药物的作用机制可概括为受体途径和非受体途径两大类。

1. 受体途径 受体（receptor）是一类能识别并结合周围环境中特定化学物质并介导细胞信号转导的生物大分子物质。配体（ligand）是能与受体特异性结合的物质，包括神经递质、激素、自体活性物质和药物等。多数药物通过分子间范德华力、氢键、离子键等形式与受体进行结合，结合键能小，容易解离，药物效应作用时间短；少数药物通过共价键与受体结合，共价键能大，结合牢固，不易解离，药物效应作用时间长。如 α 受体阻断药酚妥拉明以氢键、离子键与 α 受体结合，作用维持时间在 3~6 小时；酚苄明以共价键与 α 受体结合，一次用药作用可持续 3~4 日。

（1）受体特性 受体与普通生物大分子比较具有如下特性：①特异性：一种受体只能与特定配体结合，产生特定效应，即使是化学结构完全相同但空间构象不同的立体异构体，其与受体的结合差别也可能很大，从而产生不同甚至完全相反的药物效应。②敏感性：受体只需与低浓度配体结合即可产生明显的效应。③饱和性：受体数量是有限的，能结合的配体数量也是有限的，且作用于同一受体的配体之间存在竞争现象。④可逆性：受体既可与配体结合，也可与配体解离，受体与配体的结合是可逆的。⑤多样性：同一受体可广泛分布与不同的组织细胞而产生不同的效应，受体多样性是受体亚型分类的基础。如组胺受体可分为组胺 H_1 受体、组胺 H_2 受体和组胺 H_3 受体。

（2）作用于受体的药物分类 药物与受体结合产生药物效应，必须具备两个条件：①药物与受体结合的能力，即亲和力（affinity）；②药物与受体结合后产生效应的能力，即内在活性（efficacy）。根据药物亲和力与内在活性的不同，将作用于受体的药物分为激动药（agonist）和阻断药（antagonist）。

激动药指与受体有亲和力同时又有内在活性的药物。根据其内在活性的大小又可进一步分为完全激动药和部分激动药，前者具有强的亲和力和强的内在活性，药物效应也较强；后者具有强的亲和力，但内在活性一般不如完全激动药强，当与完全激动药合用时，还可拮抗完全激动药的作用。如吗啡是阿片受体的完全激动药，可产生强的镇痛效应，喷他佐辛为阿片受体的部分激动药，与吗啡合用时，会拮抗吗啡的部分镇痛效应。

阻断药指与受体有亲和力但没有内在活性的药物。阻断药能与受体结合，但不能直接发挥效应，它通过阻止激动药与受体的结合而呈现出取消或对抗激动药的作用。

（3）受体调节 受体是机体遗传和环境相互作用获得的特定生物大分子，其数量、亲和力及效应力可受到各种生理、病理或药物因素的影响，受体调节是维持机体内环境稳定的重要调节因素。

受体数量增多、亲和力增强或效应力增强称为向上调节（up regulation），也称为受体增敏，向上调节的受体对同等剂量配体作用更加敏感，效应增强，如长期使用 β 受体阻断药普萘洛尔，β 受体向上调节，突然停药后将导致机体出现心动过速、血压升高等内源性配体作用增强的症状。向上调节可解释某些药物出现的停药反跳现象。

受体数量减少、亲和力减弱或效应力减弱称为向下调节（down regulation），也称为受体脱敏，向下调节的受体对同等剂量配体反应性逐渐降低，效应减弱，如长期使用 β 受体激动药异丙肾上腺素治疗哮喘，β 受体向下调节，异丙肾上腺素平喘作用逐渐减弱。向下调节可解释某些药物长期使用后出现的耐受性现象。

2. 非受体途径 有些药物发挥效应并没有特定的受体，而是通过其他途径发挥作用。

（1）改变细胞理化环境 药物通过化学或物理作用，改变细胞所处环境的理化性质。如使用防晒剂改变皮肤表层细胞对紫外光的吸收，避免暴露部位出现红斑、水泡甚至癌变等皮肤反应。

（2）影响细胞代谢　新陈代谢是生命的基本特征，也是药物作用的环节。有的药物可通过参与机体物质代谢发挥作用，如维生素 K 参与凝血因子代谢而治疗出血性疾病，铁剂参与红细胞代谢而治疗缺铁性贫血。

（3）影响酶的活性　有些药物对代谢酶具有激活或抑制作用，有些药物本身就是酶，从而改变机体的生理、生化功能。如维生素 C 可抑制酪氨酸酶活性，从而减少黑色素生成，有助于美白和治疗色斑；透明质酸酶可促进结缔组织及某些特殊细胞基质中的黏多糖降解，使瘢痕组织软化，可用于瘢痕的防治。

（4）影响免疫功能　糖皮质激素通过影响细胞免疫和体液免疫从而影响机体免疫功能，广泛用于免疫相关疾病的治疗。

（5）影响体内活性物质　如激素、神经递质、自体活性物质（如前列腺素、组胺等）。体内活性物质对调节机体生理、生化功能非常重要，同时也是药物作用的对象。如阿司匹林通过抑制体内前列腺素的合成发挥解热、镇痛、抗炎和抗风湿作用；肉毒素通过干扰神经递质乙酰胆碱从运动神经末梢的释放，从而阻断神经肌肉接头信号传递，可用于除皱、肌肉痉挛、偏头痛等治疗。

随着生理学、病理学及化学等基础学科的不断进步和科学技术的不断发展，对药物作用机制的研究也不断深入，已经发现很多药物并非以单一机制作用于机体产生效应，药物的作用机制也不仅局限于以上介绍。明确药物的作用机制，将有助于更好地开发、理解和应用药物，从而为提高药物的防治作用或减少不良反应提供理论依据。

目标检测

答案解析

一、A 型题（最佳选择题）

1. 下列有关药理学的叙述，正确的是（　　）

　　A. 是研究药物与机体（包括病原体）之间的相互作用及作用规律的学科

　　B. 是研究机体对药物的处置过程及规律的学科

　　C. 是研究药物对机体的作用及作用机制的学科

　　D. 是研究药物的学科

2. 用于预防、治疗、诊断疾病和其他特殊用途（美容、计划生育等）的物质是（　　）

　　A. 生物制剂　　　　　　　　　　　　　　B. 剂型

　　C. 药物　　　　　　　　　　　　　　　　D. 活性成分

3. 药物跨膜转运的主要方式是（　　）

　　A. 简单扩散　　　　　　　　　　　　　　B. 滤过

　　C. 易化扩散　　　　　　　　　　　　　　D. 主动转运

4. 以下对药物分布无影响的因素是（　　）

　　A. 药物与血浆蛋白的结合率　　　　　　　B. 体液 pH 和药物解离度

　　C. 组织器官血流量和体内特殊屏障　　　　D. 药物剂型

5. 机体代谢的主要器官是（　　）

　　A. 肝脏　　　　　　　　　　　　　　　　B. 肾脏

　　C. 肠道　　　　　　　　　　　　　　　　D. 心脏

6. 机体排泄的主要器官是（　）

  A. 肝脏   B. 肾脏

  C. 肠道   D. 心脏

7. 单次给药后，约经过几个半衰期，通常认为药物已经被消除干净（　）

  A. 1个   B. 2个

  C. 4个   D. 5个

8. 长期用药后突然停药导致患者出现的不良反应称为（　）

  A. 副反应   B. 后遗效应

  C. 继发反应   D. 停药反应

9. 长期应用某种药物后患者对药物产生主观或客观上渴望连续用药的现象称为（　）

  A. 后遗效应   B. 特异质反应

  C. 耐受性   D. 依赖性

10. 药物的量效关系是指在一定的剂量范围内，药物效应与剂量呈（　）

  A. 正相关   B. 反相关

  C. 不相关   D. 以上情况均有可能出现

11. 甲、乙、丙三药的 LD_{50} 分别为 15、20、30mg/kg，ED_{50} 分别为 5、10、20mg/kg，则三药安全性大小的排序正确的是（　）

  A. 甲＜乙＜丙   B. 甲＞乙＞丙

  C. 甲＞丙＞乙   D. 甲＜丙＜乙

12. 《中华人民共和国药典临床用药须知》规定允许使用的最大剂量是（　）

  A. 最小有效量   B. 半数有效量

  C. 极量   D. 最小中毒量

13. 药物的安全范围是指（　）

  A. 半数有效量和最小中毒量之间的距离

  B. 最小有效量和最小中毒量之间的距离

  C. 最小有效量和极量之间的距离

  D. 极量和最小中毒量之间的距离

14. 激动药具有的特点是（　）

  A. 有亲和力、有内在活性   B. 有亲和力、无内在活性

  C. 无亲和力、有内在活性   D. 无亲和力、无内在活性

15. 长期使用某种受体激动药后出现药物效应的减弱，用受体理论来解释是因为（　）

  A. 受体上调   B. 受体增敏

  C. 受体下调   D. 受体消失

二、X 型题（多项选择题）

1. 药物代谢动力学研究的主要内容有（　）

  A. 吸收   B. 分布

  C. 代谢   D. 排泄

2. 药物与血浆蛋白结合的特点有（　）

  A. 结合是可逆的

B. 结合型药物暂时失去药理活性

C. 结合型药物分子量增大，限制了其跨膜转运，不易透过血管壁

D. 药物与血浆蛋白结合特异性低，存在竞争置换现象

3. 影响药物分布的体内特殊的屏障作用有（　　）

    A. 血－脑屏障   B. 血－眼屏障

    C. 胎盘屏障   D. 皮肤屏障

4. 药物的排泄途径有（　　）

    A. 肾排泄   B. 胆汁排泄

    C. 乳汁排泄   D. 唾液排泄

5. 以下有关过敏反应的描述正确的有（　　）

    A. 过敏反应是否发生与剂量无关，但反应严重程度与剂量呈正相关

    B. 反应性质与药物原有效应无关，用药理拮抗剂无效

    C. 不易预知，皮试结果可存在假阳性或假阴性

    D. 结构相似的药物之间可有交叉过敏现象

6. 受体具有哪些特性（　　）

    A. 特异性与敏感性   B. 饱和性与可逆性

    C. 多样性   D. 竞争性

7. 药物发挥作用的非受体途径包括（　　）

    A. 改变细胞理化环境   B. 影响细胞代谢

    C. 影响酶的活性   D. 影响免疫功能和自体活性物质

三、简答题

1. 请简述肝药酶诱导剂和抑制剂的概念和临床意义。

2. 请简述药物作用的两重性并列举常见不良反应类型。

（郑小红）

书网融合……

重点小结　　　　习题

学习任务三　药品管理与使用

PPT

▶ 学习目标

知识目标：

1. 掌握药品的命名、分类、储存、标识、说明书。

2. 熟悉处方的基本知识。

3. 了解影响药物效应的相关因素。

技能目标：

能运用所学知识对常见的医美药品进行正确的分类、储存及应用。

素质目标：

通过本任务的学习，初步树立健康的生活观和职业观。

情境导入

回答患者的"药问"

情境：小王同学毕业以后到当地一家医疗美容诊所从事美容技师的工作。小王为人耐心宽容，责任心强，沟通能力也不错，到诊所治疗的患者也都很愿意和小王搭话聊天。某天，在为一位重度痤疮患者进行皮肤护理的过程中，患者向小王咨询了几个与药品相关的问题，小王均进行了细致且准确的解答。这不仅让患者看到了一位美容技师的耐心，更看到了她的专业、科学和严谨。咱们一起来看看，这些问题你是否可以回答。

问题：1. 医生开的"异维A酸胶囊"上面还有一个名字，意思是一个药有两个名称吗？

2. 单看药盒，怎么区分一个药是内服还是外用呢？有什么特定的标识吗？

3. 说明书标注此胶囊要在阴凉处保存，那阴凉处的具体要求是什么呢？

随着全球经济、科技的发展，人们对美的追求日益增强，医学美容药品的合理应用成为与人类生活质量紧密相连的关键领域。在这一背景下，医学美容肩负着为求美者提供专业、安全、有效的医美用药服务重任。学习药品管理与使用有着重要意义，熟知药品基本知识及相关管理规定、处方基本知识等相关专业知识将有助于医美人员更好地为患者选择和应用药品，以确保治疗用药的安全和有效。

一、药品基本知识及相关管理规定

（一）药品名称

目前我国药品名称的种类主要包含三种：通用名称、商品名称和英文名称。

1. 通用名称　通用名称（China approved drug names，CADN）由药典委员会按照《药品通用名称命名原则》组织制定，并报国家药品监督管理局备案，列入国家药品标准的药品法定名称，在一定程度上可以反映出药品的主要化学成分。一种药物只有一个通用名称，具有强制性和约束性。凡上市流通的药品标签、说明书或包装上必须要用通用名称，根据《中华人民共和国商标法》第八条规定，药品通用名称不可作为商标注册。

化学制剂一般以其成分、剂型命名，若制剂中含有两种以上成分的，各药名不能全部减缩时则在能减缩的成分前加"复方"二字；中成药往往以成分功效命名。

2. 商品名称　是指经国家药品监督管理部门批准的特定企业使用的专用名称，具有专属性，受到法律的保护。由于生产厂家的不同，在同一个通用名称下，可以有多个商品名称。

3. 英文名称　即国际通用名（international nonproprietary name for pharmaceutical substances，INN），对于没有INN的药品，则采用其他合适的英文名称。英文名称是世界卫生组织制定和推广的，旨在方便医务工作者、患者和药品生产企业在不同国家和地区进行交流时统一的药品命名。了解药品的英文名称对于医药专业人士、研究人员以及国际间的药物交流和合作非常重要。

（二）药品分类

药品种类繁多，为更好地管理、使用药品，对其进行合理分类尤为重要，这部分主要介绍药品管理法律、法规中有关药品分类管理的类别。

1. 传统药与现代药 "传统药"（traditional medicines）一般是指在传统医学理论指导下用于预防、治疗的物质，包括中药、蒙药、藏药、维药等。其主要来源是天然药物及其加工品，包含植物、动物或矿物的经典制剂。我国传统药的应用历史源远流长，沿袭至今，长盛不衰，对中华民族的繁衍昌盛起到了重大作用，至今仍在我国人民的医疗保健中占有重要地位。"现代药"（modern medicines）一般是指在现代医学理论指导下用于预防、治疗、诊断疾病的药品。现代药是 19 世纪以来发展起来的，采用化学合成、分离提纯、生物技术等方法制取的化学合成药品、抗生素、生化药品、放射性药品、疫苗等。现代药通常结构明确，有控制质量的标准和方法，这类药最初在西方国家发展起来，后传入我国，故常称其为西药。

另外，从生产方法或来源上，人们还习惯把药品分为"化学药物""天然药物""基因药物"等，与上述药品分类互有交叉联系。

2. 处方药与非处方药 "处方药"（prescription drug，Rx）是指必须凭借执业医师或执业助理医师处方才可调配、购买和使用的药品。"非处方药"（over the counter drug，OTC）是指不需要执业医师或者执业助理医师处方即可自行判断、购买和使用的药品，消费者只需要按使用说明书或标签上列出的规定即可使用非处方药。

国家根据药品的安全性，又进一步将非处方药划分为甲类非处方药和乙类非处方药。①甲类非处方药：只能在具有药品经营许可证、配置执业药师或者药师以上药学技术人员的社会药店、医疗机构药房销售，须在执业药师或药师的指导下购买和使用。②乙类非处方药：除可在社会药店和医疗机构药房出售外，还可在药监部门批准的超市、宾馆、百货商店等处销售，其安全性更高。

非处方药的专有表示图案分红色和绿色。红色专有标识图案用于甲类非处方药（红色椭圆形底，白色英文 OTC）；绿色专有标识图案用于乙类非处方药（绿色椭圆形底，白色英文 OTC）。

3. 特殊管理药品 特殊管理药品是指麻醉药品、精神药品、医疗用毒性药品和放射性药品。由于此类药品具有特殊的药理作用，若管理或使用不当，则会引发个人健康、社会治安和经济等方面的严重问题。《中华人民共和国药品管理法》规定对此类药品实行特殊管理，国际上也专门组建相关机构，制定一系列国际公约，对特殊管理药品的研制、生产、流通和使用等全过程进行严格的监督管理，以保证满足医疗、教学、科研正常需要的同时，防止此类药品滥用或流入非法渠道。

（三）药品储存

2023 年 9 月 27 日国家市场监督管理总局令第 84 号公布的《药品经营和使用质量监督管理办法》第一章第四条规定"医疗机构应当建立药品质量管理体系，对本单位药品购进、储存、使用全过程的药品质量管理负责。"

做好药品储存工作是保证药物治疗效果的重要环节，影响药品质量稳定性的因素主要有温度、湿度、空气、光线和时间等。

1. 温度 温度是影响药品储存管理的重要条件，某些特定的药品需要储存在特定的温度下，温度过高或过低都会对药品质量稳定性产生一定影响。一般来说，温度升高，化学反应速率加快，药品的变质过程相应加速。

2. 湿度 湿度是药品储存中影响稳定性的另一个重要因素。一方面，湿度过大可使部分药品吸收空气中的水分诱发潮解和霉变等；另一方面，湿度过低时也会使部分药品中含有的结晶水蒸发造成风化等情况。

3. 空气 空气中成分较多，对药品质量有影响的主要是氧气和二氧化碳。氧气可使某些药品发生氧化变色、变质等；二氧化碳则会使药品发生碳酸化反应而变质。一般情况下，为防止这些反应发生可采用独立包装药品、用惰性气体封存或加入抗氧化剂等方法来降低影响。

4. 光线 光线对药品的稳定性影响也不容忽视,紫外线能够对药品的化学反应起催化作用,使药品有效成分含量下降、杂质增加,增加药品不良反应的发生率。光线还能与空气中的氧气、水分、温度同时发生作用,加速药品变质。针对光线敏感的药品要注意采用避光包装材料保存。

5. 时间 药品在适宜条件下存储的同时还要注意保存时间的长短,时间过长,药品疗效会降低,甚至产生有毒物质。未开封状态的在保质期内使用;开封后的药品,其有效期并不等同于使用期,要尽快使用。

6. 其他 微量金属离子对于药品自发氧化反应有催化作用;微生物可诱发药品产生霉变变质;药品库房的环境卫生等也会对药品的稳定性造成影响。

■ 知识链接

药品贮藏条件知多少

目前,药品种类繁多,贮藏条件也有较大差异。常见的药品贮藏条件有哪些呢?在我国药品标准的法定典籍《中国药典》(2020年版)中主要收录了9种,让我们带着求真务实、严谨细致的科学精神一起来逐一查阅吧!

①"避光"指避免日光直射;②"遮光"指使用不透明的容器包装,通常应用于遇光不稳定的药品;③"密闭"指用可防止尘土、异物进入容器的包装,主要是防止环境中灰尘或异物进入,保护级别较低;④"密封"指用可防止风化、吸潮、挥发或异物进入容器的容器包装,较"密闭"级别高;⑤"熔封"指用防止空气、水分侵入与微生物污染的容器或适宜的材料包装,主要用于无菌注射剂、无菌冲洗剂等制剂的包装;⑥"阴凉处"指贮藏处温度不超过20℃;⑦"凉暗处"是指贮藏处避光且温度不超过20℃;⑧"冷处"指贮藏处温度为2~10℃;⑨"常温"指温度为10~30℃的条件。

(四)药品标识

《药品管理法》规定:药品包装应当适合药品质量要求,方便储存、运输和医疗使用。每件包装上,应注明品名、产地、日期、供货单位、并附有质量合格的标志。药品包装的常用标识有批准文号、生产批号、有效期等。

1. 批准文号 药品生产、上市和使用必须取得国家药品监督管理部门批准的生产许可,即批准文号。其格式为"国药准(试)字+1位字母+8位数字"。其含义是:①"准"字代表国家批准正式生产的药品,"试"字代表国家批准试生产的药品;②字母代表药品类别(用汉语拼音第一个字母),"H"代表化学药品,"Z"代表中成药,"S"代表生物制品,"J"代表进口分装药品,"F"代表药用辅料,"T"代表体外诊断试剂;③8位数字中第1~2位是省市自治区行政代码前两位,第3~4位是批准年份,第5~8位是顺序号。

2. 生产批号 一般采用8位数字表示生产批号,前4位表示年,第5~6位表示月,最后2位表示日期。例如2022年4月20日生产的药品批号一般写为20220420。

3. 有效期 药品有效期的表述形式主要有①直接标明失效期 一般表达为某年某月,指该药在该年该月的1日起失效,如标有"失效期:2023年10月"的药,只能用到2023年9月30日;②直接标明有效期 有效期若标注到日,应当为起算日期对应年月日的前一天,若标注到月,应当为起算月份对应年月的前一月;③标明有效期年数或月数 这种标出方式,可根据药品生产日期推算,如标有"批号231020,有效期2年",说明该药可用至2025年10月19日。

4. 非处方药、外用药品、特殊管理药品的标识 此类药品在其包装、标签和说明书上必须印有符合规定的标识。见图1-1-3-1。

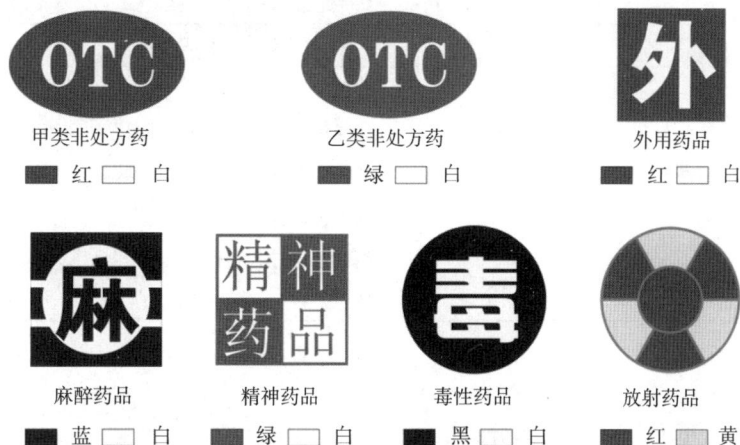

图 1 - 1 - 3 - 1 非处方药、外用药品、特殊管理药品的标识

（五）药品说明书

药品说明书是获取药品信息重要的来源，是医师、药师、护士和患者治疗用药时的科学依据，是承载药品信息的法定文件，还是宣传介绍药品特性、指导合理安全用药及普及医药知识的主要媒介。国家药品监督管理局负责药品说明书的核准与监管。药品生产企业生产供上市销售的最小包装必须附有药品说明书。

1. 说明书内容 药品说明书的主要内容包括：药品名称、成分和性状、适应证/功能主治、用法用量、不良反应、禁忌、注意事项、孕妇及哺乳期妇女用药、儿童用药、老年患者用药、药物相互作用、药物过量、临床试验、药理毒理、药代动力学、贮藏、包装、有效期、执行标准、批准文号、生产企业等。

2. 阅读说明书注意事项 在阅读药品说明书时，要主要了解药品有效期、适应证/功能主治、用法用量、不良反应、禁忌、注意事项、贮藏方法等内容。在此解读几个说明书中易混淆的术语。

（1）慎用、忌用和禁用 "慎用"指应用药品时要谨慎，不是绝对不能应用，权衡利弊，在利大于弊的情况下可使用，但必须密切观察不良反应；"忌用"即避免使用，属于忌用范围的，一般情况下应尽量避免使用；"禁用"即禁止使用，要严格执行说明书规定，禁止特定人群使用，否则会对人体构成严重危害。

（2）或遵医嘱 说明书在"用法用量"后，常有"或遵医嘱"字样。一是因为说明书上的剂量是常用量，但由于患者病情、体质及对药物的敏感程度不同，用量可由医生根据具体情况具体处理；二是因为药物作用与剂量有关，部分药物剂量不同时临床应用也不同，故需遵医嘱用药。

二、处方基本知识

处方是医生对患者治疗用药的书面文件，也是患者用药的依据，具有法律性、技术性、经济性。

（一）处方概念

处方是指由注册的执业医师和执业助理医师（以下简称医师）在诊疗活动中为患者开具的、由取得药学专业技术职务任职资格的药学专业技术人员（以下简称药师）审核、调配、核对，并作为患者用药凭证的医疗文书。

（二）处方分类

根据《处分管理办法》规定，处方由各医疗机构按照规定的格式统一印刷，印刷用纸按实际需要用颜色区分，处方类别不同，处方颜色不同。详见表 1 - 1 - 3 - 1。

表 1 – 1 – 3 – 1　处方分类

处方类别	处方颜色与标识
普通处方	白色
儿科处方	淡绿色，右上角标注"儿科"
急诊处方	淡黄色，右上角标注"急诊"
麻醉药品处方	淡红色，右上角标注"麻"
第一类精神药品处方	淡红色，右上角标注"精一"
第二类精神药品处方	白色，右上角标注"精二"

（三）处方格式

处方格式由前记、正文和后记三部分组成。

1. 前记　前记包括医疗机构名称、费别、患者姓名、性别、年龄、门诊或住院号、科别或病区和床位号、临床诊断、开具日期等，并可添加特殊需求的项目。麻醉药品和第一类精神药品处方还应包括患者身份证明编号、代办人姓名、身份证明编号。

2. 正文　正文以 Rp 或 R（拉丁文 Recipe "请取"的缩写）标示，分别列出药品的通用名称、剂型、规格、数量、用法和用量。

3. 后记　后记有医师签名或者加盖专用签章，药品金额及审核、调配、核对、发药的药学专业技术人员签名或加盖专用签章。

医师在书写处方时，如药物的用法（包括剂量、服用时间及次数）和调配方法等内容，有时会采用拉丁文缩写或者英文缩写表示。详见表 1 – 1 – 3 – 2。

表 1 – 1 – 3 – 2　处方中常见缩写

外文缩写	中文含义	外文缩写	中文含义
NS	生理盐水	qd.	每日 1 次
im.	肌内注射	bid.	每日 2 次
iv.	静脉注射	tid.	每日 3 次
iv. gtt	静脉滴注	qid.	每日 4 次
po.	口服	qod.	隔日 1 次
adus. ext	外用	qh	每小时 1 次
ac.	餐前	q4h	每 4 小时 1 次
am.	上午/午前	st.	立即
pm.	下午	prn/sos	必要时
qn.	每晚	Tab	片剂
hs.	临睡前	Sol.	溶液
pc.	餐后	Cap	胶囊

（四）处方管理

1. 处方书写规范　处方标准由国家卫生行政部门统一规定，处方格式由省级卫生行政部门统一制定，处方由医疗机构按照规定的标准和格式印刷。处方开具当日有效。特殊情况下需延长有效期的，由开具处方的医师注明有效期限，但有效期最长不超过 3 日。

2. 处方限量规定　普通药品、一般处方不得超过 7 日用量；急诊处方不得超过 3 日用量。对于某些慢性病、老年病或特殊情况，处方用量可适当延长，但医师应当注明理由。医疗用毒性药品、放射性药品、易制毒药品、麻醉药品、第一类和第二类精神药品的处方应当严格按照国家有关规定执行。

3. 处方保存期限 处方由调剂处方药品的医疗机构妥善保存。普通处方、急诊及儿科处方保存年限为 1 年；第二类精神药品、医疗用毒性药品处方保存年限为 2 年；麻醉药品及第一类精神药品处方保存年限为 3 年。

三、影响药物效应的因素

药物效应是药物与机体相互作用的表现，药物因素、机体因素和其他诸多因素均可影响药物效应的发挥。为实现疗效最大化、不良反应最小化，以达到有效合理用药的目的，学习了解影响药物效应的因素是十分必要的。

（一）药物因素

1. 剂量 药物剂量与效应密切相关，剂量过小，达不到有效血药浓度，难以产生药理效应；剂量过大，易发生毒性反应。同一药物在不同剂量时，对机体的作用强度不同，用途也不同。

2. 剂型 药物可制成多种剂型并采用不同的途径给药，如供口服的有片剂、胶囊剂、口服液等；供注射的有水剂、乳剂、油剂等；供外用的有洗剂、擦剂、软膏剂等。同一药物由于剂型不同，采用的给药途径不同，生物利用度不同，所引起的药物效应强度也可能发生改变。

（二）机体因素

1. 年龄 年龄对药物效应的影响主要表现在婴幼儿和老年群体，与他们的生理功能特点有关。婴幼儿各种生理功能和自身调节机制尚不完善，对药物的敏感性较成年人高，其肝脏对药物的代谢能力和肾脏对药物的排泄能力均较差，药物消除慢，易发生毒性反应；老年人由于各系统器官功能逐渐衰退，血浆蛋白含量降低，尤其是肝肾功能减弱，对药物的敏感性增加，易导致药效过强。因此，老年人的药量应比成年人有所减少，此外，还应考虑到老年人常患有多种疾病，同时应用多种药物时应注意药物间的相互作用。

2. 性别 在生理功能方面，女性有月经、妊娠、分娩、哺乳等阶段，用药时应注意。月经期和妊娠期应避免用泻药和抗凝血药；妊娠期用药需特别谨慎，禁用有致畸作用的药物；哺乳期用药应考虑到药物对乳汁的分泌及乳汁中药物浓度对乳儿的影响。

3. 遗传 遗传是药物代谢及药物效应的重要影响因素。基因是决定药物代谢酶、药物转运蛋白和受体活性及功能表达的结构基础，基因的突变可导致药物效应发生量或质的变化，是产生药物效应个体差异和种族差异的主要原因。研究遗传因素对药物效应影响的学科称遗传药理学。

4. 病理因素 疾病能导致药物代谢动力学的改变。肝功能损伤者可使在肝脏代谢的药物减慢，持续时间延长；肾功能减退者可使药物排泄减慢，引起药物蓄积中毒；体温过低者可降低药物的消除速率。

5. 心理因素 指患者心理活动变化可对药效产生影响。研究表明，即使给予患者不具药理作用的安慰剂，也可对头痛、失眠、心绞痛、神经官能症等获 30%～50% 的疗效。影响心理效应的因素很多，包括疾病性质、制剂颜色、包装、价格、医务人员的言语、态度、行为等，因此，一名合格的医务工作者应充分利用此效应，树立良好职业道德。

（三）其他因素

1. 给药途径 给药途径可直接影响药物的效应。对大多数药物而言，给药途径不同，药物效应出现的快慢和强弱也不同。各种不同给药途径药效出现的快慢顺序依次是：静脉＞吸入＞舌下＞肌内＞皮下＞口服＞直肠＞皮肤给药。对少数药物来说，给药途径不同，有时会产生药物作用性质上的变化。

2. 给药时间 根据不同药物选择合适的用药时间对增强药效、减少不良反应有着重要意义。一般来说，饭前给药有利于药物吸收，起效较快，多数药物宜饭前服用；饭后给药吸收较差，起效较慢，但可减少药物对胃肠道的刺激，故刺激性大的药物宜饭后服用。

机体在昼夜 24 小时的不同时间段对药物的敏感性有差异，故有些药物应该在上午使用，有些应该在晚上使用，有些应该在睡前使用。这种研究昼夜节律对药物效应影响的学科称为时辰药理学。

知识链接

时辰药理学

时辰药理学又称时间药理学，是自 20 世纪 50 年代开始研究，近年来又得到迅速发展的一门边缘学科，它属于药理学的范畴，也是时间生物学的一个分支。经研究证实，很多药物的作用与人们的生物节律有着极其密切的关系。同一种药物同等剂量因给药时间不同，作用也不一样。运用时间药理学知识为患者制定合理的用药方案，对提高疗效，降低不良反应有着重要的临床价值。

3. 联合用药 因治疗需要，临床上常同时或间隔一定时间使用两种或两种以上的药物，即为联合用药。联合用药时，药物产生的疗效或不良反应的变化即为药物相互作用。合理的联合用药应使疗效增强、不良反应减少或延缓耐药性的产生，反之，则为不合理联合用药。

目标检测

答案解析

一、A 型题（最佳选择题）

1. 在一定程度上可以反映出药品的主要化学成分，凡上市流通的药品的标签、说明书或包装上必须要用的名称是该药品的（　　）
   A. 化学名称
   B. 通用名称
   C. 商品名称
   D. 英文名称

2. 在以下药品分类的选项中，错误的分类是（　　）
   A. 中成药与西药
   B. 传统药与现代药
   C. 处方药与非处方药
   D. 特殊管理药品与普通药品

3. 对于"凉暗处"贮藏条件正确的描述是（　　）
   A. 贮藏温度在 2～10℃ 之间
   B. 贮藏处温度不超过 20℃
   C. 贮藏处避光且温度不超过 20℃
   D. 贮藏处避光且温度在 2～10℃ 之间

4. 某药品批准文号标识为"国药准字 H11235041"，请问该药品是（　　）
   A. 化学药
   B. 中成药
   C. 生物药
   D. 进口药

5. 无须凭借医师处方即可自行判断、购买和使用的药物是（　　）
   A. 处方药
   B. 麻醉药品
   C. 新特药
   D. 非处方药

二、X 型题（多项选择题）

1. 属于特殊管理药品的有（　　）
   A. 麻醉药品
   B. 精神药品

C. 计划生育药品　　　　　　　　　　　　D. 医疗用毒性药品

2. 在下列影响药物效应的因素中，属于机体因素的有（　　）

A. 给药剂量　　　　　　　　　　　　　　B. 年龄与性别

C. 遗传　　　　　　　　　　　　　　　　D. 病理与心理因素

3. 关于不同处方的颜色，描述正确的有（　　）

A. 普通处方是白色　　　　　　　　　　　B. 儿科处方是淡绿色

C. 急诊处方是淡红色　　　　　　　　　　D. 第二类精神药品处方是白色

（孙雨诗）

书网融合……

重点小结　　　习题

PPT

学习任务四　皮肤基本知识及药物的透皮吸收

学习目标

知识目标：

1. 掌握皮肤及其附属器的组织结构及生理功能。

2. 熟悉外用美容药物的透皮吸收影响因素。

3. 了解外用美容药物的透皮吸收过程及途径。

技能目标：

能运用所学知识规范使用外用美容药物。

素质目标：

通过本任务的学习，初步树立健康的生活观和审美观，尊重求美者的个体差异。

情境导入

护肤品是不是越贵越好？

情境：很多女性都存在这样一种疑惑，明明自己用的护肤品价格不菲，为什么还是达不到自己想要的靓丽肌肤呢？

价格昂贵的国际品牌护肤品因过多的广告费用致价格虚高，而且为了追求特殊效果添加过多的辅料，容易使皮肤致敏，很难达到美肤的效果。医用护肤品一般不含香精、色素、防腐剂，且制作工艺严格，具有一定的修复和保护作用，能达到较好的美容护肤效果。

思考：1. 外用美容护肤品是如何发挥作用的？

2. 什么样的美容药物更容易被人体皮肤吸收？

一、皮肤及其附属器的组织结构及生理功能

皮肤是人体面积最大的器官，成人皮肤面积为 1.2~2.0m²，厚度（不包括皮下组织）为 0.5~5.0mm，眼睑、耳后最薄处约 0.5mm，掌跖部最厚 2~5mm。表皮（epidermis）与真皮（dermis）的重量约占体重的 5%。

（一）皮肤的结构

1. 表皮 表皮位于皮肤的浅层，直接体现皮肤的外观及健康状态，并赋予皮肤的质感，参与皮肤的保湿和肤色的形成。正常表皮的更新周期为 28~30 天。表皮为角化的复层扁平上皮，主要由两类细胞构成：一类是角质形成细胞（keratinocyte），占表皮的 90% 以上，且分层排列，外用美容药物的透皮吸收直接与角化过程有关；另一类是非角质形成细胞，散在分布于角质形成细胞之间，细胞数量相对较少，其绝对数目和功能直接与皮肤颜色相关。

（1）表皮角质形成细胞的形态学分层　表皮主要由角质形成细胞构成，形态学上分为五层。①角质层（stratum comeun）位于皮肤的最外层，与皮肤美容关系最密切。由多层扁平的角质细胞组成。角质细胞已完全角化、变得干硬，细胞核和细胞器全部消失，呈粉红均质状，细胞轮廓不清。干硬而坚固的角质细胞使表皮对多种物理和化学刺激有较强的耐受性。角质层是外用美容药物透皮吸收的主要屏障。②透明层（stratum lucidum）位于颗粒层上方，由 2~3 层扁平、无核细胞紧密相连而组成。细胞界限不清，细胞呈透明均质状，强嗜酸性，折光性强。仅见于掌、跖角质层特别厚的部位，有防止水及电解质通过的屏障作用。③颗粒层（stratum granulosum）位于棘层上方，由 3~5 层渐扁的梭形细胞组成。颗粒层细胞的核与细胞器渐趋退化，胞质内出现许多大小不等的透明角质颗粒，形成防水屏障，使水分不易从体内向角质层渗透，也不易从体外渗入。④棘层（stratum spinosum）位于基底层上方，由 4~10 层多角形细胞组成，是表皮的主要组成部分，对皮肤美容和抗衰老起着重要作用。最下层的棘细胞有分裂功能，参与伤口愈合过程。⑤基底层（strtum basal）位于表皮最深层，附着于基膜上，由一层排列整齐规则的立方或矮柱状基底细胞组成。基底细胞的核相对较大，染色较淡，呈圆形或椭圆形。基底细胞之间通过桥粒连接，与基膜以半桥粒连接。基底细胞是表皮的干细胞，具有活跃的增殖和分化能力，新生的子细胞不断向表皮的浅层移动，分化为其他各层细胞。基底层与深层结缔组织（真皮）的连接面凹凸不平，可扩大两者的接触面，有利于物质交换。

（2）表皮非角质形成细胞及其功能　非角质形成细胞包括黑素细胞（melanocyte）、朗格汉斯细胞（Langerhans cell）和梅克尔细胞（Merkel cell）。①黑素细胞是生成黑色素的细胞，分散在基底细胞之间。黑色素是决定皮肤颜色的重要因素之一，但各人种间黑素细胞数目大致相当，肤色的差别主要取决于黑素细胞分泌黑素颗粒的能力，以及黑素颗粒的大小、稳定性、色素化程度。身体不同部位黑素细胞的数量也不同，脸部和颈部比四肢多。黑色素合成的多少受光照的影响，紫外线可促使酪氨酸酶活性增强，使黑色素合成增加，皮肤颜色加深。黑色素能吸收和散射紫外线，保护角质形成细胞以及深层组织 DNA 免受辐射损伤。一些滞留在真皮或真皮与表皮交界处的黑素细胞增殖为团状，形成黑痣，或色素痣。当黑素细胞遭到破坏时，则局部皮肤呈现脱色性改变，如白癜风。②朗格汉斯细胞散在分布于表皮棘层浅部，是皮肤的抗原呈递细胞，能识别、捕获、处理侵入皮肤的抗原，并游走出表皮，经毛细淋巴管将抗原传送给淋巴结中的 T 细胞，引发免疫应答。在抗病毒感染、接触性过敏、异体移植组织排斥及对表皮癌变细胞的免疫监视中发挥重要作用。③梅克尔细胞是一种具有短指状突起的细胞，常分布在表皮基底层或表皮与真皮连接处。这种细胞可能是一种感受触觉等机械刺激的感觉上皮细胞，因此在手掌面、指尖、口腔和生殖道的黏膜上皮中较多见。

2. 真皮 真皮位于表皮下，主要由致密结缔组织组成。身体各部位真皮的厚薄不一，眼睑、腋

窝及阴茎包皮部较薄，而手掌及足底部较厚。真皮可保护下方组织免受机械性损伤，维持内、外环境的稳定，增强表皮的屏障功能，维持皮肤的弹性、光泽、湿润、张力等。真皮可分为乳头层（papillary layer）和网状层（reticular layer）两层。

（1）乳头层　位于真皮浅层，为紧邻表皮基底层的薄层疏松结缔组织，内含丰富的毛细血管。乳头层向表皮形成许多嵴状或乳头状凸起，故称真皮乳头。真皮乳头扩大了表皮与真皮的连接面，有利于两者的牢固连接，也便于表皮与真皮内的血管进行物质交换。

（2）网状层　位于乳头层下方，为较厚的致密结缔组织，与乳头层无明确分界。网状层内有粗大的胶原纤维束交织成网，使皮肤具有较大的韧性。网状层中还有许多弹性纤维，使皮肤具有较大的弹性。此层内还有许多血管、淋巴管和神经，还有毛囊、皮脂腺和汗腺等皮肤附属器，此外，其深部还可见环层小体。

3. 皮下组织　位于真皮下方，由疏松结缔组织和脂肪小叶组成。皮下组织将皮肤与深部组织连接在一起，使皮肤具有一定的活动性。皮下组织的厚度因个体、性别、年龄和部位而有较大差别。毛囊和汗腺常延伸至皮下组织。皮下组织具有保持体温、缓冲机械压力、储存能量等作用。

4. 皮肤附属器　包括毛发、皮脂腺、汗腺、指（趾）甲等。

（1）毛发（hair）　除手掌和足底外，人体大部分皮肤均有毛发分布，分为长毛、短毛、毳毛三种。毛发位于皮肤以上的部分为毛干，埋在皮肤以内的部分为毛根，毛根末端膨大部分称毛球。

毛色由分布在毛母质细胞间的黑素细胞合成黑素颗粒，并输入新生的毛根上皮细胞中产生。不同个体的毛发颜色差异较大，黑色和棕黑色毛发中的黑素颗粒富含黑色素；金色和红色毛发富含褐黑素，呈黄色或红色；灰色和白色毛发的黑素颗粒及色素都较少。

毛和毛囊斜长在皮肤内，在毛根与皮肤表面呈钝角的一侧，有一束斜行平滑肌，称立毛肌。立毛肌受交感神经支配，遇冷或感情刺激时使其收缩，使毛发竖起，产生"鸡皮疙瘩"现象，并可帮助皮脂腺排出分泌物。

毛发的主要功能是包括保护皮肤、调节体温、感觉和伪装以适应生存，具有独特而重要的生理和社会心理功能。

（2）皮脂腺（sebaceous glands）　由腺泡和短的导管组成，无腺腔，为产生皮脂的结构，除掌、趾、足底和足背外，皮脂腺遍及全身各处皮肤，头皮和面部皮肤皮脂腺最为密集。皮脂的功能包括润滑皮肤、润泽毛发、抗菌、抗氧化损伤等。皮脂腺的发育和分泌主要受雄激素的调节，青春期分泌活跃。皮脂分泌过多时，腺导管被阻塞易引发炎症，形成痤疮。老年时，皮脂分泌减少，皮肤和毛发干燥，易开裂。

（3）汗腺（sweat glands）　汗腺为弯曲的单管状腺，分为外泌汗腺和顶泌汗腺两种。①外泌汗腺又称小汗腺，遍布全身皮肤中，其导管多在表皮内呈螺旋状直行，开口于皮肤表面。汗液分泌是身体散热的主要方式，有调节体温和排泄的作用。②顶泌汗腺又称大汗腺，主要分布在腋窝、乳晕、包皮、阴囊、会阴及肛门等处，多在皮脂腺开口的上方，开口于毛囊。

（4）指（趾）甲（nail）　由致密而坚实的角质所组成，由甲体及其周围和下方的组织组成。甲对指（趾）末节起保护作用。疾病、营养状况和生活习惯的改变可影响甲的形状和生长速度。

▎知识链接 ┈┈

常见皮肤分类及特点

皮肤分类标准主要基于皮肤油脂分泌情况、肤质细腻度以及对外界刺激的反应等多个维度，常常将皮肤分为以下几种。

1. 中性皮肤　主要特点是皮肤水油平衡、毛孔细小、肤质细腻，没有明显油光和瑕疵，富有弹性且不易老化。

2. 干性皮肤　主要特点是表皮油脂分泌较少，容易紧绷、毛孔细小、肤质细薄，容易出现细纹、皱纹、雀斑及晒斑等问题。

3. 油性皮肤　主要特点是表皮油脂分泌旺盛，毛孔粗大，肤质粗糙，容易生粉刺、暗疮，不易产生皱纹。

4. 混合性皮肤　是干性、中性或油性混合存在的一种皮肤类型，多表现为前额、鼻部、鼻唇沟及下劲部呈油性，而双面颊、双颞部等表现为中性或干性。

5. 敏感性皮肤　主要特点是表皮薄，皮脂分泌少，对外界刺激反应较大，对冷、热、紫外线、化妆品等均较敏感，易出现红斑、丘疹、瘙痒等表现。

皮肤种类并不完全是由基因所决定的，环境因素、生活习惯、护肤方式、药物使用等也会影响皮肤状态。皮肤类型的多样性也提醒我们，不同个体具有不同的肤质，作为医美工作者，一定要深入了解和尊重每一位求美者的个体情况。在面对不同肤质的求美人群时，以过硬的专业知识积极适应并灵活调整策略，才能更好地应对变化与挑战。

（二）皮肤的生理功能

皮肤覆盖整个体表，构成了机体内、外环境的分界。皮肤具有屏障、吸收、分泌和排泄、体温调节、感觉、免疫、内分泌等生理功能，对于机体的健康十分重要。

1. 屏障作用　皮肤对维持机体内环境的稳定具有重要作用。一是保护机体内各种组织器官免受外界环境中物理性刺激、化学性刺激和生物损伤等因素影响；二是防止组织内水分、电解质及营养物质等的丢失。

2. 吸收作用　皮肤具有吸收外界物质的能力，称为经皮吸收、渗透或渗入，是现代临床外用药物防治疾病的理论基础。皮肤主要通过角质层、毛囊皮脂腺及汗管口吸收外界物质。

3. 分泌和排泄作用　包括皮脂分泌，小汗腺发汗和大汗腺发汗。小汗腺发汗又分为感觉性发汗和非感觉性发汗，前者是由于温热、精神刺激引起的发汗，后者是意识不到的水分蒸发，一天约为500ml。大汗腺受肾上腺素能及胆碱能神经支配，情绪激动时分泌含有大量蛋白和脂质的乳白色、黏稠分泌物。

4. 体温调节作用　皮肤在体温调节过程中不仅可作为外周感受器，向体温调节中枢提供环境温度的相关信息，而且还可作为体温调节的效应器，是物理性体温调节的主要方式。它主要通过4种方式达到调节体温的作用。①辐射：可以散发热量的60%。②对流散热：和外界温度变化有关，外界温度升高时，对流散热增强。③蒸发散热：和皮肤上水分蒸发有关系。④传导散热：大约可以散发热量的9%。

5. 感觉作用　正常皮肤内分布有感觉神经及运动神经，它们的神经末梢和特殊感受器广泛地分布在表皮、真皮及皮下组织内，以感知体内外的各种刺激，引起相应的神经反射，维护机体的健康。包括瘙痒、触觉、压觉、运动感觉、温觉、冷觉和疼痛等感觉。

6. 免疫功能　皮肤为一独特的免疫器官，不但是免疫反应的效应器官，又具有主动参与启动和调节皮肤相关免疫反应的作用。皮肤免疫系统包括免疫细胞和免疫分子两部分，它们形成一个复杂的网络系统，并与体内其他免疫系统相互作用，共同维持着皮肤微环境和机体内环境的稳定。

7. 内分泌作用　皮肤与内分泌系统之间联系紧密，一方面皮肤组织是许多内分泌激素的靶器官，这些激素在皮肤的正常生物学过程中发挥作用；另一方面，皮肤是一种具有内分泌活性的器官，能产生或转化某些内分泌激素。包括类固醇激素、蛋白质和多肽类激素、甲状腺激素、维生素 D_3 等。

8. 代谢作用　皮肤在人体中参与调控多种物质代谢。

（1）糖代谢　皮肤中的糖主要是糖原、葡萄糖和黏多糖。有氧条件下表皮中50%～75%葡萄糖通过有氧氧化提供能量，缺氧时则有70%～80%通过无氧酵解供能。真皮中黏多糖含量丰富，主要是透明质酸和硫酸软骨素，多与蛋白形成蛋白多糖，与胶原纤维结合成网状结构，对真皮及皮下组织起支持、固定作用，其合成及降解主要通过酶促反应完成。

（2）蛋白质代谢 皮肤蛋白质包括纤维性蛋白质（即角蛋白、胶原蛋白和弹性蛋白）和非纤维性蛋白质。

（3）脂类代谢 皮肤中的脂肪包括脂肪和类脂质。脂肪主要负责储存能量和氧化供能，类脂质是细胞膜结构的主要成分和某些生物活性物质合成的原料，随表皮细胞的分化，胆固醇、脂肪酸、神经酰胺含量逐渐增多，磷脂含量逐渐减少。

（4）水和电解质的代谢 皮肤中的水主要在真皮内。机体脱水时，皮肤可提供其水分的 5% ~ 7% 以维持血容量的稳定。电解质主要储存在皮下组织中，主要维持细胞间的晶体渗透压和细胞内、外的酸碱平衡，细胞外为 Na^+ 和 Cl^-，细胞内主要为 K^+、Ca^{2+}、Mg^{2+} 等。

二、外用美容药物的透皮吸收过程及途径

外用美容药物制剂用于皮肤后，制剂中的有效成分从制剂中溶出、释放，到达角质层表面，角质层结构致密，药物到达角质层后，一部分药物可能与角质层成分结合形成储库，一部分药物继续扩散，最终到达活性表皮（介于角质层和真皮层之间的组织）的界面，活性表皮对药物的透皮吸收阻力相对较小，更容易扩散。药物透过角质层和活性表皮后来到真皮组织，真皮组织乳头层分布得有丰富的毛细血管，药物很快被吸收。

外用美容药物的透皮吸收主要有以下两种途径。

1. 药物由表皮直接透入 表皮途径是药物透皮的主要吸收途径。药物通过渗入表皮的角质细胞半透膜或通过角质细胞间的空隙扩散而透入皮肤。角质层是药物透皮吸收的主要阻力部位，从角质层向活性表皮转运的过程速度非常缓慢，是整个透皮吸收过程的限速步骤。一般情况下，脂溶性大的药物容易透入，而脂溶性小或离子型药物则难以透入。

2. 药物经皮肤附属器透入 毛囊、汗腺、皮脂腺等直接开口于皮肤表面，并进入皮肤深部，是药物吸收的重要通道。毛囊和汗腺在透皮吸收初期起着重要作用。皮脂腺大多与皮下毛发并存，开口于毛囊上部。脂溶性药物可自毛孔渗入到毛囊和皮脂腺，进而透过毛囊，进入真皮层及皮下组织而吸收。水溶性药物通过外泌汗腺的导管渗入真皮，但吸收量有限。

三、外用美容药物透皮吸收影响因素

（一）皮肤对药物透皮吸收的影响

表皮角质层是阻止外界物质侵入、防止体内水分蒸发的重要屏障。表皮层内无血管，故药物透入表皮层中不会产生全身的吸收作用。但药物在透皮吸收过程中，会因为与角质层的结合或扩散的阻力，而先滞留在角质层，然后再缓慢向深部扩散，这个过程使得药物能在皮肤局部蓄积，因而有利于皮肤疾病的治疗。真皮层内有毛细血管、皮脂腺、神经及淋巴管，真皮及皮下组织对药物穿透阻力较小，药物进入真皮及皮下组织后容易被血管及淋巴管吸收。

1. 皮肤的水合作用 皮肤外层的角蛋白或其降解产物具有与水结合的能力，称为水合作用。皮肤的水合程度增高，称为水化现象。水合和水化现象可使角质层的含水量从正常值的 10% ~ 40% 增加至 50% ~ 70%，渗透性可提高 5 ~ 10 倍。含水量增加可引起角质层细胞膨胀，使原本紧密的结构形成多孔，并扩大细胞细胞间隙，因而能促进药物的透皮吸收。如在用药部位用凡士林、脂肪或油等进行涂布或采取封包法，可有效减少水分蒸发，促进角质层水化作用，从而促进药物吸收；而如果环境相对湿度较低时，皮肤干燥，药物经皮吸收速率则会降低。

2. 皮肤生理状态的改变　疾病等因素引起的皮肤损伤，可使角质层失去屏障作用，使得药物透皮吸收的速度和数量都增加。溃疡性皮肤，其药物的吸收量往往超过正常皮肤的 3～5 倍，并引起疼痛、过敏及中毒等副作用。此时应用外用药时，应减小涂布量与涂布范围以避免药物中毒。

3. 皮肤的用药部位　不同部位的皮肤对药物的通透性不同。通常身体各部位皮肤渗透性的大小顺序为：阴囊＞耳后＞腋窝区＞头皮＞手臂＞腿部＞胸部。

4. 皮肤温度　人体皮肤受外界气温影响，一般低于 37℃。皮肤温度升高可使皮肤内血管扩张，血流量增加，有利于药物的转移和吸收。因此在使用外用药物时，进行适当热敷或外加一个合适的温度场，可有效增加药物的吸收。

（二）药物性质对透皮吸收的影响

1. 药物分子量大小　分子量小的药物易于透皮吸收，分子量大的药物（＞3000Da）则难以吸收。

2. 药物的化学结构　药物的化学结构中，如既具有亲水基团又具有亲油基团时，有利于药物的吸收。

3. 药物的脂溶性　脂溶性大的药物（油水分配系数大），容易进入角质层，有利于吸收；而水溶性大的药物不易于吸收。但药物的脂溶性大到一定程度时，其透皮吸收的量反而会下降。这是由皮肤的角质层、表皮层及真皮层的性质决定的。最适宜的透皮吸收药物应既有一定脂溶性，又有一定的水溶性。

4. 药物的解离状态　一般非解离型药物分子容易透皮吸收，而解离型分子则难以吸收。药物的解离状态取决于药物本身的 pK_a 和环境的 pH，通过调节环境 pH，可改变药物吸收情况。如使用弱酸性药物时，降低环境 pH 可以促进其吸收，使用弱碱性药物时，则可通过升高环境 pH 促进其吸收。

（三）美容药物的给药系统对透皮吸收的影响

1. 剂型的影响　制剂的剂型能影响药物的释放性。这是因为药物在透皮吸收前，必须先从制剂的基质中溶出、释放后才能透皮吸收，因此药物从制剂中越易释放，则越有利于药物的透皮吸收。一般传统的外用乳剂、凝胶等剂型中的药物释放较快，随着制剂技术的不断进步，新型给药系统不断进步，其中外用脂质体等剂型在皮肤给药领域的发展引人瞩目。

2. 基质的影响　药物在基质中的溶解状态会极大地影响药物的透皮吸收。一般情况下，在基质中完全溶解的药物，其透皮吸收的量往往高于未完全溶解的药物。另外，基质类型也影响药物的透皮吸收，其吸收速度由大到小的顺序：动物油＞羊毛脂＞植物油＞烃类。

3. 透皮吸收促进剂的影响　透皮吸收促进剂通过改变皮肤角质层类脂分子排列、增加皮肤水合能力、溶解皮脂等作用产生可逆性降低角质层屏障功能效果，因此可以暂时增加皮肤通透性，被广泛用于经皮给药系统中。常用的透皮吸收促进剂有月桂氮卓酮及其类似物、二甲基亚砜及其类似物、薄荷脑、薄荷油、桉叶油、月桂醇、丙二醇、聚乙二醇、乙酸乙酯、肉豆蔻酸异丙酯等。

•••• 目标检测

答案解析

一、A 型题（最佳选择题）

1. 与皮肤的颜色相关的是哪种细胞（　　）

　　A. 淋巴细胞　　　　　　　　　　　　B. 黑素细胞

　　C. 朗格汉斯细胞　　　　　　　　　　D. 梅克尔细胞

2. 下列何处无皮脂腺（　　）

　　A. 掌跖　　　　　　　　　　　　　　B. 头皮

　　C. 面部皮肤　　　　　　　　　　　　D. 腿部皮肤

3. 下列哪一部位皮肤的吸收能力最好（　）

    A. 手臂　　　　　　　　　　　　　　　　B. 腋窝区

    C. 阴囊　　　　　　　　　　　　　　　　D. 耳后

4. 以下关于毛发的描述中哪个是不正确的（　）

    A. 毛发呈季节性的生长与脱落

    B. 毛色由分布在毛母质细胞间的黑素细胞合成的黑素颗粒输入毛根上皮细胞产生

    C. 人体所有皮肤均有毛发分布

    D. 毛发的功能有保护皮肤、调节体温等

5. 药物透皮吸收的主要途径是（　）

    A. 完整表皮的角质层细胞及其细胞间隙　　B. 毛囊和皮脂腺

    C. 汗腺　　　　　　　　　　　　　　　　D. 皮肤表面的毛细血管

二、简答题

1. 简述皮肤的生理功能。

2. 简述影响外用美容药物透皮吸收的因素。

（王志虹）

书网融合……

重点小结

习题

学习任务五　美容药物常见剂型及给药方法

PPT

学习目标

知识目标：

1. 掌握美容药物的常见剂型种类及主要特点。

2. 熟悉美容药物特殊给药方法及其临床使用。

3. 了解美容药物常见剂型的制备方法。

技能目标：

根据不同剂型特点结合临床实际选择适合的美容药物剂型。

素质目标：

通过本任务的学习，初步树立美容药物质量安全意识和用药风险防控意识。

情境导入

面部美容制剂——面膜

情境：美容制剂指对颜面皮肤有保护作用及对一些皮肤疾患（痤疮、粉刺、色素沉着等）有治疗作用的药物制剂。在中国，最早有文字记载的美容护肤行为见于商代，甲骨文有"盥、沬、浴、洗"的记载。《说文解字》中记载："沐，洗面也。"《山海经·西山经》中还有外涂防治皮肤干燥的油脂，如用缄羊脂"可以已腊"，意味着涂抹洗去型面膜产品的诞生，这也是目前认为中国最早的面膜。

思考：1. 现代"面膜"有哪些种类？

2. 除了面膜以外，你还知道有哪些美容药物剂型？

3. 如何指导"患者"合理利用美容药物制剂进行美容？

不同的剂型是为了使药物适用于不同的皮肤受损情况和不同的给药部位，以利于药物充分发挥药效。现代临床上美容药物涉及的常见剂型有膜剂、混悬剂、乳剂、软膏剂、散剂、液体剂型等。美容药物经皮给药的特殊方法包括直流电导入、超声波导入、熏蒸。学习美容药物常用剂型及其给药方法是使用好美容药物的基础。

一、美容药物常见剂型

（一）膜剂

膜剂系指原料药物与适宜的成膜材料经加工制成的膜状制剂。医学美容领域常用的面膜是能够涂敷于皮肤表面，对皮肤进行保养，达到美容效果，甚至在特定情况下能发挥治疗作用的一种特殊外用膜剂。本处主要介绍面膜相关知识。

1. 种类及使用方法 面膜的种类很多，按其功效可分为漂白面膜、祛斑面膜、祛暗疮面膜、除皱面膜、营养面膜等；按其原料可分为矿物泥面膜、海藻面膜、果蔬面膜、中草药面膜等；按其所使用的主要成分又分为果酸面膜、蛋白质面膜等；按其使用方式及基质又分为石膏面膜、胶状面膜、膏状面膜、黏土面膜、蜡膜、薄纱布面膜、电子面膜等。

（1）硬膜 呈粉末状，其主要成分是医用石膏粉及添加物，用水调和敷后，能很快凝固，形成坚硬的石膏假面具罩，故又称为硬膜。

（2）软膜 呈粉末状，主要成分是淀粉、白陶土、高岭土、滑石粉、氧化锌、硅酸铝镁等粉末。使用时用水调成糊状，涂抹于面部，凝固成膜。软膜柔软细腻，性质温和，滋润性强，敷面后没有硬膜那种压迫感。使用时皮肤自身分泌物被膜体阻隔，能使表皮补充足够的水分，皮肤明显舒展，细碎皱纹消失，可用于各种皮肤。软膜中可添加各种营养成分、药物、香料等，如具有漂白、祛斑、祛皱的珍珠面膜，可消炎、祛粉刺的薄荷面膜等。

（3）蜡状面膜 是一种外观呈蜡状的固体面膜，主要由蜂蜡、石蜡或矿物油等混合组成。使用时，首先在面部涂上营养物质或治疗药物，然后将固体蜡加热至30℃左右使其成液状蜡，刷到面部，加盖一层毛巾以保温，约5分钟凝固成膜后，保留20～30分钟除去蜡膜。蜡状面膜具有非常好的补充水分、保湿祛皱作用，适用于干性和缺水性皮肤，但不宜于敏感及油性皮肤。寒冷干燥的冬季可使用蜡状面膜。

（4）胶状面膜 又称剥离面膜，呈透明、半透明胶状或黏稠性液体凝胶。主要由聚乙烯醇、聚维酮、羧甲基纤维素钠等成膜材料，配伍活性物质、油性成分、保湿剂、乙醇、精制水等组成。使用时，用手指或小毛刷蘸取并将其涂于面部，约10分钟成膜，成膜后保留半小时，便可成片或整个从面部剥离。

（5）薄纱布面膜 是将适当大小的医用纱布浸染或涂敷营养剂、药物后敷于面部。使用时可先将薄纱布固定于面部，然后用汤勺将配好的原料均匀地涂抹在纱布上，脱膜时将纱布掀开即可。使用薄纱布的原因主要是因为有些中草药原料和自制面膜原料不容易黏附在皮肤上，故用纱布固定；而对另一些成分过于黏糊的面膜，使用薄纱布也有利于脱膜。

（6）中草药面膜 常呈粉末状，是由单味或多种具有美容作用的中药配制而成。使用时可用水、鸡蛋清或蜂蜜调成糊状，涂敷于面部，保留 20～30 分钟，清水洗去即可。中草药面膜取材广泛，简单易行，针对性强，具有滋润皮肤、增白抗皱、养颜祛斑、祛痘消痤等多种功效，如当归面膜、肉桂面膜等。中草药不仅可以做成软膜，也可掺入模粉中制成硬膜，或经提取后配入胶状面膜中，或使用薄纱布制成薄纱布面膜等，在美容中具有独特疗效和广阔前景。

（7）果蔬面膜　主要适合家庭自制，方便、新鲜、纯天然，是物美价廉的护肤品。如香蕉泥面膜，适用于干性皮肤；西红柿面膜，适用于油性及色斑性皮肤；丝瓜面膜，能使皮肤光滑细嫩；鸡蛋清面膜，能减轻皮肤皱纹；马铃薯面膜，能消除眼部浮肿等。

（8）膏状面膜　呈膏状，是已配制好的可直接涂敷于面部的一种面膜。主要由高岭土、硅藻土等黏土类成分，添加保湿剂、油性滋润剂及海藻胶、甲壳素等营养成分所组成。膏状面膜使用、携带方便，但用后须用水清洗，无法直接剥离完整的膜。常用的膏状面膜有矿物泥面膜、漂白面膜、消炎面膜及各种眼膜等。

（9）成型面膜　大多是将无纺布类纤维织物剪成面具形状，放入包装袋中，再将配制好的面膜液灌入包装袋内密封。这时无纺布类的面具浸透了面膜液，故称为成型面膜。使用时，剪开密封包装物，取出一张成型面膜贴在面部，轻轻按压，使其与皮肤紧密相贴，保留 15～20 分钟，面膜液逐渐被吸收及风干后，取下即可。目前还有一种由胶原蛋白等营养物质压制成的极薄的成型面膜，贴敷到面部后随即软化成黏稠液体，极易被皮肤吸收，具有很好的美肤效果。

（10）电子面膜　是一种可以发热并可导入治疗用品或营养物质的面膜。通电后面罩会产生适宜的热力，促使营养物质或药物深入毛孔，渗透、软化、美白皮肤。

2. 相关质量检查（参照《中国药典》）

【装量】除另有规定外，照最低装量检查法（通则 0942）检查，应符合规定。

【微生物限度】除另有规定外，照非无菌产品微生物限度检查：微生物计数法（通则 1105）和控制菌检查法（通则 1106）及非无菌药品微生物限度标准（通则 1107）检查，应符合规定。

（二）混悬剂

混悬剂系指难溶性固体药物以微粒状态分散于分散介质中形成的非均匀液体制剂。混悬剂中药物微粒一般在 0.5～10μm 之间，小者可为 0.1μm，大者可达 50μm 或更大。所用分散介质大多数为水，也可用植物油。混悬剂在医疗上应用较广，在口服、外用、吸入等剂型中都有应用。

1. 稳定性　由于混悬剂中药物微粒分散度较大，微粒于分散介质之间存在物理界面，使混悬微粒具有较高的表面自由能，混悬剂处于不稳定状态，是热力学不稳定体系；混悬剂中分散相的固定粒子粒径大于胶粒，易受重力作用而沉降，是动力学不稳定体系。疏水性药物的混悬剂比亲水性药物的混悬剂存在更大的稳定性问题。物理稳定性包括混悬粒子的沉降、结晶增长与转型、微粒的荷电与水化、絮凝与反絮凝、分散相的浓度和温度。混悬剂在制备时，为增加其稳定性，需加入能使混悬剂稳定的添加剂，包括助悬剂、润湿剂、絮凝剂、反絮凝剂等。

2. 制备方法　制备混悬剂时，应使混悬微粒尽可能地分散均匀，有适当的分散度，以降低微粒的沉降速度，使混悬剂处于稳定状态。混悬剂的制备方法分为分散法和絮凝法两种。分散法是利用研磨器械或其他方法将粗颗粒的药物粉碎成符合混悬微粒要求的分散程度，再分散于分散介质中制成混悬剂的方法。絮凝法是利用物理或化学反应，使分子或离子状药物凝聚成不溶性药物微粒来制备混悬液方法。

3. 常用辅料种类　为将具有功效的美容药物制成合格的混悬剂型，常需使用多种功能辅料，混悬剂中常用辅料分类如下。

低分子助悬剂：如甘油、糖浆剂等。

高分子助悬剂：阿拉伯胶、西黄蓍胶、琼脂、海藻酸钠、甲基纤维素、羧甲基纤维素钠、羟乙基纤维素、聚乙烯吡咯烷酮、聚乙烯醇等。

硅酸类：如胶体二氧化硅、硅酸铝、硅皂土等。

4. 相关质量检查

【装量】除另有规定外，单剂量包装的口服混悬剂的装量，取供试品 10 袋（支），将内容物分别倒入经标化的量入式量筒内，检视，每支装量与标示装量相比较，均不得少于其标示量。凡规定检查含量均匀度者，一般不再进行装量检查。多剂量包装的口服混悬剂照最低装量检查法（通则 0942）检查，应符合规定。

【沉降体积比】口服混悬剂沉降体积比按照现行《中国药典》应不低于 0.90。

【微生物限度】除另有规定外，照非无菌产品微生物限度检查：微生物计数法（通则 1105）和控制菌检查法（通则 1106）及非无菌药品微生物限度标准（通则 1107）检查，应符合规定。

（三）乳剂

乳剂又称为"乳浊溶液剂"或"乳浊液"，指由两种互不混溶的液体，经过乳化构成的不均匀液体制剂。乳剂中一种液体以小液滴的形式分散在另外一种液体中，通常把前者称为分散相、内相或不连续相；后者称为分散介质、外相或连续相。乳剂中的分散相液滴具有很大的分散度，由于表面积大，表面自由能高，属于热力学不稳定体系。分散相液滴的直径一般都超过 $0.1\mu m$，大多数为 $0.25 \sim 25\mu m$。当分散相液滴在 $0.01 \sim 0.1\mu m$ 范围时，乳液呈透明或半透明的液体，称为微乳，属于胶体分散系统；当分散相液滴在 $0.1 \sim 100\mu m$ 范围时，乳液呈不透明乳白色液体，属于粗分散体系。两种乳液在性质上有非常明显的差异。

1. 乳剂的稳定性　乳剂属于热力学不稳定体系，其分散相有趋向合并而改变均匀状态的性质。乳剂的不稳定性表现有转相、分层、絮凝、破裂、败坏等现象。

2. 制备方法　乳剂的制备包括处方拟定的原则、制备工艺及器械。在配制乳剂之前，需要拟定处方，处方的拟定原则包括乳剂中内相的分散相浓度（相体积比）最好控制在 25% ~ 50%。按照乳剂的类型选用与油相亲水亲油平衡值（hydrophile - lipophile balance，HLB）接近的乳化剂或混合乳化剂。按照乳剂的类型和用途，选择合适的辅助乳化剂，通过调节乳剂的黏度，使乳剂具有适宜的流变性。按照乳剂所用原料及用途，可加入相应的抗氧剂和防腐剂。乳剂的制备工艺有干胶法、湿胶法、油水混合法、转相乳化法、新生皂法、直接匀化法等。

（1）干胶法　指先将乳化剂与油相混合均匀，然后再加入一定量的水制备乳剂的方法。因为乳化剂不是先与水混合，而常用的乳化剂又是树胶类物质，故称为"干胶法"。应用干胶法制备乳剂一般可在乳钵中进行。基本操作是先将胶粉按比例置于干燥乳钵中，加油轻研和均匀，然后一次加入一定比例的水迅速有力地研磨，混合物很快变成一种白色细匀的糊状，即为初乳。在初乳中，油、水、胶（乳化剂）是有一定比例的，如植物油类，比例常为 4∶2∶1；若是挥发油，比例常为 2∶2∶1；若是液状石蜡，比例常为 3∶2∶1，所用胶粉通常是阿拉伯胶或阿拉伯胶与西黄蓍胶的混合胶，若改用其他胶体做乳化剂时，其比例则应有所改变。初乳再在研磨或搅拌下，缓缓加水稀释至规定量。

（2）湿胶法　先将乳化剂与水相混合均匀，然后加入油相制备乳剂的方法。应用湿胶法制备乳剂一般也可在乳钵中进行。基本操作是取一定量的乳化剂置于干燥乳钵中，研细，加入一定比例的水，研磨 1~2 分钟，制成胶浆后，再缓缓加入油，随加随研，当加入的油全部乳化后再继续滴加，至全部的油被乳化为止并继续研磨 3~4 分钟，即成初乳。初乳再加水稀释至规定量即成为乳剂。

（3）油水混合法　油水混合法是将油和水分次少量交替加入乳化剂中，以制备乳剂的方法。如制备水包油（O/W）型乳剂时，先将一部分油加入所有的油溶性乳化剂中混合，在搅拌时加入含全部水溶性乳化剂的等量水溶液，然后研磨至全部乳化，剩余部分的油和水慢慢交替加入，如此交替相加 3~4 次，即可制成最终的乳剂。

（4）转相乳化法 转相乳化法是将乳化剂在油相中溶解或熔化，然后将水相加入油相中，以制备乳剂的方法。基本操作是先将乳化剂在油相中溶解或熔化，然后在缓慢搅拌下，将预热的水相加入热的油相中，开始形成油包水（W/O）型乳剂，随着水相体积的增加，黏度突然下降，转相变型为水包油（O/W）型乳剂。若制备（W/O）型乳剂，则应先将油相加入水相中，然后将水包油（O/W）型乳剂转型为油包水（W/O）型乳剂。转相乳化法制得的乳剂粒径较细。

（5）新生皂法 新生皂法是将植物油与含有碱的水相分别加热至一定的温度，混合搅拌使它们发生皂化反应，生成的皂类乳化剂随即乳化而制得稳定的乳剂。因为植物油中含有少量的游离脂肪酸，与适量的碱如氢氧化钙、氢氧化钠水溶液加热后混合搅拌，可以发生皂化反应。一般来说，和氢氧化钠、氢氧化钾或三乙醇胺等生成的一价皂是水包油（O/W）型乳化剂；和氢氧化钙等生成的二价皂是油包水（W/O）型乳化剂。

（6）直接匀化法 直接匀化法是在用表面活性剂作乳化剂时，将油相、水相、乳化剂加在一起，以制备乳剂的方法。由于表面活性剂乳化能力强，可直接将预热好的水相、油相及乳化剂，按处方比例加入至乳化设备中乳化即得。

常用的乳化器械有乳钵、机械搅拌器、乳匀机、胶体磨、超声波乳化器等。

3. 相关质量检查

【装量】除另有规定外，单剂量包装的口服乳剂的装量，取供试品 10 袋（支），将内容物分别倒入经标化的量入式量筒内，检视，每支装量与标示装量相比较，均不得少于其标示量。凡规定检查含量均匀度者，一般不再进行装量检查。多剂量包装的口服乳剂照最低装量检查法（通则 0942）检查，应符合规定。

【微生物限度】除另有规定外，照非无菌产品微生物限度检查：微生物计数法（通则 1105）和控制菌检查法（通则 1106）及非无菌药品微生物限度标准（通则 1107）检查，应符合规定。

（四）软膏剂

软膏剂是用药物、药材细粉、药材提取物与适宜基质混合制成的半固体外用剂型。软膏由两部分组成，即药物与基质，其中药物起治疗作用，基质是赋形剂。

1. 常用基质 基质是软膏剂形成和发挥药效的重要组成部分，对软膏剂的质量及药物的释放、吸收有重要影响。理想的软膏剂基质应具备以下质量要求：具有适当的稠度，润滑、无刺激性，易于涂布；性质稳定，能与多种药物配伍，不发生配伍变化；具有吸水性，能吸收伤口分泌物；不妨碍皮肤的正常功能，有利于药物的释放、吸收；易清洗，不污染衣物。实际应用时，没有一种基质能同时具备上述要求，因此，常将各种基质混合使用，以保证制剂的质量和治疗要求。常用的基质主要有油脂性基质、乳剂型基质和水溶性基质。

2. 制备方法 软膏剂的制备常采用研和法、熔和法和乳化法。油脂性基质的软膏多采用前两法。

（1）研和法 基质为油脂性的半固体时，可直接采用研和法，一般在常温下将药物与基质等量递加混合均匀。小剂量制备时，用软膏刀在陶瓷或玻璃的软膏板上调制，或在乳钵中研制，大量生产时可用电动研钵进行。

（2）熔和法 由熔点较高的组分组成的软膏基质，常温下不能均匀混合，制备时先将熔点高的固体基质加热熔化，再加入熔点低的基质熔合，然后依次加入药物，不断搅拌，直至均匀、冷凝。若药物不能溶于基质，则须先研成细粉，筛入熔化或软化的基质中，搅拌混合均匀。如不够细腻，可通过软膏研磨机进一步研磨，使其均匀无颗粒感。

（3）乳化法 多用于乳剂型软膏的制备。将处方中油脂性和油溶性组分一起加热至80℃左右成油溶液（油相），另将水溶性组分溶于水后一起加热至80℃左右成水溶液（水相），并使温度略高于油相温度，然后将水相慢慢加入油相中，边加边搅拌至冷凝，水、油均不溶解的组分最后再加入，必要时再加入香精，搅匀即得。

3. 相关质量检查

【粒度】 除另有规定外，混悬型软膏剂、含饮片细粉的软膏剂照下述方法检查，应符合规定。检查法：取供试品适量，置于载玻片上涂成薄层，薄层面积相当于盖玻片面积，共涂3片，照粒度和粒度分布测定法（通则0982第一法）测定，均不得检出大于180μm的粒子。

【装量】 照最低装量检查法（通则0942）检查，应符合规定。

【无菌】 用于烧伤［除程度较轻的烧伤（Ⅰ°或浅Ⅱ°外）］、严重创伤或临床必须无菌的软膏剂与乳膏剂，照无菌检查法（通则1101）检查，应符合规定。

【微生物限度】 除另有规定外，照非无菌产品微生物限度检查：微生物计数法（通则1105）和控制菌检查法（通则1106）及非无菌药品微生物限度标准（通则1107）检查，应符合规定。

（五）散剂

散剂是一种或多种药物经粉碎并均匀混合制成的干燥粉末状剂型，可供内服或外用，外用者又称粉剂。美容用粉剂有香粉、爽身粉、眼影粉、粉饼等。

1. 特点 散剂用于皮肤上能增大其蒸发面积，降低皮肤的温度，使小血管收缩，呈现凉爽、消炎和干燥作用，尤其对多汗皮肤效果更佳，此作用的大小随粉末的细度增大而增大。散剂具有吸收和吸附性，能吸收水分、油脂和分泌物，促进血液凝固，使细菌的活动受到限制，从而加速患部干燥脱屑，使之痊愈。散剂主要选择收敛药和止汗祛臭药，并配以其他药，起到相应的治疗作用。散剂的粉末能折射光线，能够保护皮肤免受光线损伤，从而起到防晒作用。

2. 分类 散剂按不同的分类方法可以分为不同类型。按药物组成可分为单散剂和复散剂。按药物剂量分类可分为分剂量散和不分剂量散。按药物使用方法可分为内服散剂、外用散剂。按药物性质可分为含毒性药物散剂、含液体成分散剂、含共熔成分散剂。

3. 制备方法 一般散剂的制备工艺流程为备料→粉碎→过筛→混合→分剂量→质检→包装→成品。

（1）备料 按照处方的要求，准确称量备齐所需的药物与辅料，并将物料处理到符合粉碎要求的程度，如干燥成净药材供粉碎，西药原料一般需经干燥，控制一定含水量，以满足粉碎要求。

（2）粉碎 制备散剂的药物均应粉碎，粉碎的方法可分为：干法粉碎、湿法粉碎、单独粉碎、混合粉碎、低温粉碎等。

干法粉碎：干法粉碎是指将药物经过适当干燥，使药物中的水分含量降低至5%以下，再进行粉碎的方法。药物的干燥方法可根据药物的性质来选择，干燥的温度一般不宜超过80℃。某些有挥发性或遇热易分解的药物，可以用干燥器进行干燥。

湿法粉碎：湿法粉碎是指在药物中加入适量的水或其他液体进行研磨粉碎的方法。液体的选用以药物遇湿不膨胀，两者不起变化，不影响药效为原则。薄荷脑、樟脑、冰片等药物均采用这种方法进行粉碎。珍珠、炉甘石等难溶于水的药物，要求特别细时，常采用水飞法粉碎。水飞法是将药物与水共置于研钵或球磨机中研磨，使细粉漂浮在液面或混悬于水中，然后将此混悬液倒出，下沉部分再加水反复操作，至药物全部研磨完毕，所得混悬液合并，沉降后，倒去上层清液，将湿粉干燥，可得极细粉末。

（3）过筛 物料粉碎后得到的粉末，粒度及粗细不一，多需通过一定规格的筛把药粉分成不同等级的细度，以适应临床的需要，此项操作称为过筛。粉末粒度的控制由粉碎与筛分来控制，而粉碎是关键。粉碎度等于物料粉碎前的粒径与粉碎后的粒径的比值。粒度常以粒径表示，粉碎度越大粒径越小。散剂的粉碎并不是越细越好，而应适度，需要根据药物理化性质、稳定性、用药目的和给药途径分别对待，以达有效、安全、省时、省工、节能的目的。《中国药典》对各类散剂中不同药物的粉碎度的要求也不一样。除另有规定外，一般内服散剂应通过六号（80目）筛，儿科和外科用散剂应通过七号（120目）筛，眼用散剂则应通过九号（200目）筛。

（4）混合 混合是制备散剂或其他粉末状制品的重要工艺流程，通过混合可使药物在制剂中均匀分散，以保证制剂的有效性与安全性。混合可使散剂均匀，而散剂的均匀性是散剂安全、有效的基础，同时混合也是固体剂型制备的基本操作之一。散剂混合机理的研究多是针对具体设备和物料而进行的，一般认为固体粉末混合是按对流混合、剪切混合、扩散混合或多种混合机理结合进行的。混合的方法目前常用的有搅拌混合、研磨混合与过筛混合，通常情况下，除小量药物的混合外，大都采用几种混合方法，或研磨混合后再过筛，或过筛混合后再搅拌，或研磨搅拌混合后，再兼用过筛混合，以确保混合的均匀性。

（5）分剂量 把混合均匀的散剂，根据每次使用量分成若干等分的操作过程称为分剂量。常用方法有：目测法、重量法、容量法。目测法是将称取总量的散剂，根据目测，用药匙或药刀分成若干等分的方法，又称为估分法。此法简便，临时调配少量普通药物散剂可用之，但此法不够准确，为了避免误差过大，称取总量时一次最好不超过10包的剂量。重量法是用天平逐包称取重量的方法。此法分得的剂量准确，适用于含剧毒药或细料药散剂的分剂量，但此法操作麻烦，工作效率较低。容量法是用一定容量或是可以调节容量的器具，进行分剂量的方法。此法较目测法准确，又较重量法简便，常用的有药匙或分量器。机械化生产多用容量法分剂量，但应注意药粉流动性、吸湿性、比重差等理化特性，这些均影响分剂量的准确性。

4. 相关质量检查

【粒度】除另有规定外，化学药局部用散剂和用于烧伤或严重创伤的中药局部用散剂及儿科用散剂，照下述方法检查，应符合规定。检查法：除另有规定外，取供试品10g，精密称定，照粒度和粒度分布测定法（通则0982单筛分法）测定。化学药散剂通过七号筛（中药通过六号筛）的粉末重量，不得少于95%。

【外观均匀度】取供试品适量，置光滑纸上，平铺约$5cm^2$，将其表面压平，在明亮处观察，应色泽均匀，无花纹与色斑。

【水分】中药散剂照水分测定法（通则0832）测定，除另有规定外，不得过9.0%。

【干燥失重】化学药和生物制品散剂，除另有规定外，取供试品，照干燥失重测定法（通则0831）测定，在105℃干燥至恒重，减失重量不得过2.0%。

【无菌】除另有规定外，用于烧伤［除程度较轻的烧伤（Ⅰ度或浅Ⅱ度外）］、严重创伤或临床必需无菌的局部用散剂，照无菌检查法（通则1101）检查，应符合规定。

【微生物限度】除另有规定外，照非无菌产品微生物限度检查：微生物计数法（通则1105）和控制菌检查法（通则1106）及非无菌药品微生物限度标准（通则1107）检查，应符合规定。凡规定进行杂菌检查的生物制品散剂，可不进行微生物限度检查。

（六）溶液剂型

溶液剂型是指药物与溶剂制成的液体形态剂型，可内服，也可外用，是临床常用液体剂型。皮肤病用药多制成外用液体剂型，如常见的各种洗剂、搽剂、涂剂等。由于药物在溶剂中分散度较大，因此液体药剂具有吸收快，可迅速发挥药效的特点。但液体药剂存在稳定性差、易发霉、不易携带和运输等问题。

1. 分类 溶液剂型按应用方法可分为内服液体剂型（合剂、芳香水剂、糖浆剂等）和外用液体剂型（洗剂、擦剂、滴鼻剂等）。

2. 制备方法 溶液剂型的制备方法主要有溶解法、稀释法两种制备方法。溶解法是指将固体药物直接溶于溶剂中的制备方法。溶解法是溶液制剂的主要制备方法，该法操作比较简单，是大多数药厂生产溶液制剂的主要制法，适用于比较稳定的化学药物。溶解法的制备过程是药物称量→溶解→滤过→质量检查→包装。稀释法是先将药物制成高浓度溶液或易溶性药物先制成贮备液，再用溶剂稀释至所需要浓度的制备方法。稀释法的制备过程是先取一定量浓溶液，再加入规定量的溶剂稀释，至所需浓度即可。

3. 常用辅料种类 为将具有功效的美容药物制成合格的溶液剂型，常需使用多种功能辅料，溶液剂型中常用辅料分类如下。

增溶剂：能增加难溶性药物溶解度的表面活性剂，对于以水为溶剂的药物，增溶剂的最适 HLB 为 15~18，常用的增溶剂为聚山梨酯类、聚氧乙烯脂肪酸酯类等。

助溶剂：难溶性药物与第三种物质在溶剂中形成可溶性分子络合物、缔合物或复盐，以增加药物在溶剂中的溶解度。这第三种物质称为助溶剂。助溶剂可溶于水，多为低分子化合物，可与药物形成络合物。常用的助溶剂有苯甲酸、碘化钾、酰胺或胺类化合物（如乙二胺）、聚乙烯吡咯烷酮等。

潜溶剂：是一种混合溶剂，其特性在于能够与水以任意比例混合，并能与水分子形成氢键结合，从而有效提升难溶性药物的溶解度。常见的与水组成潜溶剂的物质包括乙醇、丙二醇、甘油和聚乙二醇等，其作用机制主要源于两种溶剂间氢键的缔合，这种缔合改变了混合溶剂的极性，导致溶剂的介电常数降低。

防腐剂：防止药物制剂由于微生物的污染而产生变质的添加剂。常用的防腐剂有苯甲酸与苯甲酸钠、山梨酸与山梨酸钾、苯扎溴铵（新洁尔灭）。此外，乙醇、苯酚、甲酸、三氯叔丁醇、苯甲醇、硝酸苯汞、硫柳汞、甘油、氯仿、桉油、桂皮油、薄荷油等均可作防腐剂使用。

4. 相关质量检查

【装量】除另有规定外，单剂量包装的口服溶液剂取供试品 10 袋（支），将内容物分别倒入经标化的量入式量筒内，检视，每支装量与标示装量相比较，均不得少于其标示量。凡规定检查含量均匀度者，一般不再进行装量检查。多剂量包装的口服溶液剂照最低装量检查法（通则 0942）检查，应符合规定。

【微生物限度】除另有规定外，照非无菌产品微生物限度检查：微生物计数法（通则 1105）和控制菌检查法（通则 1106）及非无菌药品微生物限度标准（通则 1107）检查，应符合规定。

知识链接

微针：一种新型透皮给药方式

微针（microneedle, MN），是一种采用微小针头组成的针阵列刺穿皮肤角质层并传送药物的给药方式。针体一般高几十微米到几毫米不等、宽 10~50μm。根据给药方式的不同，可以分为实心微针、包衣微针、可溶性微针和空心微针等。

微针在医美领域的应用相对比较成熟，医美场景里主要利用了微针的两个特性：一是微针能直接刺激表皮细胞及胶原的增生，以此来达到改善肤质、除皱、刺激细胞增生、加速伤口愈合的目的；二是利用微针建立的微孔导入特定的药物，用来治疗瘢痕、局部麻醉等。

与其他透皮给药方式相比，微针给药可让药物到达皮肤指定深度，更易被吸收，且不会触及痛觉神经，具有起效快、药物给药效率高、可以递送大分子药物等特点。但同时微针的使用也可能造成皮肤红肿、出血、感染、降低皮肤免疫屏障等问题。作为医美从业者，在使用微针时应充分了解其潜在风险，并采取有效措施进行风险防控，确保患者用药安全。

二、美容药物经皮给药的特殊方法

本节介绍常用的特殊经皮给药方法，熏蒸、超声波药物导入和直流电药物离子导入。

（一）熏蒸

熏蒸疗法属于中医常用的外治方法之一，是中国医药学的重要组成部分。熏蒸疗法又叫蒸汽疗法、汽浴疗法，是借助药力和热力通过皮肤作用于机体的一种治疗方法。中药熏蒸法是根据中医辨证论治的原则，依据疾病治疗的需要，选配一定的中药组成熏蒸方剂，将中药煎液趁热在皮肤或患处进行熏蒸、熏洗，从而达到治疗效果，是一种祖国医学最常用的传统外治方法。

1. 作用机制 熏蒸通过改善局部微循环，促进血管扩张与血流加速，减少炎症产物堆积，从而有助于炎症和水肿消退，加速组织修复；其次，蒸汽的温热刺激能够降低神经兴奋性，缓解痉挛与僵直，提高痛阈，同时增强单核巨噬细胞功能，提高身体抵抗力，并有助于消除疲劳；最后，中药熏蒸还能促进药物和水分渗透皮肤进入体内，提高皮肤吸收能力，从而发挥相应的治疗作用。

2. 方法 主要分为全身熏蒸法和局部熏蒸法。全身熏蒸法：可使用熏蒸桶、蒸汽房等，室内气温 37 ~ 42℃，每次熏蒸 15 ~ 20 分钟。局部熏蒸法：使用盆、瓷杯等均可，气温控制在 50 ~ 55℃，每次熏蒸 20 ~ 30 分钟。

3. 临床应用 在医美领域，因为熏蒸能够深入肌肤，加速血液循环和新陈代谢，促进皮肤的吸收和排泄功能，从而有效清除皮肤内的垃圾和毒素，用于改善肌肤暗沉、粗糙、黄褐斑、老年斑等问题。同时，通过为皮肤补充大量水分，达到强力补水效果，用于使皮肤保持水润、光滑。不仅如此，在熏蒸过程中，药物有效成分能够渗透皮肤，直接作用于患处，临床可用于肌肤上的痘痘、粉刺、痤疮等问题，改善皮肤炎症，使皮肤恢复健康状态。

4. 常用药物 行气活血类包括当归、红花、川芎、丹参、赤白芍、木香、威灵仙、鸡血藤、络石藤、伸筋草、透骨草等；化湿类包括秦艽、羌活、独活等；祛寒类包括生艾叶。止痛类包括川乌、草乌等。

（二）超声波导入

超声波导入（sonophresis）是在超声波的作用下，使皮肤的通透性增强，从而促进药物透过皮肤或黏膜，这是一种经皮肤和黏膜给药的物理促渗方法。

1. 作用 超声波导入可以促进药物的透皮转运。其主要优点是使常规涂搽时难以通过被动转运的药物可以透皮转运，能透过的药物种类较多，不局限于水溶性和电离的药物。

2. 影响因素 影响超声导入的因素较多，此处选取主要影响因素介绍如下。

（1）频率 超声频率越高，空化效应越大，促进药物经皮吸收越明显。局麻药利多卡因和普鲁卡因，角质溶解药水杨酸均是如此。

（2）开关比 不同开关比（1∶2、1∶4、1∶9）的脉冲超声波导入（频率为1MHz）对吲哚美辛经皮吸收影响的结果表明开关比为1∶2时，对药物经皮吸收的促进作用最大。

（3）超声强度 胰岛素的超声波经皮导入吸收与超声强度有密切关系，强度越高，血糖浓度越低。

（4）导入时间 导入时间长短影响超声波导入的作用程度，如在 10 ~ 16MHz 的频率下，导入时间超过20分钟后，空化效应加强，使皮肤角质层类脂结构改变明显，更易促进药物的吸收。导入时间增加有利于药物的经皮吸收。

（5）药物的理化性质 药物分子量和极性大小直接影响其经皮吸收率。实验和理论模型均显示在 1MHz 的频率下超声波导入对被动扩散系数越小的药物促渗作用越大，反之亦然。

（6）药物的剂型　特别是药物制剂中的一些添加剂往往影响药物的经皮超声波导入，频率为1MHz 的超声波导入对吡罗昔康水溶液的促渗作用比其乳剂大。这是由于在凝胶或乳膏中超声波导入很难形成对流运输，因此在 47kHz 的超声波导入能促进利多卡因水溶液剂的经皮吸收，但不能促进其乳膏或凝胶中药物的吸收。另外在扩散体系中，由于大量药物粒子及其他粒子的存在，超声波得不到有效传播，超声能量衰竭，影响了超声波导入的促渗作用。

（7）化学促渗剂　化学促渗剂与超声波导入的作用研究表明，二甲亚砜和超声波导入联合使用对药物经皮吸收具有协同作用。

（8）皮肤　局部皮肤的结构特点和机能状态均可影响超声波导入的药量。超声波导入药物之前，对皮肤预先做某些处理，使局部皮肤湿润、水化或做某些治疗，如短时间直流电疗、微波照射或透明质酸酶液湿敷等，均可增强透入区皮肤的通透性。

3. 临床应用　超声波导入法可用于难以透皮吸收药物的经皮给药。其优点是透过的药物种类多，而且药物浓度不受解离度限制，药物一般也不被超声作用或电解产物破坏。应用时，将透入的药物按其特性分别加至相应的耦合剂中，搅拌均匀即可。如脂溶性药物加入羊毛脂中，配成冷霜或油膏，水溶性药物溶于水中，中草药可制成浸液或煎剂等。

超声波导入的药物主要有皮肤增色药（补骨脂）、细胞因子（干扰素）、酶类（番木瓜酶）、维生素类（烟酸酯类、维生素 C）、蛋白质类药（胰岛素）、激素类（氢化可的松）、局部刺激药（斑蝥素、松节油）和中草药（丹参、赤芍、红花、益母草）等。

（三）直流电药物离子导入

直流电药物离子导入（inotophoresis）是应用电离子导入仪器在皮肤上产生适当的直流电而增加离子型药物透皮吸收，达到治疗目的。直流电药物离子导入可使皮肤内保持较高的药物浓度，使疗效增强；药物作用的持续时间较长；不良反应较少；是蛋白、多肽类药物的适宜给药方法。但导入的药量少，只适于药物效价强度和效能均高的药物，且进入体内的药量不易精确计算。

1. 机制　直流电药物离子导入的机制主要与以下有关：旁路途径、孔道形成、电斥作用、电渗作用。

旁路途径包括汗腺和毛囊等皮肤附属器。汗腺、毛囊、皮脂腺开口直径足够允许一般的药物离子通过，加上它们的电阻小，有利于电流通过，可使药物透皮吸收。大多数情况下，旁路途径转运最为重要。

孔道形成是加在皮肤角质层上的电位差引起螺旋角蛋白多肽分子重新平行排列及邻近的偶极之间相互排斥的结果，通过使相邻的角质螺旋之间形成孔道，皮肤的通透性加大。

电斥作用是在电场中的离子化药物透皮转运的驱动力。由于同性相斥，通电后，带电荷的药物离子就会向反方向移动而进入体内。因此，阳离子药物只能从阳极导入，阴离子药物只能从阴极导入。

电渗作用是在电压作用下，皮肤两侧的液体产生定向流动，形成电渗流，带动水合的药物离子移动。皮肤在生理 pH 下，相当于一个带负电荷的多孔膜。膜两侧的液体定向流动的方向取决于电极的极性与皮肤的电荷。当介质的 pH 大于皮肤中角蛋白的等电点 pH 3～4 时，皮肤带负电荷，水分子从阳极通过皮肤流向阴极。这个过程增强了阳离子型药物的经皮渗透，也增强了溶液中非离子型药物的经皮渗透。当介质的 pH 小于皮肤的等电点时，皮肤带正电荷，电渗的方向则相反。

2. 影响因素　影响离子导入量的主要因素有电学因素、药物因素、竞争离子的影响和皮肤。电学因素包括电流强度及通电时间；药物因素包括药物浓度和分子量、溶剂的性质；竞争离子因素主要是离子的活性；皮肤因素包括皮肤角质层厚度、人体的功能状态等。

3. 临床应用　直流电离子导入给药主要是将药物导入真皮、皮下组织、肌腱和软骨组织等，以进行局部治疗，也可将药物导入血液中，以进行全身治疗。可使用电离子导入的药物有肽类和蛋白质、收敛剂、微量元素、局麻药等。具体操作上，衬垫法指把与作用电极面积相同的滤纸或纱布用药液浸湿后，放在治疗部位的皮肤上，其上面再放衬垫和电极；非作用电极下的滤纸或纱布用普通温水浸湿即可，注意导入的极性要正确。电水浴法指将药液放在水槽内，一般用炭质电极，治疗部位浸入槽内；非作用极用衬垫电极置于身体相应部位，也可将四肢远端分别浸入四个水槽内，根据导入药液性质分别连接阴极或阳极，也称为四槽浴直流电药物导入法。穴位导入法指将直径2~3cm圆形电极放在穴位上，非作用极放在颈部或腰部。

目标检测

答案解析

一、A 型题（最佳选择题）

1. 由一种或多种药物混合制成的粉末状，可供内服或外用的美容制剂是（ ）
    A. 液体制剂
    B. 散剂
    C. 膜剂
    D. 软膏剂
2. 以下液体制剂属于混悬剂的是（ ）
    A. 樟脑醑
    B. 炉甘石洗剂
    C. 25%冰醋酸溶液
    D. 40%甲醛溶液
3. 用于制备眼用散剂的药物粉末粒度要求是（ ）
    A. 应过九号筛
    B. 应过八号筛
    C. 应过七号筛
    D. 应过五号筛

二、X 型题（多项选择题）

1. 美容液体制剂的使用途径有（ ）
    A. 涂擦
    B. 湿敷
    C. 泡洗
    D. 注射
2. 美容液体制剂的特点有（ ）
    A. 稳定性差
    B. 易发霉
    C. 不易携带
    D. 吸收快
3. 根据基质不同，软膏剂的基质可分为（ ）
    A. 乳剂性基质
    B. 油脂性脂质
    C. 水溶性脂质
    D. 气体性基质

三、简答题

1. 简述美容药物的常见制剂种类。
2. 简述美容药物常用的特殊经皮给药方法有哪几种。

（周莉江）

书网融合……

重点小结　　习题

项目二 皮肤美容相关药物

学习任务一 维 A 酸类药物

PPT

> **学习目标**

知识目标：

1. 掌握常用维 A 酸类药物的药理作用、临床应用、不良反应及用药注意事项。

2. 熟悉维 A 酸类药物的分类及典型的代表药物。

3. 了解维 A 酸类药物的作用机制。

技能目标：

能运用所学知识指导常见维 A 酸类药物的合理使用。

素质目标：

通过本任务的学习，强化特殊人群安全用药意识。

> **情境导入**

青春期的肌肤挑战

情境："美丽青春疙瘩痘"，青春痘既是年轻的象征，也是烦恼的来源。李某，男，16 岁，主诉：一年前开始面部及鼻周频繁出现红肿的痘痘，常伴有油脂溢出，社交时经常感觉很尴尬，尽管曾试图挤掉痘痘，但并未好转，反而愈演愈烈。这些痘痘严重影响了他的外貌和自信心。经过医生的详细检查，李某被诊断为中度痤疮。医生处方口服异维 A 酸治疗。

思考：1. 维 A 酸类药物除了治疗痤疮还有哪些用途？

2. 使用维 A 酸类药物有哪些注意事项？

一、概述

维 A 酸类药物是天然存在或人工合成的具有维生素 A 活性的视黄醇（retinol）衍生物，临床被广泛用于多种皮肤病的治疗。

（一）维 A 酸类药物共同的药理作用和作用机制

维 A 酸类药物最早用于肿瘤特别是白血病的治疗，后经研究发现其具有多种生物学活性，如调节表皮增殖、诱导细胞分化、抑制皮肤角化、抑制皮脂分泌、维持正常组织生理形态、影响胚胎发育和器官形成等。在皮肤疾病和美容方面，维 A 酸类药物的作用主要通过存在于胞浆中的维 A 酸结合蛋白（cellularretinoic acid binding protein，CRABP）和细胞核内一系列维 A 酸的核受体介导的。黑素细胞和角质形成细胞中存在 CRABP - Ⅰ，角质形成细胞和成纤维细胞中主要为 CRABP - Ⅱ。维 A 酸的核受体有维 A 酸受体（RARs）和维 A 酸 X 受体（RXRs）两大类，每类又有不同基因编码的 α、 β、γ 三个亚型。RARs 可以与全反式维 A 酸和 9 – 顺维 A 酸结合，而 RXRs 仅与 9 – 顺维 A 酸结合。RAR$_\alpha$ 分布广泛，几乎见于所有组织，RXR$_\beta$ 主要见于真皮成纤维细胞。RAR$_\gamma$ 在人类表皮中表达最多，见于表皮全层、毛囊外毛根鞘、小汗腺和皮脂腺等。维 A 酸通过单纯弥散作用进入细胞，与胞浆 CRABP 结合而被运至胞核，与核内 RARs 和 RXRs 结合，RAR 及 RXR 以二聚体形式（异二聚体 RAR/RXR 或同二聚体 RXR/RXR）作为转录调节因子，与靶基因 DNA 上游的 DNA 反应元件（DNA – response element）（RARE/RXRE）结合。从而调控基因的转录和表达，发挥一系列的生物学效应。

1. 调节角质形成细胞的增殖与分化，抑制角化过程　通过下调表皮生长因子及其受体（EGF/EGFR）和 AP – 1 转录因子调节角质细胞的增殖；通过下调转谷酰胺酶和转移抑制相关因子蛋白（MRP – 8）等调节角质细胞的分化，从而抑制角化过程。

2. 抗肿瘤作用　可抑制肿瘤增生的特征性酶——鸟氨酸脱羧酶的活性，从而起到抗肿瘤作用。此作用以他扎罗汀最强，其次为全反式维 A 酸，再其次为阿达帕林、异维 A 酸、阿维 A 酸。

3. 免疫调节作用　具有辅助抗体产生、抑制淋巴细胞增殖，增加皮肤郎格汉斯细胞数目等细胞和体液免疫调节作用，特别是具有影响 Toll 样受体表达和调节多种亚型的 T 细胞，从而影响到天然免疫或获得性免疫。

4. 抑制皮脂分泌　维 A 酸类药物通过延长皮脂腺基底细胞的成熟过程，而使皮脂腺缩小，皮脂分泌减少。

5. 抗炎作用　通过抑制中性粒细胞和单核细胞的游走、趋化作用以及干扰花生四烯酸的代谢，减少炎症介质的产生而发挥抗炎作用。

6. 增白作用　通过减少黑素体输入角质形成细胞和抑制黑素细胞内酪氨酸酶活性而减少黑素的形成，起到增白作用。

7. 角质剥脱作用　可减弱表皮细胞及毛囊漏斗部角质形成细胞间的黏聚力，促进细胞的脱落，同时促进基底细胞的增生。

8. 护肤养颜和抗衰老　维 A 酸类药物可改善皮肤皱纹、粗糙、色素沉着，延缓皮肤衰老，从而起到美容效果。

（二）临床应用

1. 银屑病　单独或与其他疗法联合用于治疗各型银屑病，均取得较好疗效。口服药物主要有阿维 A 酯和阿维 A 酸，外用药物主要有他扎罗汀（0.05%～0.1% 凝胶）和全反式维 A 酸（0.05%～0.1% 凝胶、霜）。临床疗效一般出现于用药后 2 周，用药 6～12 周后皮损可明显消退，联合中效皮质类固醇激素可增强疗效，同时减轻药物的刺激性。

2. 痤疮　维 A 酸类药物兼有溶解角质、抑制毛囊 – 皮脂腺导管角化、抑制皮脂分泌、抑制痤疮丙酸杆菌生长和抗炎作用，因此对痤疮有良好的治疗效果，是目前控制痤疮皮损并维持治疗的基本药物。口服维 A 酸类药物适用于各型痤疮，特别是严重的结节、囊肿型痤疮，外用对寻常型痤疮疗效较好。一般外用维 A 酸类药物可在用药 6 周内减少粉刺形成和减轻炎症反应，其最大效应发生在用药后 3～4 个月，与抗菌药联合应用（一般维 A 酸类药物晚上用 1 次，抗菌药物白天用 1 次）可提高疗效。

3. 角化异常性皮肤病　维 A 酸类药物已广泛用于治疗各种角化异常性皮肤病，如毛囊角化症、鱼鳞病、毛发红糠疹、掌跖角化症等，并均取得了较好的治疗效果。对于掌跖部位的皮损、过度角化的皮损选用药物的浓度可较高，或与皮质类固醇激素、维生素 D 等联合应用，可加强药物的疗效，减少药物的不良反应。

4. 光老化性皮肤病　光损伤引起皮肤组织学明显改变，包括表皮发育不良，真皮弹力纤维退行性变等，维 A 酸类药物是目前唯一能部分改进皮肤光老化症状的药物。外用全反式维 A 酸后引起真皮、表皮以及微血管系统趋于正常，使表皮分化正常以及合成新的结缔组织，最佳疗效需用药 10 个月以上，高浓度作用明显优于低浓度，若与保湿剂和遮光剂合用，效果更佳。使用全反式维 A 酸时，应先从低浓度开始（0.0025%），根据患者的治疗反应情况，过渡到较高浓度（0.05% 或 0.1%），霜剂刺激性小，使用后皮肤不干燥；凝胶和溶液剂更适合于油性皮肤和生活在较潮湿环境中的患者。方法为每日 1 次，持续 8~12 个月，以后可每周用药 2~3 次，维持疗效。

5. 色素沉着性皮肤病 黄褐斑、日光性黑子、表浅的炎症后色素沉着斑对外用全反式维 A 酸反应好，多选用 0.0025%~0.05% 的霜剂或凝胶剂，单用或与氢醌霜、氢化可的松霜合用均可，白天要用宽谱的遮光剂。0.1% 阿达帕林、0.05% 他扎罗汀和 0.3% 维胺酯乳膏对治疗黄褐斑和炎症后色素沉着有效。

6. 皮肤肿瘤及癌前病变 维 A 酸类药物可用来预防和治疗多种皮肤恶性肿瘤，并可使癌前病变消退或逆转，如皮肤鳞状细胞癌、基底细胞癌、皮肤淋巴瘤、皮肤黏膜白斑、日光性角化病和汗管瘤等。

7. 其他 维 A 酸类药物还可用于治疗斑秃、脂溢性皮炎、酒渣鼻、神经性皮炎等，并有加速创面愈合的作用。

（三）不良反应及注意事项

1. 口服给药的不良反应及注意事项 维 A 酸类药物口服不良反应较多。

（1）致畸性和胚胎毒性 致畸性和胚胎毒性是维 A 酸类药物最严重的不良反应，主要影响头部神经嵴和内脏的发育，胚胎毒性表现为流产和死胎。因此，服用维 A 酸类药物的育龄期患者在治疗前、治疗期间和治疗后的一段时间内应严格避孕，孕妇禁用。

（2）皮肤黏膜反应 皮肤黏膜反应是维 A 酸类药物最常见的不良反应，主要表现为皮肤黏膜干燥、瘙痒，唇炎、结膜炎、甲沟炎、脱发等，其发生率和严重程度呈剂量依赖性，停药后上述症状可完全恢复，外用遮光剂、保湿剂或糖皮质激素可缓解上述症状。

（3）肌肉－骨骼系统症状 维 A 酸类药物大量应用可引起肌肉酸痛、大关节酸痛、僵硬、骨质脱钙、肌肉韧带的异位钙化，对于儿童则致骨骺的过早闭合，影响生长发育，因此，儿童及青少年长期应用维 A 酸类药物时应定时检测身高和脊柱、踝关节等易受累部位的 X 线检查，13 岁以下的青少年最好不口服给药。

（4）肝功能异常 维 A 酸类药物可使转氨酶（AST、ALT）升高，一般发生在治疗开始后的 2~8 周，严重持续的肝损害少见，因此，用药期间应监测肝功能。肝酶轻度升高可持续用药，当肝酶大于正常上限水平 3 倍以上时，须立即停药，直至肝酶恢复正常时才可在监护下使用小剂量的维 A 酸类药物。

（5）血脂升高 维 A 酸类药物可使血清三酰甘油、胆固醇升高，极低密度脂蛋白（VLDL）、低密度脂蛋白（LDL）含量升高以及高密度脂蛋白（HDL）含量降低。血脂的变化可逆，随着药物剂量的减少和停药，血脂水平可恢复正常。

（6）其他 维 A 酸类药物还可引起血小板、白细胞减少，贫血、消化道症状、头痛、头晕等。

2. 外用给药的不良反应及注意事项 外用维 A 酸类药物最常见的不良反应为局部刺激症状，表现为红斑、脱屑、干燥、瘙痒、烧灼感、刺痛等，严重程度与外用药物浓度、剂量呈正相关，多发生在外用的第一个月，此后逐渐减轻。为减轻局部刺激，可先采用低浓度、小面积治疗，等机体适应后再采用高浓度治疗。若刺激反应较重，外用糖皮质激素可快速缓解症状，外用保湿剂也可使皮肤干燥、脱屑等症状得到缓解。

外用维 A 酸类药物时需注意：①清洗干燥后用药（最好在洗澡或洗脸后）②将药物薄薄地涂于受损区，眼、唇沟和口周禁用，不可一天多次过量使用；③治疗期间要避免在阳光下过多暴露（尽量避光，以晚上用较为合适）；④涂药后不要用衣物或绷带包扎皮损处。

其他注意事项：妊娠、哺乳期妇女、肝肾功能受损及不可避免要接受强烈日晒的人，均不宜用此类药；切勿与化妆品同用；少用其他药物以免刺激过强；不宜应用于急性皮炎、湿疹等疾病；维 A 酸类药物的霜剂、凝胶剂应密闭、避光、防潮保存。

二、常用药物介绍

维 A 酸类药物按其发展过程和化学结构特征可分为三代，第一代非芳香维 A 酸类，是通过改变维 A 酸基本结构中的极性基团（羧酸基）而形成的化合物，其结构中不含芳香基团，常用药物有维 A 酸、异维 A 酸、维胺酯等；第二代单芳香维 A 酸类，分子结构中含有单个芳香基团，系改变维 A 酸类化合物中的环己烯环结构而得，代表药物有阿维 A 酯、阿维 A 酸、乙基氨甲维 A 酸等；第三代多芳香维 A 酸类，分子结构中含有多个芳香基团，系通过改变维 A 酸基本结构中的侧链而得，代表性药物有阿达帕林、他扎罗汀、芳香甲乙酯、乙炔维 A 酸乙酯等。

维 A 酸

维 A 酸（retinoic acid，RA）即视黄酸，又称全反式维 A 酸（all－trans retinoic acid，atRA），为维生素 A 在体内的代谢产物，其分子中双键和单键结构的变化，使其极易与 RARs 结合，而缺少选择性，因此，在产生广泛药理作用的同时，不良反应亦较多。维 A 酸不稳定，易受光、空气、酸碱和氧化剂的影响而发生同分异构变，部分转变为异维 A 酸。

【药代动力学】

维 A 酸口服后在小肠吸收，肝内代谢为 9－顺维 A 酸（9－cis RA）和 13－顺维 A 酸（13－cis RA）等，然后与葡萄糖醛酸结合从胆汁排泄，部分从胆汁排泄的代谢产物可被重吸收，形成肝－肠循环。正常人口服 50mg 后，血药浓度 1.5~2.1 小时达峰浓度（88~163ng/ml），然后以半衰期 1.0~1.8 小时的速率清除，12 小时内恢复到生理浓度。连续服用超过一个月者，药物在机体深部组织有大量蓄积。维 A 酸口服疗效不如维生素 A，因此临床多作为外用药。维 A 酸外用少量被皮肤吸收，大面积或长期外用时吸收量增加。维 A 酸透皮吸收取决于制剂所用的基质，开始迅速弥散入角质层，几分钟后形成储库，再弥散至表皮、缓慢进入真皮。维 A 酸外用在表皮内部被异构化为 9－顺维 A 酸和 13－顺维 A 酸，也可被细胞色素 P450 RA－4 氢氧化酶羟化为无活性的 4－羟基维 A 酸。

【药理作用】

维 A 酸可直接与 RARs 结合，也可在体内被转化为 9－顺维 A 酸后与 RXRs 结合，从而发挥广泛生物学效应。

1. 调节表皮细胞增殖和分化，促进表皮细胞更新　维 A 酸能抑制角质形成细胞的终末分化过程，使分化的相关基因表达减少，促进表皮颗粒层细胞向角质层分化。

2. 影响黑色素的生成　维 A 酸对酪氨酸羟化酶、多巴氧化酶及二羟基吲哚氧化酶等催化酶活性都有抑制作用，从而降低黑色素形成、减轻皮肤色素沉着。

3. 抑制皮脂分泌　维 A 酸可使皮脂腺的基底细胞成熟过程变长，皮脂腺数目减少，皮脂腺中增殖细胞的比例下降，导致皮脂合成减少。

4. 免疫调节作用　维 A 酸对体液免疫及细胞免疫均有影响，低剂量有免疫刺激作用，高低剂量有免疫抑制作用。可增加皮肤中郎格汉斯细胞数目，并能抑制淋巴细胞增殖。

5. **抗炎作用**　维 A 酸可抑制中性粒细胞游走、趋化，以及干扰花生四烯酸及其代谢产物、白三烯等炎症介质的产生而发挥抗炎作用。

6. **角质剥脱作用**　维 A 酸能减弱角质层的黏聚力，损伤角质层的屏障功能，使皮肤失水增多、脆性增加，造成角质细胞的松解、剥落。

7. **抗皮肤衰老作用**　维 A 酸可改善皮肤皱纹、粗糙、色素沉着和光老化，有助于减缓皮肤衰老的过程。

【临床应用】

1. **治疗寻常性痤疮**　该药能抑制粉刺形成并促进粉刺溶解，增加毛囊皮脂腺导管细胞有丝分裂活动，使毛囊漏斗部角质形成细胞转化率增加，加速粉刺排除。还能降低粉刺内角质形成细胞的黏聚力，减少非炎症损害并防止炎症损害的发生。维 A 酸是本类药物中第一个外用治疗痤疮的药物，疗效显著且安全。

2. **治疗角化异常性皮肤病**　治疗各型鱼鳞病、毛囊角化症、扁平苔藓、白斑、黄褐斑、毛发红糠疹、面部单纯糠疹、掌跖角化病等角化异常性皮肤病，效果较好。

3. **辅助治疗**　用于银屑病、多发性寻常疣、皮肤基底细胞癌的辅助治疗。

4. **美容护肤**　维 A 酸可抑制胶原纤维酶的活性，使皮肤柔嫩，皱纹减少，面部色素沉着消退，雀斑减轻，黄褐斑消退，皮肤光滑、细腻，从而达到美容的效果，与遮光剂或脱色剂（壬二酸、氢醌等）合用可起到协同作用。

5. **治疗脱发**　0.025% 的维 A 酸与 0.5% 的米诺地尔合用，用于脱发的治疗。

【不良反应及注意事项】

1. **口服给药**　毒副作用大，表现为头痛、头晕、皮肤黏膜干燥等，可减少剂量或同服谷维素、维生素 B_1、B_6 等以减轻不良反应，另外，还可以引起肝功能障碍，因此肝、肾功能不全者慎用。

2. **外用给药**　主要的不良反应为局部刺激症状，如红斑、蜕皮、烧灼感、刺痛等，多发生在用药的第一个月，继续用药可减轻。此反应与外用维 A 酸的浓度、剂量有关，因此，外用时宜从低浓度开始，最高浓度不超过 0.3%。因维 A 酸有光敏性，外用时应尽量避光，以晚上用为宜。

异维 A 酸

异维 A 酸（isotretinoin），又称 13 - 顺式维 A 酸，系维 A 酸的异构体，为第一代维 A 酸类药物中疗效较好的药物。

【药代动力学】

异维 A 酸口服吸收快，2~3 小时血药浓度达峰值，血浆半衰期为 10~20 小时。异维 A 酸在血中几乎 100% 与白蛋白结合，主要在肝脏或肠壁代谢，以原型及代谢产物进入肝肠循环，主要代谢产物从尿和胆汁中全部排泄。连续服药 1 个月（40mg/次，2 次/日），未发现药物在体内蓄积和对酶代谢产生影响。本品有明显的首过效应，生物利用度约为 25%。

【药理作用】

1. **抗增生、抗角化作用**　异维 A 酸的抗增生、抗角化作用主要表现为：①调节角质形成细胞的终末分化阶段，减小角质形成细胞平均体积；②降低角质层细胞间的黏聚力，促进过厚的老化角质层剥脱，促进角质形成细胞的正常角化过程；③减少皮肤多胺的含量，发挥抗增生作用。

2. **抑制皮脂分泌**　抑制程度与药物剂量呈正相关，停药半年后，皮脂抑制率仍可维持在治疗前的 40%~50%。抑制皮脂分泌的机制为：延长皮脂腺基底细胞的成熟过程，使皮脂腺细胞数目减少，皮脂分泌减少。

3. **抗炎作用**　异维 A 酸可抑制真皮中中性粒细胞的游走、趋化，并干扰花生四烯酸的代谢，减少炎症介质的产生而减轻炎症反应。还可通过直接抑制 IL－6 介导的 Th17 细胞，促进抗炎调节 T 细胞分化及调节 Tol1 样受体尤其 TLR2 的表达与活化，减轻炎症反应。

4. 免疫调节作用 异维 A 酸对细胞免疫和体液免疫均有调节作用，能辅助抗体的产生，增强同种异体移植的排斥反应。

【临床应用】

1. 重型痤疮，尤其适用于结节囊肿型痤疮 异维 A 酸是临床上治疗痤疮的首选药物，是结节囊肿型重度痤疮的一线治疗药物；是其他治疗方法效果不好的中度或中重度痤疮的替代治疗药物；轻中度痤疮，暴发性痤疮和聚合性痤疮，可在使用抗菌药物和糖皮质激素控制炎症反应后应用；伴有瘢痕或瘢痕形成倾向的痤疮；其他治疗无效、频繁复发的痤疮患者；痤疮伴严重皮脂溢出。

2. 毛囊角化病 外用本品治疗 3～10 周，毛囊角化性皮疹明显减少，仅有轻微刺激，均能耐受。

3. 光老化皮肤 本品可以改善粗糙和皱纹以及斑驳状色素沉着，而且也改善其光老化皮肤组织学的变化。

4. 光线性角化病 外用本品治疗的远期效果较好，但不能彻底治愈。

5. 其他 可用于皮肤肿瘤、皮脂腺增生、变异性红斑角化症、播散性汗孔角化症、先天性厚甲症以及化脓性汗腺炎等。另外，异维 A 酸对酒渣鼻、革兰阴性菌毛囊炎、角化异常性皮肤病、毛发红糠疹、银屑病等均有一定疗效。

【不良反应及注意事项】

1. 皮肤黏膜反应 是口服异维 A 酸最常见的不良反应，此反应出现早且发生率高，但一般停药后可消退。以唇炎最为见，表现为口唇黏膜干燥、皲裂、蜕皮、出血等；近 30%～50% 患者鼻腔黏膜干燥，出血；也可表现为：皮肤黏膜干燥、瘙痒、结膜炎、眼干燥等，尤以过敏体质和干燥症患者明显，戴隐形眼镜者不宜应用或应用本品期间不宜戴隐形眼镜。建议日常做好皮肤屏障修复和防晒，发生不良反应或者有风险因素的患者，可考虑减少异维 A 酸剂量 ［<0.5mg/（kg·d）］。

2. 肝功能损害及高脂血症 20% 患者可出现肝转氨酶升高，1% 可表现为严重肝损害、脂肪肝等，另外在用药后 2～3 个月还可引起血三酰甘油、胆固醇的升高，一般可逆。因此，在治疗前及治疗期间应监测肝功能和血脂变化，如果甘油三酯水平难以控制在可接受范围内甚至出现胰腺炎风险时，应停用异维 A 酸。严重的高脂血症、肝、肾功能障碍者禁用，有胰腺炎病史者，建议慎重服用。

3. 骨骼系统的变化 异维 A 酸长期口服可致骨质疏松、骨膜与肌腱的异位钙化等，在儿童则可引起骨骺的早期闭锁、骨生长迟缓等，发生率为 20% 左右，因此儿童和青少年应用时应定时监测身高及脊柱、踝关节等部位的 X 线检查。不推荐 12 岁以下患者使用口服异维 A 酸。对于 12～17 岁的痤疮患者，已知其合并有代谢或骨骼方面疾病时，使用异维 A 酸治疗时应慎重。

4. 致畸性和胚胎毒性 异维 A 酸致畸率高达 20% 以上，因此，异维 A 酸禁止用于妊娠或即将妊娠的女性，育龄期女性患者治疗前 3 个月、治疗期间及停药后 3～6 个月内应采用有效的避孕措施。

维胺酯

维胺酯（viaminate），又称痤疮王、维甲酰胺，化学结构亦属维 A 酸类，为维 A 酸衍生物。

【药理作用】

维胺酯具有调节和控制上皮细胞分化与生长，抑制角化，减少皮脂分泌，抑制角质形成细胞的角化过程，使角化异常恢复正常；具有抑制丙酸杆菌生长、皱褶、减轻色斑、增加皮肤弹性等作用。

【临床应用】

主要用于中、重度痤疮。对鱼鳞病、银屑病、苔藓类皮肤病及某些角化异常性皮肤病有一定疗效。

【不良反应及注意事项】

本药的不良反应与维生素 A 过量的临床表现相似。不良反应的轻重与剂量、疗程及个体耐受性有关。

本品有强致畸性，女性患者服药期间及停药后半年内严禁怀孕。孕妇及哺乳期妇女、重症糖尿病者、脂代谢障碍者、肝肾功能不全者禁用。

阿维 A 酯

阿维 A 酯（etretinate）即三甲基甲氧苯维 A 酸乙酯，为人工合成的第一个芳香性维 A 酸，目前被认为是单一药物治疗银屑病的最佳药物之一。

【药代动力学】

阿维 A 酯吸收较快，口服生物利用率个体差异较大，约 30% ~ 70%。阿维 A 酯在体内被酯解为活性代谢产物阿维 A 酸，与血浆蛋白结合率高达 98%。阿维 A 酯具有高度的亲脂性，易蓄积于皮下脂肪组织，单次给药半衰期为 6 ~ 13 小时，长期服药后半衰期可达 80 ~ 120 天，在停药后 6 ~ 12 个月血中仍可检出，因此重复给药易产生蓄积，发生中毒。本药经胆汁和尿液排出。

【药理作用】

1. 抗角化作用 阿维 A 酯的活性代谢产物阿维 A 酸可抑制皮肤颗粒层葡萄糖 6 - 磷酸脱氢酶活性而调节表皮分化的后期阶段，使角质形成细胞体积变小，而发挥抗角化作用。

2. 免疫调节作用 一般认为阿维 A 酯低剂量有免疫刺激作用，高剂量有免疫抑制作用。

【临床应用】

1. 银屑病 各种维 A 酸对银屑病均有效，但以阿维 A 酯应用最广泛，为脓疱型和红皮型银屑病的首选药物，对于脓疱型银屑病一般先采用较大剂量 [0.5 ~ 0.6mg/（kg·d）] 阿维 A 酯，数天即可见效，数周后皮疹可完全消退，然后给予维持量；对于红皮型银屑病，大剂量阿维 A 酯所引起的皮肤黏膜不良反应，可能会加重病情，故开始治疗时可从小剂量开始，随着患者耐受力的增加，再逐渐加量；但对于寻常型银屑病疗效往往较差，常与其他疗法如 PUVA、外用糖皮质激素、蒽林等联合应用，以提高疗效，降低毒副作用。

2. 角化异常性皮肤病 阿维 A 酯对鱼鳞病、毛周角化病、掌跖角化病等难治性角化异常性疾病均有一定疗效。

3. 其他 阿维 A 酯还可用于严重顽固口腔扁平苔藓、毛发红糠疹、掌跖脓疱病等；还可用于多种皮肤黏膜癌及癌前病变的治疗，如皮肤鳞状细胞癌、基底细胞癌，及癌前病变，如黏膜白斑、日光性角化症等。

【不良反应及注意事项】

1. 皮肤黏膜反应 为阿维 A 酯最常见的不良反应，部分患者可出现脱发、血脂升高、转氨酶升高、暗视觉减退等。

2. 致畸性和胚胎毒性 为阿维 A 酯最严重的不良反应，加上长期应用消除半衰期长，因此育龄妇女用药期间及停药后 1 年内应绝对严格避孕，孕妇及哺乳期妇女禁用。肝肾功能不全者禁用。

3. 交叉过敏 与异维 A 酸、维 A 酸、维生素 A 衍生物、对羟苯甲酸酯类、乳糖等可能存在交叉过敏。

阿维 A 酸

阿维 A 酸（acitretin），又称依曲替酸，是阿维 A 酯在体内的活性代谢产物。

【药代动力学】

阿维 A 酸是阿维 A 酯在内的活性代谢产物，阿维 A 酸在体内不稳定，可互变为 13 - 顺阿维 A

酸。口服后吸收较快,分布迅速,生物利用度比阿维A酯高10倍,半衰期明显短于阿维A酯。口服生物利用度个体差异显著,约20%~90%,与食物同服能改善口服的生物利用率,阿维A酸在血浆中主要与白蛋白结合,与阿维A酯相比,其主要特点为:消除迅速,单次给药半衰期仅为2小时,多次给药半衰期为2~3天,停药3周后完全排出体外,主要经尿和胆汁排泄,但当体内同时有乙醇存在时,阿维A酸可再转变为阿维A酯,储存于脂肪组织中而缓慢释放。

【药理作用】

可调节皮肤的增生和分化,使角化过度的表皮正常化。阿维A酸通过调节表皮细胞的增殖与分化,抑制过度角化,调整局部的炎症反应和免疫反应。

【临床应用】

主要用于治疗中、重度银屑病,尤其对红皮病、脓包型银屑病、掌跖脓包病疗效较好,单独应用治疗重度慢性斑块型银屑病疗效较差。

【不良反应及注意事项】

1. 黏膜刺激症状 是本品最常见的副作用,例如眼干、皮肤脱屑和血清甘油三酯水平升高,而服用降脂药物可以控制血脂水平。

2. 致畸性 服药期间及停药后两年内要采取避孕措施。孕妇及哺乳期妇女禁用。

3. 肝功能异常、血脂升高等 阿维A酸可使转氨酶升高,但急性肝毒性反应罕见。

4. 其他 采用本品系统性治疗一年以上有可能产生不可逆的骨质改变,如骨质疏松和骨肥厚。儿童患者使用期间要密切监测骨改变。本品会引起患者眼睛疼痛、视力下降,使患者对隐形眼镜的耐受力下降。此外,患者在治疗期间及停药后一年内不能献血;避免使用四环素、角质层剥脱剂、过度暴晒和服用大剂量维生素A。糖尿病、肥胖症、酗酒和脂类代谢异常者慎用。

阿达帕林

阿达帕林(adapalene)系将维A酸结构中的烯键部分直链环化而得到的具有视黄醇样活性的萘甲酸衍生物,其化学性质稳定,对光和氧化剂具有高度稳定性。

【药代动力学】

阿达帕林脂溶性高,易溶于皮脂,且多蓄积于毛囊,而非均匀分布于表皮,经皮渗透少,治疗时血中不能测出。阿达帕林凝胶外用15小时后,其用量的60%仍保留在表皮,进入表皮的量约为3.6%,进入真皮的量约为0.6%,持续用药12周,血浆中未能检出药物,说明阿达帕林局部外用,具有较好的皮肤渗透性,但经皮吸收进入血循环极少。

【药理作用】

阿达帕林选择性地与RAR的β和γ亚型结合,尤其与RAR$_\gamma$有更强的亲和力,而与RARα亲和力很弱,且不与胞浆CRABP结合,最终调节基因的表达与调控,而发挥生理学效应。在体外能抑制角质形成细胞的谷氨酰胺转化酶,对角质过程有抑制作用,并能调控细胞分化。

1. 溶解粉刺、抑制新粉刺形成的作用 阿达帕林可降低毛囊漏斗部角质形成细胞间的黏聚力,调节毛囊-皮脂腺上皮细胞增殖和分化,促进粉刺溶解、排出和减少新粉刺形成。

2. 抗角质细胞增生作用 阿达帕林可特异性结合RAR,使其作用于角质形成细胞的终末分化阶段,从而抑制角质形成细胞的增生。

3. 抗炎作用 阿达帕林具有较强的抗炎作用,与吲哚美辛和倍他米松相似,强于其他维A酸类,其抗炎活性可能与其干扰多形核白细胞的功能和干扰花生四烯酸的代谢有关。

【临床应用】

阿达帕林外用对轻、中度痤疮特别是多粉刺型及轻度丘疹脓疱型痤疮疗效显著,优于0.025%全反式维 A 酸，且起效快，在治疗 1 周后即显示快速而良好的疗效；而对囊肿型和聚合型痤疮疗效较差。本品还可用于口服药物治疗痤疮停止服药后的维持治疗。

【不良反应及注意事项】

阿达帕林无光毒性、无过敏反应，外用仅有轻微的刺激反应，较其他维 A 酸类药物轻，局部可出现红斑、皮肤干燥、脱屑、烧灼感等症状，减少用药次数或停药后可消失。耐受性优于全反式维 A 酸，患者易于接受。本品外用无全身吸收，所以，外用无全身不良反应。

他扎罗汀

他扎罗汀（laarotene），又称乙炔维 A 酸乙酯，为受体选择的第三代维 A 酸类药物，化学性质稳定，对光和氧化剂高度稳定。

【药代动力学】

他扎罗汀局部外用迅速通过角质层进入皮肤各层，10 小时后测得 75% 留在皮肤表面，6% 分布在角质层，2% 分布在表皮和真皮，经皮吸收进入血循环的量极少，正常皮肤封包 10 小时总的系统吸收量不足 6%，银屑病皮损在非封包条件下全身吸收量低于 1%，局部外用他扎罗汀治疗面部痤疮时血浆浓度 <1μg/L。他扎罗汀在血液及皮肤中迅速被酯酶转化为他扎罗汀酸，进一步氧化为无活性的亚砜、砜以及其他水溶性代谢产物，然后经尿、粪迅速排出体外。他扎罗汀体内消除迅速，消除半衰期仅 2~18 分钟，他扎罗汀酚消除半衰期为 1~2 小时，无活性代谢产物的消除半衰期为 17~18 小时。

【药理作用】

他扎罗汀本身不与 RARs 结合，但其活性代谢产物他扎罗汀酸可选择性与 RARs 结合，与 RARs 各亚型的亲和力强弱为：β > γ > α，而不与 RXRs 结合，这种受体选择性可靶向作用于病变组织，使临床疗效显著提高，而不良反应减少。他扎罗汀主要用于银屑病的治疗，通过三个方面发挥抗银屑病的作用：

1. 抗增生作用　他扎罗汀可下调银屑病皮损中表皮生长因子受体、鸟氨酸脱羧酶及 AP₁ 转录因子的表达而抑制细胞的增殖。

2. 调解细胞分化　他扎罗汀能下调银屑病皮损中过度表达的细胞分化标志，如谷氨酰胺转移酶、巨噬细胞移动抑制因子相关蛋白、角蛋白 6、10、16 等，从而使异常分化的角质形成细胞趋于正常化。

3. 抗炎作用　他扎罗汀能下调银屑病皮损中 IL-6、细胞间黏附分子等炎性标志物的表达。

【临床应用】

1. 银屑病　他扎罗汀对轻、中度斑块型银屑病疗效较好，可使症状迅速缓解，促进皮损消退，绝大多数患者用药后第 1 周见效，12 周显峰效，包括肘、膝等严重顽固性损害也有改善，与皮质类固醇制剂联合应用，可提高疗效，延长缓解期，减少复发率，降低不良反应。0.1% 的他扎罗汀治疗银屑病比 0.05% 的起效快，但停药后，缓解期短于后者，因此，在临床上可用高浓度的他扎罗汀快速见效，再以低浓度的他扎罗汀维持疗效。他扎罗汀有部分治疗后效应，一些患者在停药后，疗效持续时间可达 12 周。

2. 痤疮　他扎罗汀治疗寻常性痤疮安全、有效而且耐受性好，对开放性粉刺的疗效显著高于 0.025% 的全反式维 A 酸，且起效快，在闭合性粉刺方面两者疗效相同。有研究认为，他扎罗汀与阿达帕林在治疗痤疮方面，二者疗效相当。

3. 其他　他扎罗汀对角化异常性皮肤病、脂溢性皮炎等均有一定疗效。他扎罗汀可能通过调控光老化皮肤中 MMP-1、c-Jun 及 ICAM-1 的表达而抑制胶原的减少，从而延缓和治疗皮肤光老化。

【不良反应及注意事项】

他扎罗汀局部外用吸收入血甚少，且体内清除迅速，故该药不良反应少且轻微，主要表现为瘙痒、烧灼感、刺痛、红斑等，呈剂量依赖性，治疗 2～4 周时发生率最高。无致畸、致突变作用，但可能会引起胚胎毒性，因此禁用于孕妇。

他扎罗汀无光毒性、变态反应和接触致敏作用。

芳香甲乙酯

芳香甲乙酯（arotinoid ethyl ester）即芳香维 A 酸乙酯，其侧链上含有两个芳香环，作用明显而持久，对银屑病有特效。

【药理作用及临床应用】

芳香甲乙酯具有明显而持久的抗银屑病作用，尤其对银屑病关节炎有特效。其作用机制主要基于芳香甲乙酯能影响核苷酸的转录过程，抑制 DNA 合成和细胞的增殖分化。

芳香甲乙酯治疗银屑病的最低剂量较阿维 A 酯低 500～1000 倍，每周仅需 0.1～0.4mg，但需长期用药维持 3～4 个月以上疗效才会显著。本品用于对阿维 A 酯效果不佳的严重患者，包括关节型银屑病和严重寻常型银屑病。

【不良反应及注意事项】

芳香甲乙酯的不良反应主要为皮肤黏膜反应，表现为口、眼干燥、皮肤瘙痒、手足蜕皮等；另外，芳香甲乙酯也有致畸性，育龄妇女用药者 2 年内绝对避孕。

知识链接

新型维 A 酸药物

新型第四代维 A 酸主要包括曲法罗汀、他米巴罗汀和帕罗伐汀。曲法罗汀在改善炎症后色素沉着方面优于阿达帕林，且减少了皮肤刺激反应，安全性更高。他米巴罗汀通过解除 PML - RARa 融合基因变异，对急性早幼粒细胞白血病具有显著分化诱导能力。帕罗伐汀通过影响体内的骨骼发育途径，主要用于治疗一种名为多指畸形综合征的罕见遗传性疾病，可减少疾病的进展。

然而，包括第四代在内的维 A 酸类药物都能够干扰细胞的正常分化和增殖过程。在胚胎发育过程中，这些药物的使用可能导致器官和组织的发育异常，从而引发出生缺陷。怀孕期间特别是妊娠早期使用维 A 酸类药物，可能导致胎儿严重出生缺陷，包括但不限于心脏、脑部、面部及肢体发育异常。作为医美从业者，要加强安全用药意识，不仅在怀孕期间禁用，而且育龄期女性在服用期间及停药后的一段时间内，都有可能导致胎儿畸形，应严格采取避孕措施，以避免意外怀孕带来的风险。

目标检测

答案解析

一、A 型题（最佳选择题）

1. 维 A 酸类药物不能用于（　　）

　　A. 光敏性皮肤病　　　　　　　　　　B. 银屑病

　　C. 角化性皮肤病　　　　　　　　　　D. 痤疮

2. 下列不属于维 A 酸类药物作用的是（　　）

　　A. 减少皮脂分泌　　　　　　　　　　B. 抑制胶原合成

　　C. 对严重的结节状痤疮有高效　　　　D. 化学剥脱术用药

3. 下列对阿达帕林描述错误的是 （ ）

    A. 对光和氧化剂具有高度稳定性

    B. 局部外用时具有较好的皮肤渗透性

    C. 可用于口服药物治疗痤疮停止服药后的维持治疗

    D. 外用对轻、中度痤疮，特别是多粉刺型及轻度丘疹脓疱型痤疮疗效较差

二、X 型题（多项选择题）

1. 阿维 A 酯的主要药理作用包括 （ ）

    A. 抗角化作用   B. 免疫调节作用

    C. 抗肿瘤作用   D. 降压作用

2. 属于异维 A 酸注意事项的是 （ ）

    A. 用药前应排除妊娠   B. 不宜佩戴隐形眼镜

    C. 血脂升高应减量或停药   D. 儿童慎用

3. 下述能用于治疗痤疮的药物是 （ ）

    A. 维 A 酸   B. 阿达帕林

    C. 克拉霉素   D. 异维 A 酸

三、简答题

1. 请简述维 A 酸类药物的分类及典型代表药物。

2. 请简述维 A 酸类药物主要不良反应。

（王立青）

书网融合……

重点小结   习题

PPT

学习任务二   α - 羟基酸类药物

学习目标

知识目标：

1. 掌握常用 α - 羟基酸类药物的药理作用、临床应用、不良反应及用药注意事项。

2. 熟悉 α - 羟基酸类药物的分类及典型的代表药物。

3. 了解 α - 羟基酸类药物的作用机制。

技能目标：

能运用所学知识指导常见 α - 羟基酸类药物的合理使用。

素质目标：

通过本任务的学习，培养合理用药意识和不断追求科学真理的精神。

> **情境导入**

"刷酸"美容

情境："刷酸"是目前流行的美容词汇。所谓的"刷酸"其实是一种化学换肤术，又称化学剥脱术，是将化学制剂涂在皮肤表面，导致皮肤可控的损伤后促进新的皮肤再生。化学制剂的种类、浓度、在皮肤上的停留时间等，都可影响换肤的深度。依据化学换肤的作用深度不同，可以分为浅层换肤、中层换肤、深层换肤。换肤作用的深度越深，效果也越明显，同时不良反应发生的概率也更大。

思考：1. "刷酸"美容中使用的"酸"是哪些化学制剂？

2. 这些化学制剂有什么药理作用？

3. "刷酸"可能引发的不良反应有哪些？

一、概述

α-羟基酸类（alpha hydroxy acids，AHAs）是α-碳位氢被羟基取代的羧酸，如酒石酸、乙醇酸、苹果酸、乳酸、柠檬酸等，这些酸广泛存在于各种水果中，因此，又称为果酸。目前常用的还有甘醇酸、乳酸、苹果酸、酒石酸和枸橼酸等，它们分别从甘蔗、酸奶、苹果、葡萄和柠檬中提取。α-羟基酸类相对分子量小，水溶性和渗透力强，易穿透角质层被皮肤吸收，可促进表皮细胞的新陈代谢及真皮胶原合成，改善毛孔粗大，消除皮肤皱纹，保持皮肤湿润，对抗皮肤老化。果酸是一种弱酸，除了浓度之外，pH决定了它的功效。酸性环境下有利于果酸的作用及保存，在偏碱性环境下，果酸会被解离而失去作用。本类药物具有相似的作用。

【药理作用】

1. 皮肤角质层剥脱作用　低浓度（<8%）的α-羟基酸类制剂应用于皮肤表面后，可渗透至皮肤表皮内部，其羟基和羧基影响细胞间黏性物质的离子键和氢键，破坏角质层细胞间的相互连接，使其变得松散、易于脱落，表皮更新速度加快。因此，α-羟基酸可以去除过厚老化的角质层，在剥脱过厚老化的角质层的同时，自然会把一些浅表的暗疮、痤疮、粉刺、沉淀的色素等去除，从而使皮肤柔嫩、亮丽。同样，α-羟基酸类分子可使毛囊漏斗部的角质形成细胞黏连性减弱而脱落，消除毛囊口的堵塞，利于皮脂的排泄，因此，可用于治疗痤疮、脂溢性皮炎等。高浓度（20%~80%）的α-羟基酸类制剂应用于皮肤表面后，有表皮分解作用，即能使表皮完全从真皮层分离而剥脱，与传统的深层化学剥脱剂（如苯酚、三氯醋酸、间苯二酚等）相比，α-羟基酸类制剂把传统化学剥脱术的一次性剥脱分解为数次剥脱，以达到深层剥脱的目的，因此，其作用较温和，不良反应少，无全身毒副作用。需要注意的是，每两次换肤术之间应间隔2~4周。

2. 皮肤保湿作用　皮肤老化过程中，除角质层堆积变厚外，同时还有角质层内自然保湿因子减少，使皮肤角质层含水量减少等。α-羟基酸类外用制剂可使真皮成纤维细胞合成、分泌的透明质酸等黏多糖含量明显增加，使皮肤含水量增加，润泽感和柔韧性增加。

3. 改善皮肤血液循环，增加皮肤血流量　α-羟基酸类可作用于真皮层内的肥大细胞，使之脱颗粒，释放组胺、5-羟色胺等血管活性物质，而扩张真皮层毛细血管，使皮肤血流量增加，营养改善。

4. 增加皮肤弹性，消除皱纹　α-羟基酸类可以改善皮肤血液循环，促进皮肤的新陈代谢，使真皮成纤维细胞分裂增殖加快，胶原蛋白、黏多糖合成增加，因此，皮肤弹性、保湿性增加，皮肤充实、饱满，从而减少了皱纹的产生。

5. 消除皮肤的异常色素沉着　α-羟基酸类可加速皮肤色素的分解（此作用较缓慢），角质剥脱时可去除浅表的暗疮、痤疮、粉刺、沉淀等皮肤异常色素沉着，改善肤色，起到美白的作用。

【临床应用】

1. 抗皱、防衰老　低浓度的α-羟基酸类制剂可作为化妆品长期应用，来预防和延缓皮肤衰老，使皮肤弹性增加、柔嫩，减少皱纹的产生，若浓度<3%效果不明显。

2. 治疗多种皮肤病　高浓度（20%~80%）的α-羟基酸类制剂用于化学剥脱术，可治疗多种相关的皮肤病。

（1）角化异常性皮肤病　α-羟基酸类可降低角质层细胞间的黏聚力，促进角质层的松解、剥脱，使深层的角质形成细胞增生活跃、代谢增强，可用于治疗多种角化异常性皮肤病，如脂溢性角化病、光化性角化症、掌跖角化症、鱼鳞病以及疣疾等。

（2）皮肤干燥症、老年性皮肤瘙痒　α-羟基酸类可增加皮肤含水量，用于治疗皮肤干燥症、老年性皮肤瘙痒等。

（3）痤疮　低浓度（2%~5%）的α-羟基酸类，可减轻毛囊漏斗部角质形成细胞间的黏聚力，使其易于松解、脱落，毛囊口通畅，皮脂易于排出而改善痤疮的症状。较高浓度（20%~70%）的α-羟基酸类药物具有良好的角质剥脱作用和透皮促进作用，可用于治疗粉刺、丘疹及脓疱性痤疮。

（4）色素斑　低浓度（2%~5%）的α-羟基酸类通过减弱角质形成细胞间的黏连性，促进角质层的脱落，改善和消退粉刺留下的瘢痕和色素沉着，长期外用还可加速黑色素的分解，可用于黄褐斑、雀斑、炎症后色素沉着等的治疗，与氢醌等脱色剂合用疗效更佳。

3. 皮肤外用药的助透剂　α-羟基酸类药物可减弱角质形成细胞间的黏聚力，促进过厚角质层的松解、脱落，又具有助透作用，因此，可以促进多种局部外用药物的渗透。把α-羟基酸类药物添加入多种治疗皮肤病的外用药物中，可以促进外用药物的透皮吸收，增强疗效。

α-羟基酸类药物与维A酸类药物联合应用于治疗痤疮、消除皱纹、色素斑等，可起到协同作用；α-羟基酸类与防光剂（对氨基苯甲酸、芦荟等）联合应用，既能防晒又可护肤；α-羟基酸类与氢醌、壬二酸等脱色剂联合应用，可提高治疗黄褐斑、雀斑、炎症后色素沉着等色素沉着性皮肤病的疗效；α-羟基酸类与α-羟基酸类加水杨酸、间苯二酚等化学性角质剥脱剂，可增强角质剥脱效能联合应用，可用来治疗胼胝、鸡眼、疣疾等；α-羟基酸类与糖皮质激素类药物联合应用，可用于治疗顽固性皮肤病，如银屑病、鱼鳞病和湿疹等；α-羟基酸类与新霉素、克林霉素等抗生素联合合用，可以提高皮损以脓疱、脓肿、囊肿等为主的严重性痤疮的疗效。

【不良反应及注意事项】

1. 皮肤刺激性　主要表现为皮肤潮红、灼痛、不适，严重时可致皮炎，皮肤水肿、渗出、起鳞屑，甚至感染、化脓等。α-羟基酸类浓度越高，pH越低，皮肤吸收越快，疗效越强，但对皮肤的刺激性也越强。因此，应用含α-羟基酸类的化妆品或制剂时，应从低浓度开始，并避开眼睛和口唇，以免酸蒸汽刺激眼睛或产生口唇脱皮现象。建议洗脸后20~30分钟，待皮肤完全干透，皮脂膜恢复后再用，立即应用则会增加刺激性。另外，敏感性皮肤的人最好不用。

2. 增加皮肤对紫外线的吸收　本品可增加紫外线照射对皮肤的损害程度，尤其长期照射时甚至会引起皮肤癌。局部患有细菌或病毒感染性皮肤病者、敏感性皮肤或患有皮肤恶性肿瘤（如皮肤鳞状细胞癌、基底细胞癌等）者、瘢痕体质及正在口服抗凝剂或吸烟的患者（皮肤愈合速度慢）禁用α-羟基酸类作化学剥脱术。

3. 其他　如患者既往面部有病毒感染，如单纯疱疹感染等病史，最好在作化学剥脱术前预防性的口服抗病毒药物3~5天。换肤过程中患者会感到灼痛、紧绷感等，若局部肿胀明显，可以冷敷，让凝固、坏死的角质层自然与皮肤分离、脱落，不要用毛巾或海绵用力擦拭，更不能搔抓。用药后避免风吹日晒，可外用营养霜和防晒霜，以防紫外线照射后产生色素沉着，如局部炎症明显，除外用营养霜外，可同时外用消炎药以防感染。

知识链接 --

科学认识"刷酸"美容

"刷酸治疗"需在具有医疗资质的医院或诊所，由经过培训的专业人员进行操作。目前，"刷酸治疗"中使用的"酸"种类很多，不同种类的"酸"在治疗中各有应用，但部分如维 A 酸、三氯醋酸等不适用于化妆品。治疗时，为达到效果，酸的浓度通常较高，例如祛痘时果酸常用浓度为 20%～70%，水杨酸浓度为 20%～30%。

化妆品中虽可加入果酸、水杨酸等，但使用有严格限制。化妆品中 α–羟基酸及其盐类和酯类（包括苹果酸、柠檬酸等果酸）含量不得超过 6.0%，pH 需保持 3.5 以上，某些情况下还需标注"与防晒化妆品同时使用"。水杨酸含量则不得超过 3.0%，除香波外，不得用于三岁以下儿童使用的产品中，同时在标签上标明"含水杨酸，三岁以下儿童勿用"。可见，化妆品中"酸"的允许使用浓度相对较低，使用需谨慎。

作为美容行业从业者，面对众多的"酸"，需要不断提高自己的专业素养和安全意识，明确职业责任，确保"患者"的安全和治疗的有效性。

二、常用药物介绍

甘醇酸

甘醇酸（glycolic acid，GA），又称为乙醇酸，是最简单的羟基酸。无色晶体，略有吸湿性，熔点 78～79℃。溶于水、甲醇、乙醇、丙酮、乙酸、乙酸乙酯和醚，但几乎不溶于碳氧化合物溶剂。腐蚀性低，不易燃，无臭，毒性低，生物分解性强，水溶性高，是几乎不挥发的有机合成物。甘醇酸含有一个羧基和一个羟基，具有羧酸和醇的双重性质。作为酸，可以生成盐、酯、酰胺等；作为醇，能与其他有机酸生成酯，本身亦能酯化生成乙交酯，也能生成醚或缩醛。因其分子量小，表皮穿透性好，易被皮肤吸收，是目前常用的浅层皮肤剥脱剂。

【药理作用】

1. 促使角质细胞黏连性减弱　甘醇酸可破坏角质形成细胞间黏连物质的氢键和离子键，破坏角质层细胞间的相互连接，使其变得松散、易于脱落，从而可用于痤疮、皮肤角化症等的治疗。

2. 保湿和延缓皮肤衰老　甘醇酸还可刺激角质形成细胞和真皮成纤维细胞的分裂、增殖，使真皮内透明质酸和黏多糖增加，而起到保湿和延缓皮肤衰老的作用。

【临床应用】

1. 治疗光老化　使用甘醇酸换肤可以改善由于光老化产生的细纹，但对皱纹无效。要改善皱纹，可以采用组合式换肤的方法，如可以先用 70% 甘醇酸换肤后再使用 20% 三氯醋酸换肤，这样可以不必提高三氯醋酸的浓度就可以达到较好的作用。甘醇酸换肤对于以下皮肤问题会有改善，如可以淡化由于日晒所致的日光性雀斑样痣、雀斑及色素不均的情况。此外，可以让粗糙的肤质变得较细腻，而且整体肤色及皮肤光泽度也会有所改善。甘醇酸换肤适合那些希望恢复期较短，并可以接受系列治疗来实现美容目的的人群。另外，甘醇酸换肤也可以与其他的医学美容相结合，如肉毒素注射剂及填充剂或其他低侵入性的美容治疗。在换肤后，建议在家常规使用相关的皮肤护理产品，并严格防晒。

2. 痤疮　痤疮是一种多因素导致的皮肤病，需要组合疗法才能达到较好的治疗效果，特别是对一些粉刺、丘疹或脓疱型的痤疮患者。甘醇酸换肤具有治疗痤疮的作用，然而它并不适合作为单一治疗方法或是取代内服及外用药物的治疗，一般建议把甘醇酸换肤作为治疗痤疮的辅助疗法。甘醇酸换肤可以改善痤疮的机制是通过其促进皮肤角质层代谢，减少粉刺及角质栓塞的情况。浅层痤疮瘢痕也可以通过甘醇酸换肤来改善，如果可以持续定期采用甘醇酸换肤的话，对于痤疮引起的炎症后色素沉着也可以达到改善的作用。

3. 脂溢性角化症　脂溢性角化可以使用许多方式处理，如冷冻治疗、电烧术及刮除、激光、强脉冲光及其他化学换肤。甘醇酸换肤可以用于脂溢性角化症的患者，用70%甘醇酸换肤液单次治疗，达到表皮松解状态，可以得到较好的治疗作用。换肤后的7天内，换肤部位会产生结痂及脱皮现象，建议局部外用抗生素药膏或凡士林来保湿，以促进伤口愈合。

4. 黄褐斑　黄褐斑是一种较难处理的色素不均的情况，虽然到目前为止，有许多方式可以治疗黄褐斑，但难度还是很高。虽然每个月多次有规律地来进行甘醇酸换肤，证明对于黄褐斑有改善作用，70%的甘醇酸对黄褐斑的改善作用是最好的，但与此同时也建议在家中常规使用相关的美白产品，如外用维A酸或甘醇酸，以达到更好效果。

【不良反应及注意事项】

甘醇酸属于光敏性化合物，用于化学剥脱术后应注意避光或外涂防晒霜。40%甘醇酸能促使角质细胞黏连性减弱和表皮分离。浓度更大可增加皮肤胶原、黏多糖和透明质酸，使皮肤厚度增加，中和甘醇酸最好用碳酸氢钠。应用甘醇酸要从低浓度、短时间开始，根据第1次反应决定其浓度和时间的增加。

乳酸

乳酸（lactic acid）是机体细胞新陈代谢的产物，为关键的能量载体，也是三羧酸循环中最主要的能量来源物质，亦是人体皮肤内的自然保湿因子中的主要水溶性酸类。乳酸也可以从酸奶和西红柿中提取，有不同的异构体：L－乳酸和D－乳酸。乳酸具有良好的水溶性，水溶液的最高浓度为90%，在水溶液中不同浓度也有不同的pH，如5%的乳酸，水溶液pH为1.8；90%的乳酸，水溶液pH为0.5。

【药理作用】

1. 减少色素沉着　本品可抑制酪氨酸酶合成，减少色素生成。

2. 保湿、延缓皮肤衰老　乳酸分子量较小，穿透力较强，故能透入皮肤深层。低浓度外用可改善新陈代谢，加速角质形成细胞的分裂、增殖，使堆积的角质细胞脱落，并加速真皮成纤维细胞的分裂、增殖，使胶原纤维、弹性纤维以及黏多糖含量增加，同时扩张真皮毛细血管，改善皮肤代谢，使皮肤含水量、弹性增加，延缓皮肤衰老。

3. 美发护发　是天然的保湿剂合酸碱度调节剂，可用于护发产品的酸碱度调节剂。

【临床应用】

高浓度外用可引起表皮剥脱，可用于雀斑、脂溢性角化病、皮肤干燥症等。本品作为有效且刺激性小的一种α－羟基酸被广泛用作许多护肤品的滋润剂。还常作为各种护发产品的pH调节剂，作用是使头发表面光泽亮丽。另外，本品作为保湿剂可用于各种浴洗用品中。

■ **知识链接** ─────────────────────────────────────

辟谣：肌肉酸痛来自"乳酸堆积"

早期研究曾认为乳酸是运动疲劳和肌肉酸痛的元凶，这一观点源于一百年前的 Dr. Otto Meyerhof（1922 年诺贝尔奖得主）的实验。当时他通过青蛙游泳运动实验至力竭时，解剖并检测青蛙大腿肌肉，发现大量乳酸堆积，便推测它就是运动疲劳的根源。现代研究发现，尽管剧烈运动时，肌肉需要通过无氧糖酵解生成乳酸来提供能量，短时间乳酸生成增多，但无论生成多少乳酸，在运动后的 1 ~ 2 小时内，也基本消除了，不会在肌肉长期积累。也就是说，当肌肉酸痛时肌肉里已经没有乳酸，乳酸并不是引起肌肉酸痛的罪魁祸首！

随着对乳酸的认识的愈加深入，发现乳酸不仅是代谢底物，更是关键的信号传导分子，在能量代谢、免疫调节、记忆形成、伤口修复、缺血性组织损伤和癌症等生理病理过程中发挥重要作用。

乳酸研究的发展历程告诉我们，科学在不断进步和更新。我们应保持对新知识的探索和学习，不盲从，不断追求科学真理，才能更接近事实真相。

苹果酸

苹果酸（malic acid）为二羧酸，有 L - 苹果酸、D - 苹果酸和 DL - 苹果酸 3 种异构体。最常见的是 L - 苹果酸（左旋体），天然存在的苹果酸都是 L 型的，几乎存在于一切果实中，以果仁类中最多。苹果酸为无色针状结晶，或白色晶体粉末，无臭，带有刺激性爽快酸味。它是人体内部循环的重要中间产物，易被人体吸收，因此作为性能优异的食品添加剂和功能性食品广泛应用于食品、化妆品、医疗和保健品等领域。

苹果酸中含有天然的润肤成分，能够很容易地溶解黏结在干燥鳞片状死细胞之间的"胶黏物"，外用可使过厚老化的角质层剥脱，刺激皮肤角质形成细胞、真皮成纤维细胞的新陈代谢，从而可以清除皮肤表面皱纹，使皮肤变得嫩白、光洁而有弹性，临床上可用于化妆品中，延缓皮肤衰老，也可用于治疗角化过度性皮肤病。

杏仁酸

杏仁酸（mendaric acid）又称苯乙醇酸（phenylglycolic acid）或扁桃酸，来自杏仁籽，为白色结晶，易溶于水和乙醇。除具有与苹果酸、枸橼酸相似的药理作用和应用外，还可用于尿道消毒。

杏仁酸对一些黑色素问题，包括肤色不均、暗沉、黑斑、雀斑、发炎后色素沉淀等，均有明显的疗效，这是其他果酸所无法达到的效果。若将杏仁酸换肤和甘醇酸换肤来比较的话，临床发现患者在接受杏仁酸换肤术后，较少产生甘醇酸换肤所容易造成的刺激发红反应，且大部分的患者对杏仁酸有比较好的耐受性，也较少引发敏感的问题。

枸橼酸

枸橼酸（citric acid）也称柠檬酸，是由柠檬、柑橘等水果中提取的一种三羧酸，其在 α - 位上有一个羧基，在 β - 位上有两个羧基。

【药理作用】

1. 减轻角化　枸橼酸在皮肤中参与糖的代谢，外用时可使角质层剥脱，促进表皮细胞再生，产生保持皮肤水分和改善皮肤质地、增加皮肤弹性等作用。由于，枸橼酸对油性和松弛性皮肤具有一定的治疗、改善作用，因而常被添加于油性和衰老性皮肤所使用的护肤品中，以期获得减少皱纹产生和漂白肌肤的效果。临床上常以低浓度（5%）加于化妆品中。

2. 保湿美白护发　本品有保湿、美白作用，可作为化妆水用，还可以中和头发中的碱性成分。

【临床应用】

用于改善皮肤色深、粗糙；用于皮肤保湿、美发等。

•••• 目标检测

答案解析

一、A 型题（最佳选择题）

1. 关于甘醇酸描述错误的是（　　）

　　A. 是常用的浅层皮肤剥脱剂　　　　　　　B. 为白色粉末状结晶

　　C. 易溶于水、易被皮肤吸收　　　　　　　D. 用于化学剥脱术后不用避光

2. 下列对乳酸的描述错误的是（　　）

　　A. 穿透力较强、能透入皮肤深层　　　　　B. 不溶于水

　　C. 低浓度外用可改善新陈代谢　　　　　　D. 高浓度外用可引起表皮剥脱

3. 下列对枸橼酸描述正确的是（　　）

　　A. 常以高浓度加于化妆品中应用

　　B. 枸橼酸对油性和松弛性皮肤无作用

　　C. 在其 α－位上有一个羧基，在 β－位上有两个羧基

　　D. 外用不能使角质层剥脱，也无法改善皮肤质地

二、X 型题（多项选择题）

1. 以下属于 α－羟基酸类药物的有（　　）

　　A. 甘醇酸　　　　　　　　　　　　　　　B. 苹果酸

　　C. 杏仁酸　　　　　　　　　　　　　　　D. 枸橼酸

2. α－羟基酸类制剂的药理作用包括（　　）

　　A. 皮肤角质层剥脱作用、表皮剥脱作用　　B. 皮肤保湿作用

　　C. 增加皮肤弹性，消除皱纹　　　　　　　D. 消除皮肤的异常色素沉着

3. α－羟基酸类药物与外用皮肤病治疗药物联合应用可增强疗效，下列描述正确的是（　　）

　　A. α－羟基酸类与维 A 酸类药物联合应用，治疗痤疮、消除皱纹、色素斑等可起到协同作用

　　B. α－羟基酸类与防光剂对氨基苯甲酸、芦荟等联合应用，既能防晒又可护肤

　　C. α－羟基酸类与氢醌、壬二酸等脱色剂联合应用，可提高治疗黄褐斑、雀斑、炎症后色素沉着等色素沉着性皮肤病的疗效

　　D. α－羟基酸类与水杨酸、间苯二酚等化学性角质剥脱剂联合应用，可增强角质剥脱效能

三、简答题

1. 简述 α－羟基酸类药物的不良反应。

2. 简述应用 α－羟基酸类药物进行化学剥脱术时，应注意哪些问题。

（王立青）

书网融合……

重点小结　　　　　　习题

学习任务三　抗过敏和抗炎药物

PPT

学习目标

知识目标：

1. 掌握常用抗过敏药和抗炎药的药理作用及临床应用。

2. 熟悉抗过敏药和抗炎药的作用机制及不良反应。

3. 了解炎症的原因和病理变化。

技能目标：

能运用所学知识指导常见抗过敏和抗炎药物的合理使用。

素质目标：

通过本任务的学习，培养合理用药的责任意识。

情境导入

情境：患者，男，48岁。因两天前双上肢出现皮疹、瘙痒就诊。检查：双上肢不规则性米粒大小暗红色斑丘疹，部分融合，无明显水疱。医生诊断为：过敏性皮炎，处方：枸地氯雷他定片（主要成分为氯雷他定），8.8mg，口服，1次/日；地奈德乳膏（含0.05%地奈德），适量，外用，2次/日。

思考：1. 该医生所开具处方中药物的使用目的分别是什么？

　　　2. 该患者在用药过程中有哪些注意事项？

过敏和炎症是皮肤、组织疾病中常见的临床表现。在医学美容领域使用抗过敏药和抗炎药的目的包括：①减轻炎症反应，缓解局部组织的红、肿、热、痛等症状；②抑制过度增生，防治瘢痕形成。

一、抗过敏药

过敏反应是一种异常的免疫反应，临床表现有皮肤瘙痒、红肿、疼痛等。过敏反应的发生与组胺、5-羟色胺、激肽、白三烯等递质有关，减少此类递质的释放或阻断其与受体结合的药物具有显著的抗过敏作用。

（一）抗组胺药

组胺是广泛存在于人体组织的自体活性物质，参与许多生理功能的调节，其中与外界接触的皮肤、支气管黏膜、胃肠黏膜中含量最高。正常情况下，组胺以无活性形式存在于肥大细胞和嗜碱性粒细胞中，在组织损伤、炎症、超敏反应、神经刺激等条件下，肥大细胞脱颗粒将组胺以活性形式释放出来，作用于靶细胞膜上的组胺受体（包括 H_1、H_2、H_3 三种亚型），在炎症反应和超敏反应等病理过程中发挥重要作用。

组胺为 I 型超敏反应（过敏反应）释放的主要活性介质，通过激动 H_1 受体，可使毛细血管扩张、通透性增加、渗出增多以及支气管、胃肠道平滑肌痉挛。I 型超敏反应主要表现为皮肤黏膜充血、水肿、瘙痒、疼痛、皮疹，甚至出现呼吸困难、过敏性休克等。组胺激动 H_1 受体，还可刺激成纤维细胞增殖和胶原蛋白合成，刺激微血管增生，从而促使瘢痕形成。抗组胺药通过阻断组胺受体，产生抗组胺作用，常用药物包括 H_1 受体阻断药和 H_2 受体阻断药。其中，具有明显抗过敏作用的主要为 H_1 受体阻断药。

H_1 受体阻断药能竞争性阻断组胺 H_1 受体，从而降低毛细血管的通透性，缓解皮肤黏膜的充血、水肿、疼痛、瘙痒、皮疹等现象，主要用于皮肤、黏膜过敏性疾病的治疗，也可防治过敏反应所致瘢痕。第一代 H_1 受体阻断药（如异丙嗪、苯海拉明、氯苯那敏、赛庚啶等）同时兼有中枢抑制、抗胆碱等作用，用于治疗超敏反应性疾病时，可产生头晕、乏力、嗜睡、口干、便秘、尿潴留、视力模糊等不良反应；第二代 H_1 受体阻断药（如氯雷他定、特非那定等）对外周 H_1 受体亲和力更强，几乎无中枢抑制作用和抗胆碱作用，不良反应少。H_1 受体阻断药虽有抗过敏作用，但少数患者对其也可发生过敏反应。

知识链接

驾驶员慎用抗过敏药

驾驶工作需要驾驶人员精力集中、动作协调、判断果断，并有一定的预见性和应急处理能力。从交通事故的事后分析中发现，驾驶人员因服用有关药物而导致交通事故的发生率逐年上升，其原因主要是由于某些药物对驾驶人员的上述能力产生了一定的影响。抗过敏药（如苯海拉明、氯苯那敏、赛庚啶等）常用于治疗荨麻疹、血管神经性水肿等、接触性皮炎等皮肤科疾病，服用后可出现嗜睡、眩晕、乏力、头痛、耳鸣和幻觉等症状，容易引发交通事故。作为医学美容工作者，应具有安全用药的责任感，在用药前，应仔细询问患者的职业、习惯等，全面了解患者身体状况，指导患者正确使用抗过敏药，避免因不良反应造成交通事故。

氯雷他定

氯雷他定（loratadine），为第二代抗组胺药。

【药代动力学】

口服吸收良好，血浆蛋白结合率98%，不易透过血－脑屏障。大部分在肝中代谢，代谢产物去羧乙氧基氯雷他定仍具有抗组胺作用。本品及代谢产物主要经肾排泄。

【药理作用】

氯雷他定为三环类抗组胺药，能选择性阻断外周组胺 H_1 受体，并可稳定肥大细胞膜，抑制其脱颗粒，抑制黏附分子的表达，有效缓解皮肤黏膜的充血、水肿、皮疹、瘙痒等症状。起效快而强，作用持久，每天给药一次即可。无中枢抑制作用和抗胆碱作用。

【临床应用】

口服治疗过敏性鼻炎、急性或慢性荨麻疹、昆虫叮咬所致的皮肤瘙痒和水肿、接触性皮炎等超敏反应性皮肤病。

【不良反应】

常见不良反应有乏力、头痛、嗜睡、口干、胃肠道不适（恶心、胃炎）以及皮疹等。

地洛他定

地洛他定（desloratadine）为氯雷他定的活性代谢产物，具有与氯雷他定相似的药理作用及临床应用。

特非那定

特非那定（terfenadine）又名叔派丁醇，为新型抗组胺药。口服吸收迅速，大部分在肝中代谢，代谢产物及少量原形药经肾及肠道排泄，不易透过血－脑屏障。本品能：①选择性阻断外周组胺 H_1 受体；②稳定肥大细胞膜，抑制肥大细胞脱颗粒释放组胺。无中枢抑制和抗胆碱作用。

特非那定用于过敏性鼻炎、荨麻疹、接触性皮炎、光敏性皮炎及其他超敏反应性皮肤病的治疗。不良反应发生率较氯雷他定高，可引起恶心、呕吐、头痛、失眠、心悸、肝功异常等。大剂量引起心脏 $Q-T$ 间期延长而发生尖端扭转型心律失常，甚至导致猝死。与大环内酯类抗生素、唑类抗真菌药合用更易发生。心律失常患者、肝功能异常患者、孕妇、哺乳期妇女以及酗酒、正在使用大环内酯类等药物的人群慎用。

西替利嗪

西替利嗪（cetirizine）口服迅速吸收，血浆蛋白结合率90%以上，不易透过血－脑屏障，主要以原形经肾排泄。本品选择性阻断外周组胺 H_1 受体，作用强而持久，无明显中枢抑制作用。

西替利嗪每日口服一次，治疗季节性或常年性过敏性鼻炎、湿疹、荨麻疹、季节性结膜炎及过敏反应所致的皮肤瘙痒等。不良反应轻，偶有头痛、眩晕、口干、困倦等。

依巴斯汀

依巴斯汀（ebastine）口服吸收完全，血浆蛋白结合率98%，主要在肝内代谢，代谢产物经肾排泄。不易透过血－脑屏障。本品为长效外周 H_1 受体阻断药，无中枢抑制作用及抗胆碱作用。每日口服一次，治疗过敏性鼻炎、慢性荨麻疹等超敏反应性疾病。依巴斯汀可抑制心脏钾离子慢通道，有引起尖端扭转型室性心动过速或 $Q-T$ 间期延长的危险，故患先天性 $Q-T$ 间期延长综合征患者不宜使用。偶有肝功能异常、尿潴留及心律失常等不良反应。

苯海拉明

苯海拉明（diphenhydramine）为最早使用的 H_1 受体阻断药。能对抗组胺的 H_1 效应，同时有较强的中枢抑制作用、抗胆碱作用及奎尼丁样作用。口服用于皮肤黏膜超敏反应性疾病及晕动病的治疗，但易产生头晕、乏力、嗜睡、口干、便秘、尿潴留等不良反应。

本品瘢痕内注射可治疗瘢痕；配成乳膏剂、软膏剂，局部涂搽缓解皮肤黏膜的充血、水肿、皮疹、瘙痒、疼痛等症状，用于虫咬、神经性皮炎、水痘及湿疹、接触性皮炎等疾病的治疗。外用时偶可引皮肤红肿等过敏症状。

氯苯那敏

氯苯那敏（chlorphenamine）又名扑尔敏，可对抗组胺的 H_1 效应。其中枢抑制作用、抗胆碱作用弱于苯海拉明，不良反应较前者轻。口服治疗虫咬、湿疹及其他皮肤黏膜的超敏反应性疾病，也可与解热镇痛药配伍，缓解感冒所致的鼻塞等症状。

本品可配成软膏制剂，局部给药治疗皮肤黏膜的超敏反应性疾病。

多塞平

多塞平（doxepin）为三环类抗抑郁药，同时兼有抗胆碱、阻断 α 肾上腺素受体、阻断组胺 H_1 受体和 H_2 受体的作用。

本品对组胺 H_1 受体的亲和力是苯海拉明的 775 倍，能竞争性地与 H_1 受体结合，阻断组胺 H_1 效应，明显缓解皮肤黏膜的充血水肿、瘙痒、疼痛等症状，其止痒效果较好。

临床用于治疗慢性荨麻疹、皮肤划痕症、带状疱疹、老年性瘙痒等。少数患者口服后产生失眠、口干、便秘、视物模糊、眼压升高等不良反应。可配成乳膏制剂，局部外用可减少不良反应。

（二）抗5-羟色胺药

5-羟色胺（5-hydroxytryptamine，5-HT）又名血清素，是一种自体活性物质，90%以上由肠黏膜嗜铬细胞合成，主要储存于肥大细胞和血小板中。5-HT通过相应受体（5-HT$_{1~7}$受体）介导镇静、血小板聚集、血管收缩、调节免疫力、调节内分泌、调节胃肠动力、调节内脏敏感性等多种生物效应。

在炎症反应或受到抗原刺激时，肥大细胞脱颗粒释放5-HT，5-HT可作用手感觉神经末梢，引起痒、痛等症状；还可与T淋巴细胞上5-HT$_2$受体结合，参与迟发型超敏反应的发生。

抗5-HT药通过阻断5-HT受体，产生抗5-HT作用。在皮肤美容科，主要用于皮肤黏膜超敏反应性疾病的治疗。

赛庚啶

赛庚啶（cyproheptadine）为经典的抗5-羟色胺药和抗组胺药。本品能选择性阻断5-HT$_2$受体，产生抗5-羟色胺的作用；阻断组胺H$_1$受体，抗组胺作用较氯苯那敏强；抑制中枢并具有抗胆碱作用，引起镇静、嗜睡、乏力、口干、眼压升高等反应；抑制下丘脑饱觉中枢，增进食欲。

本品主要用于湿疹、荨麻疹（包括伴有血管性水肿的患者）、接触性皮炎等超敏反应性疾病的治疗。也用于偏头痛的预防及流行性腮腺炎、肠易激综合征等疾病的辅助治疗。不良反应有口干、嗜睡、乏力、恶心、食欲亢进、体重增加等。

苯噻啶

苯噻啶（pizotifen）化学结构与赛庚啶相似，具有抗5-羟色胺、抗组胺、抗胆碱及中枢抑制作用。临床应用及不良反应与赛庚啶相似。

（三）钙剂

钙剂可增加毛细血管的致密度，降低通透性，从而减少渗出，减轻或缓解过敏症状。常用于荨麻疹、湿疹、接触性皮炎、血清病、血管神经性水肿等过敏性疾病的辅助治疗。主要药物有葡萄糖酸钙（calcium gluconate）、氯化钙（calcium chloride）等，需采用静脉注射，起效迅速。钙剂注射时可导致全身发热，注射过快可产生心律失常甚至心搏停止，还可引起呕吐、恶心和高钙血症，故应缓慢注射。

（四）过敏介质阻释药

曲尼司特

曲尼司特（tranilast）又名肉桂氨茴酸，为新型抗过敏药。口服后在肠道迅速吸收，2~3小时血药浓度达峰值。体内分布广泛，在支气管、肺中的浓度最高，肝、肾、小肠中次之。在肝中代谢，代谢产物主要经肾排泄。

【药理作用】

曲尼司特能稳定肥大细胞和嗜碱性粒细胞的细胞膜，抑制脱颗粒，阻止组胺、5-HT等过敏介质的释放；抑制局部过敏反应，抑制瘢痕及硬皮病患者成纤维细胞胶原合成，但对正常组织成纤维细胞无影响；降低血中IgE水平及抑制抗原-抗体反应。

【临床应用】

本品用于治疗痤疮、瘢痕疙瘩、荨麻疹、过敏性皮炎、特应性皮炎、银屑病、局限性硬皮病等，也可用于预防支气管哮喘的发作。

【不良反应】

有轻微的恶心、食欲缺乏等胃肠道反应，偶见皮肤瘙痒、皮疹及头痛、头晕、失眠、膀胱炎等。

色甘酸钠

色甘酸钠（sodium cromoglicate）干粉喷雾吸入给药，50%~80%沉积于口腔和咽部，仅8%经肺及胃肠道进入血液；口服吸收低于1%，肠道内浓度高。本品能在局部发挥良好的抗过敏作用，其主要作用机制为稳定肥大细胞膜，阻止肥大细胞脱颗粒，抑制组胺、5-羟色胺、慢反应物质等过敏介质的释放。

色甘酸钠干粉喷雾吸入用于控制过敏性鼻炎、季节性花粉症的症状及预防过敏性哮喘的发作等；灌肠可改善溃疡性结肠炎、直肠炎的症状；软膏用于皮肤瘙痒、慢性湿疹、接触性皮炎等的治疗；滴眼液可用于花粉症、结膜炎和春季角膜结膜炎等。吸入给药时可刺激支气管痉挛、鼻黏膜充血，口服偶可致失眠及过敏反应。妊娠期妇女及哺乳期妇女慎用。

酮替芬

酮替芬（ketotifen）能抑制肥大细胞、嗜碱性粒细胞释放组胺、缓激肽、慢反应物质等过敏介质；阻断组胺 H_1 受体，其抗组胺作用是氯苯那敏的10倍，且作用维持时间长；增强 β_2 受体激动药的平喘作用。用于治疗过敏性鼻炎、湿疹、荨麻疹、皮肤瘙痒症等。对过敏性哮喘的预防效果优于色甘酸钠。主要不良反应有头痛、头晕、乏力、站立不稳、体重增加等。高空作业、驾车期间慎用，孕妇、哺乳期妇女禁用。

二、抗炎药

炎症是指具有血管系统的活体组织对局部损伤所发生的一种以防御为主的组织反应。引起炎症的原因主要有物理性因子（如高温、低温、放射线）、化学性因子（如强酸、强碱、内源性毒性物质）、生物性因子（如细菌、病毒、真菌）及免疫反应（如过敏反应引起的鼻炎、荨麻疹）等。参与炎症反应的成分有来自血液的炎性细胞和补体、定位于结缔组织的肥大细胞、间质的成纤维细胞、血浆和细胞中的炎症介质（如组胺、5-羟色胺）等。炎症的病理变化包括：①变质：局部组织的变性和坏死；②渗出：局部组织血管内的液体和细胞成分通过血管壁进入组织间、体腔黏膜表面和体表；③增生：炎症局部的血管内皮细胞、成纤维细胞和巨噬维胞等数量增多，损伤组织得以修复。炎症反应的早期以变质和渗出为主，临床表现为局部组织的红、肿、热、痛及功能障碍；炎症反应的晚期以增生为主，增生有助于受损组织的修复，对机体有利，但过度增生也会形成瘢痕，甚至影响器官的功能。

医学美容领域使用的抗炎药主要包括非甾体类和甾体类两大类。

（一）非甾体类抗炎药

乙氧苯柳胺

乙氧苯柳胺（etofesalamide）是一种非甾体抗炎药，临床外用制剂为乙氧苯柳胺软膏剂。

【药代动力学】

皮肤涂搽给药后少量透皮吸收，血药浓度于1.5小时达峰值，后缓慢下降。随着涂药剂量的增加，吸收分数呈下降趋势，这是由于在同等面积上涂药剂量越大，吸收越不完全。皮肤涂搽给药的消除方式与静脉注射相似。

【药理作用】

1. 抗炎、抗过敏作用　本品为外用非甾体类抗炎药。外涂能抑制炎性介质（如组胺、5-羟色胺、前列腺素 E）引起的皮肤毛细血管扩张、通透性增加，抑制炎性肿胀；抑制炎性增殖过程中的肉芽组织增生；抑制肥大细胞释放组胺等过敏介质。对Ⅰ型、Ⅴ型超敏反应有显著抑制作用。

2. 抗痤疮丙酸杆菌作用　体外试验表明本品有抗痤疮丙酸杆菌作用。

【临床应用】

对慢性湿疹、神经性皮炎、痤疮有显著疗效。疗效与氟轻松相似，但无糖皮质激素的不良反应。本品对皮肤瘙痒也有较好的缓解作用。

【不良反应】

偶可引起局部痒、红、灼热、脱屑以及接触性皮炎等，一般不影响治疗。

吲哚美辛

吲哚美辛（indomethacin）通过抑制环加氧酶的活性，同时也抑制磷脂酶 A_2，从而抑制前列腺素等炎性介质的生成；抑制磷酸二酯酶，提高细胞内 cAMP 含量，稳定肥大细胞膜，抑制组胺等炎性介质的释放；抑制白细胞趋化及淋巴细胞增殖。吲哚美辛具有显著的解热、镇痛、抗炎、抗风湿作用。

吲哚美辛口服不良反应较多，皮肤美容科可采用乳膏剂局部外用，减轻炎症引起的红、肿、热、痛、瘙痒等症状，用于防治过敏性皮炎、光敏性皮炎、日光晒伤等，也可用于缓解红斑狼疮、硬皮病、结节性红斑等疾病的症状。外用制剂未见明显不良反应。

丁苯羟基酸

丁苯羟基酸（bufexamac）作用机制与吲哚美辛相似，具有解热、镇痛、抗炎、抗风湿作用。

本品 5% 的软膏或霜剂可治疗湿疹、接触性皮炎、银屑病、神经性皮炎等，也可用于缓解带状疱疹引起的疼痛，促进水疱干涸和表皮形成。外用偶有局部疼痛或烧灼感，长期使用造成皮肤色素沉着。

氟芬那酸丁酯

氟芬那酸丁酯（butyl flufenamate）为外用非甾体抗炎药。涂搽后经皮肤吸收，大部分留在浅表皮肤中，其中 95% 以原形形式存在。作用机制与吲哚美辛相似。外用能明显抑制急性炎症及迟发型超敏反应，缓解皮肤的红、肿、疼痛、瘙痒等症状。临床用于治疗湿疹、带状疱疹等，也可用于日晒红斑的治疗。但对长期局部使用糖皮质激素导致的皮肤萎缩、毛细血管扩张等现象无改善作用。不良反应少，偶可引起酒渣样皮炎、口周炎及瘙痒、红斑等过敏反应。孕妇、哺乳期妇女、儿童不推荐使用。使用时勿入眼内。

（二）甾体类抗炎药

糖皮质激素类

糖皮质激素类（glucocorticoids）在药理剂量时产生抗炎、抗免疫、抗过敏、抗毒、抗休克、刺激骨髓造血、兴奋中枢神经系统等广泛而复杂的药理作用，临床用途多，但长期大量应用会带来许多严重不良反应。医学美容领域主要用其抗炎、抗免疫、抗过敏和抑制增生作用，局部给药治疗多种影响美容的疾病。糖皮质激素外用可透皮吸收。将氢化可的松（1%）软膏涂于健康受试者皮肤进行透皮试验，结果表明：1 小时后激素透过角质层进入表皮，2 小时后集中于基底层，6 小时后局限于真皮血管周围，16 小时后全部吸收进入血液循环。不同部位的皮肤对激素的吸收存在差异，毛囊多的部位吸收量大，足趾角质层厚，吸收量少。糖皮质激素在皮肤内，特别是在表皮的皮脂膜、角质层和皮肤附属器存在潴留现象。常用药物有布地奈德、糠酸莫米松、氢化可的松、地塞米松、卤米松等。

【药理作用】

本部分内容主要介绍糖皮质激素的抗炎、抗免疫、抗过敏作用。

1. 抗炎作用　糖皮质激素具有强大的抗炎作用，对多种原因引起的急性或慢性炎症反应都有缓解作用。在炎症早期，能增加血管的紧张性，降低毛细血管的通透性，同时能抑制白细胞的浸润及吞噬反应，抑制炎性介质及各种炎性因子的释放，从而减少渗出，减轻粘连，缓解红、肿、热、痛等症状；在炎症后期，能抑制毛细血管及成纤维细胞增生、延缓胶原蛋白及黏多糖的形成、提高胶原酶活性以加速胶原的降解、诱导成纤维细胞的凋亡等，从而阻止瘢痕的形成。

糖皮质激素的抗炎机制是基因效应，通过与效应器细胞胞浆内的糖皮质激素受体结合，调节细胞内某些基因表达。人的表皮、真皮和皮肤成纤维细胞中均存在糖皮质激素受体。在不同的解剖部位，受体的分布密度不同，因此糖皮质激素对不同部位在作用强度上存在差异。

2. 抗免疫作用　糖皮质激素小剂量主要抑制细胞免疫，大剂量可抑制体液免疫，对免疫反应的多个环节皆有抑制作用。如可抑制巨噬细胞对抗原的吞噬和处理、抑制淋巴细胞的分化增殖、阻止致敏 T 淋巴细胞诱导单核细胞及巨噬细胞聚集等，从而阻止皮肤迟发型超敏反应。

3. 抗过敏作用　糖皮质激素能抑制肥大细胞脱颗粒释放 5 - 羟色胺、组胺、缓激肽等过敏介质，减轻过敏反应。

【临床应用】

外用糖皮质激素可治疗多种影响美容的皮肤病，包括皮炎类（如日光性皮炎、神经性皮炎、异位性皮炎、接触性皮炎等）；痒疹类（如寻常痒疹、结节性痒疹）；湿疹；严重过敏性皮肤病；瘢痕及瘢痕疙瘩（多采用瘢痕内注射）；其他如结缔组织病、斑秃等。

【不良反应及注意事项】

长期外用糖皮质激素可引起局部皮肤萎缩、毛细血管扩张、色素沉着、类固醇性痤疮等，特别在皱褶多汗部位及面部更易发生；也可导致伤口愈合延缓、酒渣鼻、口周皮炎、多毛症、皮肤软组织感染等；长期大面积使用，可造成医源性肾上腺皮质功能不全。

妊娠和哺乳期妇女、婴幼儿避免长期、大量局部使用；皮肤结核病、病毒感染、烧伤、冻伤等患者禁用；青光眼及白内障患者、面部及皱褶多汗部位等慎用。

目标检测

答案解析

一、**A 型题**（最佳选择题）

1. 可出现 Q - T 间期延长的荨麻疹患者不宜选用的抗过敏药是（　　）

    A. 氯苯那敏　　　　　　　　　　　　　B. 异丙嗪

    C. 苯海拉明　　　　　　　　　　　　　D. 依巴斯汀

2. 伴有良性前列腺增生的老年荨麻疹患者服用抗过敏药后可致的严重不良反应是（　　）

    A. 急性尿潴留　　　　　　　　　　　　B. 严重高血压

    C. 慢性荨麻疹　　　　　　　　　　　　D. 急性胰腺炎

3. 对伴有血管性水肿的荨麻疹患者可选用（　　）

    A. 异丙嗪　　　　　　　　　　　　　　B. 氯苯那敏

    C. 葡萄糖酸钙　　　　　　　　　　　　D. 赛庚啶

4. 乙氧苯柳胺不具有的药理作用是（　　）

    A. 抗炎、抗过敏　　　　　　　　　　　B. 抗痤疮丙酸杆菌

    C. 抑制肥大细胞释放组胺　　　　　　　D. 抗免疫

5. 以下不宜使用糖皮质激素的情况是（　　）

    A. 接触性皮炎　　　　　　　　　　　　B. 湿疹

    C. 皮肤结核病　　　　　　　　　　　　D. 严重过敏性皮肤病

6. 下列不属于抗过敏药的是（　　）

A. 抗组胺药　　　　　　　　　　　　B. 过敏介质阻释药

C. 前列腺素合成酶抑制药　　　　　D. 抗 5 – 羟色胺药

二、X 型题（多项选择题）

1. 以下治疗荨麻疹的抗过敏药中，属于第二代抗组胺药的是（　　）

A. 西替利嗪　　　　　　　　　　　　B. 阿司咪唑

C. 依巴斯汀　　　　　　　　　　　　D. 氯雷他定

2. 下列属于非甾体类抗炎药物的是（　　）

A. 乙氧苯柳胺　　　　　　　　　　　B. 吲哚美辛

C. 氢化可的松　　　　　　　　　　　D. 丁苯羟基酸

（熊存全）

书网融合……

重点小结　　　　习题

学习任务四　痤疮治疗药物

PPT

学习目标

知识目标：

1. 掌握螺内酯、维 A 酸类、过氧苯甲酰、锌制剂等药物的药理作用、临床应用及不良反应。

2. 熟悉治疗痤疮药物的分类及其他治疗痤疮药物的作用、临床应用及不良反应。

3. 了解痤疮的发生原因。

技能目标：

能运用所学知识指导常见痤疮治疗药物的合理使用。

素质目标：

通过本任务的学习，树立健康的生活观，培养合理用药的责任意识。

情境导入

情境：患者，男，19 岁。因下颌部、额头散在炎性丘疹 3～4 月就诊。检查：下颌部、额头炎性丘疹，皮下出血、脓疱、有色素沉着。否认慢性疾病史。医生诊断为痤疮，处方：盐酸多西环素肠溶胶囊，0.1g，口服，2 次/日；丹参酮胶囊，1.0g 口服 3 次/日；克林霉素磷酸酯凝胶，适量，外用，2 次/日；积雪苷霜软膏，适量，外用，2 次/日。

思考：1. 试解释医生处方用药的目的。

2. 请简述该患者用药过程中有哪些注意事项。

痤疮是美容皮肤科常见的病症之一，是一种好发于颜面、背部、胸等富含皮脂腺部位的慢性炎症性病变，主要以粉刺、脓疱、丘疹、结节、囊肿及瘢痕等多种损害为特征。

一、痤疮概述

痤疮多发于15～30岁青春期，常伴毛孔粗大和皮脂溢出，青春期过后通常可自然痊愈或逐渐减轻。本病常呈慢性病程，易反复，愈后遗留炎症红斑、色素沉着和瘢痕，严重影响患者容貌和身心健康。

痤疮的病因较多，发病机制复杂，目前认为与以下因素有关：①雄激素诱导皮脂腺肥大，过度分泌皮脂：青春期睾酮分泌增加，在皮肤内5α-还原酶的作用下转化为二氢睾酮（dihydrotestosterone，DHT），DHT通过作用于皮肤附属器上的雄激素受体，刺激皮脂腺增生、肥大，导致皮脂分泌增加；②毛囊导管口异常角化：正常毛囊导管口畅通，皮脂能够顺利排出，雄激素的过多分泌导致毛囊口过度角化、变窄，过量的皮脂及角质细胞淤积于毛囊口内，形成白头粉刺，继而皮脂被氧化，混合皮肤表面污垢，形成黑头粉刺；③痤疮丙酸杆菌等微生物增殖：皮脂的大量聚集，为常驻于皮肤和毛囊内的微生物如痤疮丙酸杆菌、金黄色葡萄球菌、马拉色菌等提供了丰富的营养和无氧环境，使其大量繁殖，细菌产生的溶脂酶可将甘油三酯分解为游离脂肪酸，进一步刺激真皮浅层毛囊产生炎症，逐渐形成丘疹、脓疱。不断加重的炎症诱发毛囊壁破裂，脂质、微生物进入真皮深层，引起毛囊及毛囊周围炎，进一步形成结节、囊肿等；④其他因素：遗传、肥胖、高糖、高脂及乳制品饮食、情绪紧张、不正确的皮肤护理、日晒、彩妆、熬夜、不良情绪和某些药物（如糖皮质激素、异烟肼）的应用也可诱发或加重痤疮的发生。

针对痤疮发生的不同病理环节，治疗痤疮的药物可以分为抗雄激素药、抑制毛囊皮脂腺导管角化异常药、抗皮脂溢药、抗氧化剂和抗菌药五大类。

知识链接

女性迟发性痤疮

女性迟发性痤疮又称女性青春期后痤疮。与青春期痤疮有所不同，女性迟发性痤疮属丘疹脓疱型痤疮，好发于面颊和口周等部位，皮疹较重，多表现为丘疹、脓肿、红斑等。皮疹随月经周期而发生变化，月经期间常加重，服用治疗药物后好转，停药后皮疹迅速复发，病情反复、难愈。精神压力过大、雄性激素升高等可能是女性痤疮迟发且持久难愈的主要原因。因此，我们应正视痤疮这一青春期前后常见的"困扰"，除合理使用治疗药物外，还应端正生活态度，养成健康的生活习惯，多角度展现青春之美。

二、常用药物介绍

（一）抗雄激素药

抗雄激素药通过减少肾上腺皮质和性腺雄激素的产生、减少DHT的形成、阻断雄激素受体或与DHT竞争雄激素受体等方式发挥作用，部分抗雄激素药物兼具以上多个作用。常用抗雄激素药物包括螺内酯、西咪替丁、丹参酮、雌性激素等。

螺内酯

螺内酯（spironolactone）又名安体舒通（antisterone），是人工合成的甾体类化合物。

【药理作用】

螺内酯的化学结构与醛固酮相似，为醛固酮拮抗剂，具有显著的抗雄激素作用，可抑制皮脂腺分泌，缓解痤疮的临床症状。其抗雄激素作用包括以下 3 个方面的机制。

1. 减少雄激素生成　螺内酯可选择性地抑制肾上腺皮质和睾丸的微粒体细胞色素 P450 酶系统，降低雄激素合成酶活性，使雄激素的合成减少。

2. 抑制 5α－还原酶活性　螺内酯通过抑制 5α－还原酶活性，阻止睾酮转化为 DHT。

3. 阻断皮脂腺雄激素受体　螺内酯与胞浆内雄激素受体的结合力是 DHT 的 10～20 倍，通过与 DHT 竞争雄激素受体，从而阻断雄激素的作用。

【临床应用】

1. 寻常痤疮　螺内酯对痤疮的治疗与用药剂量相关，口服螺内酯 50～100mg/d，能减轻痤疮的病情；口服 100～200mg/d，治疗效果更加显著。起效时间约为 15～30 天，主要表现为皮疹消退或消失。口服给药的指征包括：①提示受内分泌影响的痤疮患者如月经期前发作或加重者、25 岁以后发病者、面部油脂增多或合并面部多毛症等；②成年女性颜面部炎性痤疮；③对常规局部治疗、全身应用抗生素、异维 A 酸不耐受或疗效不佳者；④合并月经失调、月经前体重增加或其他月经前综合征者。口服疗程为 3～6 个月。

螺内酯用于治疗痤疮除口服给药外，也可外用搽剂或与黄体酮搽剂联合涂于患处，起协同作用。

2. 多毛症　口服螺内酯可治疗女性特发性多毛症和高雄激素血症（如多囊卵巢综合征），疗效优于雌激素，因其不干扰正常月经周期和排卵周期，可使多囊卵巢综合征无月经的患者恢复周期性月经。

3. 雄激素性秃发　参见模块一项目三学习任务四影响毛发生长药。

【不良反应及注意事项】

长期应用常见引起血钾升高，肾功能不全伴少尿、无尿时易发生，故血钾过高者及肾功能不全者禁用，用药期间应注意监测血钾和心电图。肝功能不全者慎用。少数患者可出现内分泌紊乱，男性乳房发育、溢乳、阳痿、性功能低下，女性声音变粗、毛发增多、月经失调等，一般停药后可消失。

西咪替丁

西咪替丁（cimetidine）为 H_2 受体阻断药，除对抗组胺引起的胃酸分泌作用外，还具有抗雄激素作用。西咪替丁通过与 DHT 竞争雄激素受体而抑制皮脂腺分泌，但不降低雄激素水平。可用于治疗寻常痤疮、妇女多毛症、皮肤瘙痒症、荨麻疹、疱疹病毒感染等。外用（2% 西咪替丁霜）、内服对痤疮均有治疗作用。

长期用药或加大剂量时可出现男性乳房肿胀、泌乳现象、性欲减退、腹泻、眩晕或头痛、肌痉挛或肌痛、皮疹、脱发等。此外，偶见咽喉痛热、不明原因的出血或瘀斑、异常倦怠无力、粒细胞减少或其他异常血象。

丹参酮

丹参酮（tanshinone）来源于唇形科鼠尾草属丹参根中提取的脂溶性活性成分，具有改善血液循环、清热解毒、杀菌抗炎、抗雄激素等作用。下面仅介绍丹参酮的抗痤疮作用。

丹参酮通过多靶点、多环节阻断痤疮的发生，其抗痤疮的作用机制包括：①丹参酮具有雌激素样活性，能使增高的雄激素活性水平恢复正常；②丹参酮对痤疮丙酸杆菌、葡萄球菌有显著的抑制作用；③丹参酮具有减少渗出、抑制白细胞过度趋化的作用，可减轻痤疮引发的炎症反应；④丹参酮具有减少皮脂腺分泌作用；⑤丹参酮具有活血化瘀、清热散结的作用，可有效改善囊肿性和结节性痤疮患者病灶局部的血液循环，促进结节和囊肿的消退。

丹参酮对寻常和脓疱性痤疮疗效较好；因丹参酮无抑制毛囊皮脂腺导管角化的作用，故对粉刺和囊肿性痤疮疗效不佳；此外，丹参酮还可用于治疗皮肤脓肿、疖、痈等。本品适用于任何年龄段的痤疮患者，尤其适用于对抗生素过敏或有不能耐受的其他不良反应的痤疮患者。疗程一般为6周。

雌性激素

雌性激素包含雌激素和孕激素两大类，多用于难治的重症痤疮患者。天然雌激素主要为雌二醇（estradiol），由卵巢的成熟卵泡细胞分泌，口服效果差。目前临床用于治疗痤疮常用的雌激素有己烯雌酚和炔雌醇，为雌二醇的合成衍生物。天然孕激素为黄体酮（progesterone），主要由卵巢黄体的黄体细胞合成和分泌。临床应用的孕激素多为人工合成品，包括17α-羟孕酮类和去甲基睾酮类两大类，目前临床用于治疗痤疮的孕激素有黄体酮和醋酸环丙孕酮。

【药理作用】

雌性激素的抗痤疮作用主要包括以下三个方面：外源性雌激素和孕激素通过反馈调节作用，抑制下丘脑促性腺激素释放激素（gonadotropin - releasing hormone，GnRH）和垂体促黄体生成素（luteotropic hormone，LH）的分泌，进而减少性腺和肾上腺皮质雄激素的合成和释放；醋酸环丙孕酮还可阻断雄激素受体而降低内源性雄激素的作用；低水平的雌激素作用于肝脏，增加性激素结合球蛋白的合成，降低血液中游离的睾酮水平。

【临床应用】

雌性激素目前仅用于女性痤疮患者，主要用于治疗女性严重或顽固性痤疮，尤其是对全身应用抗生素或异维A酸效果不佳或不能耐受者，或伴多毛、月经紊乱、雄激素性秃发患者。

因雌激素和孕激素治疗痤疮时具有协同作用，故通常以口服避孕药（复方口服避孕药常含有雌激素和孕激素两种成分）的形式给药。起效时间需要2~3个月，疗程建议在6个月以上。

【不良反应及注意事项】

不良反应主要有月经紊乱、乳房胀痛、恶心、食欲缺乏及皮肤色素沉着等。口服避孕药间断性服用时，可能会导致子宫出血。男性、孕妇、哺乳期妇女、有血栓栓塞史者、严重肝损害患者禁用。

（二）抑制毛囊皮脂腺导管角化异常药

1. 维A酸类　维A酸是体内维生素A的代谢中间产物，具有促进上皮细胞增生、分化、角质溶解等作用。目前，临床使用的维A酸类药物主要有四代。第一代：全反式维A酸、异维A酸以及维胺酯；第二代：阿维A酸、阿维A酯；第三代：阿达帕林、芳香维A酸、芳香维A酸乙酯、甲磺基芳香维A酸；第四代：曲法罗汀。维A酸类药物作用广泛，临床应用较广，本任务仅介绍在痤疮治疗中常用的维A酸类药物，其余详见模块一项目二学习任务一维A酸类药物。

阿达帕林

阿达帕林（adapalene）为第三代常用维A酸类药物，其化学性质稳定，对光和氧化剂具有高度稳定性。

【药代动力学】

阿达帕林脂溶性高，易溶于皮脂，具有较好的皮肤渗透性，多蓄积在毛囊处，经皮肤吸收进入血液循环的量极小。阿达帕林的上述分布特点对其充分发挥抗痤疮作用具有重要意义。

【药理作用】

（1）抗角质细胞增生作用　阿达帕林与维A酸受体具有一定的亲和力，且不与胞浆维A酸结合蛋白相结合。这种特异性的结合，使其作用于角质形成细胞的终末分化阶段，从而抑制角质形成细胞的增生。

（2）溶解粉刺和抑制新粉刺的形成　阿达帕林通过降低毛囊漏斗部角质形成细胞间的黏聚力，

调节毛囊－皮脂腺上皮细胞的增殖和分化，达到促进粉刺溶解、排出和减少新粉刺形成的治疗效果。

（3）抗炎作用　阿达帕林通过抑制真皮中多形核白细胞的游走、趋化以及干扰花生四烯酸的代谢，减少炎症介质的产生，从而发挥抗炎作用。同时，阿达帕林还有抗角化并破坏厌氧环境的作用，从而破坏痤疮丙酸杆菌的生存条件，间接发挥抗菌作用。

【临床应用】

阿达帕林溶解粉刺和抗炎作用比全反式维 A 酸强大，主要用于治疗多粉刺型和丘疹脓疱型痤疮。本品是寻常痤疮首选外用药，也可作为重症痤疮患者口服药物治疗后的维持治疗。

【不良反应及注意事项】

用药初始可出现红斑、灼痛或脱屑等不良反应，继续治疗 2 ~ 3 周后开始出现治疗效果，用药 6 周后达到最大疗效。不宜涂敷于腋窝、腹股沟等皮肤皱褶部位。不宜接触眼睛或黏膜部位。宜在晚间睡前应用，用药部位要避免强光照射，以减少光敏现象。有急性或亚急性皮炎者、湿疹者、妊娠 3 个月内及哺乳期妇女禁用。育龄期妇女使用时须避孕。

本药与过氧化苯甲酰存在物理配伍禁忌，应用于同一部位时，应早晚交替使用，即夜间睡前应用阿达帕林乳膏或凝胶，晨起洗漱后应用过氧化苯甲酰。

全反式维 A 酸

全反式维 A 酸（all－trans retinoic acid，atRA）又称维 A 酸、维生素 A 酸、视黄酸，为第一代维 A 酸类。本品不稳定，易受光、酸、碱、氧化剂和空气等因素的影响而发生同分异构变化，部分转变为异维 A 酸；反之，异维 A 酸在光作用下也可部分转变为全反式维 A 酸。

【药理作用】

（1）抑制毛囊皮脂腺导管的异常角化　全反式维 A 酸可通过抑制毛囊皮脂腺导管的异常角化，减弱角质层的黏聚力，使痤疮粉刺松动后排出。

（2）缩小皮脂腺腺体　全反式维 A 酸可使皮脂腺腺体缩小，降低皮脂分泌率。

（3）抗炎作用　全反式维 A 酸通过抑制真皮中多形核白细胞的游走、趋化以及干扰花生四烯酸的代谢，减少炎症介质的产生而发挥抗炎作用。

全反式维 A 酸治疗痤疮的机制同阿达帕林，但抗炎作用及溶解粉刺作用不及阿达帕林，局部外用刺激性较大。

【临床应用】

全反式维 A 酸适用于各型痤疮。由于全反式维 A 酸能溶解粉刺，抗生素可杀灭痤疮丙酸杆菌，因此与红霉素等抗生素联合外用可产生协同作用。其对四环素类药物治疗无效者仍有效。

【不良反应及注意事项】

口服给药毒副作用大，表现为头痛、头晕、皮肤黏膜干燥等，可通过减少剂量或同服维生素 B_1、维生素 B_6、谷维素等减轻不良反应；本品还可引发肝功能障碍，故肝、肾功能不全者慎用。

局部外用主要的不良反应为红斑、蜕皮、刺痛、烧灼感等局部刺激症状，多发生于用药的首月，继续用药可减轻。局部刺激症状的发生与外用维 A 酸的浓度、剂量有关，故外用时宜从低浓度开始，最高不超过 0.3%。因维 A 酸有光敏性，外用时应尽量避光，以晚上用药为宜。

异维 A 酸

异维 A 酸（Isotretinoin）为第一代维 A 酸类药物中痤疮治疗疗效较好的药物。

【药理作用】

1. 抑制皮脂分泌　异维 A 酸抑制皮脂分泌的程度随给药剂量的增加而增强，即便停药半年后，皮脂抑制率仍可维持在治疗前的 40%~50% 。抑制皮脂分泌的机制为：延长皮脂腺基底细胞的成熟过程，使皮脂腺细胞数目减少，皮脂分泌减少。治疗后皮脂水平和痤疮皮损害一般不复发。用于治疗痤疮时具有缩小皮脂腺组织，抑制皮脂腺活性，减少皮脂分泌，减轻上皮细胞角化及毛囊皮脂腺口的角质栓塞，并抑制痤疮丙酸杆菌数的生长繁殖。

2. 抑制毛囊皮脂腺导管的过度角化　异维 A 酸通过调节角质形成细胞的终末分化阶段，减小角质形成细胞的平均体积，从而发挥抗角化作用；还能降低角质细胞间的黏聚力，促进其剥脱。

3. 杀灭痤疮丙酸杆菌　其作用机制可能与增加细胞通透性、降低细胞膜电位等，从而破坏细菌细胞结构，导致其死亡有关。

【临床应用】

异维 A 酸是临床上治疗痤疮的首选药物，尤其适用于其他疗法无效的重度结节、囊肿性和聚合性痤疮。一般脓疱较丘疹、结节消退快，炎症性皮损的消退较粉刺快，面部较躯干部的皮损消退快。

中度至重度痤疮患者的推荐起始剂量为 0.25~0.5mg/(kg·d)，之后可根据患者耐受性、痤疮严重程度和疗效逐渐调整剂量，重度结节囊肿性痤疮可逐渐增加至 0.5~1.0mg/(kg·d)；轻中度痤疮患者可以采取低剂量的连续或隔日治疗方案（10mg 每日或者隔日 1 次）。建议与食物同服。口服异维 A 酸一般 3~4 周起效，疗程视皮损消退情况、耐受情况及剂量而定，通常应不少于 16 周；建议长疗程的持续性低剂量给药（每日服用），并且根据皮损恢复情况，以及是否存在痤疮残留病灶，选择适当减少剂量至 ≤0.3mg/(kg·d) 继续维持治疗 2~3 个月或更长时间，具体根据患者皮损改善程度以及皮损性质进行调整。

【不良反应及注意事项】

异维 A 酸口服常见口唇、黏膜干燥、蜕皮、皲裂、出血等，应配合使用具有舒缓、修复皮肤屏障作用的功效性护肤品。较少见不良反应包括肌肉骨骼疼痛，有明确的致畸作用。用药前应排除妊娠，在月经周期的第 2 日或第 3 日开始用药，女性必须在治疗期间直至治疗结束后 3 个月做好避孕，若在治疗过程中怀孕，必须进行人工流产。治疗期间或治疗后 1 个月内避免献血。治疗后 1 个月以及之后每 3 个月检查肝功能和血脂，如转氨酶或血脂持续升高应减量或停药。青春期前长期使用有可能引起骨骺过早闭合、骨质增生、骨质疏松等，12 岁以下儿童慎用。

建议与食物同服。口服异维 A 酸一般 3~4 周起效，疗程视皮损消退情况、耐受情况及剂量而定，通常持续服用应不少于 16 周；建议长疗程的持续性低剂量给药（每日服用），并且根据皮损恢复情况，以及是否存在痤疮残留病灶，选择适当减少剂量至 ≤0.3mg/(kg·d) 继续维持治疗 2~3 个月或更长时间，具体根据患者皮损改善程度以及皮损性质进行调整。

维胺酯

维胺酯（viaminate）即乙氧羰基苯维生素甲酰胺，为我国自行研制的药品，能明显抑制角化过程和皮脂分泌，并具有抗炎和抑制痤疮丙酸杆菌的作用。本品对寻常痤疮有较好疗效。通常应用 0.4% 复方霜剂（含地塞米松 0.01%）外搽痤疮患处，不良反应较维 A 酸小。

2. α-羟基酸类　α-羟基酸类（alpha hydroxyl acid，AHAs）如苹果酸、柠檬酸、乙醇酸等，其药理作用和临床应用较多，本任务仅介绍其抗痤疮方面的药理作用和临床应用。

α-羟基酸类药物可使因过度角化而重叠、黏合在一起的角质细胞剥脱、自然脱落，松解毛囊角栓，抑制毛囊皮脂腺导管的异常角化，从而利于皮脂排出，消除粉刺。另外，α-羟基酸类药物可到达真皮层，抑制皮脂分泌。临床常用于痤疮治疗。

（三）抗皮脂溢药

痤疮患者皮脂分泌一般较正常人多，抗皮脂溢药通过抑制皮脂分泌而发挥抗痤疮作用。

硫酸锌

硫酸锌（zinc sulfate）为无色透明的结晶或颗粒状结晶粉末，药理作用和临床应用较多。本任务仅介绍其对皮脂分泌的抑制作用和临床应用。

【药理作用】

硫酸锌可能通过以下几方面的机制抑制皮脂腺分泌：青春期锌相对或绝对缺乏，可影响与锌相关的酶 – 雄激素系统的正常功能，使雄激素分泌增加，从而诱发或加重痤疮，故补充锌可恢复该系统正常运行；锌具有皮肤收敛作用，减少皮脂分泌；锌具有增强细胞免疫功能，提高机体免疫力，降低皮肤感染几率；锌能改善上皮细胞的异常角化，提高维生素 A 的利用，避免皮脂腺导管堵塞。

【临床应用】

硫酸锌用于治疗寻常痤疮，有效率可达 75% ~ 97%，尤其对脓疱性、丘疹性、囊肿性痤疮疗效明显，可显著减少脓疱、丘疹和结节的数目，减轻面部皮肤油腻感，减少痤疮痕迹（瘢痕）。对其他治疗方法无效的痤疮，本品仍然有效。口服硫酸锌的同时联用其他外用药物，可增强疗效，并促进痤疮丘疹的消退；但对聚合性痤疮的治疗效果较差。

【不良反应及注意事项】

口服用药时易引起食欲减退、恶心、呕吐、腹痛、腹泻等消化道反应，饭后服用可减轻。外用对局部有刺激性。

临床常用的锌制剂还有巯氧吡啶锌、葡萄糖酸锌、甘草锌等。

硫化硒

硫化硒（selenium sulfide）为橙色或红褐色粉末，微溶于三氯甲烷（氯仿），不溶于水。

【药理作用和临床应用】

硫化硒具有抑制痤疮丙酸杆菌生长、杀灭浅部真菌和寄生虫的作用；还能抑制滤泡上皮细胞和表皮细胞的过度生长；外用可通过降低皮脂中脂肪酸含量减少皮脂的产生。临床上可用于治疗各种类型的痤疮。

【不良反应及注意事项】

少数患者可出现接触性皮炎、脱发、皮肤干燥等，停药后 3 ~ 5 天症状可逐渐改善。禁用于炎症部位的皮肤、眼睛、外生殖器等黏膜部位；本品有毒性，不可口服，中毒的患者口中有大蒜气味和金属味，出现呕吐、厌食和贫血症状，误食时应洗胃，并用硫酸钠导泻。

（四）抗氧化剂

过氧苯甲酰

过氧苯甲酰（benzoyl peroxide，BPO）又名过氧化苯酰，为白色结晶粉末，有特殊臭味，在丙酮、三氯甲烷（氯仿）或乙醚中溶解，在水中或乙醇中微溶。

【药理作用】

1. 抗菌作用 过氧苯甲酰为强氧化剥脱剂，作用于皮肤后，能分解出新生态氧（每克 BPO 的 24 小时氧释放量约为 4ml）和苯甲酸，发挥强除臭杀菌作用，还能渗透进入毛囊和皮脂腺滤泡深部，抑制痤疮丙酸杆菌的生长繁殖，减少游离脂肪酸，进而减轻对毛囊壁的损伤，达到缓解毛囊周围炎症的效果。目前尚未发现痤疮丙酸杆菌对过氧化苯甲酰产生耐药性，可单独使用，也可联合外用抗菌药物使用。

2. 角质溶解作用 过氧苯甲酰可使角质软化、剥脱，对异常的角化过程如粉刺也有抑制作用，但作用较维 A 酸弱。

3. 刺激肉芽组织和上皮细胞增生　过氧苯甲酰对皮肤创伤和溃疡有促进细胞修复和愈合的作用。压疮性溃疡患者使用后，可迅速长出肉芽组织而痊愈。

【临床应用】

1. 痤疮　过氧苯甲酰对痤疮的炎性和非炎性损害均有治疗作用，且对以炎性损害为主的痤疮疗效更佳，可使脓疱完全消失，炎性丘疹及结节部分消失，但对粉刺、囊肿损害及聚合性痤疮效果较差。脓肿性痤疮常伴有其他细菌感染，故治疗该类型痤疮时最好联用抗生素，即外用过氧苯甲酰的同时，内服红霉素或四环素等，待控制炎症后逐渐停用抗生素，再用过氧苯甲酰维持治疗，或与1%磷酸克林霉素溶液交替外用。

2. 酒渣鼻　过氧苯甲酰对酒渣鼻也有良好的疗效。

3. 皮肤溃疡　过氧苯甲酰对皮肤溃疡和创伤有促进细胞修复和愈合的作用，且能预防伤口感染。

4. 皮肤真菌病　过氧苯甲酰对浸渍性足癣有良好疗效，可明显缓解趾间的皮损、瘙痒等症状；对皮肤花斑癣也有显著疗效，用药后皮屑真菌镜检圆形糠状芽生孢子菌菌丝呈阴性，患者可达临床治愈。

5. 疖肿　过氧苯甲酰能抑制革兰阳性和阴性菌，对疖肿治疗有效。

【不良反应及注意事项】

BPO外用主要不良反应为刺激性皮炎，主要表现为用药初期局部刺痛、痒和烧灼感，还可出现红斑、水肿、干燥和脱屑，停药后3~5天症状消失。本品不能用于炎症部位、表皮剥脱和敏感处。过氧苯甲酰能漂白毛发，故不宜用在有毛发的部位，接触衣服后也易因氧化作用而使衣物褪色。本品与其他抗痤疮药物合用时可加重对皮肤的刺激性，也可引起皮肤干燥、接触性皮炎、皮肤瘙痒等，用药过程中若出现皮肤刺激性加重应立即停药。应避免与眼睛、口唇及黏膜部位接触；过敏者慎用。

（五）抗微生物药

米诺环素

米诺环素（minocycline）为半合成四环素类广谱抗生素。在碱性溶液中效价降低，对光不稳定，遇金属离子可失去抗菌活性。

【药理作用和临床应用】

本品具有高亲脂性和强渗透力的特点，能很好地透入毛囊和皮脂腺，并在皮脂腺中达到有效浓度，抑制痤疮丙酸杆菌的生长繁殖，减少游离脂肪酸的产生，从而减轻对皮脂腺的刺激，并通过抑制白细胞的趋化发挥抗炎作用。

米诺环素因耐药性低、疗效好，是目前首选的治疗痤疮的药物之一，尤其适用于中、重度痤疮和炎症较重的痤疮患者，可减少皮损区痤疮丙酸杆菌，缓解炎症症状。本品治疗痤疮的疗效优于四环素和红霉素，对四环素治疗无效的患者，使用本品仍然有效。

【不良反应及注意事项】

不良反应较轻，常见的有头晕、头痛症状，还可有恶心、呕吐、腹部不适和腹泻等胃肠道症状，偶见荨麻疹，罕见过敏性休克；长期用药，可使牙齿、眼睛、皮肤等部位发生明显的色素沉着。铁、钙及其他金属离子能影响其吸收，故应选择餐前1小时或餐后2小时服用本品。疗程6~8周，一般不超过12周。四环素类药物有光敏性，不建议与激光疗法等联合应用。

红霉素

红霉素（erythromycin）是一种从链霉菌培养液中分离得到的大环内酯类抗生素。

【药理作用和临床应用】

红霉素具有抑制痤疮丙酸杆菌生长、减少局部游离脂肪酸、减轻痤疮炎症反应等方面的药理作用。本品治疗痤疮效果明确，对成人寻常痤疮的各型皮损均有效，对炎性丘疹及脓疱等炎性损害效果尤为突出，因痤疮丙酸杆菌对红霉素易产生耐药性，必要时与过氧苯甲酰联合使用。

【不良反应及注意事项】

不良反应小，剂量大时可有恶心、呕吐、腹泻、腹痛等胃肠道反应。本品易受胃酸破坏，故成人宜服用肠溶片。

阿奇霉素

阿奇霉素（azithromycin）为第二代大环内酯类抗生素，是红霉素的衍生物。

【药理作用和临床应用】

阿奇霉素具有抗菌活性强、抗菌谱较广、组织与分泌物中浓度高等特点，组织中 $t_{1/2}$ 可达 68 小时，对炎症组织有亲和力，可渗透进入细胞内，有效抑制细胞内病原菌的生长繁殖，对痤疮丙酸杆菌有效，可有效缓解中、重度痤疮的潮红、炎性丘疹、脓疱、囊肿等症状，对粉刺、瘢痕、结节疗效不佳，临床用于其他抗生素无效或不能耐受的痤疮患者。

【不良反应及注意事项】

不良反应轻，胃肠刺激性小。对大环内酯类抗生素过敏者禁用，严重肝、肾功能不良者慎用。

克拉霉素

克拉霉素（clarithromycin）为第二代大环内酯类抗生素，对痤疮丙酸杆菌有抑制作用，可用于治疗痤疮。可发生头痛、腹部不适、皮疹、转氨酶暂时升高等不良反应。偶见过敏反应、肝炎、二重感染等。

克林霉素

克林霉素（clindamycin）为林可霉素类抗生素，对痤疮丙酸杆菌有显著抑制作用，可用于对大环内酯类和四环素类药物耐药或皮损严重、炎症明显的痤疮患者。本品口服有发生严重腹泻和假膜性肠炎的危险。局部外用可引起接触性皮炎、皮肤干燥等不良反应。

痤疮患者抗微生物药一般首选米诺环素和多西环素，尤其米诺环素在毛囊皮脂腺单位中药物浓度高，耐药发生率低。如对四环素类药不能耐受或有禁忌症时，可考虑用大环内酯类如红霉素、罗红霉素、阿奇霉素等代替。避免选择 β - 内酰胺类（如青霉素类、头孢菌素类等）和喹诺酮类等抗菌药物。痤疮复发时，应选择既往治疗有效的抗菌药物，避免随意更换。

····目标检测

答案解析

一、A 型题（最佳选择题）

1. 以下仅用于女性痤疮患者的药物是（　　）

　　A. 螺内酯　　　　　　　　　　　　　B. 西咪替丁

　　C. 丹参酮　　　　　　　　　　　　　D. 雌性激素

2. 下列治疗痤疮的药物中，患者在治疗期间及治疗结束后 1 个月内应避免献血的是（　　）

　　A. 红霉素　　　　　　　　　　　　　B. 异维 A 酸

　　C. 克林霉素　　　　　　　　　　　　D. 过氧甲苯酰

3. 维A酸与过氧苯甲酰联合应用治疗寻常痤疮时，正确的用法是（ ）

    A. 睡前应用维A酸凝胶或乳膏，晨起洗漱后应用过氧苯甲酰凝胶

    B. 睡前应用过氧苯甲酰凝胶，晨起洗漱后应用维A酸凝胶或乳膏

    C. 两药的凝胶或乳膏间隔2小时交替使用

    D. 将两种药物的凝胶或乳膏充分混合后同事应用

    E. 前额、颜面部应用维A酸凝胶或乳膏，胸背上部应用过氧苯甲酰凝胶

4. 痤疮患者抗微生物药首选（ ）

    A. 米诺环素   B. 红霉素

    C. 阿奇霉素   D. 克林霉素

二、X型题（多项选择题）

1. 医生给一位18岁女性患者开具维阿达帕林的处方治疗寻常痤疮，需告知该患者用药过程中的注意事项有（ ）

    A. 不应涂敷于皮肤皱褶部位

    B. 用药部位应避免强烈日光照射

    C. 夜间睡前应用

    D. 可与过氧苯甲酰凝胶早晚交替使用

2. 以下属于常用于痤疮治疗的维A酸类的有（ ）

    A. 全反式维A酸   B. 异维A酸

    C. 阿达帕林   D. 维胺酯

（熊存全）

书网融合……

重点小结   习题   PPT

学习任务五 抗瘢痕药物

学习目标

知识目标：

1. 掌握常用抗瘢痕药物的药理作用、临床应用、不良反应及用药注意事项。
2. 熟悉抗瘢痕药物的分类。
3. 了解瘢痕的分类和形成机制。

技能目标：

能运用所学知识指导常见抗瘢痕药物的合理使用。

素质目标：

通过本任务的学习，树立以患者为中心的理念，关注患者需求与感受，彰显医学人文关怀。

情境导入

"丑陋的"瘢痕

情境：患者，女，28岁，1年前因怀孕胸前出现米粒大小红色丘疹，皮疹逐渐增大、增厚，并伴有瘙痒、刺痛症状，剖腹产后腹部术区发生瘢痕增生，瘙痒刺痛难耐，到医院就诊。体格检查：胸前可见0.5cm×0.5cm大小结节，高于皮面，质硬，颜色呈红色。初步诊断：胸部瘢痕疙瘩，腹部术后增生性瘢痕。

思考：1. 什么是瘢痕，瘢痕有哪些类型，什么是增生性瘢痕？

2. 结合患者情况，思考瘢痕是否需要治疗？如何祛除身上的瘢痕？

瘢痕是各种皮肤损伤所引起的正常皮肤组织外观形态和组织病理学改变的统称，是人体创伤修复过程中必然的产物。伤口愈合过程中，各种原因导致的胶原的合成代谢与降解代谢之间的平衡被破坏即可形成病理性瘢痕。从外观上瘢痕可能给患者带来心理痛苦，严重者甚至影响患者自信心，使其产生自卑心理；从机体功能上，瘢痕也可能给患者带来生理上的痛苦。瘢痕的治疗是目前临床上的一大难题，临床上治疗瘢痕的目的主要在于减轻或者消除瘢痕并防止复发。

一、瘢痕概述

瘢痕是人体遭受创伤后，在伤口或创面自然愈合过程中的一种正常的、必然的生理反应，也是创伤愈合过程的必然结果。表皮的伤口可以通过简单的上皮形成愈合，修复后可基本达到皮肤外观和功能的完全恢复，而深达真皮及皮下组织的损伤必然通过瘢痕才能修复。适度的瘢痕形成，是机体修复创面的正常表现，是人体自卫体系的一个重要组成部分，但过度的瘢痕增生则是一种病态表现。

（一）瘢痕的分类

关于瘢痕的分类，目前临床上尚无统一的方法。

1. 按颜色、质地、感觉分 瘢痕分为未成熟瘢痕和成熟瘢痕。未成熟瘢痕多指伤口愈合后早期，局部瘢痕颜色红，表面可见扩张的毛细血管，厚度可达数毫米到数厘米，表面粗糙，质地较硬，弹性差，可存在瘙痒、疼痛等明显不适。瘢痕生长具有一定的时程，一般1年左右，长者则需要数年可达到成熟期，颜色与周围皮肤近似，表面不见扩张的毛细血管，厚度变薄，质地变软，不适症状消失，称为成熟瘢痕或瘢痕的成熟期。

2. 按解剖形态分 瘢痕可分为增生性瘢痕、瘢痕疙瘩、萎缩性瘢痕和瘢痕癌。增生性瘢痕是临床最为常见的瘢痕类型，可基于临床特点进一步细分。线性增生性瘢痕（如手术、外伤引起）和广泛生长的增生性瘢痕（如烧伤、创伤引起）是临床常见的亚类别。瘢痕疙瘩则是一种特殊类别的病理性瘢痕，表现为高出正常皮肤表面、超出原始损伤范围、呈持续性生长的肿块，质地较硬，弹性较差，可伴有瘙痒或疼痛，具有治疗抵抗和治疗后高复发率的肿瘤类疾病特征。瘢痕疙瘩按其发病机制大致可以分为"炎症型"和"肿瘤型"两大类，前者通常以明显充血伴有痛痒症状为主要临床特征；后者表现为充血不显著、色暗和明显隆起的块状物，类似肿瘤。萎缩性瘢痕临床上表现为皮肤凹陷，它是一种由于皮肤胶原纤维缺失或皮下纤维挛缩而诱发的皮肤萎缩，可见于痤疮感染、外伤之后。瘢痕癌则是发生于瘢痕皮肤且具有一定侵袭性的恶性肿瘤，亦称马乔林溃疡（Marjolin's ulcer）。烧伤所致的瘢痕癌在临床中最常见。

（二）瘢痕的形成机制

瘢痕形成机制虽未完全清楚，但相关认知探索在微观和宏观两方面均得以不断深化。微观方面不仅涉及细胞（成纤维细胞、肌成纤维细胞、肥大细胞、中性粒细胞等）、细胞因子（转化生长因子 - β、肿瘤坏死因子 - α、血管内皮生长因子等）、细胞外基质（胶原的代谢与排列失常、糖胺聚糖的改变等）等成分的相互作用，组织空间结构（修复细胞间形成的空间调控网络等）的三维层面也可能参与瘢痕形成的全过程。宏观方面的因素对瘢痕的形成也有着极大影响，包括患者个体的人口学特征（种族、性别、年龄等），以及外在因素（伤情、手术切口等治疗因素）等。多维度、多层面的复杂因素造成了瘢痕形成的复杂性、多元性。对医美工作者而言，深入理解瘢痕形成过程是有必要的，它可以为医美工作者科学地进行瘢痕分类、有的放矢地进行瘢痕防治提供重要参考。

知识链接

瘢痕"克星"——强脉冲光联合点阵激光

瘢痕的传统治疗方法包括手术切除、糖皮质激素注射、压迫疗法、冷冻治疗、放射治疗和硅酮制剂外用治疗等，这些方法对瘢痕的防治均有不同程度的效果。激光治疗是一种相对较新的治疗方法，其处理瘢痕的特点在于创伤小、治疗时间短，早期干预更可能避免复杂的手术修复。目前认为激光是治疗瘢痕、预防瘢痕挛缩和瘢痕增生的一线治疗方法。常见的激光包括脉冲染料激光、长脉宽 Nd：YAG 激光、铒激光、点阵 CO_2 激光以及其他光疗方法如强脉冲光、射频等。根据瘢痕皮肤色泽、瘢痕类型、部位和患者的特征选择合适的激光或光疗设备，采用适当的治疗模式和设置合理的治疗参数可达到较好的效果。

随着医学科技的发展，新的美容技术为美容领域带来了革命性的变革，更为人类对美的追求提供了新的可能。在新技术的不断进步和社会认知的不断提高下，医学美容有望为人类带来更加美好的生活体验。

（三）瘢痕的评估

瘢痕评估可指导瘢痕治疗，以减少临床工作中的盲目性，有目的性地观察瘢痕的发展趋势及最后结果，解除患者对瘢痕转归的担心。当前常用评估工具如下所述。

1. 温哥华瘢痕量表（vancouver scar scale，VSS） VSS 是目前国际上较为通用的瘢痕评定方法，该量表不需要借助特殊的设备，仅依靠测试者的肉眼观察，徒手触诊患者瘢痕，从色泽、厚度、血管分布和柔软度 4 个方面进行测定，具有操作简单，内容较全面的特点。

2. 视觉模拟量表（visual analogue scale，VAS） VAS 是基于图像的评分体系，针对血液供应、色素沉着、患者可接受性、观察者的舒适度、外形等分别进行评分，将各项评分相加得出总分。分数越高，瘢痕越严重。

3. 患者与观察者瘢痕评估量表（patient and observer scar assessment scale，POSAS） POSAS 包括观察者量表和患者量表。观察者量表的 6 项评分内容为：血管分布、色泽、厚度、表面粗糙程度、柔软度和表面积。患者量表的 6 项评分内容为：疼痛程度、瘙痒程度、颜色、厚度、柔软度和自我观感。POSAS 的主要优势在于纳入患者自评项目。

世界范围内，新的瘢痕评估工具不断出现并得到应用，但以上 3 种评估体系目前仍是接受范围最广的。随着影像技术的发展，一些高精度、高分辨率影像学工具的应用，可对瘢痕颜色、质地、厚度进行相对客观测量，有助精确评价瘢痕。

二、常用药物介绍

目前治疗药物主要包括：体表外用制剂（洋葱提取物、积雪苷、丝裂霉素 C、咪喹莫特等），局部注射治疗（博来霉素、糖皮质激素、氟尿嘧啶），物理疗法（硅酮制剂）。下面将对常见抗瘢痕药物进行介绍。

（一）增加水合作用，软化瘢痕的药物

硅酮药物

硅酮成分药物是目前临床应用较多的一类抗瘢痕药物。20 世纪 80 年代起硅胶制品开始应用于瘢痕患者的治疗，硅胶的化学名称为硅酮（silicone），是以 $[SiO(CH_3)_2]$ 单体为基础的聚合物，即多聚二甲基硅氧烷。现新研发的硅酮制剂有：硅酮气雾剂、膏剂、霜剂、硅凝胶膜、硅凝胶贴片等，应用最广泛的是硅凝胶膜。硅酮类药物具有无毒、无刺激性、无抗原性、无致癌及致畸性，有良好的生物相容性等特点。

【药理作用】

硅酮可有效减轻局部瘙痒和疼痛，增加瘢痕的柔韧性，部分还可缩小瘢痕。其抑制瘢痕的机制可能为：①水分丢失减少，使皮肤角质层的含水量增加，发生水合作用，瘢痕软化；②对细胞间质中水溶性蛋白质及各种低分子质量的水溶性、炎性混合物的通透性增加，进而使这些蛋白质在皮肤表面扩散，间质内水溶性蛋白质及产物减少，导致瘢痕内蛋白质减少，流体压降低，瘢痕软化；③增加瘢痕细胞外基质中肥大细胞的数量，从而加快伤口愈合过程中的组织重塑；④减少血管舒张以及细胞外基质的过度形成；⑤促进创面组织内胶原酶生产，加速胶原纤维的分解作用等。

【临床应用】

硅酮药物可用于防治增生性瘢痕和瘢痕疙瘩，若与压力疗法联合应用，疗效更佳。一般治疗几周后瘢痕质地变软，颜色和厚度的变化在 2 ~ 3 个月以后出现。外科手术后局部应用硅酮药物对瘢痕疙瘩的高危患者有明显的预防作用。硅酮药物的应用范围包括：①任何年龄及各个时期瘢痕的防治；②瘢痕疙瘩的治疗及术后复发的防治；③皮片移植后皮片挛缩的防治；④关节部位瘢痕挛缩及组织缺损后软组织挛缩的治疗，尤其适用于儿童和不能用其他方法治疗的瘢痕患者。

【不良反应及注意事项】

硅酮药物常见的并发症是皮肤浸渍、皮肤瘙痒等。瘢痕表面浸渍主要由摩擦所致，多发生在弹力带固定或未成熟的瘢痕，可缩短佩戴时间加以避免，或适当推迟治疗开始时机。部分患者应用硅酮药物后感到局部瘙痒，这多由局部不洁引起，清洁局部瘢痕及硅酮药物后消失，少数患者有粟粒型皮炎，不影响继续治疗。

硅酮药物的使用注意事项：①贴敷要紧密，硅凝胶膜要妥善贴敷于瘢痕表面，中间不能留间隙；②保证敷贴时间，每天至少使用 6 小时，总疗程至少 3 个月以上，时间越长越好，一般 2 ~ 4 周瘢痕会有所改善，但要 3 个月后才有显著效果；③早期使用，创伤愈合后立即使用硅凝胶膜，可缩短总疗程时间，并且有预防作用；④勤清洁，每天清洗硅凝胶膜及瘢痕表面，晾干后硅凝胶膜可重复使用。

（二）抑制瘢痕胶原合成，促进胶原降解的药物

抑制胶原合成、促进胶原降解的药物包括糖皮质激素类、水解酶类、细胞因子等。

糖皮质激素类药物

糖皮质激素（glucocorticoid，GC）用于瘢痕的治疗始于 20 世纪 50 年代，是目前国内、外广泛应用的治疗增生性瘢痕和瘢痕疙瘩的药物。目前常用的治疗瘢痕的糖皮质激素类药物有：曲安西龙（triamcinolone）、曲安奈德（triamcinolone acetonide）和倍他米松（betamethasone）等。

【药理作用】

糖皮质激素是目前治疗增生性瘢痕，特别是治疗瘢痕疙瘩效果肯定的药物，可使瘢痕变软、变平，颜色逐渐接近周围正常皮肤颜色，痒、痛症状减轻或消失。糖皮质激素类药物治疗瘢痕主要通过

以下三方面发挥疗效：①通过抑制成纤维细胞的 DNA 合成，从而抑制瘢痕成纤维细胞的增殖。②通过抑制 I 、Ⅲ型前胶原基因的转录而使前胶原蛋白合成减少，同时减少胶原酶抑制因子 α_1 抗胰蛋白酶及 α_2 巨球蛋白的量，使胶原酶活性增加，加速胶原的降解；③通过调节凋亡相关基因 c - myc、p53 等的表达，导致成纤维细胞的凋亡。

【临床应用】

糖皮质激素可用于治疗增生性瘢痕和瘢痕疙瘩。局部注射糖皮质激素是瘢痕疙瘩的一线治疗方式，是增生性瘢痕的二线治疗方式，可与其他治疗方法联合应用，提高疗效。如将病灶内注射与冷冻疗法结合进行，或者采用手术切除，术中局部注射激素，术后继续局部用药。

【不良反应及注意事项】

进行瘢痕内注射时伴有疼痛；误注皮下，可发生皮肤萎缩、色素减退或色素沉着、毛细血管扩张、局部坏死；若单次注射剂量过大或皮下吸收过多，可致局部组织感染破溃或坏死、女性患者出现月经紊乱、男性患者出现阳痿等，这些不良反应一般停药后可恢复。用无针头注射器进行注射可避免将药液注入皮下，减少不良反应的发生。

糖皮质激素局部注射时应严格掌握层次，只能将药液注入瘢痕实体中。层次过浅瘢痕表面易发生水疱、破溃，并造成新的创面。随着瘢痕软化变小，逐渐减少用药剂量。注射 2~3 次后发现有明显的不良反应或无效，应及时停药或变更药物品种。

干扰素

干扰素（interferon，IFN）是在诱导剂的作用下，由细胞产生的具有多种生物功能的蛋白质。人类细胞产生的干扰素，按其抗原性可分为 3 类：白细胞干扰素（IFN - a）、成纤维细胞干扰素（IFN - β）和 T 淋巴细胞干扰素（IFN - γ）。它们除了具有抗病毒、抗肿瘤和免疫调节作用外，还具有抗瘢痕作用。IFN - γ 是目前研究最多且被公认的最有效的胶原合成抑制因子。

【药理作用】

干扰素用于治疗瘢痕，多为瘢痕内注射。瘢痕内注射干扰素可使瘢痕萎缩、扁平、变软，痛痒症状减轻，并可抑制瘢痕浸润、增生，使瘢痕明显缩小。

1. 抑制成纤维细胞增殖，促进凋亡　IFN 可抑制成纤维细胞的增殖和抑制成纤维细胞向肌成纤维细胞的分化，可阻断或延缓成纤维细胞从 G_0 期进入 G_1 期再过渡到 S 期的过程，抑制成纤维细胞的生长，促进成纤维细胞的凋亡。

2. 减少胶原合成，促进胶原降解　干扰素可抑制 I、Ⅱ型前胶原的转录、翻译过程和抑制胶原合成所必需的脯氨酸羟化酶的产生，减少总胶原的合成；还可以增加胶原酶的活性，促进胶原的降解。

【临床应用】

干扰素用于治疗增生性瘢痕和瘢痕疙瘩，采用瘢痕内注射。对于大的瘢痕，可联合外科手术以增加疗效，一般浸润期/增生期瘢痕先局部注射干扰素，至瘢痕变软或萎缩时，再手术切除，术后局部注射干扰素；而稳定期/老化期瘢痕则先手术切除，术后局部注射干扰素以防复发。

【不良反应及注意事项】

干扰素局部注射治疗增生性瘢痕和瘢痕疙瘩，偶见发热、畏寒、肌肉酸痛、恶心、呕吐等不良反应。

胶原酶

胶原酶（collagenase，CLG）包括人体组织细胞分泌的组织胶原酶和微生物来源的细菌胶原酶，它们同属于金属蛋白酶，具有特异性水解胶原纤维三螺旋区肽链结构的能力。胶原纤维只有在三螺旋结构受到破坏后，才能得以降解。内源性组织胶原酶尽管在瘢痕组织中的含量较高，但由于受金属蛋白酶组织抑制剂（TIMP）的抑制，它的活性作用不能得以有效发挥。与内源性组织胶原酶不同，细菌胶原酶的活性不受 TIMP 的影响。临床上用于瘢痕治疗的胶原酶，是从溶组织梭状芽孢杆菌发酵而得的细菌胶原酶，下面介绍其药理作用和临床应用。

【药理作用】

1. 抗瘢痕作用　瘢痕内注射胶原酶，可使局部痛、痒症状明显减轻，瘢痕萎缩、变软，皮肤弹性恢复，严重的烧伤创面外用胶原酶的油膏剂，可以预防瘢痕形成，其抗瘢痕作用的机制为：胶原酶是 I、III 型胶原降解的关键酶，在中性条件下能分解 I、III 型胶原，产生一个 3/4 片段和一个 1/4 片段，从而被其他蛋白酶进一步分解。

2. 促进上皮细胞生长、加快创面愈合　胶原酶的油膏剂外用可促进上皮细胞生长、加快创面愈合，而对人体正常的神经、血管和肌肉组织无影响。

【临床应用】

1. 防治增生性瘢痕和瘢痕疙瘩　胶原酶瘢痕内注射治疗增生性瘢痕和瘢痕疙瘩有良好疗效，可消除瘙痒、疼痛等症状，使瘢痕软化、皮肤弹性恢复。

2. 促进创面愈合　胶原酶油膏剂外用可以促进烧伤创面、慢性溃疡和压疮的愈合，并减少瘢痕形成。

【不良反应及注意事项】

胶原酶瘢痕内注射和外用均较安全，无明显不良反应。偶有在用药部位表皮下出现血性水疱，其原因一方面与药物注射位置表浅，导致浅层组织内压力过高有关；另一方面与细菌胶原酶对血管壁的消化破坏有直接关系。但一般经包扎处理，1~2 周内可自行结痂愈合。

采用注射治疗时，由于细菌胶原酶作用范围比较局限，为使其充分发挥降解瘢痕胶原的作用，应均匀广泛地进行瘢痕内注射，以使其在瘢痕内广泛而均匀地分布。

透明质酸酶

透明质酸（hyaluronic acid，HA）是细胞外基质成分之一，在组织增殖、再生和修复中有重要作用。透明质酸酶能使透明质酸中 C_1 与 C_4 之间形成的葡萄糖胺键断裂，从而促使结缔组织以及某些特殊组织细胞间基质中存在的透明质酸发生降解，含量降低，局部组织变平、变软，使注入的药液及病变局部的渗出液易于扩散和吸收。临床上通常采用透明质酸酶与其他药物联合局部注射到瘢痕组织内。该药禁止静脉注射，应现配现用，禁用于感染部位，以防引起感染扩散全身。

（三）抑制成纤维细胞增殖的药物

以抑制成纤维细胞增殖为主，用于治疗瘢痕的药物有：抗肿瘤药、抗组胺药、维 A 酸类、转化生长因子 β 拮抗剂等。

1. 抗肿瘤药　抗肿瘤化学治疗药物是瘢痕疙瘩注射治疗和预防复发的重要药物，目前用于瘢痕治疗的抗肿瘤药物主要有：氟尿嘧啶、博来霉素、丝裂霉素 C 等。

氟尿嘧啶

氟尿嘧啶（fluorouracil，5-FU）为嘧啶类抗代谢药，抑制胸腺嘧啶核苷合成酶，影响成纤维细胞 DNA 的生物合成，从而抑制成纤维细胞的分裂增殖。临床用于瘢痕疙瘩切除术后，提高术后创面的愈合质量。多与曲安奈德联合使用，使用期间需常规监测血常规。孕妇、哺乳期妇女禁用。

博来霉素

博来霉素（bleomycin）具有细胞毒性，可改善病变组织外形，明显缓解瘢痕疙瘩带来的瘙痒和疼痛感，疗效良好，多数患者用药后瘢痕变平或消退，疼痛减轻。

丝裂霉素C

丝裂霉素C（mitomycin C）是从头状链霉菌培养液中分离提取的一种广谱抗肿瘤抗生素。因其具有阻碍成纤维细胞繁殖，抑制活化成纤维细胞合成胶原的作用，可以抑制瘢痕组织的形成，近年来已应用于眼科、整形外科手术。

2. 抗组胺药　抗组胺药根据对组胺受体选择性的不同，可分为H_1受体阻断药和H_2受体阻断药，具有抗瘢痕作用的是H_1受体阻断药，现常用的有：苯海拉明、异丙嗪、曲尼司特等。

【药理作用】

瘢痕组织中肥大细胞的数量明显高于正常皮肤，肥大细胞释放大量的组胺，刺激成纤维细胞增殖和胶原蛋白的合成；组胺还是微血管内皮细胞分裂的强大刺激因子，促使微血管大量增生和胶原沉积。抗组胺药可对抗组胺的上述作用，从而抑制成纤维细胞增殖和胶原蛋白的合成。此外，瘢痕疙瘩的发生与免疫因素有关，属于迟发型过敏反应，抗组胺药可有效抑制此免疫反应，从而起到抑制瘢痕的作用。苯海拉明因具有阻滞周围神经传导的作用，瘢痕内注射治疗时无需合用局麻药。

3. 维A酸类　维A酸类为维生素A在体内代谢的中间产物，具有广泛的药理作用，对瘢痕有一定的治疗作用。维A酸能够促使上皮生长，减少胶原合成，使成纤维细胞DNA合成减少，进而抑制成纤维细胞生长，此外还能使瘢痕成纤维细胞前胶原的基因表达受抑，但其作用目的及机制有待进一步评价。

4. 转化生长因子β拮抗剂　转化生长因子β（transforming growth factor-β，TGF-β）是分子量为25kD的多肽复合物，包括TGF-β_1、TGF-β_2和TGF-β_3。TGF-β作为一种多功能细胞生长因子，在创面愈合和瘢痕形成过程中有极其重要的作用。其中TGF-β_1和TGF-β_2促进瘢痕形成，而TGF-β_3与前两者作用相反，抑制瘢痕的形成。目前的治疗策略有：①用TGF-β_1和TGF-β_2抗体来拮抗的TGF-β致瘢痕的作用；②用TGF-β_3拮抗TGF-β_1和TGF-β_2的表达；③用蛋白聚糖Biglican Decrin与TGF-β结合，拮抗TGF-β的致瘢痕作用；④用外源性TGF-β受体或受体拮抗剂来阻断TGF-β的作用；⑤用反义寡核苷酸抑制TGF-β的表达；⑥用糖皮质激素对抗TGF-β_1和TGF-β_2的作用。

（四）填充瘢痕凹陷的药物

注射用胶原

胶原蛋白为皮肤的主要结构蛋白，是组织的支持物和填充物，并参与细胞的迁移、分化和增殖，且与创伤修复有关。1981年，美国FDA正式批准注射用胶原应用于临床，主要用于祛除皱纹及修复瘢痕。

【药理作用】

注射用胶原是生物替代物，在皱纹或瘢痕处注射本品，通过填充作用可消除皱纹或瘢痕。

【临床应用】

1. 浅表凹陷性瘢痕　将注射用胶原注射在瘢痕凹陷处的真皮乳头层内，可使凹陷变平，起到美容的效果。但是由于瘢痕组织较正常组织致密，张力大，单独注射胶原不易矫正，应先采用皮肤磨削术、松解术，2个月后再采用胶原注射，可取得协同疗效。

2. 面部皱纹　可添加到护肤品中或面部皱纹处直接皮内注射，减少皱纹。治疗眉间纹、额部纹的疗效较鱼尾纹好。

【不良反应及注意事项】

注射用胶原安全、方便，无刺激性，偶见轻度过敏反应，极少数受术者的注射部位可出现青紫，数日后可自行消退，少数情况下见绿豆大小的结节形成，一般无需处理，2个月左右可自行消退。为了减少不良反应的发生，注射前应做皮肤过敏试验。若局部数天内出现红斑、水肿、触痛、瘙痒，持续 6 小时以上，或者发生全身性皮疹、关节痛、肌肉痛等为阳性。皮试的阳性反应率约为 3%。对于皮试阳性者，或有结缔组织病、自身免疫性疾病者，禁用胶原注射。对于皮试阴性者，治疗中仍有发生不良反应的可能性，但发生率小于 1%。

（五）植物提取物类制剂

洋葱提取物制剂

有效成分为洋葱提取物、肝素钠、尿囊素。这些活性成分具有抗炎、止痒、软化胶原蛋白、抑制纤维细胞增殖、促进创面愈合、促进上皮化等作用。

【药理作用】

洋葱提取物制剂具有抗纤维母细胞增生、抗炎和软化瘢痕组织的作用。通过抑制炎症介质的释放产生抗炎作用，同时也有抗过敏的作用。洋葱提取物可以抑制多种来源尤其是瘢痕来源的纤维母细胞，除了抑制其丝分裂，还能减少细胞外基质（如蛋白多糖）的合成。肝素有抗炎、抗过敏、抗增生及促进组织水合的作用，并能使胶原结构变疏松。尿囊素能促进伤口愈合，具有促进上皮形成、增加组织水合能力的作用。洋葱提取物制剂的三种活性成份互相协同，能更好地抑制纤维母细胞增生，尤其是减少病理性的胶原过度增生。

【临床应用】

肥厚性瘢痕和瘢痕疙瘩；继发于手术、截肢、烧伤、痤疮及其他意外后产生的限制活动并影响美观的瘢痕；由于杜普伊特伦挛缩症（Dupuytren's 挛缩症）导致的挛缩；外伤导致的肌腱挛缩和瘢痕性狭窄。

【不良反应及注意事项】

洋葱提取物制剂耐受性较好，局部皮肤的刺激反应不常见。少数患者可以出现轻微痒感，一般不影响继续治疗。无系统不良反应。

积雪草苷

积雪草苷（asiaticoside）是从天然药物积雪草中提取出来的有效成分，为三萜皂苷化合物。

【药理作用】

积雪草苷具有抑制瘢痕过度增殖和促进创面修复的作用。作用机制主要是抑制瘢痕组织中 T 淋巴细胞、巨噬细胞的浸润和 TGF - Pi 的表达，抑制成纤维细胞增殖和胶原蛋白合成，促进瘢痕处成纤维细胞凋亡，减少免疫细胞数，封闭血管和使胶原纤维疏松，同时能激活上皮细胞，加快表皮的修复。

【临床应用】

广泛应用于治疗各种创伤等引起的瘢痕、色素沉着，还可用于治疗各种原因引起的皮肤溃疡，特别是糖尿病、静脉曲张、血管栓塞、创伤、射线伤等诱发的久治不愈的下肢溃疡。能加速各种创面的修复，使长期受下肢溃疡和压疮困扰的患者得以迅速愈合康复。

【不良反应及注意事项】

外用时偶有用药局部的瘙痒和刺激反应。应避免在烧伤或严重创伤未愈合前使用本品，局部涂抹后宜按摩 5 分钟，有利于药物吸收。

（六）其他类

咪喹莫特

咪喹莫特是一种免疫调节剂。通过调控相关细胞因子的表达（例如 TNF - α、IFN - α、IL - 6、IL - 12 等），作用于不同的免疫效应细胞，从而调控 IFN - γ 等因子的表达，达到免疫调控瘢痕疙瘩再生的目的。此外，咪喹莫特可改变凋亡基因的表达，促进瘢痕细胞的凋亡，从而促进瘢痕疙瘩的消退。其不良反应主要是局部激惹症状及色素过度沉着。

A 型肉毒毒素

A 型肉毒毒素可抑制神经末梢释放乙酰胆碱，松弛肌纤维，降低局部张力，减少瘢痕疙瘩形成，可能出现的不良反应为局部肌肉麻痹引起的功能障碍和注射区皮下瘀血。

三、抗瘢痕药物的合理应用

瘢痕的发生发展是一个渐进和长期的病理过程，需要持续、充分的治疗。

（一）早期干预用药

早期干预的目的在于降低瘢痕进一步发展的风险，即尽量去除各种造成瘢痕增生的因素，抑制瘢痕的生长。临床实践表明，硅酮制剂、压力治疗和外用药物（如洋葱提取物制剂及某些中药外用制剂）等单一或者联合应用是瘢痕早期干预的有效方法，可改善瘢痕症状及外观，且耐受性良好。

（二）联合治疗用药

瘢痕因其复杂的形成机制和持续的进展过程，单一治疗方案的疗效常不明显。将各种有效方法进行合理地联合应用，包括不同机制、不同类别的治疗方案联用（如硅酮制剂和洋葱提取物制剂之间联用、药物联合手术、药物联合激光治疗等），效果更优。

（三）充分治疗用药

对瘢痕的评估和治疗是一个完整的、连续的过程。定期评估是整个治疗过程的关键环节，一方面对瘢痕生长情况进行评定；另一方面对前期治疗进行评估、分析。应基于评估结果持续、动态治疗，使用不同治疗方式和药物，直至获得满意疗效。

目标检测

答案解析

一、A 型题（最佳选择题）

1. 治疗瘢痕疙瘩的首选药（　　）

　　A. 糖皮质激素　　　　　　　　　　　　B. 干扰素

　　C. 透明质酸　　　　　　　　　　　　　D. 苯海拉明

2. 以下关于硅酮的描述，错误的是（　　）

　　A. 通过填充作用可消除皱纹或瘢痕　　　B. 可用于防治增生性瘢痕和瘢痕疙瘩

　　C. 常见的不良反应有皮肤浸渍、皮肤瘙痒　D. 无毒、无刺激性，有良好的生物相容性

3. 洋葱提取物制剂中不包括（　　）

　　A. 洋葱提取物　　　　　　　　　　　　B. 尿囊素

　　C. 肝素钠　　　　　　　　　　　　　　D. 积雪草苷

二、X 型题（多项选择题）

1. 按解剖形态瘢痕可分为（　　）

　　A. 增生性瘢痕　　　　　　　　　　　　B. 瘢痕疙瘩

　　C. 萎缩性瘢痕　　　　　　　　　　　　D. 瘢痕癌

2. 以抑制成纤维细胞增殖为主，用于治疗瘢痕的药物有（　　）

　　A. 胶原酶　　　　　　　　　　　　　　B. 曲尼司特

C. 博来霉素　　　　　　　　　　　　　　　D. 丝裂霉素 C

3. 以抑制瘢痕胶原合成、促进胶原降解，用于治疗瘢痕的药物有（　　）

A. IFN – γ　　　　　　　　　　　　　　　B. 曲安奈德

C. 咪喹莫特　　　　　　　　　　　　　　　D. 倍他米松

三、简答题

1. 请阐述瘢痕的治疗方式和治疗药物。

2. 请阐述硅酮制剂治疗瘢痕的药理作用、临床应用和不良反应。

（谭　娇）

书网融合……

重点小结　　　　习题

PPT

学习任务六　防晒剂

学习目标

知识目标：

1. 掌握常用防晒剂的药理作用、临床应用、不良反应和注意事项。

2. 熟悉防晒指数、物理性遮光剂和化学性遮光剂等基本概念。

3. 了解防晒剂的不良反应与使用注意事项。

技能目标：

能运用所学知识指导常见防晒剂的合理使用。

素质目标：

通过本任务的学习，养成应用专业知识普惠民众习惯，弘扬科普科学精神。

情境导入

远离"无效防晒"

情境：娱乐明星王某被称为"黑皮妲己"，观察发现其在综艺节目中使用防晒喷雾主打一个"喷了就好"，戴着发箍的他用防晒喷雾对自己的脸部和身体进行了一顿"疯狂输出"，看似很认真地在防晒，然而喷涂不够均匀的话，起到的防晒效果就微乎其微，王某在个人社交平台说到"黑了两个度"。虽然他是有防晒意识，但做的是"无效防晒"。

思考：1. 防晒喷雾是不是"喷了就好"？

　　　2. 如何指导公众正确使用各种类别的防晒产品。

　　　3. 查阅资料，思考如何开展科学防晒宣教。

日光使地球上的生物得以繁衍生息，是万物能源之根本。日光分为紫外线（ultraviolet，UV，波长为 200nm ~ 400nm)、可见光（visual light，波长为 400nm ~ 800nm）及红外线（ultrared light，波长大于 800nm）。根据波长范围和生物学效应，UV 分为以下 3 个波段：短波紫外线（UVC）：波长 200 ~ 290nm，穿透能力弱，全部被大气臭氧层吸收，不能到达地球表面，故日光中主要是 UVA 和 UVB 引起皮肤病变。中波紫外线（UVB）：波长 290 ~ 320nm，可穿透大气层，占地表 UV 的 5%，能到达表皮基底层，生物学效应强，为 UVA 的 100 倍，可引起皮肤红斑反应，损伤 DNA 和抑制免疫。长波紫外线（UVA）：波长 320 ~ 400nm，占地表 UV 的 95%，UVA 穿透能力强，可透过薄衣物、玻璃等，并可穿过皮肤表皮，到达真皮层。长期 UVA 照射可引起皮肤光老化，表现为皮肤皱纹、变薄、干燥或脂溢性角化病，甚至癌变。过度的日光暴露不仅可导致皮肤光老化影响容貌，还可诱发或加剧各种光线相关的皮肤，故减少日光过度暴露十分必要。

一、防晒剂概述

（一）防晒剂的评价方法

防晒剂（sun screens）是指能预防和治疗日光照射引起的皮肤及附属结构损伤的化学物质，可分为外用和内用两类。目前国内外主要采用以下指标进行评价。

1. 日光防护系数　日光防护系数（sun protection factor，SPF）是国际公认的评价防晒剂防止 UVB 晒伤作用的评价指标。UVB 照射主要引起皮肤红斑，因此 SPF 可定义为涂与不涂防晒剂时，UV 引起红斑所需最小剂量的比值。需要先测定 UV 引起皮肤晒红的最小剂量，即最小红斑量（minimal erythema dose，MED）。SPF 计算方式为：SPF = 使用防晒剂防护皮肤的 MED/未防护皮肤的 MED。

SPF 测试方法：以人体为对象，采用的人工光源必须是氙弧灯日光模拟器并配有恰当的光学过滤系统。对 10 ~ 25 名健康受试者的背部采用模拟日光照射，不涂防晒剂，检测其固有的 MED；然后另选背部测试部位按 $2mg/cm^2$ 剂量涂上防晒剂，再进行照射，24 小时后根据 MED 值计算被测试者的 SPF，取其均值即为该防晒剂的 SPF。还可通过 SPF 分析仪进行测定，更加快速、省力，且重复性好，但不能完全代替人体试验，可用于预先估计样品 SPF 值范围。

SPF 是评价防晒剂防晒效能的重要指标，世界各国均以 SPF 对防晒产品的防晒效能进行分类。美国食品药品管理局（food and drug administration，FDA）将防晒剂分为五类（表 1 - 2 - 6 - 1）。

表 1 - 2 - 6 - 1　防晒剂的分类（美国 FDA）

类别	SPF
1. 弱防晒剂（minimal sun protection）	2 ~ 4
2. 中度防晒剂（moderate sun protection）	4 ~ 6
3. 强防晒剂（extra sun protection）	6 ~ 8
4. 高强防晒剂（maximal sun protection）	8 ~ 15
5. 超强防晒剂（ultra sun protection）	≥15

SPF 为 8 ~ 15 时，可以抑制晒斑及晒黑现象；SPF 在 15 以上时，几乎完全抑制晒斑及晒黑现象。SPF 值越大，防日晒红斑效果越好。我国法规要求 SPF 的标识以产品实际测定的 SPF 值为依据。当产品的实测 SPF 值 >50 时，标识为 SPF50 + 。

2. UVA 防晒系数　UVA 防晒系数（protection factor of UVA，PFA）是评价防晒剂防止 UVA 对皮肤晒黑的防护效能指标。PFA 可定义为涂防晒剂部位与未涂部位产生持续性色斑的 UVA 最小剂量（MPPD）的比值，即 PFA = 使用防晒化妆品防护皮肤的 MPPD/未保护皮肤的 MPPD。MPPD 即最小持续色素黑化量，为 UV 照射 2 ~ 4 小时后，在照射部位皮肤上产生轻微黑化所需要的最小照射剂量或最短照射时间。

PFA 的测定方法与 SPF 的测定相似。具体方法是选择非敏感人群受试者，一组背部涂防晒剂，另一组不涂，采用 UVA 人工光源，选择合适的光谱范围、辐射剂量，照射 15~20 分钟，24 小时后观察色斑生成情况。根据所测 PFA 值的大小，标识产品防护 UVA 的等级（protection of UVA，PA），以反映产品防护 UV 晒黑的能力。UVA 防护效果的标识方法见表 1-2-6-2。

表 1-2-6-2　UVA 防护效果的标识方法

PFA 值	UVA 的防护等级与防护效果
PFA 值 <2	无 UVA 防护效果
PFA 值 2~3	标识 PA+，有防护效果
PFA 值 4~7	标识 PA++，有较好防护效果
PFA 值 8~15	标识 PA+++，有良好防护效果
PFA 值 ≥16	标识 PA++++，有最大防护效果

3. 免疫防护指数　UVA 引起红斑的作用较弱，免疫抑制作用较强，可用免疫防护指数（immune protection factor，IPF）来评定防晒剂对免疫抑制的保护作用。但目前 IPF 的定义尚无统一标准，多数认为 IPF 指涂防晒剂后与之前的引起半数免疫抑制的 UV 量（ID_{50}）或最少免疫抑制的 UV 量（MISD）的比值。

4. 吸收光谱　吸收光谱又名吸收曲线。不同防晒剂对不同波长的光吸收强度不同，因此可用于测量防晒剂的吸收光谱。测量方法可采用分光光度计法，但由于霜剂或软膏厚度不易控制，测量较困难。简便的方法是用 2mm 厚的石英玻璃，在两片之间垫以所需厚度（如 5μm 或 10μm）的塑料，中央放置防晒剂，将两片玻璃对齐挤压，即可得到所需防晒剂厚度用于测量。但由于防晒剂的吸光率常随浓度的增加而增加，其吸收光谱也随着浓度增加向长波端扩展。因此，吸收光谱检测仅作参考。

（二）防晒剂的药理作用和临床应用

1. 预防和治疗皮肤光老化　皮肤的老化分为光老化和自然老化，两者在临床表现和组织学特征上有所不同。光老化的皮肤表现为：干燥、多皱纹，粗糙似皮革状，有黄色结节，颜面曝光部位的皮脂腺明显增大、毛细血管扩张、点状色素沉着或色素减退斑片。各种良、恶性肿瘤发生率增加，如脂溢性角化病、光线性角化病、曝光黑子、角化棘皮瘤、基底细胞癌和鳞状上皮细胞癌等。组织学表现为：真皮内有大量粗大、蓬乱增生的弹力纤维，最终成为定形团块；成熟胶原（I 型）纤维减少、未成熟胶原（III 型）纤维增多；真皮结缔组织的基质中蛋白多糖和氨基多糖的含量增加；成纤维细胞增多，肥大细胞丰富且部分脱颗粒；表皮增厚，表皮细胞变得不典型且极性消失。采取合理的防晒措施如使用防晒剂、防晒织物，可预防或减轻皮肤光老化性损伤，甚至使受损的组织修复。阻断 UV 对人体皮肤的照射，就可阻止活性氧簇（reactive oxygen species，ROS）等自由基产生，从而防止 DNA 和蛋白质损伤，也可阻止炎症介质、细胞因子和组织溶解酶的释放，从而防止发生真皮炎症反应和基质降解。

2. 防治某些与日晒相关的疾病　日晒伤（日光性皮炎）是由于强烈的日光照射后引起的一种急性炎症反应，主要表现为暴露部位皮肤出现红斑、水肿，甚至水疱，之后为色素沉着、脱屑等。若事先涂以防晒剂可有效地预防，即使已形成日晒伤，也能减轻损伤。其他由日光直接引起的光毒性或光变态反应皮肤病，如多形性日光疹、日光性荨麻疹、光线性药疹、卟啉病等急性发作，使用防晒剂有一定程度的防治效果。

3. 预防日晒引起的免疫抑制　皮肤受到 UVB 照射后，不但可以引起照射部位发生皮肤光变态反应，还可以导致局部皮肤和全身免疫系统的功能异常，其抑制程度与照射剂量相关。局部免疫抑制效应主要是朗格汉斯细胞数目减少、形态改变及功能降低；抑制接触性过敏反应和迟发性过敏反应；抑制皮肤对感染的抵抗力；还可抑制表皮细胞和混合淋巴细胞反应。全身免疫抑制效应主要是产生抑制细胞和抑制因子，抑制机体对皮肤和眼部肿瘤的免疫反应。

防晒剂外用能防护局部和全身的免疫抑制。其防护作用与防晒剂吸收光谱的广泛性密切相关，吸收光谱范围越广，防护效果越好。防晒剂防护全身性免疫抑制的作用小于防护炎症的作用，表明 UV 照射引起免疫抑制和炎症属于不同的机制。只有应用 SPF 高的广谱防晒剂且剂量（浓度）高于防护炎症时，才能防护全身性免疫反应的抑制。

4. 预防日晒引起的皮肤癌 UV 照射可引起皮肤癌。皮肤癌的发生随日光曝晒次数、时间和累积量的增加而增加。UVB 照射导致细胞核碱基结构改变，UVA 诱导细胞产生活性氧簇，引起细胞膜结构异常，DNA 变性，破坏脂质、蛋白质。长期 UV 照射的暴露部位可出现日光性角化病（为癌前病变），还可引起皮肤基底细胞癌、鳞状上皮癌和恶性黑素瘤等。

有规律地使用防晒剂能抑制癌前皮肤损伤，可明显减少皮肤癌发生。防晒剂抗皮肤癌的机制主要如下：①预防 UV 照射引起基因突变。防晒剂可预防 UVB 照射诱导的多种类型的基因突变，也可有效地防护 UV 引起的皮肤细胞 DNA 损伤，从而防止皮肤细胞的增殖失控。②预防 UV 照射引起的免疫抑制。防晒剂通过预防 UV 照射引起的全身性和（或）局部性免疫抑制，从而预防皮肤癌的发生。

由于过度的日光照射对人有上述的多种危害，所以日照高峰时间，应避免日照，暴露于日光下的部位应涂防晒剂，尤其是 I 、II 和 III 型皮肤者及光敏性疾病（如红斑狼疮、日光性荨麻疹、卟啉病）的患者。

（三）防晒剂的分类和特点

防晒剂是利用对光的吸收、反射或散射等作用，以保护皮肤免受特定 UV 伤害的物质。国际上已开发了 60 多种防晒剂，在中国，批准使用的防晒剂有 26 种。见表 1-2-6-3。目前使用的防晒剂主要根据其作用特点和应用方法进行分类。

表 1-2-6-3 中国化妆品准用防晒剂

中文名称	防护波段	化妆品使用时的最大允许浓度
4-甲基苄亚基樟脑	UVB	4
二苯酮-3	UVA/B	10
二苯酮-4 二苯酮-5	UVA/B	总量5%（以酸计）
亚苄基樟脑磺酸及其盐类	UVB	总量6%（以酸计）
双-乙基己氧苯酚甲氧苯基三嗪	UVA/B	10%
丁基甲氧基二苯甲酰基甲烷	UVA	5%
樟脑苯扎铵甲基硫酸盐	UVB	6%
二乙氨羟苯甲酰基苯甲酸己酯	UVA	10%
二乙基己基丁酰胺基三嗪酮	UVB	10%
苯基二苯并咪唑四磺酸酯二钠	UVA	10%（以酸计）
甲酚曲唑三硅氧烷	UVA/B	15%
二甲基 PABA 乙基己酯	UVB	8%
甲氧基肉桂酸乙基己酯	UVB	10%
水杨酸乙基己酯	UVB	5%
乙基己基三嗪酮	UVB	5%
胡莫柳酯	UVB	10%
对甲氧基肉桂酸异戊酯	UVB	10%
亚甲基双-苯并三唑基四甲基丁基酚	UVA/B	10%

续表

中文名称	防护波段	化妆品使用时的最大允许浓度
奥克立林	UVB	10%（以酸计）
PEG – 25 对氨基苯甲酸	UVB	10%
苯基苯并咪唑磺酸及其钾、钠和三乙醇胺盐	UVB	总量8%（以酸计）
聚丙烯酰胺甲基亚苄基樟脑	UVB	6%
聚硅氧烷 – 15	UVB	10%
对苯二亚甲基二樟脑磺酸及其盐类	UVA	总量10%（以酸计）
二氧化钛	UVA/B	25%
氧化锌	UVA/B	25%

注：资料来自中国食品药品检定研究院《化妆品安全技术规范》（2022 年版）。

1. 外用防晒剂 包括外用遮光剂、维 A 酸类、抗氧化剂和角质剥脱剂。

（1）遮光剂 遮光剂包含物理遮光剂和化学遮光剂。理想的遮光剂应具备下列条件：①有高效的防晒作用，能很好地吸收或反射各波段的 UV；②防晒作用持久，不因多汗、水洗等迅速减低防晒效能；③不透皮吸收；④安全性好，对皮肤无毒性和刺激性，亦不易引起皮肤接触过敏、光毒性和光变态反应等；⑤化学性质稳定，在强光作用下，不发生光分解；吸收 UV 后能迅速转变为无害的热量；⑥使用后不影响皮肤的生理功能；⑦能满足化妆上的要求，无色、无臭，且应用方便。

物理性遮光剂（紫外线屏蔽剂）是能反射及散射 UV 而减少 UV 对皮肤损伤的一些不透明的无机物质，如二氧化钛（TiO_2）、氧化锌（ZnO）、滑石粉（含水的硅酸镁）、陶土粉等。物理防晒剂防晒谱宽、相对光稳定、不易致敏，适用于敏感人群。缺点是不易涂抹，不透明、影响美观。通常无机防晒剂颗粒直径越小，可吸收波长越短，作用范围越窄。如纳米化 TiO_2 具有高折光性和高光活性，透明性好，但反射、散射作用减弱、吸收波长变短。TiO_2 颗粒偏大则作用光谱右移，尽管对 UV 的防护减弱，但同时对可见光和红外线有一定防护作用。

化学性遮光剂（紫外线吸收剂）是能吸收高能的 UV 并使其转变为低能射线的方式释放能量，从而减少 UV 引起皮肤损伤的物质。绝大部分化学性遮光剂都含有芳香基团，苯环上基团的改变可影响防晒剂的光谱特性。这类物质可选择性吸收 UV 而发挥防晒作用。吸收 UVB 的防晒剂主要有水杨酸盐及其衍生物、肉桂酸酯类等；吸收 UVA 的有丁基甲氧基二苯甲酰基甲烷等；对两者兼可吸收的有二苯甲酮及其衍生物等。传统的化学性遮光剂光稳定性不如物理性遮光剂，且易透皮吸收、有一定致敏性，可能会导致接触致敏和光致敏作用。近年来，大量新型有机防晒剂上市，这些防晒剂克服了传统物理性遮光剂的缺点，通过异构化、微粒化等方式显著提高防晒剂溶解性、光稳定性，且不易透皮吸收，安全有效。

（2）外用维 A 酸类 外用的 0.05% 全反式维 A 酸（all – trans retinoic acid）润肤霜是目前唯一被美国 FDA 批准的可用于光老化治疗的制剂。本品外用，可防治皮肤光老化。患者经维 A 酸类治疗后，可明显改善皮肤日光损害，如皮肤的皱纹、粗糙、松弛和点状色斑。

（3）外用抗氧化剂 UV 照射在皮肤中产生系列氧自由基，皮肤中酶和非酶的抗氧化损伤能力明显下降，导致皮肤过早老化和癌症。因此，采用自由基清除剂可防止皮肤光过氧化性损伤。外用抗氧化剂对日光没有直接吸收或反射作用，但加入化妆品后可提高皮肤抗氧化能力，起到间接防晒作用，包括维生素 C、维生素 E、β 胡萝卜素、金属硫蛋白、超氧化物歧化酶、花青素、四氢甲基嘧啶羧酸（ectoin）以及甘草、芦荟、绿茶、三七、葡萄籽等众多植物提取物。

（4）角质剥脱剂 角质剥脱剂主要有 α – 羟基酸类和 β – 羟基酸类。角质剥脱剂在美容领域有多方面的药理作用和用途，可用于防治皮肤光老化。

各类防晒剂各有利弊，为了同时覆盖 UVB 和 UVA，兼顾安全和良好的皮肤使用特性，故多数的防晒化妆品都是不同作用机制的原料复配。

2. 内用防晒剂　口服药物或食物补充剂，通过对抗光氧化损伤、修复细胞膜和 DNA、减少炎症反应等途径，减轻光损伤。食物：胡萝卜素（β胡萝卜素、花青素、番茄红素、叶黄素）、多酚（茶多酚、类黄酮、白藜芦醇）、青石莲萃取物、益生菌、硒、大豆异黄酮、巧克力、咖啡因、必需脂肪酸等。药物：维生素 C、维生素 E、烟酰胺、非甾体抗炎药（乙酰水杨酸、布洛芬、吲哚美辛）、抗疟药、糖皮质激素等。黑素细胞刺激素（α – melanocyte – stimulating hormone，α – MSH）类似物通过使皮肤黑化减少日光照射损伤，是新型的内用防晒剂。内用防晒剂可在日晒前或光感性患者在夏季到来前使用，以增强皮肤对 UV 的耐受力。日晒后使用以治疗照射造成的皮肤损伤。视具体情况，可单用或联合使用上述物质数周到数月。

二、常用防晒剂

对氨基苯甲酸及其酯类

对氨基苯甲酸及其酯类包括对氨基苯甲酸（para – aminobenzoic acid，PABA）、对氨基苯甲酸乙酯、对氨基苯甲酸丙三醇酯、对氨基苯甲酸薄荷酯、对氨基苯甲酸异丁酯、二甲基对氨基苯甲酸辛酯等。

【药理作用】

PABA 为 UVB 吸收剂，对 UVA 基本不吸收，其最大吸收波长（λ_{max}）为 300nm。PABA 能很好地渗入角质层，含有 PABA 的防晒剂有较持久地保持防护作用。

【临床应用】

用于预防晒伤。为提高防晒效果，应提前 20 分钟涂搽，以使皮肤充分吸收。PABA 的使用浓度以 5% 为宜，5% PABA 乙醇制剂的 SPF 值在 20 以上，即使在夏季中午的强光照射 7 小时，亦不引起晒伤；超过 5% 后，其防护作用不再继续增强。PABA 酯类化合物的防晒作用一般低于 PABA。

【不良反应及注意事项】

PABA 是应用最早的 UV 吸收剂，目前仍是防晒伤效果较好的防晒剂。但由于其可使衣物着色，并可发生光变态反应性接触性皮炎，体外具有致癌性等缺点，故限制了它在化妆品中的应用。

邻氧基苯甲酸酯类

邻氧基苯甲酸酯类为 UVA 吸收剂，能吸收 290 ~ 380nm 的 UV，兼有防护 UVB 的能力，是有效的 UV 吸收剂。其价格低廉，但吸收率低，对皮肤有刺激性。代表性化合物主要有邻氨基苯甲酸薄荷酯、邻氨基苯甲酸高薄荷醇酯等。

水杨酸酯类

水杨酸酯类为 UVB 吸收剂，吸收率低，吸收波长范围较窄，能吸收 280 ~ 330nm 的 UV。特点是易与其他防晒剂配伍，用以增强其他 UV 吸收剂的防晒作用，并具有极好的安全性和水溶性，价格也低。包括水杨酸乙基己酯、胡莫柳酯等。

肉桂酸酯类

肉桂酸酯类为 UVB 吸收剂，吸收率高，配伍性好，应用较为广泛。代表性化合物有 4 – 甲氧基肉桂酸丙酯、4 – 甲氧基肉桂酸异戊酯、4 – 甲氧基肉桂酸 – 2 – 乙基己酯、4 – 甲氧基肉桂酸辛酯等。

二苯甲酮类

二苯甲酮类为邻羟基二苯甲酮的衍生物，因羟基数目不同而有两种类型，即在酮基邻位含有一个羟基和两个羟基的不同类型，可分别吸收不同波长的 UV，为 UVA 和 UVB 兼能吸收的广谱防晒剂。本品皮肤和黏膜有良好的亲和力，毒性低，无光敏，无致畸，对光和热稳定，但吸收率稍差，易发生氧化反应，偶致过敏反应。

二羟丙酮

二羟丙酮为透明液体，能防御多种波长的 UV，是一种良好的广谱防晒剂。若皮肤先外用该防晒剂，每日 1 次，使用 5 天，则可增强其他防晒剂的防晒作用，提高防晒剂的 SPF，减少或预防光线性皮肤病的发生。

全反式维 A 酸

外用的 0.05% 全反式维 A 酸（all－trans retinoic acid）润肤霜是目前唯一被美国 FDA 批准的可用于预防和治疗皮肤光老化的药物。

【药理作用】

全反式维 A 酸的防晒作用可以通过如下机制完成：①抑制角朊细胞（C－Jun）转录因子：全反式维 A 酸通过抑制 C－Jun 蛋白的产生和促进 C－Jun 蛋白的破坏，从而抑制转录因子活化蛋白－1（AP－1）的形成，最终通过减少基质金属蛋白酶的表达，对皮肤光老化产生防治作用；②抑制异常弹性纤维的合成：光老化皮肤常出现异常弹性纤维蓄积，全反式维 A 酸可有效抑制异常弹性纤维的合成；③增加胶原纤维合成：光老化与成纤维细胞的活性降低和胶原纤维合成减少有关，局部使用维 A 酸可在抑制 MMP 活性的同时，也能刺激成纤维细胞的增殖和胶原纤维的合成。

【临床应用】

外用维 A 酸类药物可用于皮肤光老化的预防和治疗。患者经维 A 酸类（retinoic acids）治疗一定时间后，可明显改善皮肤的细小皱纹、粗糙度、松弛度和点状色斑。组织学也和临床改善相对应，均可以证明局部外用维 A 酸后，可以修复光损伤后的皮肤，而且与浓度呈正比，在试验的浓度范围内（0.05%~0.5%），维 A 酸的浓度越高，修复作用越明显。

【不良反应及注意事项】

维 A 酸类局部应用，对皮肤有刺激性，如产生红斑、皮炎、干燥、脱屑、瘙痒、烧灼感等，应及时停药。对颜面干燥者，为降低刺激性，宜于洁面后 20~30 分钟使用。勿用于口、鼻和眼黏膜。维 A 酸类也可能增加皮肤的光敏性，因此使用时应避免日光照射，最好在晚上单独使用。

茶多酚类

茶多酚类（tea polyphenols，TPs）是绿茶所含多羟基酚类化合物的总称。包括黄烷醇类、花色苷类、黄酮及黄酮醇类和酚酸类等成分，其中以黄烷醇类物质（儿茶素）最为重要。儿茶素类主要由左旋表没食子儿茶精－3－没食子酸（EGCG）、左旋表儿茶精－3－没食子酸（ECG）、没食子儿茶素（GC）和表没食子儿茶素（EGC）等几种单体组成，是绿茶中主要的多元酚类成分。

【药理作用】

1. 防晒作用　茶多酚类可吸收 UV，尤其对 280~320nm 的 UV 吸收最强，从而直接阻止 UV 对皮肤的损伤，有"UV 过滤器"之称。外用绿茶萃取物，可有效降低日光照射产生的各种不良反应，如抑制 UV 照射所诱发的红斑反应，减少日光晒伤细胞数目，保护朗格汉斯细胞不受 UV 损伤，减轻 UV

照射后的 DNA 损伤。因此绿茶萃取物可用于防护日光对皮肤的损伤，是一种有效的、天然的防晒剂。

茶多酚类可抑制 UV 照射引起的表皮和真皮内过氧化氢和氧化亚氮的产生。还可抑制 UV 照射引起的炎性细胞，特别是 CD11b + 细胞向皮肤的浸润，也可恢复 UV 照射诱发的谷胱甘肽减少和谷胱甘肽过氧化物酶活性的抑制，从而减少活性氧的生成。除此之外，还能抑制酪氨酸酶活性，减少 UV 诱导的黑素合成异常增加，美白皮肤。

2. 抗氧化作用 茶多酚类外用或内服均能延缓皮肤老化，消除皱纹，增加水分含量，增强弹性，改善皮肤质地，使皮肤润泽靓丽。其通过调节氧化酶与抗氧化酶活性而增强抗氧化作用；也可抑制脂肪氧化酶的活性，并能提高和诱导生物体内超氧化物歧化酶（superoxide dismutase，SOD）和谷胱甘肽过氧化物酶的活性。其中 EGCG 还可使细胞色素氧化酶的活性提高，以清除体内过量自由基，抑制自由基异常反应所致的过氧化脂质生成，减少色素的生成。

3. 抗菌作用 茶多酚类是一种广谱、高效、低毒的抗菌药物，它对多种细菌、真菌等都有抑制或杀灭作用。茶多酚类能抑制痤疮丙酸杆菌，并抑制 5 - α 还原酶的活性和皮脂腺的分泌，用于防治痤疮有良好疗效。

4. 抗肿瘤作用 口服或局部应用 EGCG 能预防日光照射诱导的人皮肤癌发生，并能抑制良性皮肤乳头状瘤恶变为鳞状细胞癌。

【临床应用】

用以防治皮肤光老化、色斑、皱纹、皮肤干燥，防治 UV 照射诱发的皮肤癌等；还可防治痤疮等损容性皮肤病。

维生素 E

维生素 E 能通过抗氧化，抑制蛋白激酶 C 的活性，显著减轻 UV 诱导的急慢性皮肤炎症反应和色素沉着，防治皮肤光老化，而用于防治日光性皮炎；还能抑制 UV 诱导的皮肤肿瘤的癌基因突变，延缓皮肤肿瘤的发生。

维生素 C

维生素 C 可参与胶原蛋白的合成，对抗 UV 诱导的细胞损害和死亡，用于防晒、护肤。但由于维生素 C 极易氧化，局部应用受到一定限制。近年来通过化学法合成多种维生素 C 的衍生物，如对维生素 C 进行酰基化，使其性质稳定，溶解性好，局部外用已显示良好疗效。

辅酶

辅酶具有抗氧化，延缓皮肤衰老作用。用于防治皮肤光老化性损伤，皮肤皱纹等。辅酶 Q10 可添加于化妆品中，也可以通过口服促进能量代谢，清除自由基。

α - 羟基酸类

α - 羟基酸类（a - hydroxy acids，AHAs）又称果酸类，是一系列 α - 位有羟基的羧酸的统称，包括甘醇酸、乳酸、苹果酸、柠檬酸和酒石酸等。α - 羟基酸的分子结构简单、分子量小、分子中含有多个羟基，因此有较好的水溶性和强渗透性，可用于多种皮肤病的治疗以及化妆品添加剂。本处仅介绍 α - 羟基酸类在防治皮肤光老化方面的作用和用途。

【药理作用】

α - 羟基酸类可以使皮肤的真皮乳头层结缔组织变薄，胶原纤维和弹力纤维增加，从而祛除皮肤早期皱纹及色斑，对皮肤有一定的修复作用。临床应用果酸洗剂治疗皮肤光老化的患者，可明显增加皮肤厚度，使不典型的基底细胞趋于正常，黑素细胞团集现象减少，并呈正常的网状分布，真皮胶原纤维增加，弹力纤维变长、变粗且断裂显著减少。可促进入皮肤成纤维细胞增殖，并增加胶原合成。可用于皮肤粗糙，消除细小皱纹。

【临床应用】

α-羟基酸类可用于治疗皮肤光老化，如治疗日光性角化病和日晒后的色斑；还可用于皮肤粗糙，以消除细小皱纹。

【不良反应及注意事项】

α-羟基酸类对皮肤可产生刺激作用。其浓度越大，pH 越小，皮肤的吸收越快，对皮肤刺激性也越大。轻者皮肤出现潮红、紧绷和不适，严重者可发生皮炎，出现皮肤潮红、水肿、渗出、脱屑等。因此，使用 α-羟基酸类药物时，应从低浓度开始，同时避开皮肤薄嫩处如眼、口唇，避免刺激而产生蜕皮现象。使用后勿长时间日光照射，以避免紫外线对皮肤的损害以及可能引起的皮肤癌。敏感性皮肤尽量不用或少用，严重的面部毛细血管扩张症患者应慎用。对 α-羟基酸类过敏或紫外线过敏史者、细菌性皮肤和皮肤癌患者禁用本品。

β-胡萝卜素

β-胡萝卜素（β-carotene）在许多天然食物中如绿色蔬菜、甘薯、胡萝卜、木瓜、南瓜、芒果等植物中含量丰富。药用的 β-胡萝卜素可分为天然与化学合成品两种，呈深红色或紫红色，属于脂溶性化学成分。

【药理作用】

本品有明显的抗过氧化性损伤的作用，是公认的良好防晒剂。β-胡萝卜素口服后转变为维生素 A，用于减轻脂质过氧化性损伤。正常人通过有针对性地补充 β-胡萝卜素，数周后可使 MED 值升高。对那些由于光照所引起的皮肤病，服药后数周症状可逐渐改善。

【临床应用】

用作口服防晒剂，也可用于光敏感性皮肤病，尤其适用于红细胞生成性原卟啉症。

【不良反应及注意事项】

大量摄入胡萝卜素可使血中 β-胡萝卜素水平增高，发生胡萝卜素血症，停用后可在 2~6 周内逐渐消退。

ω-3 脂肪酸

ω-3 脂肪酸（omega-3 fatty acid）为来自深海鱼油中的动物脂肪，富含多种不饱和脂肪酸。主要有二十碳五烯酸（eicosapentaenoic acid，EPA）和二十二碳六烯酸（docosahexenoic acid，DHA）。

【药理作用】

ω-3 脂肪酸具有抗氧化、抗衰老、增强大脑功能、改善血液循环、降血脂、降血糖以及抗过敏反应、抗癌等作用。临床用于防治高脂血症、动脉粥样硬化、脂肪肝和延缓衰老等。近年发现有良好的防光损伤作用，可明显减轻晒伤反应。用于多形性日光疹患者，可使 UVB 的 MED 值明显增加。UVA 激发试验显示，在连续服用一定时间后，皮肤对其敏感性明显下降。动物实验证明，长期喂饲富含 ω-3 脂肪酸的食物，可抑制 UV 照射诱发的皮肤癌。

ω-3 脂肪酸类对抗 UV 诱发的皮肤炎症反应和癌症的作用机制与其在多个环节上影响前列腺素类（如 PGs）的合成有关。此外还与自由基反应，防止机体重要的器官组织受到损伤，进而减少受损组织释放前列腺素 PGE 等致炎介质；同时也减少白介素-1（IL-1）和肿瘤坏死因子-α（TNF-α）

等细胞因子的产生。

【临床应用】

用于防治皮肤光老化、急性日晒伤和多形性日光疹等光敏性疾病。

【不良反应及注意事项】

不良反应较少。大剂量时可有消化道不适等症状，偶见轻微的血小板暂时性减少、出血时间延长，故有出血性疾病患者禁用。儿童过量服用可导致性早熟，应加以注意。儿童每日剂量以不超过4mg 为宜。

阿法诺肽

阿法诺肽（afamelanotide，SCENESSE®）是一种黑皮质素 1 受体激动剂，在 2014 年 12 月 22 日获得欧洲药品管理局（european medicines agency，EMA）的批准，用于红细胞生成性原卟啉病成人患者，以减少光损伤；2020 年 4 月 CLINUVEL 公司在中国推出阿法诺肽，用于治疗红细胞生成性卟啉病。

该药物是一种人工合成的十三肽，是 α - 促黑色素细胞激素（α - MSH）类似物，它是黑皮质素受体激动剂，主要与黑皮质素受体 1 结合，从而刺激皮肤中黑色素生成，提高皮肤中黑色素水平，而提供光保护作用，可作为一种光保护剂屏蔽光照和紫外线辐射对皮肤的影响。使用方法为每 2 个月 1 次，皮下植入可生物降解的植入剂。

三、防晒产品的合理应用

按照 WHO 建议，当紫外线指数（ultraviolet index，UVI）＜2 时，不需要防晒。一般室外活动，使用衣帽、伞、太阳镜等遮盖性防晒，尽量避免体表直接暴露于阳光下。防晒类化妆品是最常用、最有效的方法，应遵循以下建议，合理地选择和使用。

（一）防晒参数的选择

室内活动：在没有紫外光源的室内活动，不需要使用防晒产品；室内可能受到 UV 照射的活动（靠窗、接触较强紫外灯光源、强荧光灯、驱蚊灯、娱乐场所的霓虹灯光等），选择 SPF15/PA + 以内的产品。室外活动：要根据所处地区、季节、当日 UVI 和室外活动时间长短做适当选择：阴天或树荫下的室外活动，选择 SPF15 ~ 25/PA + ~ + + 的产品；直接在阳光下活动，选择 SPF25 ~ 30 +/PA + + ~ + + + 的产品；高强度 UV：雪山、海滩、高原等环境，或春末、夏季阳光下活动，使用 SPF50 +/PA + + + + 的产品；如活动涉及出汗或水下工作，应选择防水抗汗类产品。

（二）涂擦时间、剂量与频率

在出门前 15 ~ 30 分钟涂抹产品。如果长时间暴露在日光下，建议每隔 2 ~ 3 小时重复涂抹。涂搽量以 1 元硬币大小产品涂敷于全面部为宜。具体的涂抹时间和频率遵照防晒产品说明书。

（三）部位

全身曝光部位均需涂抹防晒产品。尤其头顶头发稀少、耳廓暴露的人群，要特别注意涂抹。下唇易受日光损伤，要注意使用有防晒功效的唇膏。紫外线辐射易导致毛发干枯粗糙，失去弹性和光泽，可用防晒摩丝。

（四）清洗

脱离光照射环境可以洗掉防晒产品。一般防晒产品，清水或洗面奶即可洗净。抗汗防水性产品则需更仔细彻底清洁，或借助卸妆产品。清洁后涂搽保湿剂。

目标检测

一、**A 型题**（最佳选择题）

1. 物理性遮光剂减少紫外线与皮肤接触的作用机制（　　）

 A. 吸收紫外线   B. 反射和散射作用

 C. 吞噬紫外线   D. 减缓组织损伤，促进晒后修复

2. 下列属于化学性遮光剂的是（　　）

 A. 对氨基苯甲酸类   B. 氧化锌

 C. ω－3 脂肪酸   D. 茶多酚

3. SPF（Sun protection factor）是指（　　）

 A. UVA 防护因子   B. 最小红斑量

 C. 日光防护系数   D. 安全指数

二、**X 型题**（多项选择题）

1. 外用防晒剂包括（　　）

 A. 物理性遮光剂   B. 化学性遮光剂

 C. 酪氨酸酶抑制剂   D. 外用维 A 酸

2. 下列属于物理性遮光剂的有（　　）

 A. 二氧化钛   B. 肉桂酸酯

 C. 高岭土   D. 酒石酸

3. 茶多酚具有（　　）

 A. 防晒作用   B. 抗氧化作用

 C. 抗菌作用   D. 抗免疫作用

三、**简答题**

1. 请简述日光防护系数及其测试方法。

2. 请阐述如何合理应用防晒产品。

（谭　娇）

书网融合……

重点小结　　　习题

学习任务七 皮肤增白与着色药物

PPT

学习目标

知识目标：

1. 掌握常用皮肤增白与着色药物的药理作用、临床应用、不良反应及用药注意事项。

2. 熟悉皮肤增白与着色药物的分类及典型的代表药物。

3. 了解皮肤色素沉着异常的分类及病因。

技能目标：

能运用所学知识指导常见皮肤增白与着色药物的合理使用。

素质目标：

通过本任务的学习，树立积极健康的审美观和以病人为中心的安全用药意识。

情境导入

夏天她选择长袖

情境：一名十几岁的女孩子怯怯地走进某三甲医院皮肤科。虽然是炎热的夏天，她却穿着长袖，热得满头大汗。皮肤科张主任询问病情，女孩很不好意思地脱去长袖衬衫。她的手臂上有几块白斑特别显眼。女孩说最近身上突然出现了这些白斑，一直不知道发生了什么。为了避免同学异样的目光就一直穿长袖衣服。害怕这些白斑继续扩散，还担心是传染病，所以来就诊。经张主任检查，诊断为白癜风。通过一段时间治疗，终于有了缓解。第二年夏天，女孩在夏天穿上了久违的短袖裙子。

思考：1. 白癜风属于传染病吗？

2. 治疗白癜风的药物有哪些？

一、皮肤颜色概述

皮肤增白药是指减轻皮肤色素异常沉着，使原有皮肤增白，用于治疗色素沉着增多性皮肤病或用于美容的药物。皮肤着色药是指抑制皮肤色素异常减退，使原有皮肤着色，用于治疗白斑类皮肤病的药物。

（一）皮肤的色泽与黑色素

1. 皮肤的色泽 人体肤色分为固有肤色和继发性肤色。固有肤色主要由遗传决定，不同人种的基本肤色有一定差别；继发性肤色指紫外线、疾病或药物等因素导致的后天肤色改变。

正常皮肤颜色主要由两方面的因素决定：①皮肤内色素的含量，即皮肤内黑色素、胡萝卜素以及皮肤、血液内氧化与还原血红蛋白的含量。某些疾病会造成表皮内黑色素和（或）黑色素细胞的异常增多或者减少，从而导致皮肤颜色异常。②皮肤解剖学上的差异，主要是皮肤的厚薄。

2. 黑色素 黑色素是一种高分子生物复合色素，为无定型小颗粒，不溶于水和几乎所有溶剂，通常以聚合物的形式存在于动物皮肤或者毛发中，其含量和分布会直接影响皮肤、头发和眼睛的颜色。黑色素由黑色素细胞产生。黑色素细胞是源于真皮黑素细胞谱系的神经嵴衍生细胞，在胚胎发育过程中迁移到表皮，由外胚层的神经嵴细胞分化而来。黑素体是黑色素细胞独有的溶酶体相关细胞器，是黑色素合成、储存和运输的场所。黑色素在黑色素细胞中合成之后，以黑素体的形式从基底层运输到皮肤上层分化的角质形成细胞，减轻紫外线辐射对皮肤的伤害。一般情况下，黑色素细胞的大小和数量是恒定的，所以人的肤色主要取决于黑色素的组成、数量和分布情况。

黑色素形成可以概括为以下几个主要步骤：①黑色素细胞内黑素小体的装配；②黑素小体的成熟及黑色素的合成；③成熟的黑素小体向黑色素细胞树突状远端移动；④黑素小体转移至角质形成细胞；⑤黑素小体在角质形成细胞中的再分布、降解、排出。

机体产生的黑色素比较稳定，随着角质形成细胞的上移，逐渐在皮肤表面显示出来，导致黄褐斑、雀斑、老年斑和皮肤色素沉着的形成。

其中，黑色素的生成，是酪氨酸在酪氨酸酶的作用下氧化为多巴，多巴在多巴酶的作用下氧化聚合形成的黑褐色颗粒，存在于皮肤、毛发等处。黑色素的形成过程见图1-2-7-1。在黑色素生成的过程中，酪氨酸在酪氨酸酶的作用下氧化为多巴为关键的限速步骤，酪氨酸酶为限速酶。而体内自由基、紫外线、体内内源性活性物质如黄体酮、雌激素、前列腺素等都能加速黑色素细胞产生黑色素。

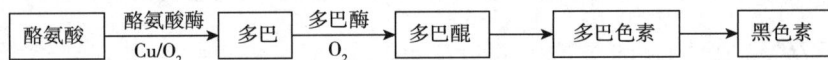

酪氨酸 →(酪氨酸酶 Cu/O₂) 多巴 →(多巴酶 O₂) 多巴醌 → 多巴色素 → 黑色素

图1-2-7-1　黑色素的形成

(二) 皮肤色素沉着异常的分类

黑色素生成和代谢的紊乱是黑色素过度沉着形成皮肤色斑的主要原因。如出现黑色素细胞数目增多、酪氨酸的合成速度加快，会导致黑色素产物增加；黑色素不能及时代谢而聚集、沉积分布于表皮，使皮肤出现黑斑。而与之有关的一切因素都会直接或间接诱发黑斑增多。皮肤色斑的增多、减少或消失导致皮肤的颜色异常，临床表现可分为色素沉着增多及色素减退两大类。

1. 色素沉着增多性疾病　临床常见的疾病主要包括以下两种。

（1）黑色素细胞活性增加　如黄褐斑、雀斑、炎症后色素沉着。

（2）黑色素细胞数目增加　如色素痣、咖啡斑。

2. 色素减退性疾病　患处皮肤呈白色或浅白色，与正常肤色有显著差别。临床上常见的疾病有以下几种。

（1）黑色素细胞活性降低　如银屑病。

（2）黑色素细胞数目减少　如白癜风和斑驳病。

（3）酪氨酸及酪氨酸酶异常　如白化病和苯丙酮尿症。

知识链接

小小黑痣要辨别

黑痣又名"黑子"和"色素痣"，是先天性的黑色素斑，大小不一，数目不定，生长缓慢。可见于身体各部，好发于面、颈部位。根据病理形态不同可分为皮内痣、交界痣和混合痣3种类型。皮内痣非常常见，通常不需要药物治疗。交界痣和混合痣有恶变的可能性，治疗应采取慎重态度，位于手掌、足底、腰部等易受刺激或摩擦部位者，初步确定有恶变征象者等可考虑行手术治疗。黑色素瘤是黑色素细胞恶变而来的肿瘤，好发部位为下肢、足部，主要症状为原有痣块迅速长大、隆起、颜色或形状发生改变，向四周和深部呈浸润性生长，边界不清，可有破溃、出血，可伴有痒感或微痛感。黑色素瘤恶性度高，预后极差，一旦确诊应早期进行广泛根治性切除并同时辅以药物治疗、放射治疗等方式以防止肿瘤复发和转移。

由此可见，不同的黑痣，处理方式存在很大的差异。在医学实践中，我们需要根据患者的具体情况，科学判断，精准施策，确保每一位患者都能得到恰当的治疗。同时，这也提醒我们，作为医美从业者，不应该只关注外貌的改善，只有不断提升自己的专业素养和综合能力，才能更好地服务于患者和社会。

二、常用皮肤增白药物

美白皮肤有多种方法，如角质剥脱药水杨酸等可使角质层脱落，促进或缩短表皮细胞更替从而加速黑素的移行并随角质一并脱落，也可外用治疗色素沉着增多性疾病。临床上常用的皮肤增白药主要是通过干扰黑色素的生物合成，减轻皮肤色素沉着，从而增白皮肤。

（一）药物分类

1. 酪氨酸酶抑制剂 氢醌、曲酸、熊果苷、壬二酸、氨甲环酸等可竞争性抑制酪氨酸酶活性，从而抑制黑色素合成。

2. 阻止酪氨酸酶向前黑素体转移的药物 葡萄糖胺类（葡萄糖胺及其衍生物），通过干扰酪氨酸酶-Ⅲ蛋白在高尔基复合体的糖基化，并阻止活性酶分子向前黑素体转移而抑制该酶活性。

3. 促进酪氨酸酶蛋白降解的药物 不饱和脂肪酸如亚油酸和γ-亚麻酸等，有抑制黑色素合成作用，能使 UVB 诱导的色素沉着明显减退，尤其是亚油酸。

（二）常见药物介绍

氢醌

氢醌（hydroquinone）化学结构为 1,4-苯二酚，为白色或类白色针状结晶。本品在甲醇或乙醚中易溶，在水中溶解，在苯中微溶。遇光和空气容易氧化而成深褐色，因此在保存此药时应注意避光。

【药理作用】

质量分数 <5% 的氢醌制剂能抑制酪氨酸酶的活性，阻断酪氨酸转变为多巴，抑制黑色素的生物合成而产生可逆性的皮肤褪色作用。但氢醌质量分数 >5% 时会促使黑色素细胞变性、凋亡。

【临床应用】

用于治疗黄褐斑、雀斑、黑变病、色素性化妆品皮炎、炎症后色素沉着、色素性玫瑰糠疹等色素沉着性皮肤病。该药为黄褐斑的一线外用治疗药物，常用浓度 2%~5%，浓度越高脱色效果越强，但皮肤刺激性也越大。通常每晚使用 1 次，治疗 4~6 周可有明显效果，6~10 周效果最佳，好转率可达38%~72%。质量分数不应大于 5%，否则可能造成永久性皮肤白斑。氢醌、维 A 酸及糖皮质激素局部联合使用可提高疗效（又被称作 Kligman 三联配方，含 4% 氢醌，0.01% 氟轻松，0.05% 维 A 酸），每晚 1 次，通常连续 5~7 周使用。

【不良反应及注意事项】

氢醌制剂外用可产生红斑、脱屑、瘙痒和刺痛感等刺激性皮炎症状；也可产生接触过敏性皮炎和炎症后色素沉着，上述不良反应均可在停药后恢复正常。有报道称长期广泛使用高浓度的氢醌制剂可能导致严重且不可逆的外源性褐黄病。

本品过敏者、12 岁以下儿童及孕妇禁用。不可用于眼部和伤口周围的斑变，只可用于病变部位，勿涂抹于正常皮肤；阳光照射过多会发生雀斑，故用药期间避免阳光照射；乳膏一旦变色，禁止使用。

熊果苷

熊果苷（arbutin）最早是从杜鹃花科植物熊果的叶中分离得到的，是氢醌的一种天然存在形式。具有减少皮肤色素沉着的作用。其抑制黑色素合成的效果强于曲酸和维生素 C。常用品种有 α－熊果苷、β－熊果苷。α－熊果苷和 β－熊果苷的分子式均为 $C_{12}H_{16}O_7$，两者的区别只是糖苷键的方向相反。目前含熊果苷的药品中大多添加的 β－熊果苷，因其价格相对便宜。但有研究表明，α－熊果苷在同等剂量下美白效果优于 β－熊果苷。

【药理作用】

通过抑制体内酪氨酸酶的活性，阻止黑色素的生成，从而减少皮肤色素沉积，祛除色斑和雀斑，同时还有杀菌、消炎的作用。

【临床应用】

用于黄褐斑、炎症后色素沉着等。熊果苷局部使用刺激性比氢醌小，主要适用于单纯色素型黄褐斑。

【不良反应及注意事项】

外用基本无毒副作用。熊果苷在酸性环境下易分解，膏霜乳液等体系 pH 宜控制在 5～7，应加入适量的抗氧剂以提高稳定性。

曲酸

曲酸（kojic acid），化学名为 5－羟基－2－羟甲基－4－吡喃酮，是曲霉属和青霉属多种真菌在一定条件下发酵得到的代谢产物，属于有机酸。

【药理作用】

曲酸主要通过 5 位羟基和 4 位酮基与酪氨酸酶活性中心上的 Cu^{2+} 配位抑制酪氨酸酶的活性，从而抑制黑色素的形成，属于可逆性酪氨酸酶抑制剂。

【临床应用】

用于黄褐斑、老年斑、炎症后色素沉着等多种色素沉着增多性疾病。

【不良反应及注意事项】

偶可引起色素脱失；可能有致癌性。

壬二酸

壬二酸（agelaic acid）又名杜鹃花酸。是一种天然的含 9 个碳原子的直链饱和二羧酸，为无色到淡黄色晶体或结晶粉末，微溶于冷水，较易溶于热水、乙醇和乙酸。

【药理作用】

1. 抑制黑色素合成和恶性黑色素瘤细胞的增殖 壬二酸为酪氨酸酶的竞争性抑制剂，直接干扰黑色素的生物合成，对活性高的黑色素细胞有抑制作用，但不影响正常黑色素细胞。细胞培养的实验和临床治疗研究均证明，本品对人类恶性黑色素瘤细胞有抗增生和细胞毒作用。因此，可以阻止恶性雀斑样痣发展成皮肤恶性黑色素瘤，可获得持久的效果。抑制恶性黑色素瘤细胞的机制可能与损伤线粒体并抑制 DNA 合成有关。

2. 对表皮角化作用的影响 壬二酸对角质细胞有抗增生作用，主要干扰角质细胞分化的早期和终末期。

【临床应用】

1. 用于治疗黄褐斑、黑变病等 与广谱遮光剂合用，治疗表皮型或混合型黄褐斑，疗效良好，治疗黑变病也有良好疗效。临床上常用 15%～20% 乳膏，每日 2 次，疗程约 6 个月。

2. 痤疮　壬二酸霜外用对皮脂分泌率无明显影响，但可减少表皮及毛囊皮脂腺内的菌群，从而减少由细菌产生的脂肪酶，使表皮面脂中游离脂肪酸减少，加上抑制表皮的角化从而有效治疗痤疮。一项随机、双盲、对照的临床研究结果证明壬二酸霜外用治疗结节型、聚合型、丘疹脓疱型和粉刺型痤疮均有明显疗效。配合口服或外用其他抗菌药，可提高疗效。

【不良反应及注意事项】

壬二酸无明显毒性，也无致畸和致突变作用。少数患者在外用霜剂初期时，可有轻度、短暂的皮肤刺激和皮肤干燥，但继续用药可逐渐消退。1%~5%患者可出现瘙痒、烧灼、针刺和麻木感，<1%患者可出现红斑、干燥、脱屑，可引起接触性皮炎。

氨甲环酸

氨甲环酸（tranexamic acid），又名止血环酸、凝血酸、传明酸，为抑制纤维蛋白溶解药。健康成年人单剂口服氨甲环酸片250mg或500mg后，吸收迅速。给药后24小时，其给药量的40%~70%以原型经尿排出。

【药理作用】

氨甲环酸化学结构为对氨甲基环己烷甲酸，与酪氨酸的化学结构相似，可能产生竞争性抑制并替代酪氨酸与酪氨酸酶结合，使酪氨酸酶失去活性，从而减少酪氨酸代谢终产物黑素蛋白的合成，达到减少黑色素细胞产生黑色素的目的。氨甲环酸能减少黄褐斑引起的表皮色素沉着，且能逆转黄褐斑引起的真皮层的变化，如血管和肥大细胞数量增多等。

【临床应用】

本为止血药，主要用于急性或慢性、局限性或全身性原发性纤维蛋白溶解亢进所致的各种出血。

在美容方面，本品有减轻皮肤过度色素沉着，增白皮肤的作用。本品可小剂量口服用于治疗黄褐斑，250~500mg/次，每日1~2次，用药1~2个月起效，建议连用3~6个月。合用维生素C和维生素E可明显提高疗效。除口服剂型外，临床上常用2%~5%氨甲环酸乳膏，每日2次，疗程约4周，适用于单纯色素型黄褐斑和色素合并血管型黄褐斑。局部使用刺激性比氢醌小。

【不良反应及注意事项】

主要的不良反应为胃肠道反应，如食欲不振、恶心、呕吐、腹泻等；较少见的有经期不适，出现月经量减少。其他不良反应包括眩晕、关节痛、视物模糊、脱发、倦怠。氨甲环酸乳膏的不良反应包括红斑、干燥、脱屑等。既往有血栓、心绞痛、卒中病史者禁用。必须长时间使用者，应做眼科检查。

α-羟基酸类

α-羟基酸类作用广泛，这里仅介绍在脱色美白方面的药理作用和临床应用。

【药理作用】

α-羟基酸类可以加速皮肤色素分解代谢，淡化色斑，美白皮肤，此作用效果虽然缓慢，但持久且不损伤皮肤；该类药还可扩张真皮层毛细血管，增加血流，使皮肤营养充足，从而使皮肤美白、细腻、有润泽感；α-羟基酸类还可消除皮肤皱纹，使皮肤光滑细嫩。

【临床应用】

可作化妆品原料使用，发挥抗皱、延缓皮肤衰老和美白祛斑的功效。

维生素C

【药理作用和临床应用】

维生素C可抑制多巴和多巴醌的氧化从而抑制黑色素合成。临床可用于治疗多种原因引起的色素沉着性皮肤病，如黄褐斑、药疹后色素沉着、持久性色素异常性红斑、色素性玫瑰糠疹、各种类型的紫癜性皮肤病、银屑病、创伤愈合不良和痤疮等。静脉给药的疗效明显优于口服。还可用于延缓皮肤老化。通过促进皮肤胶原合成，用于防治皮肤自然老化和光老化。

【不良反应和注意事项】

大剂量口服有时会诱发胃溃疡、恶心呕吐；静脉注射偶有过敏性休克、静脉血栓。

水杨酸

水杨酸（salicylic acid）低浓度时（1%~2%）有角质形成作用；中浓度（5%~10%）时有角质溶解作用。涂于皮肤可使表皮角质层黏附性减弱，表皮脱落，黑素颗粒也同时脱落，减轻皮肤异常色素沉着，使皮肤美白、细嫩。

临床用于化学剥脱术，治疗如下疾病：①色素性皮肤病：如黄褐斑、炎症后色素沉着、雀斑样痣和文身；②光老化性疾病：如日光性角化、日光性弹力纤维变性等；③皮肤皱纹，痤疮、酒渣鼻、浅表瘢痕、皮脂腺增生和睑黄瘤等。

三、常用皮肤着色药物

皮肤着色药用药后在皮肤角质层产生颜色，主要包括补骨脂素及其衍生物、糖皮质激素类药、钙调磷酸酶抑制剂等。

补骨脂素及其衍生物

补骨脂素（psoralen）及其衍生物属于呋喃骈香豆素类，包括 5 - 甲氧基补骨脂素（5 - methoxypsoralen，5 - MOP）和 8 - 甲氧基补骨脂素（8 - methoxypsoralen，8 - MOP）及人工合成的三甲基补骨脂素（trimethylpsoralen，TMP）。

【药理作用】

1. 刺激皮肤黑色素沉着　本类药物属于光敏性化合物，不直接产生黑色素，能增强皮肤对紫外线的敏感性；通过激活尚未完全破坏或正常的黑素细胞功能，增加功能性黑色素细胞数量，增多黑素细胞内的黑素小体，最终增加向角朊细胞内输送黑素小体数量；产生炎症反应，破坏皮肤中的巯基化合物，增强酪氨酸酶活性，促进黑素合成；促进还原型黑素转化为深色的氧化型黑素；改变黑素小体聚集形式。

2. 抑制免疫作用　补骨脂素光化学疗法（PUVA）能降低皮肤局部接触性过敏作用。这对白癜风的治疗起着重要作用。其作用机制尚不清楚。

【临床应用】

补骨脂素既可内服也可外用。主要用于光化学疗法，治疗白癜风、银屑病、斑秃等皮肤病。

【不良反应及注意事项】

1. 胃肠道反应　口服补骨脂素可引起胃肠道反应如恶心、呕吐、食欲不振等。

2. 皮肤反应　常见的有皮肤色素沉着、红斑、瘙痒、干燥等。偶有局限性水疱形成、银屑病突然加重、多形性日光疹、光感性皮炎、痤疮样皮疹、大疱性类天疱疮、甲板压痛、甲床分离、甲下出血等。皮肤干燥可涂润滑油，有指甲方面的不良反应时，可在照射时带指套防护。

3. 对视觉的影响　紫外线对视网膜有害。患者在接受 UVA 照射时应戴上墨镜，服药后 48 小时内需佩戴遮挡 UVA 的太阳镜。定期作眼科检查。

4. 其他　本疗法还可能出现白细胞减少、贫血、肝肾功能损坏。治疗期间应定期检查血常规、尿常规及肝肾功能。禁用于糖尿病、肝功能异常、皮肤癌、白内障、妊娠、哺乳期、卟啉病、红斑狼疮的患者。

糖皮质激素类药

糖皮质激素在治疗皮肤病方面一直都是"万能药""神药"。作为一种常见的免疫抑制剂，糖皮质激素能够通过抑制炎症部位白细胞的积聚、降低淋巴系统的活动、抑制免疫系统的激活及降低免疫球蛋白和补体浓度起到抗炎及免疫抑制作用，已被应用于多种炎症性、自身免疫性、过敏性和淋巴增生性疾病的治疗中。在白癜风患者中，糖皮质激素能够降低其血液中 T 淋巴细胞活性，抑制 B 细胞抗体反应，并抑制多种细胞因子的产生。口服糖皮质激素和外用糖皮质激素在治疗白癜风中都有涉及。本类药必须在专科医师指导下使用。

对于白癜风疾病活动度评分 >3 分白癜风患者，尽早使用口服激素可使进展期白癜风趋于稳定。可供选择的治疗方案：口服泼尼松 0.3mg/(kg·d)，连续服用 1 ~ 3 个月，无效中止；见效后每 2 ~ 4 周递减 5mg，至隔日 5mg，维持 3 个月。或复方倍他米松注射液 1ml 肌内注射，每 20 ~ 30 天 1 次，可用 1 ~ 4 次。对于白斑累及面积 <3% 体表面积的进展期皮损，选择如糠酸莫米松、戊酸倍他米松等强效激素。面部、皱折及细嫩部位皮肤用药 1 个月后更换为钙调磷酸酶抑制剂，肢端可持续使用。如果连续外用激素治疗 3 ~ 4 个月无复色，则表明疗效差，需更换或联合其他局部治疗方法。

钙调磷酸酶抑制剂

属于免疫抑制剂，常用药有他克莫司、吡美莫司等。国内外有很多研究都肯定了本类药治疗白癜风的疗效。本类药可抑制 T 淋巴细胞活化，还可以抑制皮肤肥大细胞和嗜碱性粒细胞内已合成介质的释放。适用于中到重度特应性皮炎患者的治疗。根据《中国银屑病诊疗指南（2023 版）》，他克莫司或吡美莫司外用可作用银屑病面部皮损以及反向银屑病的首选治疗。在治疗白癜风方面，两药疗程为 3 ~ 6 个月，间歇应用疗程可更长。面颈部复色效果最好。此类药物无激素引起的一些不良反应，但仍可引起或加重局部感染如毛囊炎、痤疮、单纯疱疹等。

钙泊三醇

钙泊三醇也称卡泊三醇（calcipotriol），属于维生素 D_3 衍生物，是一种抗表皮角化药物，目前广泛用于皮肤科。该药及其复方制剂主要用于寻常型银屑病及白癜风等常见皮肤病的治疗。

【药理作用】

1. 调节细胞钙代谢　钙泊三醇可纠正黑色素细胞内钙紊乱，恢复受抑制的酪氨酸酶活性，从而促进白癜风病变区域的黑色素合成。

2. 抑制表面角质形成细胞的异常增殖　钙泊三醇能抑制角质形成细胞的过度增殖并诱导其分化。

3. 抑制免疫　钙泊三醇外用可抑制表皮 T 淋巴细胞增殖和活化，也能抑制活化的 B 淋巴细胞功能，产生抑制细胞免疫和体液免疫的双重作用。

【临床应用】

常与其他药物联用于点滴状银屑病、斑块状银屑病的治疗。此外还可以用于白癜风、鱼鳞病、表皮松解型掌跖角化症等。

【不良反应】

主要为局部不良反应，如皮肤瘙痒、灼热以及皮肤刺激性。严重时应停止治疗。

【注意事项】

外用可能会对患处或周围皮肤有刺激性。如刺激性加重，应停止使用。避免接触眼部及面部，涂药后应洗去手上残留的药物。

其他增色剂

异丙肌苷（isoprinosine）对白癜风有色素再生作用。可用于治疗白癜风，使毛囊性和融合成斑片的色素再生。无明显不良反应。

左旋咪唑（levamisole）能促进白癜风白斑色素再生。长期口服治疗局限的缓慢发展的白癜风效果好，2～4个月约90%白癜风患者停止发展，可逐渐自然恢复色素。

环孢素（cyclosporin）又叫环孢菌素A，是一种抗恶性肿瘤药物。本品也可用于治疗白癜风，大约经过3～6个月的长期服用，可使毛囊色素再生，对白癜风治愈率高。不良反应主要有恶心、呕吐、厌食、震颤、肝肾功能损伤。孕妇、哺乳期妇女慎用，过敏者禁用。

•••• 目标检测

答案解析

一、A型题（最佳选择题）

1. 下列属于色素沉着增多性疾病的是（　）
   A. 银屑病　　　　　　　　　　　　　　B. 黄褐斑
   C. 白癜风　　　　　　　　　　　　　　D. 牛皮癣

2. 黑色素合成过程中的关键酶是（　）
   A. 乳酸脱氢酶　　　　　　　　　　　　B. 乙醛脱氢酶
   C. 酪氨酸酶　　　　　　　　　　　　　D. 谷丙转氨酶

3. 下列属于皮肤着色药的是（　）
   A. 维生素C　　　　　　　　　　　　　B. 氢醌
   C. 熊果苷　　　　　　　　　　　　　　D. 8-甲氧基补骨脂素

二、X型题（多项选择题）

1. 能抑制酪氨酸酶活性的药物有（　）
   A. 氢醌　　　　　　　　　　　　　　　B. 氨甲环酸
   C. 熊果苷　　　　　　　　　　　　　　D. 水杨酸

2. 口服氨甲环酸常见的不良反应包括（　）
   A. 肝功能异常　　　　　　　　　　　　B. 经期不适
   C. 影响视力　　　　　　　　　　　　　D. 胃肠道不适

3. 下列属于钙调磷酸酶抑制剂的有（　）
   A. 他克莫司　　　　　　　　　　　　　B. 卡泊三醇
   C. 吡美莫司　　　　　　　　　　　　　D. 糠酸莫米松

三、简答题

请阐述钙泊三醇的药理作用、临床用途、主要不良反应和用药注意事项。

（许光宇）

书网融合……

重点小结　　　　　　习题

学习任务八　延缓皮肤衰老药物

PPT

▶ 学习目标

知识目标：

1. 掌握化学剥脱药、保湿剂的药理作用、临床应用、不良反应及用药注意事项。

2. 熟悉其他延缓皮肤衰老药物的分类和药理作用。

3. 了解皮肤衰老的影响因素及机制。

技能目标：

能运用所学知识指导常见延缓皮肤衰老药物的合理使用。

素质目标：

通过本任务的学习，正确看待衰老，树立安全用药、健康审美意识。

▶ 情境导入

玻尿酸，想说爱你不容易

情境： 近年来，"微整形"成为社交媒体上最热门的话题之一。说起"微整形"，就不得不提到玻尿酸。玻尿酸，学名透明质酸，常被作为组织填充剂注射至面部，起支撑填充的作用，达到消除皱纹的目的。网上报道有不少爱美人士注射玻尿酸后导致毁容，使人们对注射玻尿酸的安全性产生了怀疑。

其实，注射玻尿酸并非简单的美容手段，它涉及复杂的医疗操作。如果在非正规的整形美容医院或没有执业医师资格证的人员操作下进行，将会带来极大的风险。一方面，非正规场所使用的玻尿酸产品可能存在假冒伪劣的风险；此外，卫生条件、消毒设备不达标，都可能引发感染、过敏等严重并发症。另一方面，没有专业资质的医生往往缺乏足够的医学知识和临床经验，无法准确判断注射部位和剂量，可能导致面部变形、凹凸不平甚至失明等严重后果。

思考： 1. 接受玻尿酸"微整形"需要注意些什么？

2. 除了玻尿酸你还知道哪些延缓皮肤衰老的药物？

一、皮肤衰老概述

皮肤衰老是指皮肤结构和功能老化的过程，通常从 30 岁左右开始，但具体年龄可能因个体差异而有所不同。依据影响因素的不同分为外源性衰老与内源性衰老。外源性衰老主要是由于长期暴露于日光照射、污染、电离辐射、毒素等因素下，出现皮肤变色、粗糙以及松弛暗哑、深度皱纹，甚至皮肤弹性消失，其中以光老化最为常见。内源性衰老，也称为固有衰老，是指皮肤随年龄增长出现的自然老化，可发生在那些未暴露的皮肤区域，受内分泌因素和遗传因素等影响，以皮肤萎缩、细小皱纹和干燥为主要表现，它反映的是整个机体的一种衰退过程。

概括来说，皮肤衰老临床表现主要有：①皮肤干燥、粗糙、脱屑，出现沟纹并逐渐加深；②皮肤松弛、弹性降低，皱纹增多；③皮肤晦暗、无光泽；④老年斑逐渐加重或明显，呈全身性分布；⑤皮肤表层血管日趋暴露、扩张，毛细血管扩张时呈细红丝或片状红斑；⑥眼睑下垂和黑眼袋。皮肤附属器官随年龄增长也发生衰老，皮脂腺功能减退，毛囊数目逐渐减少，毛球部黑色素细胞逐渐减少乃至最后消失而产生白发。

国内外已有很多评估皮肤衰老方法，但采用的测量方法和参数指标各不相同，这对于皮肤衰老程度的评价和治疗药物或化妆品开发是不利的。2022 年 8 月 27 日，中国抗衰老促进会团体标准办公室发布了符合中国人皮肤衰老状态特征的评价标准：《人体皮肤衰老评价标准》，其中皮肤衰老量表见表 1 - 2 - 8 - 1。

表 1 - 2 - 8 - 1　皮肤衰老量表

等级	皮肤质地	皮肤机械力学	皮肤色素	表皮/血管增生	相关年龄
无	水润光泽	饱满充盈	无	无增生	<25 岁
轻	静态皮纹粗糙，动态见细小皱纹	饱满度略降低	有少量小斑点	个别脂溢性角化/点状血管增生	25～35 岁
中	静态可见皱纹，动态皱纹明显粗大	皮肤的饱满充盈消失，可见皮肤轻度松弛	皮肤小斑点增加，大斑点出现	可见脂溢性角化/血管不规则增生	36～55 岁
重	静态见明显皱纹，动态皱纹数目增加、粗大	弹性明显降低，皮肤中等松弛，轻微下垂、变薄	大小斑点较多，肤色暗沉	脂溢性角化和血管增生	56～70 岁
极重	静态动态皱纹多且粗大	皮肤明显松弛、下垂、变薄	密集大小斑点，肤色晦暗	脂溢性角化和血管增生明显	>70 岁

（一）皮肤衰老的影响因素

皮肤衰老是一个复杂而漫长的过程，主要影响因素有：

1. 年龄因素　皮肤衰老一般从 30 岁左右开始，随年龄增加，衰老程度逐渐加重。雌激素由卵巢分泌，有助于真皮层产生胶原蛋白。当妇女绝经以后，雌激素分泌减少，胶原蛋白的产生大大减少，表皮和真皮都失去弹性，皮肤变薄。

2. 环境因素　大量研究表明太阳光中的紫外线是导致皮肤衰老的主要原因。紫外线引起的皮肤衰老称为光老化。光老化发生时，皮肤会出现：①表皮细胞黑色素增加；②胶原蛋白变形、减少；③弹性蛋白变形、减少；④成纤维细胞受损。除了紫外线，长期的风吹雨淋也会导致皮肤衰老。

3. 生活习惯　熬夜、过度疲劳及抽烟等不良嗜好或生活习惯均可加速皮肤衰老。

4. 药物因素　使用某些药物或化妆品不当可导致皮肤衰老。如氟喹诺酮类药物司帕沙星、左氧氟沙星等；四环素类药物多西环素、米诺环素等光敏性药物，在用药后如防晒措施不到位，容易发生皮疹、瘙痒、水疱等光敏性皮肤疾病，加速皮肤衰老。

5. 其他　患有肝肾疾病、妇科病等慢性疾病或者思虑过多、心情烦闷等精神因素容易使皮肤衰老；由于咀嚼功能不良和胃肠功能衰弱、营养失调，或饮食中缺乏蛋白质和各种维生素时，也容易使皮肤衰老。

（二）皮肤衰老的机制

皮肤衰老的机制比较复杂，目前认为主要的机制有：

1. 角质层水分含量降低，皮肤表面的水脂乳化物含量减少　水分是角质层重要的塑形剂之一，角质层中含水量在不同皮肤类型中有差别，通常为 10%～20%。角质层水分含量的相对恒定主要依赖天然保湿因子（natural moisturizing factor，NMF），如尿素、游离氨基酸、吡咯烷酮羧酸、乳酸盐等。老年人的皮肤角质层中 NMF 减少，水合能力降低到正常水平的 3/4。皮肤含水量的减少必然导致皮肤干燥、粗糙。

此外，老年人皮肤表面的水脂乳化物含量也减少。水脂乳化物是由外泌汗腺所分泌的汗液与皮脂腺所分泌的皮脂在皮肤表面形成的一层乳状膜，对滋润、软化角质层，防止干裂起到重要作用。水脂乳化物的减少加重了皮肤干燥的严重性，使变硬的角质层容易裂口，皮肤变得更粗糙。

2. 真皮层胶原蛋白合成减少和弹力纤维变性　随着年龄的增长，真皮层开始变薄。真皮层胶原纤维缓慢变性，弹力纤维失去弹性而断裂，细胞间透明质酸减少；加之真皮含水量降低使皮肤愈加干燥，皮肤失去弹性后产生皱纹、皱襞、萎缩、松弛、毛细血管扩张等衰老的特征。

（三）皮肤衰老的相关学说

目前，有关皮肤衰老的学说较多，包括细胞衰老与结构功能改变、基因调控、自由基损伤、糖基化、免疫失调、激素失调等，本处重点介绍广为接受的几种学说。

1. 光老化学说　光老化衰老学说综合了诸多衰老学说的理论基础且不断被丰富而被广泛接受。阳光中的 UVA 照射能导致单线态氧、过氧化氢、超氧化物自由基和羟基自由基等活性氧（reactive oxygen species，ROS）的生成，在正常情况下，ROS 的产生和清除处于微妙的动态平衡中，其中人体抗氧化系统起着清除活性氧的重要作用。当体内 ROS 产生过多超出清除能力时，会导致细胞损伤及诱导皮肤衰老。

中波紫外线（UVB，波长 290～320nm）是紫外线的一部分，穿透能力相对较弱但能量较高，主要影响皮肤角质形成细胞和黑色素细胞，具体效应是使皮肤角质层增厚，表皮增生，加剧炎症反应，长期或大剂量的 UVB 照射可引起皮肤组织细胞出现皱缩、松弛等各种老化症状。UVB 被皮肤细胞 DNA 大量吸收，还将导致多种不同类型的 DNA 损伤；若 DNA 损伤因不能及时修复而不断积累，会使染色体变异，最终可能导致皮肤癌。

2. 自由基学说　自由基衰老学说最早是由 Denham Harman 于 1955 年提出来的。该学说认为体内许多物质在代谢过程中会产生过氧化的自由基，当机体内的自由基代谢处于不平衡状态时，过量的自由基就会引起机体损伤，将不饱和脂肪酸氧化成超氧化物，形成脂褐素。氧自由基可改变胶原蛋白，使其易受胶原酶的作用。胶原酶激活后，皮肤内透明质酸解聚，蛋白聚糖合成减少，皮肤逐渐衰老。不仅如此，氧自由基过多还会破坏细胞膜及其他重要成分，使蛋白质和酶变性，当自由基引起的损伤积累战胜了机体的修复能力时，就会导致细胞分化状态的改变甚至丧失，从而导致和加速衰老。

3. 代谢失调衰老学说　皮肤衰老的代谢失调学说是由郑集于 1983 年提出的。该学说认为衰老虽然由遗传基因所决定，但其规律是通过细胞代谢来表达的。无论内在或外来因素导致机体代谢障碍，均可引起细胞衰老而致机体衰老，因此改善机体的代谢功能，可大大延缓衰老的发生。许多学者认为，衰老过程的特征是一种内在平衡稳定性的丧失，即生理功能的持续下降。代谢随着年龄增长而减弱是普遍现象，不仅糖类、脂肪、蛋白质、核酸、矿物质，而且酶、激素、免疫和神经递质代谢都会随年龄增长而下降，因此代谢的减弱极易导致机体代谢障碍，机体代谢障碍则会造成细胞代谢失调，细胞加速衰老，从而导致机体衰老。

4. 非酶糖基化衰老学说　又称美拉德反应衰老学说。非酶糖基化反应是指糖和蛋白质通过一系列复杂的非酶促反应最终生成黄褐色终末糖基化产物（advanced glycation end-products，AGEs）的反应。该学说认为，皮肤的真皮层中富含胶原蛋白和弹性蛋白，这两种蛋白含较多的赖氨酸和羟赖氨酸，为发生非酶糖基化反应提供了物质基础。皮肤中的蛋白质与活性羰基化合物形成终末糖基化产物，随着年龄的增长而增多。随着 AGEs 进行性增加，胶原蛋白形成分子间交联，不但降低结缔组织的通透性，还使营养成分与代谢废物的扩散性能减弱，组织延展性和硬度增加；胶原蛋白的可溶性降低，难以被胶原酶水解，造成皮肤弹性下降，皱纹不易平复且不断加深，从而加快皮肤的衰老过程。

二、常用药物介绍

目前使用药物延缓皮肤衰老的思路主要有以下几种：①除去表皮上的衰老细胞，促进细胞新生的药物；②为皮肤提供适量的水分和油脂，以保持皮肤的水合状态和皮肤完整性的药物；③直接刺激表皮细胞生长、代谢和再生的药物；④其他类药物等。

（一）化学剥脱药

本类药物可分解表皮组织，使皮肤发生角质层分离和角蛋白凝固，表皮和真皮乳头不同程度坏死、剥脱，进而被新生表皮取代，从而达到改变皮肤颜色、张力和光滑度，祛除皱纹的作用。剥脱深度是决定化学剥脱术有效性和安全性的最主要因素。根据剥脱深度，可分为极浅表剥脱、浅表剥脱、中层剥脱和深度剥脱。以下为代表性药物。

α-羟基酸类

α-羟基酸类主要包括柠檬酸、酒石酸、乳酸、苹果酸和酒石酸等，俗称果酸。此类药物可剥脱皮肤角质层，改善皮肤质地，延缓衰老。

【药理作用与临床应用】

低浓度（8%）有皮肤角质剥落作用，促进表皮细胞更新与生长，除去过厚的角质，达到清除皮肤色斑、消除早期皱纹目的。高浓度使表皮与真皮剥离，当皮肤有较严重的色斑及皱纹时，可代替化学剥脱剂（如苯酚、三氯醋酸等）使表皮完全从真皮层分离而剥落。外用α-羟基酸可以使皮肤角质形成细胞和真皮含水量增加，皮肤外观有润泽和柔软感。

【不良反应及注意事项】

需要注意的是，含α-羟基酸类对皮肤具有刺激性，可使皮肤发红、灼烧、不适甚至炎症等。使用此类药物应先按照一定步骤取少量用于皮肤试验，使皮肤缓慢适应这种刺激。使用过程中如果皮肤不适感比较强烈，建议立即停止使用并咨询皮肤科医师。在使用此类化妆品期间要加强补水，注重保湿并坚持做好每日防晒。建议夜间使用。

水杨酸

水杨酸结构中含有苯环，因此具有良好的脂溶性。常用浓度为20%或30%，使角质层剥脱，主要用于极浅表和浅表剥脱，用于治疗角质增生、黄褐斑等。

三氯醋酸

三氯醋酸为中强有机酸，性质稳定，是目前酸度最强的化学剥脱剂。三氯醋酸的浓度、用量、涂抹次数与剥脱深度密切相关。常用浓度为10%~50%，剥脱深度一般限于表皮全层和真皮乳头层。通常，10%~30%的三氯醋酸主要用于浅表剥脱，35%~50%主要用于中层剥脱，50%以上可用作皮肤深度剥脱。

（二）保湿剂

保湿剂能保持皮肤水分，减少表皮水分的蒸发，使干燥并失去弹性的皮肤变得柔软，延缓皮肤衰老。常用的有透明质酸、脂肪酸及油脂类、角鲨烷、多元醇类等。

1. 透明质酸　透明质酸（hyaluronic acid，HA）又称玻璃酸、玻尿酸，是一种存在于有机体中的天然聚合物，其本质为黏多糖类，由重复的聚合二糖 D-葡萄糖醛酸和 N-乙酰基-D 葡萄糖胺通过交替排列的 β（1→4）和 β（1→3）糖苷键连接而成，其在大自然中广泛存在，其具有良好的生物相容性及生物可降解性。透明质酸根据组织来源的不同，常由 0.2 万~2.5 万个二糖单位组成，广泛分布于人体组织和细胞内液中。

透明质酸

皮肤中的透明质酸半衰期为 24~48 小时，处于动态的周转代谢中。为了获得稳定性好、降解时间长的 HA，需对其进行各种化学修饰和交联。经过化学修饰和交联的 HA 相比于天然 HA，具有良好的生物相容性的同时其他物理化学性质如黏弹性和内聚性都有提升。

【药理作用】

真皮注射交联透明质酸可通过以下几个方面来改善肤质：①直接补充皮肤中的透明质酸以增强水合作用，增加皮肤体积；②促进角质形成细胞的增殖，真皮－表皮连接面积增加，表皮增厚；③通过改变真皮内张力，促进胶原纤维对于成纤维细胞的机械牵拉，导致成纤维细胞增殖；④上调血管内皮生长因子，促进血管内皮细胞增殖，有利于真皮血管新生，增加皮肤的血液供应和营养。

【临床应用】

在医疗美容领域，真皮注射透明质酸可用于以下情况：①面部、颈部、胸前、上臂、手背等部位的肤质改善及年轻化治疗（包括改善皮肤干燥、粗糙、松弛、弹性下降等问题）；②对面颊部、额头、眉间、眶周、口周等部位的细纹填充；③改善痤疮瘢痕；④其他应用。

【不良反应及注意事项】

真皮注射透明质酸时，需保证是经国家药品监督管理局批准使用的合格产品。一般用于肤质改善的交联透明质酸真皮内注射是安全的，常见的不良反应主要是由于注射过于表浅或者每点注射剂量过多导致的结节，可通过调节注射手法或注射量来降低。

知识链接

透明质酸的"前世今生"

1934 年，K Meyer 和 J Palmer 首次从牛眼玻璃体中分离出了一种以前从未发现的化学物质。这种物质透明似玻璃，且由两种糖类分子组成，其中一种是醛酸（uronic acid），为了更形象准确地描述这种物质，他引用希腊语"hyalos（玻璃）"将这种物质命名为"hyaluronic acid"，中文译为"透明质酸""玻尿酸"。

20 世纪 50 年代透明质酸首次被引入医学领域，用作眼球玻璃体替代品。1968 年首次用于烧伤的治疗。20 世纪 90 年代，透明质酸产品开始引进我国并用于骨科、眼科、整形外科等医学领域。

2008 年，国家食品药品监督管理局批准了瑞典的 Restylane（瑞蓝 2）用于美容注射填充。2009 年，爱美客生物科技有限公司成为国内首家获得国家食品药品监督管理局批准的注射用透明质酸钠Ⅲ类医疗器械证书的企业，产品名为"逸美"，填补了我国在该领域的空白，打破了进口产品对我国医美市场的垄断。

2. 油脂类 油脂是脂肪酸和醇脱水形成的酯及其类似物的总称。脂质是皮肤的重要成分，包围皮肤的皮脂膜对皮肤起到屏障作用。皮脂膜是由皮脂腺内分泌的皮脂、角质细胞产生的脂质、汗腺里分泌出来的汗液和脱落的角质细胞经过低温乳化，在皮肤表面形成的一层保护膜。皮脂膜对皮肤乃至整个机体都有着重要的生理功能，主要表现在以下两个方面，第一是屏障作用，第二是润泽皮肤。

当皮肤衰老发生，皮脂腺萎缩导致皮脂分泌减少，这时皮脂膜的屏障作用就被破坏，引起许多皮肤疾病，如痤疮、异位性炎症。特别是干性皮肤，在冬季易发生皮肤皲裂。使用含油脂类的护肤品能明显改善皮肤功能，减轻皮肤干燥，从而起到护肤、防皲裂作用。常用的动、植物油脂包括鲸油、鱼油、鲨鱼肝油、水貂油、橄榄油、月见草油、杏仁油、甘油磷脂、磷脂酰肌醇、酰基鞘氨醇等。

3. 角鲨烷 了解角鲨烷之前要先了解角鲨烯，两者名字非常相似。在化学结构上看，角鲨烷是角鲨烯的氢化物。角鲨烯是在胆固醇合成代谢过程中产生的一种多不饱和烃类，是皮脂的重要组成部分。对于皮肤来说，角鲨烯起到保湿、对抗自由基、屏障等作用，能抑制皮脂发生过氧化反应，延缓衰老。相关研究表明，角鲨烯分布在人体的各大器官中，在皮脂中的含量特别高。15~18 岁时角鲨烯含量在皮脂中达到巅峰，20 岁后含量逐渐减少。

因此，科学家很早就想通过补充角鲨烯的方式来延缓皮肤衰老。但角鲨烯含多个双键，易被氧化，使用和保存都不方便。后来开发了跟角鲨烯结构相近、功效相似，但稳定性更好的角鲨烷。角鲨烷继承了角鲨烯的很多优点，如亲肤性、渗透性好，可以快速与皮脂膜相融，同时易于铺展。角鲨烷的主要功效包括滋润保湿、延缓皮肤衰老和修复表皮，被广泛用于各种化妆品。

4. 多元醇类 这类保湿剂包括甘油、丙二醇、山梨醇等。甘油，学名丙三醇，是无色、无味、无臭的黏稠液体，有较强的吸湿性。丙二醇性状与甘油相似，也是无色、无臭的黏稠液体，其粘稠度比甘油低。山梨醇，结构为己六醇，含 6 个羟基，白色结晶粉末。无臭、无毒，易溶于水，具有良好的保湿型。以上多元醇类可以一定比例混合后用于药物或化妆品中，可改善皮肤功能，减少皮肤干燥现象。

（三）抗氧化剂

活性氧的积累可引起细胞 DNA 损伤，诱导皮肤炎症反应，降低抗氧化酶活性，抑制胶原蛋白的产生，最终导致细胞功能严重受损以致皮肤出现皱纹和松弛。因此清除体内多余的活性氧已经成为目前最常见的抗衰老美容方式之一。

目前，常用的抗氧化剂包括维生素 C、维生素 E、虾青素、原花青素、α-硫辛酸、烟酰胺、吡咯喹啉醌、麦角硫因等。维生素 C 和维生素 E 都是经典抗氧化剂。维生素 C 可以减少活性氧，抑制黑色素生成，减轻氧化损伤累积引起的皮肤衰老。维生素 E 又称生育酚，是一种脂溶性维生素，和维生素 C 一样，是一种天然的内源性抗氧化剂。维生素 C 可以增强维生素 E 的抗氧化特性。两种维生素联用能产生 $1+1>2$ 的协同作用效果。

（四）促进表皮细胞生长药

促进表皮细胞生长药主要有各种生长因子。生长因子是存在于人体中的一种极微量活性物质，在美容药物中常用的有表皮生长因子、碱性成纤维细胞生长因子、转化生长因子等，对促进表皮细胞的生长有极大帮助。

富血小板血浆是通过离心自体全血而得到的高浓度血小板血浆，其中富含多种生长因子，比如血小板衍生生长因子（PDGF）、转化生长因子（TGF-β）、胰岛素样生长因子（IGF）、表皮生长因子（EGF）、碱性成纤维细胞生长因子（FGF）、血管内皮生长因子（VEGF）等；还含有纤维蛋白、纤粘连蛋白和亲玻粘连蛋白。这些活性成分对促进细胞的增殖与分化、增强胶原合成能力有极其重要的作用。

富血小板血浆来源于自体全血，各生长因子间的比例与体内正常比例相符，有最佳的协同作用。因其来源于自体，不会出现外源性生长因子的免疫排斥，也不会有异体移植中存在的传播疾病的危险。该疗法有一定淡化皱纹、消除色斑的作用，而且安全性较好，多篇临床研究提到在治疗期间观察到的不良反应为轻微的水肿、红斑、压痛等，持续时间一般 1~2 周，且随时间逐渐消退。

（五）其他类

维 A 酸是最常用于紧致抗皱类化妆品中的活性成分，具有促进角蛋白合成、成纤维细胞增生和胶原代谢的作用，可改善皮肤皱纹、粗糙、色素沉着等。在化妆品中添加的多为维 A 酸的衍生物视黄醛（retinaldehyde，RA）。视黄醛是天然存在于人体中的一种维生素，外用视黄醛后，迅速以视黄醇酯的形式贮存并缓慢地释放。少量视黄醛转化成全反式维 A 酸发挥作用，避免了大剂量全反式维 A 酸所致的不良反应，可用于眼睛周围等较敏感的部位。现多用于化妆品和医学美容，预防光老化的产生。视黄醇棕榈酸酯是视黄醇与棕榈酸形成的酯，其发挥作用的特点和临床的适应证同视黄醛。

0.5%~0.6%视黄醇棕榈酸洗剂多用于美容中，可使表皮变厚，同时使更多的胶原纤维沉积于真皮中。视黄醛和视黄醇用于皮肤美容，其刺激作用较0.025%全反式维A酸小，耐受性更好。

●●●● 目标检测

答案解析

一、A型题（最佳选择题）

1. 皮肤衰老的主要原因是（　）
   - A. 自然衰老
   - B. 紫外线导致的光老化
   - C. 肝肾疾病
   - D. 熬夜

2. 下列不属于化学剥脱药的是（　）
   - A. 草酸
   - B. 柠檬酸
   - C. 水杨酸
   - D. 乳酸

3. 下列关于维A酸的说法不正确的是（　）
   - A. 维A酸常用于紧致抗皱类化妆品
   - B. 维A酸能促进角蛋白合成和成纤维细胞增生
   - C. 视黄醛与维A酸的结构和活性相似
   - D. 人对维A酸的耐受性优于视黄醛

二、X型题（多项选择题）

1. 下列不属于化学剥脱药的是（　）
   - A. α-羟基酸类
   - B. 水杨酸
   - C. 三氯醋酸
   - D. 角鲨烷

2. 下列属于抗氧化剂的是（　）
   - A. 维生素A
   - B. 维生素E
   - C. 烟酰胺
   - D. 原花青素

3. 下列关于透明质酸的说法正确的是（　）
   - A. 透明质酸属于黏多糖类
   - B. 为了获得稳定性好、降解时间长的透明质酸，需对其进行各种化学修饰和交联
   - C. 真皮注射透明质酸可用于面部、颈部等部位的肤质改善及年轻化治疗
   - D. 皮肤内的原生透明质酸可以长期稳定存在

三、简答题

1. 请简述延缓皮肤衰老药物的分类及每类药物的代表药物（至少1种）。
2. 请阐述如何合理应用延缓皮肤衰老药物。

（许光宇）

书网融合……

重点小结　　　　习题

项目三　形体美容相关药物

学习任务一　减肥药物

PPT

学习目标

知识目标：

1. 掌握常用减肥药物的药理作用、临床应用、不良反应及用药注意事项。

2. 熟悉减肥药物的分类及典型的代表药物。

3. 了解肥胖的分型、常见病因和诊断指标。

技能目标：

能运用所学知识指导常见减肥药物的合理使用。

素质目标：

通过本任务的学习，树立健康的生活观和审美观。

情境导入

躺瘦神器"一针瘦"

情境："躺着就能瘦"几乎是所有减肥人心中的梦想，于是，为了实现所谓的"无痛苦减肥"，从吸脂、体雕到溶脂等一系列医美项目应运而生。2023 年，医美圈出现新产品"一针瘦"，宣称：不开刀，不吃药，无任何副作用，只要打一针，一个月就可以暴瘦 10kg，几针下去体脂率猛降还能让"易胖体质"变"易瘦体质"。就这样，"一针瘦"突然成了风靡全网的"躺瘦神器"。

思考：1. "一针瘦"究竟是什么？

2. 风靡全网注射"一针瘦"的"患者"是否真的需要使用减肥药物？

3. 如何指导"患者"合理利用减肥药物进行科学减肥？

肥胖是一种由多种因素引起的以脂肪细胞体积和数量增加为特征的代谢性疾病。肥胖不仅影响形体美观，还可能造成心理疾病，除此以外，严重肥胖还会导致心血管、呼吸、内分泌系统等相关疾病，严重影响患者身心健康。

一、肥胖概述

随着社会生产力和人们生活水平的不断提高及饮食结构的改变，肥胖发病率逐年上升，并呈低龄化趋势。2022 年 4 月，中国营养学会发布《中国居民膳食指南（2022）》指出我国成年居民超重和肥胖所占比例已超过 50%。中国的肥胖人数以男性人数 4320 万人，女性人数 4640 万人，高居全球第一。2023 年 11 月，国家卫生健康委员会发布数据显示，我国 6 ~ 17 岁儿童青少年超重或肥胖率接近 20%，并且呈现快速上升趋势，已成为威胁我国儿童青少年身心健康的重要公共卫生问题。20 世纪 90 年代，世界卫生组织（world health organization，WHO）首次将肥胖定义为一种疾病，21 世纪，肥胖症被全球多个国家认定为慢性疾病。医学界把与肥胖症密切相关的冠心病、高血压、高血脂、糖尿病、脑血管意外称作"死亡五重奏"，肥胖与艾滋病、毒品依赖和酒瘾并列为世界四大医学社会问题。

（一）肥胖的分型

现代医学对肥胖的分型主要有五种方式。

1. 按体质指数分 体质指数（body mass index，BMI）是反映人体胖瘦程度的常用指标之一。计算公式为：BMI ＝ 体重（kg）／ 身高（m^2）。WHO 的分类标准为 25.0kg/m^2 ≤ BMI ≤ 29.9kg/m^2 为超重，BMI ≥ 30.0kg/m^2 为肥胖。2002 年中国肥胖问题工作组的专家在对我国肥胖相关研究数据进行 Meta 分析的基础上，结合我国国情，提出我国成人 BMI 的切点：24.0kg/m^2 ≤ BMI ≤ 27.9kg/m^2 为超重，BMI ≥ 28.0kg/m^2 为肥胖。

2. 按超体重百分比分 医学中常用超体重百分比作为肥胖与消瘦的判定标准，超出标准体重的 10% 以上为超重，超出标准体重的 20%～30% 为轻度肥胖，超出标准体重的 30%～50% 为中度肥胖，超出标准体重的 50% 以上为重度肥胖。

3. 按体型分 现代医学根据脂肪分布原则，将肥胖分为腹型肥胖和周围型肥胖。腹型肥胖以脂肪向腹部集中为主，周围型肥胖以脂肪均匀分布全身为主。

4. 按代谢特征分 分为代谢正常型肥胖和代谢异常型肥胖。代谢正常型肥胖为机体脂肪蓄积过量，但仍显示出正常的代谢特征；代谢异常型肥胖为按体重的测量标准不能诊断为肥胖，但患者与肥胖个体一样存在胰岛素抵抗、高胰岛素血症、血脂异常和心血管疾病的发病倾向。

5. 按病理改变分 按照病理改变可将肥胖分为增殖型和肥大型两类，增殖型肥胖是指因脂肪细胞数量增加而导致的肥胖，多发生于青春期和幼儿期。肥大型肥胖则是指因脂肪细胞体积增大而发生的肥胖，通常发生在成年期。

（二）肥胖的常见病因

近年来，普遍认为导致肥胖的直接原因是饮食能量摄入量多于机体消耗量，过剩的能量以脂肪形式储存于机体，脂肪组织增多，形成肥胖。肥胖的病因主要有以下几种。

1. 遗传因素 流行病学研究发现，肥胖症具有明显的家族性或遗传倾向。父母双亲中只有一方为肥胖，其子女肥胖症发生率约为 50%；双亲均肥胖，其子女肥胖症发生率上升至 80%。近年来有关肥胖基因及其表达产物瘦素的研究已成为研究热点。

2. 饮食、生活习惯及社会环境因素 不健康的生活方式包括不良饮食习惯、缺乏运动、久坐等。婴儿期和儿童期所采用的不科学喂养方式所导致的不良饮食习惯可能会影响终身，是成年后肥胖的重要因素。加上现代成年人精神压力增大，生物作息时间紊乱等因素导致肥胖的发病率进一步增加。

3. 内分泌因素 一些神经肽和激素（例如胰岛素、生长抑素、抑胃肽、内啡肽、神经肽 Y、儿茶酚胺、甲状腺素、糖皮质激素等）可调节摄食，刺激摄食增多，同时抑制脂肪分解，引起体内脂肪堆积。

4. 脂肪组织与代谢因素 人体脂肪组织有两种形式，白色脂肪组织（white adipose tissue，WAT）和棕色脂肪组织（brown adipose tissue，BAT）。WAT 是体内过剩能量以中性脂肪形式贮存的组织；BAT 为产热器官，以产热的方式调节体内能量代谢，其活动直接影响体内代谢的平衡。部分肥胖者进食量不多，活动量也不少，但体重与体脂量仍然偏高，可能与 BAT 产热能力下降有关。

5. 其他因素 社会经济地位、性别、年龄、文化背景、婚姻状况、微量元素、睡眠等因素均和肥胖有关。

知识链接

肠道菌群与肥胖

目前国内、外研究均认为，肠道菌群与肥胖的发生、发展有着密切的关系。研究发现肠道菌群可分解难消化的碳水化合物，增加单糖和脂肪酸吸收，从而促进脂肪的生成；肠道菌群直接影响食欲相关激素的表达，通过肠-脑轴影响机体能量平衡；肠道菌群失衡可改变肠道通透性，通过内毒素引发机体慢性炎症反应并最终导致肥胖症等代谢综合征。同时，研究表明饮食结构、生活方式和药物使用情况等对肠道菌群的影响巨大。

这些发现为我们揭示了肥胖可能的生物学机制，为理解肥胖问题提供了新的视角，也为寻找预防和治疗肥胖的方法提供了新的思路，同时也提醒我们健康生活方式的重要性。让我们科学认识肥胖，理解健康最美而非"以瘦为美"，携手共建健康中国，以健康的体魄迎接美好未来。

（三）肥胖的诊断指标

目前临床上广泛使用体质指数、体脂率、腰围、臀围、腰臀比等作为衡量肥胖和脂肪分布的重要指标。

1. 体质指数　BMI 是目前国内、外常用的肥胖诊断指标，但不同种族在身体结构、饮食习惯和代谢特点上存在一定差异，诊断时应加以考虑，详见表 1-3-1-1 和表 1-3-1-2。

表 1-3-1-1　WHO 推荐成人根据 BMI 值诊断肥胖的标准及并发症风险

分类	BMI 值（kg/m²）	并发症风险
体重过低	<18.5	低
体重正常	18.5~24.9	平均
超重	25.0~29.9	增加
肥胖 I 级	30.0~34.9	中等
肥胖 II 级	35.0~39.9	高
肥胖 III 级	≥40.0	非常高

表 1-3-1-2　中国成人根据 BMI 值诊断肥胖的标准

分类	BMI 值（kg/m²）
体重过低	<18.5
体重正常	18.5~24.0
超重	24.0~28.0
肥胖	≥28.0

运用 BMI 诊断肥胖具有操作简易、适用范围广等优点，但 BMI 无法区分脂肪组织与非脂肪组织含量，不能完全反映体脂百分比、肌肉质量等因素。

2. 体脂率　体脂率是指脂肪组织在整体体重中的比例，是评价肥胖程度和健康状况的重要指标之一。体脂率可通过人体成分分析仪、皮脂钳等仪器来分析测量。一般来说，健康男性的体脂率范围为 10%~20%，女性为 20%~30%。

3. 腰围　腰围（waist circumference，WC）指经脐点的腰部水平围长，能间接反映机体腰腹部脂肪堆积程度与分布情况。2023 年全国高血压日提出，成年男性腰围宜<90cm，女性<80cm。WC 具有测量简便、成本低等优点，但由于忽视了身高的影响，单纯使用 WC 评价肥胖显得不够准确，尤其

是针对身高过高或过低者、摄食量过多者、孕妇等特殊人群。

4. 腰臀比　腰臀比（waist‐to‐hip ratio，WHR）是指腰围（waist cirumference）与臀围（hip circumference，HC）的比值，WHR 是 WHO 最早提出判定腹型肥胖的体外测量指标。WHO 指出如男性 WHR ≥0.90、女性 WHR ≥0.85 即为向心型肥胖。WHR 由于需要测量两个数值，对比单一部位测量较为繁琐，但 WHR 与血脂、尿酸、血糖、血压等指标的异常存在较高关联，特别是在评估 2 型糖尿病与血脂异常时，WHR 精准度显著高于 BMI。

5. 其他　身体肥胖指数、腰围身高比、颈围等。

肥胖的测量指标与评价方法众多，各有优劣，在评价肥胖时不可忽视由于性别、年龄、人种、民族等不同因素所导致的身体成分差异，在运用中应结合实际按需选择。通过不同测量指标联用，采用双标准、多标准筛查策略增加肥胖判定方法的精确性尤为重要。

二、具有减肥作用的药物及其分类

按作用机制，具有减肥效果的药物可分为：食欲抑制剂、减少营养吸收的药物、增加能量消耗的药物和其他类。

（一）食欲抑制剂

1. 中枢食欲抑制剂　神经生物学的研究证明，人体摄食行为受到摄食中枢和饱食中枢的双重控制。大脑对摄食行为的调节主要根据身体能量水平，以 5‐羟色胺（5‐hydroxytryptamin，5‐HT）和儿茶酚胺等神经递质为介质，达到对食欲的精细调节。药物可通过影响 5‐HT 和儿茶酚胺类神经递质的合成、释放等环节，从而改变摄食行为、抑制食欲或增加饱食感，以达到限制食物摄入而起到减肥的作用。中枢食欲抑制剂是一类开发较早的减肥药物，品种繁多。

舍曲林、氟西汀、芬氟拉明、右芬氟拉明等，通过选择性抑制 5‐HT 的再摄取，增加突触间隙 5‐HT 浓度，使机体产生饱食感，减少食物摄入。其中氟西汀、芬氟拉明、右芬氟拉明可导致心脏瓣膜损害、肺动脉高压、手指坏死等严重不良反应，已撤市。

马吲哚、甲苯丙胺、苯丁胺等，可促进中枢去甲肾上腺素（norepinephrine，NE）的释放、阻断神经末梢对 NE 再摄取、增加突触间隙的 NE 的含量，从而产生中枢神经系统的兴奋作用，抑制觅食行为，减少食物摄入，减轻体重。此类药物对单纯性肥胖症有效，但具有成瘾性，属于特殊管理药品。

西布曲明，可同时抑制 5‐HT 和 NE 的再摄取，导致饱食感增加和产热，进而减轻体重。但西布曲明因导致严重心血管事件，现已撤市。

2. 调节食欲的胃肠激素　肠促胰素是一类由肠道分泌细胞产生的激素，能增强葡萄糖依赖的胰岛素释放作用，如胰高血糖素样肽 1（glucagon‐like peptide‐1，GLP‐1）和胃泌素调节素等。已上市的 GLP‐1 类似物包括利拉鲁肽、艾塞那肽、司美格鲁肽等，除了良好的血糖控制作用，还具有抑制食欲、延缓胃排空等作用，患者使用后体重有不同程度的减轻。GLP‐1 类似物目前发现其安全性较高，是一类临床常用的减肥药物。

（二）减少营养吸收的药物

通过抑制人体消化酶作用或抑制营养从胃肠道吸收，可减少人体能量的利用率。包括消化酶抑制药（α‐葡萄糖苷酶和脂肪酶抑制药，如阿卡波糖、奥利司他等）和食用纤维（如甲基纤维素与羧甲基纤维素）两大类。其中奥利司他作为特异性脂肪酶抑制剂是目前中国应用最为广泛的减肥药物。

（三）增加能量消耗的药物

包括中枢兴奋药麻黄碱、咖啡因；β_3‐肾上腺素受体激动剂、生长激素、胰岛素样生长因子‐

1 等。

（四）其他类

包括瘦素（详见项目四美容生物制剂）、神经肽 Y 拮抗剂、L - 肉碱、中药及其复方制剂（降脂减肥胶囊、轻身减肥片）等。

三、常用药物介绍

具有减重或减肥作用的药物种类虽多，但很多药物经上市后临床评价风险大于效益而撤市。目前，国内、外批准应用的减肥药物主要有马吲哚、奥利司他、利拉鲁肽，司美格鲁肽、替尔泊肽等。其中，奥利司他和利拉鲁肽是目前在中国市场常用的减肥药物，司美格鲁肽、替尔泊肽等药物截止 2023 年 12 月在国内尚未获批肥胖适应症。

马吲哚

马吲哚（mazindol）是三环咪唑异吲哚结构，属于中枢食欲抑制剂，自 1973 年美国上市以来，全球十几个国家已经确认其安全性和有效性，目前中国按照第一类精神药品进行特殊管理。

【药代动力学】

口服后易被胃肠道吸收，2～4 小时达血药浓度峰值，半衰期 33～55 小时，3～4 天即可产生抑制食欲作用。主要以原型或其他代谢物从大、小便中排泄。

【药理作用】

主要通过大脑摄食中枢调节 NE 再摄取，产生拟交感神经作用，刺激饱食中枢，使人产生饱食感，并抑制胃酸分泌，促进代谢，产生减轻体重作用。马吲哚在减重过程中还可同时降低机体对胰岛素的抵抗及产生调脂作用。

【临床应用】

适用于治疗非器质性单纯性肥胖症，同时配合饮食控制及运动疗法。在日本，其适应症为事先采用饮食疗法和运动疗法的疗效不明显的高度肥胖症（肥胖度在 70% 以上或 BMI 在 35.0kg/m² 以上）的饮食疗法和运动疗法的辅助。

【不良反应及注意事项】

本品安全性较高，偶见口干、头痛、神经过敏、恶心、便秘、失眠、心动过速、皮疹、排尿及月经失调、性功能可逆性障碍等报道。

糖尿病患者使用马吲哚可能影响胰岛素及降血糖药物效果，在治疗期间应监测代谢状况，必要时应适当调整胰岛素及降糖药物剂量。高血压患者使用时，应注意监测血压。可能增加外源性儿茶酚胺效应，故使用儿茶酚胺类药物时应密切监测患者心血管系统反应。马吲哚具有中枢兴奋作用，司机或操纵精密仪器者慎用。注意正常疗程一般为 2～3 个月，不得擅自超剂量超疗程使用。

奥利司他

奥利司他（orlistat），是由链霉菌产生的一种脂抑制素羟化衍生物，即四氢脂抑素。奥利司他于 1998 年首次在美国上市，是迄今在全球范围内唯一获批的脂肪酶抑制剂，也是迄今在美国唯一被批准可以长期（＞6 个月）治疗肥胖症的药物。

【药代动力学】

奥利司他具有高度亲脂性，在水中的溶解度极低。口服后被吸收的量极少（＜1%），常用剂量时（360mg/d）时血药浓度极低。几乎所有口服的奥利司他（约 97%）均经粪便排出，其中约 83% 为原形药物。消除半衰期为 14～19 小时。

【药理作用】

1. 特异性抑制胃肠道脂肪酶　奥利司他的结构与三酰甘油相似，恰好能进入胃脂肪酶和肠道胰脂肪酶的活性部位，并与丝氨酸残基发生共价键结合，从而抑制脂肪酶的活性，使食物中的脂肪不能分解为可吸收的游离脂肪酸和单酰基甘油，未被吸收的脂肪与胆固醇和脂溶性维生素一起随粪便排泄。当进餐时服用奥利司他可减少食物中约 30% 脂肪的吸收。对胃肠道其他酶（如淀粉酶、磷酸脂肪酶、胰酶、糜蛋白酶等）无作用，因此，不影响糖类、磷脂和蛋白质的吸收。

2. 调节血脂　奥利司他可降低血浆总胆固醇和低密度脂蛋白胆固醇水平，改善低密度脂蛋白胆固醇/高密度脂蛋白胆固醇的比值；改善载脂蛋白 – b 和载脂蛋白 – a 的水平，延缓动脉粥样硬化的产生。

3. 降低血压　奥利司他降低血压作用与其引起体重下降的程度直接相关。

4. 改善血糖　奥利司他可提高机体对胰岛素的敏感性，改善高胰岛素血症；延缓和阻止肥胖患者并发 2 型糖尿病或已并发者病情进展；减少口服降血糖药的用量。

【临床应用】

奥利司他目前临床适用于治疗肥胖症或体重超重（BMI $\geq$ 24.0kg/m^2）的人群。

【不良反应及注意事项】

奥利司他总体安全性良好。常见不良反应包括油性斑点，胃肠胀气并有排气增多，大便紧急感、脂肪性或油性大便、大便次数增多和大便失禁等。这些不良反应与食物中脂肪成分含量直接相关，往往发生在治疗开始的 1～2 周，尤其是第 1 周内，大部分患者服药一段时间后可改善。其他少见的不良反应包括呼吸道感染、头痛、月经失调、焦虑、疲劳、肝损害、肾损害、过敏等。服药期间，由于药物影响脂溶性维生素的吸收，患者脂溶性维生素及 β – 胡萝卜素的血浓度有所下降。因此，必要时应与奥利司他间隔 2 小时以上或睡前补充相应的维生素。

利拉鲁肽

利拉鲁肽（liraglutide），现常采用基因重组技术，主要使用大肠杆菌生产，作为 GLP – 1 类似物，97% 的氨基酸序列与内源性人 GLP – 1 同源。2009 年 7 月首次在欧盟获准上市用于 2 型糖尿病治疗，2011 年在中国上市批准用于 2 型糖尿病治疗，2023 年 6 月，利拉鲁肽在中国获批减重适应症，成为国内首款"减肥针"。

【药代动力学】

利拉鲁肽经皮下注射后吸收缓慢，8～12 小时达到最大浓度，生物利用度约为 55%。血浆蛋白结合率为 98%。半衰期约为 13 小时，作用持续时间为 24 小时。

【药理作用】

利拉鲁肽通过激动 GLP – 1 受体，葡萄糖依赖性地调节胰岛素和胰高血糖素分泌。当葡萄糖浓度升高时，增加细胞内环磷酰苷，从而刺激胰岛素释放，当血糖浓度下降并趋于正常时，胰岛素分泌减少。利拉鲁肽还可适度延迟胃排空，增加饱腹感、降低食欲，产生减重效果。研究发现，与安慰剂相比，利拉鲁肽显示出良好的减肥效果。

【临床应用】

1. 糖尿病　适用于成人 2 型糖尿病患者控制血糖；可与二甲双胍或磺脲类药物联合应用于单用最大可耐受剂量二甲双胍或磺脲类药物治疗后血糖仍控制不佳的患者。

2. 肥胖症或减重　治疗 BMI > 25.0kg/m^2 合并至少一项肥胖并发症的患者；或者 BMI > 30.0kg/m^2 的单纯性肥胖患者。

【不良反应及注意事项】

1. 胃肠道疾病以及感染　为利拉鲁肽最常见的不良反应，表现为恶心、腹泻、腹部不适、呕吐、消化不良、上腹痛、便秘、胃炎、肠胃胀气、胃食管反流等。在开始治疗的前几周报告的恶心的发生率为14%。偶见脱水，罕见肠梗阻、胰腺炎。

2. 过敏反应　多表现为荨麻疹、皮疹和瘙痒等症状。少数伴随低血压、心悸、呼吸困难和血管性水肿。

3. 甲状腺不良事件　包括血降钙素升高、甲状腺肿和甲状腺肿瘤。

4. 其他　肾功能受损或急性肾衰、急性胰腺炎、房室传导阻滞、心动过速等。

注意利拉鲁肽并非胰岛素替代物，不得用于1型糖尿病患者或用于治疗糖尿病酮症酸中毒。利拉鲁肽注射液为生物制品，应置于2℃～8℃冷藏保存，不可冷冻，首次使用后有效期为1个月，盖上笔帽后遮光保存。妊娠期禁用。

司美格鲁肽

司美格鲁肽（semaglutide），2017年12月首次在美国上市，用于成人2型糖尿病患者的血糖控制，2021年减肥适应症获FDA批准。

司美格鲁肽与人GLP-1有94%的序列同源性，与利拉鲁肽同属GLP-1类似物，可选择性结合并激活GLP-1受体，但二者在化学结构上略有差异，导致其药动学和药效学上也一定区别。司美格鲁肽的半衰期较长，约为1周，所以司美格鲁肽通常每周注射一次，而利拉鲁肽则需要每日给药。药效方面，临床试验发现两者都能有效地减轻体重，但与安慰剂相比，司美格鲁肽减重效果更好。

目前，FDA批准司美格鲁肽的适应症包括：①治疗BMI > 27.0kg/m² 合并至少一项肥胖并发症的患者；或者BMI > 30.0kg/m² 的单纯性肥胖患者。②作为低热量饮食和加强运动的辅助手段，用于长期体重管理的成人患者，且（肥胖）BMI≥30.0kg/m² 或（超重）BMI≥27.0kg/m² 并伴有至少一种体重相关合并症如高血压、2型糖尿病或高血脂。③在饮食控制和运动基础上，接受二甲双胍和/或磺脲类药物治疗血糖仍控制不佳的成人2型糖尿病患者。④用于降低伴有心血管疾病的2型糖尿病成人患者的主要心血管不良事件（心血管死亡、非致死性心肌梗死或非致死性卒中）风险。

替尔泊肽

替尔泊肽（telapreotide）是一种单分子双功能肽，是首个且目前唯一的葡萄糖依赖性促胰岛素多肽和胰高血糖素样肽-1（GLP-1）受体激动剂。替尔泊肽具有良好的组织分布和代谢特性，皮下给药后平均绝对生物利用度为80%，半衰期约为5天。

药效方面，临床试验显示，替尔泊肽比其他GLP-1受体激动剂具有更强的降糖和减重效果，在体重控制方面，与安慰剂相比，替尔泊肽减重效果有进一步提高。2022年5月，替尔泊肽首先在美国获批上市，作为饮食和运动疗法的辅助手段，用于改善成人2型糖尿病的血糖控制。2023年11月，替尔泊肽获批增加新的临床适应症，用于：①BMI≥30.0kg/m² 的单纯肥胖患者。②作为低热量饮食和增加运动的辅助治疗，用于BMI≥27.0kg/m² 并伴有至少一种体重相关的合并症（如高血压、血脂异常、2型糖尿病、阻塞性睡眠呼吸暂停或心血管疾病）的成人患者长期体重管理。安全性方面，研究显示，替尔泊肽安全性同其他同类药物相似，胃肠道反应大部分为轻中度至中度，其余不良反应特别是低血糖与安慰剂无显著性差异。

四、减肥药物的合理应用

肥胖属于慢性代谢性疾病，从能量角度讲，肥胖是能量摄入量大于消耗量，过多的热量以脂肪形式贮存。因此，通过饮食控制和运动疗法减少能量摄入同时增加能量消耗是最基本和最主要的减肥方法。对于难治性肥胖症，可用外科手术减少胃容量、切除部分小肠或将空肠吻合到回肠末端，达到减少摄食量、降低能量摄入的目的；直接切除或抽吸皮下脂肪等手术方法也可收到立竿见影的减肥效果。但手术对机体有损伤，术后有营养不良、贫血、腹泻、血压降低、胃食管反流、电解质紊乱等并发症。对于饮食控制与运动疗法未能奏效且不宜手术的患者，可考虑药物治疗。使用减肥药物要明确治疗目的，严格遵循药品适应症和禁忌症，结合患者个体情况合理、规范使用药品，并在用药过程中注意观察疗效和不良反应，综合评估利益风险，及时调整治疗方案。

（一）明确治疗目的

减肥药物应用的首要目标应该是改善健康状况和降低疾病风险。临床已发现，即使是适度减肥，如降低体重的 5% ~ 10%，降低疾病风险效果已很确切，而对大多数患者来说，这是比较现实的减重目标。非要达到"理想体重"对大多数重度肥胖者来说既不现实也无必要。

（二）严格遵循药品的适应症和禁忌症

大多数药品用于单纯性肥胖症治疗的标准为经饮食控制和运动治疗失败，且 BMI > 30.0kg/m² 患者或需要长期进行体重管理的患者。是否采用药物治疗还应根据下述因素综合考虑：既往常规疗法效果；肥胖相关的家族史；肥胖或超重相关并发症或合并症；药物相关并发症等。是药三分毒，任何减肥药物都有发生不良反应的风险，应尽量避免"美容性"减肥而服用相关药物。

（三）严格执行药品管理规范和正确选择药物

马吲哚等药物通过中枢抑制食欲，产生减轻体重的效果，由于同时对中枢神经系统具有明显不良反应，属于第一类精神药品，需严格遵守国家特殊管理药品相关规定。

•••• 目标检测

答案解析

一、A 型题（最佳选择题）

1. 减肥药物的治疗目的是（　　）

　　A. 减轻体重

　　B. 预防、减少和治疗影响健康的并发症

　　C. 保持姣好身材

　　D. 控制食欲

2. 目前中国批准的常用减肥药物是（　　）

　　A. 阿司匹林　　　　　　　　　　　　　　B. 奥利司他

　　C. 苯丙胺　　　　　　　　　　　　　　　D. 西布曲明

3. 关于奥利司他的描述错误的是（　　）

　　A. 特异性胃肠道脂肪酶抑制剂　　　　　　B. 可改善血糖、血脂及血压

　　C. 主要引起胃肠道不良反应　　　　　　　D. 使大便次数减少

二、X 型题（多项选择题）

1. 具有抑制食欲的减肥药物有（　　）

　　A. 舍曲林　　　　　　　　　　　　　　　B. 马吲哚

　　C. 奥利司他　　　　　　　　　　　　　　D. 麻黄碱

2. 以下无中枢作用的减肥药物有（　　）

　　A. 阿卡波糖　　　　　　　　　　　　　　B. 舍曲林

　　C. 奥利司他　　　　　　　　　　　　　　D. 马吲哚

3. 属于奥利司他不良反应的有（　）

　　A. 脂肪性大便　　　　　　　　　　　B. 胃肠胀气

　　C. 大便紧急感　　　　　　　　　　　D. 影响脂溶性维生素吸收

三、简答题

1. 请阐述减肥药物的分类及典型代表药物。

2. 请阐述如何合理应用减肥药物。

（杨延音）

书网融合……

重点小结　　　　习题

PPT

学习任务二　维生素和微量元素

学习目标

知识目标：

1. 掌握常用维生素的药理作用、临床应用、不良反应及用药注意事项。

2. 熟悉维生素、微量元素缺乏对肌肤的影响。

3. 了解人体必需微量元素的种类和作用。

技能目标：

能运用所学知识指导医学美容相关维生素、微量元素的合理使用。

素质目标：

通过本任务的学习，树立合理使用维生素和微量元素的意识。

情境导入

B 族维生素

情境： B 族维生素都属于水溶性的维生素，在营养神经系统、维护皮肤和黏膜健康、促进细胞生长发育和身体代谢等多个方面具有类似的生理功能，是人体不可或缺的营养素。有人认为除了每日正常从食物中摄取外，还应该额外补充。

思考： 1. 哪些维生素属于 B 族维生素？

　　　　2. 在维护皮肤健康方面，B 族维生素各自有什么作用？

　　　　3. 是否应该每日额外补充 B 族维生素，为什么？

维生素是机体维持正常代谢和功能所必需的一类低分子有机化合物。除维生素 D 人体可以少量合成之外，其他维生素都需要从食物中摄入。如果机体吸收维生素的能力下降、需要维生素的量增加或受某些因素干扰，都会导致这些微量营养成分的缺乏，从而影响肌肤的健康。

微量元素尽管占人体总质量不到 0.01%。但却是人体生化反应和生理功能活动必需的营养元素。必需微量元素目前有 14 种，如锌、硒、碘、铁、铜等，人体内不能合成，只能从外界摄入。必需微量元素在人体生理功能中发挥重要作用，如果缺乏将导致疾病。

一、维生素

维生素种类繁多，根据其溶解性，分为水溶性维生素和脂溶性维生素两大类。

（一）水溶性维生素

水溶性维生素包括维生素 B 族、维生素 C、人工合成的维生素 K 等多种维生素，在体内主要构成酶的辅因子，以此影响酶的活性。水溶性维生素在体内很少蓄积，需要依赖食物供给，否则会导致缺乏。

维生素 B_1

维生素 B_1 又称硫胺素，在麦麸、谷类、豆类和干酵母中含量较高，也存在于瘦肉、蛋黄、芹菜和紫菜等食物中。维生素 B_1 在酸性环境中较稳定、加热 120℃仍不分解；在中性和碱性环境中不稳定，易被氧化和受热破坏。

【药代动力学】

口服后易被胃肠道吸收，在人体内主要以焦磷酸硫胺素形式存在，广泛分布于骨骼肌、心肌、肝脏、肾脏和脑组织中，半衰期为 9～10 天，经肾排泄。维生素 B_1 在体内不能合成，通常每日从食物中摄取 3～5mg，体内储存量（25～30mg）仅够维持半个月，故需每日补充。

【药理作用】

1. 参与能量代谢　焦磷酸硫胺素是 α-酮酸氧化脱羧多酶复合体的辅酶，参与线粒体内丙酮酸、α-酮戊二酸和支链氨基酸的氧化脱羧反应。缺乏时血中丙酮酸和乳酸会造成堆积，严重者可发生水肿、心力衰竭。

2. 参与神经传导　合成乙酰胆碱所需的乙酰辅酶 A 主要来自丙酮酸的氧化脱羧反应。可作为胆碱酯酶的抑制剂，参与乙酰胆碱的代谢调控。缺乏时乙酰辅酶 A 的生成减少，影响乙酰胆碱合成。同时由于维生素 B_1 对胆碱酯酶的抑制减弱，乙酰胆碱分解加强，影响神经传导，导致慢性末梢神经炎和其他神经炎、神经肌肉变性病变，主要表现为消化液分泌减少，胃蠕动变慢，食欲减轻，消化不良和脚气病等症状。

【临床应用】

1. 防治脚气病　脚气病主要在高糖饮食及食用精细米、面时发生。此外，慢性酒精中毒时因不能摄入其他食物也可发生。

2. 辅助治疗多种疾病　如甲状腺功能亢进、感染、高温、心肌炎、神经炎、消化不良、脂溢性皮炎、湿疹等，也可与局麻药合用，治疗神经性皮炎、斑秃等。在化妆品中加入本品，具有增进皮肤健康，预防脂溢性皮炎、湿疹等作用。

【不良反应及注意事项】

常规用药时基本无毒，偶有疲倦、烦躁、头痛等现象，注射给药偶见过敏反应，静脉注射可致过敏性休克。不宜与碳酸氢钠、氨茶碱、枸橼酸钠等碱性药物合用，也不宜与含鞣酸成分的药品或食品合用。

维生素 B_2

维生素 B_2 又名核黄素，主要存在于牛奶、肝脏、蛋类和肉类等食物中。在酸性溶液中稳定，在碱性溶液中加热易破坏。

【药代动力学】

主要在小肠上段吸收，食物能促进吸收，胆盐加速吸收。本药口服或肌内注射的半衰期为 66～

84 分钟，经门静脉入肝进入血液循环，通过浓度梯度弥散至细胞内。主要从肾脏排泄。

【药理作用】

维生素 B_2 的代谢物是体内氧化还原酶的辅基，主要起递氢体的作用。参与呼吸链、脂肪酸和氨基酸的代谢。还可作为谷胱甘肽还原酶的辅酶，参与体内抗氧化防御系统。维生素 B_2 缺乏可引起口角炎、唇炎、眼睑炎、阴囊炎、畏光等。

【临床应用】

用于预防和治疗维生素 B_2 缺乏症，如口角炎、唇干裂、舌炎、阴囊炎、结膜炎，还可用于脂溢性皮炎、脂溢性脱发、痤疮等皮肤病的辅助治疗。化妆品中加入本品，可维护皮肤健康，预防与皮脂分泌异常有关的疾病。

【不良反应及注意事项】

常规用药时几乎不产生毒性，偶有过敏反应，服后尿呈黄绿色。宜在进食同时服用，不宜与甲氧氯普胺合用。

维生素 B_3

维生素 B_3 又称为维生素 PP，包括烟酸和烟酰胺，二者在体内可以相互转化，具有相同的活性。广泛存在于自然界中，牛、羊、猪、鱼肉，花生、黄豆、麦麸、米糠、小米等食材中含量丰富，玉米、蔬菜、水果、蛋、奶中含量较低。在沸水或沸乙醇中溶解，在水中略溶，在乙醇中微溶。

【药代动力学】

口服易吸收，30～60 分钟可达高峰，持续作用 3～4 小时，未被利用的药物大部分经过甲基化从尿中排出。

【药理作用】

在体内转化为烟酰胺，是辅酶 I 和辅酶 II 的组成部分，发挥递氢体的作用，可维持正常组织尤其是神经系统、消化系统、皮肤的完整性；有扩张血管、降低血脂、减少胆固醇合成等作用；能降低皮肤对光线的敏感性。体内缺乏可引起糙皮病，表现为皮炎、腹泻及痴呆。

【临床应用】

1. 防治糙皮病　消除皮炎、舌炎、口咽、腹泻、烦躁、失眠及感觉异常等症状。

2. 心脑血管疾病　预防和缓解严重的偏头痛，促进血液循环，降低胆固醇及甘油三酯。

3. 医学美容　具有防止皮肤粗糙、淡化色斑、美白皮肤和延缓皮肤衰老的作用。

【不良反应及注意事项】

有皮肤潮红、瘙痒、胃肠道反应，轻度肝功能减退及视觉障碍等。糖尿病、青光眼、痛风、高尿酸血症、消化性溃疡、低血压者慎用。

维生素 B_6

维生素 B_6 包括吡哆醛、吡哆醇和吡多胺，肝、鱼、肉类、全麦、坚果、豆类、蛋黄和酵母中含量丰富。易溶于水及乙醇，微溶于有机溶剂。在酸性条件下稳定，在碱性条件下易被破坏，对光敏感，不耐高温。

【药代动力学】

主要在空肠吸收，在体内转化为磷酸吡哆醛，可与血浆蛋白结合完全，半衰期长达 15～20 天，肝内代谢，经肾脏排泄。

【药理作用】

参与糖原、神经鞘磷脂和类固醇的代谢，在代谢中发挥着重要作用。参与色氨酸转化为烟酸或

5－羟色胺，可增进大脑抑制性神经递质的生成。还具有参与血红素的合成，促进上皮细胞生长和抑制皮脂腺分泌等作用；参与同型半胱氨酸向蛋氨酸的转化，降低诱发高血压、血栓形成的危险因素。缺乏时可造成小细胞低色素性贫血，出现脂溢性皮炎，以眼及鼻两侧较为明显，重者可扩展至面颊、耳后等部位。

【临床应用】

1. 神经系统　用于面神经炎、周围神经炎、药源性神经炎、肢体麻木、癫痫、手足综合征、抽动障碍、认知障碍、迟发性运动障碍、自闭症的辅助治疗。

2. 皮肤疾病防治　用于维生素 B_6 缺乏引起的眼、鼻和口角呈现脂溢样的损害；舌炎、痤疮或湿疹、脂溢性皮炎、毛囊炎、唇炎、口腔炎、斑秃、雄激素性脱发等的治疗，也可用于白癜风、红斑狼疮的辅助治疗。

3. 其他疾病　可用于减轻妊娠呕吐、婴儿惊厥、异烟肼中毒等。

【不良反应及注意事项】

常见不良反应有恶心、头痛、感觉异常等，静脉使用可能导致过敏性休克。高剂量或长期服用可致四肢麻木等周围神经病变，表现为步态不稳、手足麻木，四肢远端位置觉及震动觉的严重损害。

维生素 B_9

维生素 B_9 又称为叶酸，因绿叶中含量十分丰富而得名，酵母、肝、水果和绿叶蔬菜是其丰富的来源。其钠盐易溶于水，不溶于醇和乙醚及其他有机溶剂，不溶于冷水但稍溶于热水。在酸性溶液中不稳定，易被光破坏。

【药代动力学】

口服易被空肠近端吸收，5～20 分钟即可进入血液循环，1 小时后达高峰，由门静脉进入肝脏转化为四氢叶酸后分布于组织器官，90% 以原形经肾脏排出，少量经胆汁排泄。

【药理作用】

四氢叶酸是体内一碳单位转移酶的辅酶，在体内参与嘌呤、胸腺嘧啶核苷的合成。缺乏时 DNA 合成受到抑制，骨髓幼红细胞 DNA 合成减少，造成巨幼红细胞贫血，还可引起高同型半胱氨酸血症，增加动脉粥样硬化、血栓生成和高血压的危险性，也可引起 DNA 低甲基化，增加结肠、直肠癌的危险性。此外，能增进神经和皮肤的健康，有助于保持和恢复毛发的色泽；孕妇如果缺乏，可造成胎儿脊柱裂和神经管缺陷。

【临床应用】

用于各种原因引起的叶酸缺乏及叶酸缺乏所致的巨幼红细胞贫血；与维生素 B_{12} 联合用于恶性贫血；妊娠期、哺乳期预防给药；预防心血管疾病；辅助治疗银屑病、皮炎、湿疹和早年性白发等。

【不良反应及注意事项】

无明显不良反应，长期服用可致厌食、恶心和呕吐，大量服用会干扰微量元素锌的吸收。肌内注射不宜与其他维生素同管注射，不可静脉注射。

知识链接

同型半胱氨酸

同型半胱氨酸（homocysteine，HCY）是一种含硫氨基酸，正常情况下能在体内被分解代谢，浓度维持在较低水平。日常生活中由于某些原因会影响血 HCY 代谢，导致 HCY 浓度升高，会大幅增加冠心病、外周血管疾病及脑血管疾病的发病风险。因此，血 HCY 是一项重要的人体健康指标，正常范围为 0～15μmol/L。平时应多注意饮食健康和适当运动，多摄入绿色蔬菜和适当的肉类。当血浆

HCY 水平达到 15μmol/L 时，应注意将血压控制在 140/90mmHg 以下，同时检查血脂和血糖，积极给予叶酸、维生素 B_6、维生素 B_{12} 治疗。

医学生要多积累医药相关专业知识，积极到社区进行健康宣教，做健康科普的宣传者，全方位全周期保障人民群众的健康，为实现健康中国 2030 目标奉献自己应有的力量。

维生素 B_{12}

维生素 B_{12} 又称钴胺素，是唯一含金属元素的维生素。在酵母和动物肝内含量丰富，植物中不含该物质。易溶于水和乙醇，在 pH 在 4.5~5.0 弱酸条件下最稳定，强酸（pH < 2.0）或碱性溶液中分解，遇热可有一定程度破坏，遇强光或紫外线易被破坏。

【药代动力学】

维生素 B_{12} 需要与胃黏膜细胞分泌的内因子紧密结合，形成复合物，才能被回肠吸收，通过胞饮进入肠黏膜细胞，经 8~12 小时达血药浓度高峰，主要在肝脏储存，几乎全部以原形经肾脏排泄。

【药理作用】

维生素 B_{12} 可催化同型半胱氨酸甲基化，生成甲硫氨酸，参与制造骨髓红细胞，防止恶性贫血，防止大脑神经受到破坏。缺乏时会引起甲硫氨酸合成减少，四氢叶酸再生减少，造成核酸合成障碍，导致恶性贫血；影响脂肪酸的正常合成，导致神经疾患，也会引起唇、舌及牙龈发白，牙龈出血，舌、口腔、消化道的黏膜发炎以及手足背部皮肤深褐色。

【临床应用】

主要用于治疗巨幼红细胞性贫血（依据症状可与叶酸联合使用）、营养不良引起的维生素 B_{12} 缺乏症、肝炎、肝硬化等。辅助用于带状疱疹后遗神经痛、银屑病和扁平苔藓等皮肤病的治疗。

【不良反应及注意事项】

会引起高尿酸血症及导致低血钾。不宜用于痛风患者，而且在使用时应注意监测血钾水平，以防出现低钾血症。肌内注射偶可引起皮疹、瘙痒、腹泻及过敏性哮喘，罕见过敏性休克。氰钴胺、甲钴胺可致注射部位出现硬结、疼痛，应避免同一部位反复注射。维生素 B_{12} 缺乏可导叶酸缺乏，应同时补充叶酸。长期服用质子泵抑制剂、二甲双胍者也宜适量补充维生素 B_{12}。

维生素 C

维生素 C 又称 L - 抗坏血酸，广泛存在于新鲜蔬菜和水果中。呈酸性，具有还原性，易溶于水，在中性和碱性溶液中不稳定，遇热和氧化易被破坏，光线、金属离子会加快其破坏速度。

【药代动力学】

维生素 C 主要由小肠上段吸收进入血液循环。血浆蛋白结合率低，少量贮藏于血浆和细胞，腺体组织内的浓度较高，肝内代谢，主要以草酸盐形式经肾脏排出。

【药理作用】

1. 参与体内多种羟化反应 维生素 C 是胆汁酸合成的关键辅酶，能将 40% 的胆固醇正常转变为胆汁酸。参与肾上腺皮质类固醇合成过程中的羟化作用，是维持含铁羟化酶活性所必需的辅因子。

2. 参与体内氧化还原反应 具有保护疏基的作用，起到保护细胞膜的作用；能使红细胞中高铁血红蛋白还原为血红蛋白，使其恢复运氧能力，可将 Fe^{3+} 还原为 Fe^{2+}，有利于食物中铁的吸收；是重要的活性氧清除剂，能够延缓皮肤衰老。

3. 增强机体免疫力 维生素 C 促进体内抗菌活性，NK 细胞活性，促进淋巴细胞增殖和趋化作用、提高吞噬能力，促进免疫球蛋白的合成，从而提高机体免疫力。

【临床应用】

1. 治疗维生素 C 缺乏症　当维生素 C 缺乏时，羟化酶活性降低，胶原蛋白合成障碍，组织间质成分解聚，毛细血管脆性和通透性增加，使伤口、溃疡不易愈合，骨骼、牙齿易折或脱落，皮下和黏膜等处出血，俗称为"坏血病"，可用维生素 C 防治。

2. 补充治疗　用于急慢性传染病、病后恢复期、伤口愈合不良者、各种贫血、高铁血红蛋白血症、动脉粥样硬化等的辅助治疗。

3. 治疗肝损害　用于急慢性肝炎、中毒性肝损害等疾病，有解毒、改善肝功能的作用。

4. 皮肤抗氧化　局部外用左旋维生素 C 可维持皮肤弹性、减轻皱纹，延缓皮肤自然衰老，改善皮肤粗糙、苍白、松弛，防止头发折断，预防晒斑、晒伤等。

【不良反应及注意事项】

过量服用可引起恶心、呕吐、腹泻等胃肠反应，增加尿中草酸盐排泄，引起泌尿系统结石。快速静脉注射会引起头晕、晕厥。不宜与碱性药物同服，痛风患者、葡糖糖 - 6 - 磷酸脱氢酶缺乏者慎用。

(二) 脂溶性维生素

脂溶性维生素包括维生素 A、维生素 D、维生素 E 和维生素 K，在体内主要贮存于肝脏，不易被排泄，因此不需要每日摄入。脂质吸收障碍和食物中长期缺乏，会引起相应的缺乏症。

维生素 A

维生素 A 又称视黄醇，在动物肝脏、蛋黄、乳汁中含量丰富。在胡萝卜、西兰花、菠菜、芒果、枇杷等植物性食物中含量较多的 β - 胡萝卜素，需要在体内转化为视黄醇后才能被吸收利用。本品对热、酸、碱稳定，易被氧化，紫外线可加速其氧化破坏。

【药代动力学】

口服后易进肠黏膜吸收，主要在肝脏中贮存，代谢产物由尿和粪便排出，乳汁中也有少量排泄。在体内的平均半减期为 128 ~ 154 天，在无维生素 A 摄入时，每日肝中损失（分解代谢）率约为 0.5%。

【药理作用】

1. 维持正常视觉　参与视网膜内杆状细胞中视紫红质的合成，维持暗视觉。维生素 A 缺乏时，视紫红质合成减少，在弱光下视物模糊，导致夜盲症。

2. 保证肌肤润泽　可调节表皮及角质层的新陈代谢，保护表皮、黏膜，使细菌不易侵害。缺乏会抑制皮脂腺和汗腺的分泌，使皮肤干燥、粗糙失去润泽，表皮的角质层逐渐硬厚，失去柔润的弹性，产生细碎皱纹，眼上皮最易受影响。还会使皮肤抵抗力降低，受外界细菌侵袭引发感染。

3. 其他作用　促进生长发育，增强机体免疫力和抵抗力。对抗糖皮质激素的免疫抑制作用，促胸腺增生，增强免疫力。

【临床应用】

1. 维生素 A 缺乏症　防治夜盲症、眼干燥症、角膜炎、结膜炎、角膜软化、皮肤粗糙等维生素 A 缺乏症。

2. 辅助治疗皮肤病　如银屑病、毛周角化症、鱼鳞病、扁平疣、色素性扁平苔藓等。对皮肤感染、溃疡、烫伤、冻伤也有一定疗效。

3. 医学美容　广泛用于抗老化、去皱纹、淡化皮肤斑点、保持皮肤光滑细嫩等。

【不良反应及注意事项】

长期大剂量应用可引起维生素 A 过多症，会造成齿龈出血、唇干裂、毛发干枯、脱发、食欲缺乏、皮肤瘙痒等症状，甚至发生急性或慢性中毒。婴幼儿和老年人应谨慎使用。

维生素 D

维生素 D 是一组功能结构相似物质的总称，最主要的是维生素 D_2 和维生素 D_3。植物中所含的维生素 D_2 原，经紫外线照射可转化为维生素 D_2。维生素 D_3 则富含在鱼肝油、蛋黄、牛奶中，也可由人体皮肤储存的维生素 D_3 原经紫外线照射后得到。可溶于脂肪、脂溶剂及有机溶媒中，化学性质稳定，在中性和碱性溶液中耐热，不易被氧化，但在酸性溶液中则逐渐分解。

【药代动力学】

多种途径给药均易吸收，吸收后被运输到肝脏转化为 $25-(OH)-D_3$，在肾脏进一步转化为有活性的 $1,25-(OH)-D_3$。原形及代谢产物主要由胆汁排泄，少量可经肾及乳汁排泄。

【药理作用】

1. **促进钙、磷吸收**　维生素 D 有利于钙、磷在骨组织中沉着，促进骨组织钙化，是骨骼发育不可缺乏的物质。缺乏时钙、磷吸收减少，血中钙、磷水平下降，不能沉积于骨组织，成骨作用受阻，甚至骨盐再溶解。对儿童会诱发佝偻病，对成人则会诱发骨软化症。

2. **改善皮肤血液循环**　通过扩张血管改善血液循环，增加汗液和皮脂分泌，促进毛发生长及皮肤含水量正常化。缺乏易发生湿疹、过敏性皮炎、皮肤溃疡等。

【临床应用】

维生素 D 可升高血钙水平，坚固骨骼，对维生素 D 缺乏性佝偻病、骨质疏松症起到防治作用。此外与维生素 A 合用于角化性皮肤病、银屑病、皮肤瘙痒、痤疮等的辅助治疗。

【不良反应及注意事项】

维生素 D 摄入过量可致恶心、呕吐、嗜睡、心律不齐、眼睛发炎、皮肤瘙痒、食欲下降、口干舌燥以及肾脏、心脏与血管的损害。高钙血症、高磷血症伴肾性佝偻病者禁用。

维生素 E

维生素 E 是最主要的抗氧化剂之一，存储于食油、水果、蔬菜及粮食中，具有 8 种类似物，以 α-生育酚含量与活性最高。维生素 E 溶于脂肪和乙醇等有机溶剂中，不溶于水，对热、酸稳定，对碱不稳定，对氧敏感。

【药代动力学】

口服易吸收，30~60 分钟可达高峰，持续作用 3~4 小时，未被利用的药物大部分经过甲基化从尿中排出。

【药理作用】

1. **维持正常生育功能**　能使促性腺激素分泌增加，促进精子生成和活动，增加卵泡生长及孕酮的作用。维生素 E 缺乏，可导致女性不孕，孕后胎盘萎缩，胚胎死亡或流产；男性睾丸萎缩，无生育能力。

2. **抗氧化作用**　本药易被氧化，在体内可保护不饱和脂肪酸、维生素 A、维生素 C 及某些酶免受氧化，从而维持细胞膜的正常结构和功能。保护细胞膜免受自由基的氧化损伤，进而修复并巩固皮肤的天然保护屏障，锁住皮肤内水分，给皮肤提供由内而外的深层滋养。缺乏时，生物膜中的脂质易被过氧化而受损，导致红细胞破裂而溶血。

3. **清除自由基**　清除自由基可延缓细胞衰老，增强免疫力。生育酚分子可渗透入表皮，甚至可达皮下组织，帮助皮肤对抗自由基、紫外线和污染物的侵害。

4. **改善脂质代谢**　能抑制脂质过氧化反应，保持组织间联系，使皮肤光滑、有弹性。阻碍动脉内皮细胞病变，平衡内皮细胞胆固醇代谢。通过促进毛细血管微循环，使皮肤获得丰富的营养供应，具有滋养皮肤、推迟和减轻皱纹的作用。促进营养成分的输送以及体内代谢垃圾的排泄，有利于色斑的修复和祛除。缺乏时血浆胆固醇、三酰甘油含量增加，导致动脉粥样硬化。

【临床应用】

1. 助孕 能够有效促进性激素分泌，使男子精子活力和数量增加，女子雌性激素浓度增高，增强卵巢的生理机能，用于治疗不孕不育症、先兆流产和复发性流产。

2. 心血管病 长期服用维生素 E 可预防动脉粥样硬化疾病。

3. 老年性黄斑变性 发挥抗氧化、清除自由基作用，保护视网膜和视网膜上皮层免受氧化损伤。

4. 自身免疫性疾病 能够对抗自身免疫反应时产生的大量自由基和炎症细胞因子，用于 IgA 肾病、慢性肾小球肾炎和系统性红斑狼疮等的治疗。

5. 皮肤疾病 抑制酪氨酸酶活性，可抑制色素斑、老年斑的形成，防治痤疮色素沉着。促进维生素 A 的利用，治疗毛囊角化病、掌跖角化病、毛周角化病等。局部应用有效缓解皮肤干燥引起的皲裂、瘙痒，用于治疗干燥性皮炎。辅助治疗带状疱疹后遗神经痛、银屑病、顽固性皮炎、荨麻疹、湿疹、斑秃等。

【不良反应及注意事项】

可见恶心、头痛、疲劳、眩晕、视物模糊、月经过多、闭经、皮肤皲裂、唇炎、口角炎、胃肠功能紊乱、肌无力等反应，一般较轻微，停药后可逐渐消失。此外，偶可引起低血糖、血栓静脉炎、凝血酶原降低，小儿可导致脱水。但大剂量长期应用，易引起血小板聚集和血栓形成。

维生素 K

维生素 K 包括 K_1、K_2、K_3、K_4，其中维生素 K_1 和维生素 K_2 属于脂溶性维生素。维生素 K_1 从食物中获得，绿叶蔬菜中含量高，水果及谷类中含量低。维生素 K_2 在人体由肠道细菌合成。K_3、K_4 是人工合成品，为水溶性维生素。维生素 K 化学性质都较稳定，能耐酸、耐热，但对光敏感，也易被碱和紫外线分解。

【药代动力学】

口服后 10~12 小时起效，肌内注射 1~2 小时起效，3~6 小时效果明显，可持续作用 12~14 小时。在肝内代谢，经肾脏和胆汁排出。

【药理作用】

维生素 K 是凝血因子合成所必需的辅酶，参与肝脏合成凝血因子。可刺激结缔组织细胞生长，促使受损血管抵抗力和渗透压正常，加速伤口及溃疡愈合。可促进细胞分化，抑制细胞异常增殖；对减少动脉钙化具有重要作用，大剂量给药可以降低动脉硬化风险。

【临床应用】

治疗维生素 K 缺乏引起的出血性疾病，解救抗凝血类灭鼠药如敌鼠钠中毒，促进慢性溃疡、烧伤、冻伤等的愈合，辅助治疗慢性荨麻疹、有渗出的皮炎、湿疹及寻常性银屑病。还可大剂量用于解痉镇痛，如胃肠道痉挛、胆绞痛等。

【不良反应及注意事项】

胃肠道给药会有轻度一过性恶心或上腹部不适。注射给药偶见过敏反应，静脉注射可引起面部潮红、出汗、支气管痉挛、心动过速、低血压等反应；肌内注射可引起局部红肿和疼痛。新生儿应用本品后可能出现高胆红素血症，黄疸和溶血性贫血。

（三）维生素药物间的相互作用

维生素药物之间的相互作用主要表现为协同作用和拮抗作用两大类。补充维生素时，需要有效利用其相互作用，才能发挥其防治作用，达到美容养颜的功效。

1. 维生素 C 维生素 C 与其他维生素药物间相互作用见表 1-3-2-1。

表 1-3-2-1　维生素 C 与其他维生素药物间的相互作用

维生素 C	相互作用类型	相互作用结果
维生素 B_1	拮抗作用	维生素 C 有增加维生素 B_1 需要量的作用
维生素 B_2	拮抗作用	维生素 B_2 可加速维生素 C 氧化而失效
维生素 B_9	拮抗作用	叶酸在酸性的环境中分解加快，作用减弱
维生素 B_{12}	拮抗作用	维生素 C 可破坏肝脏对维生素 B_{12} 的合成
维生素 A	拮抗作用	可减轻维生素 A 中毒引起的溶血及其他症状
维生素 E	协同作用	都有抗氧化性能，作用增强
维生素 K	拮抗作用	维生素 K 有氧化性，合用会发生氧化还原反应

2. 维生素 E　维生素 E 具有酸性、还原性，与其他维生素药物间相互作用见表 1-3-2-2。

表 1-3-2-2　维生素 E 与其他维生素药物间的相互作用

维生素 E	相互作用类型	相互作用结果
维生素 B_2	协同作用	配伍用于降低血脂，作用增强
维生素 A	拮抗作用	消耗维生素 A，引起视力减退
维生素 K	拮抗作用	致依赖维生素 K 凝血因子的浓度下降

3. B 族维生素　对于某些患者出现的 B 族维生素缺乏症状，可将维生素 B_1、维生素 B_2、维生素 B_3 和维生素 B_6 制成复合维生素 B 制剂进行治疗，充分发挥协同作用。B 族维生素其他相互作用见表 1-3-2-3。

表 1-3-2-3　B 族维生素药物间的相互作用

维生素 1	维生素 2	相互作用类型	相互作用结果
维生素 B_3	维生素 B_6	协同作用	配伍用于糙皮病治疗，作用增强
维生素 B_6	维生素 B_{12}	协同作用	合用可促进维生素 B_{12} 的吸收
维生素 B_9	维生素 B_{12}	协同作用	联用治疗巨幼细胞性贫血，效果增强

此外，维生素 A 和维生素 D 常合用于防治儿童佝偻病、夜盲症及小儿手足抽搐症；维生素 A 与维生素 E 均有脂溶性，合用会促进吸收，导致疗效增强；维生素 B_6 与维生素 B_{12} 同时给患者注射，则会导致过敏性休克。因此，特别要注意维生素间的相互作用。

二、微量元素

铁、锌、铜、锰、钴、钼、铬、镍、钒、锡、氟、硒、碘、硅等被认定为人体必需的微量元素。通过形成结合蛋白、酶、激素和维生素等在人体发挥多种多样的作用。一是参与构成酶的活性中心或辅酶。人体一半以上酶的活性部位含有微量元素，如细胞色素氧化酶中有 Fe^{2+}，谷胱甘肽过氧化物酶中含有硒。二是参与体内物质的运输。如血红蛋白中所含 Fe^{2+} 参与 O_2 的运输，碳酸酐酶含锌参与 CO_2 的运输。三是参与激素和维生素的形成。如碘是甲状腺激素合成的必需成分，钴是维生素 B_{12} 的组成成分。四是促进皮肤新陈代谢。铁、锌、铜、钴、硒、碘等元素在调节皮肤呼吸、皮肤新陈代谢，促进皮肤细胞和头发生长中有协同作用。体内缺乏这些元素，会损害皮肤和毛发，影响容貌和精神。

铁

铁是人体含量最多、需要量也最多的微量元素。成年男性平均含铁量为 50mg/kg，女性为 30mg/kg。成年男性每日需铁约 10mg，生育期女性每日约需 15mg，绝经期女性每日约需 10mg，儿童、妊娠期和哺乳期妇女对铁的需要量更多。含铁丰富的食物包括肉类、乳制品、豆类等。

【药代动力学】

Fe^{3+}难以被吸收，机体主要在十二指肠及空肠上段吸收Fe^{2+}。维生素C、谷胱甘肽、半胱氨酸以及柠檬酸、苹果酸、氨基酸等均有利于铁的吸收。运铁蛋白是运输铁的主要形式，铁蛋白和含铁血黄素是铁的储存形式，主要储存在肝、脾、骨髓、小肠黏膜等器官。储存于细胞内的铁随着细胞的脱落而排泄，这是体内铁几乎唯一的排泄方式。妇女由于月经失血可排出铁，而尿液、汗液、消化液、胆汁中均不含铁。

【药理作用】

铁是血红蛋白、肌红蛋白、铁硫蛋白、过氧化酶、过氧化氢酶及细胞色素系统的重要组成部分，在气体运输、生物氧化及酶促反应中均发挥重要作用。铁在线粒体代谢中有重要作用，缺铁时线粒体铁硫蛋白减少，可损害呼吸功能。铁参与免疫组织中酶蛋白的合成，缺铁时重要免疫器官出现形态学改变，如胸腺萎缩、脾脏发育迟缓，补充后可得到逆转。此外，铁的缺乏会阻碍血红蛋白合成，可导致缺铁性贫血。对于儿童，可引起心理活动和智力发育的损害及其行为的改变；对于成人，则会出现乏力、疲倦、头晕、心悸、气短、皮肤苍白无华、弹性下降、皱纹增多等一系列症状，而且由于供血不足影响皮肤健美，黏膜异常，免疫功能降低，伴发口角炎、舌炎等。

【临床应用】

防治铁摄入不足或缺乏而引起的疾病，主要是缺铁性贫血。

【不良反应及注意事项】

会造成上消化道糜烂性黏膜损伤及恶心、呕吐、上腹不适、腹泻等不良反应，饭后服用可减轻。铁与肠腔中硫化氢结合为硫化铁，造成便秘和黑便。铁剂宜与维生素C同服，不宜与抗酸剂、四环素类、喹诺酮类药物同服。口服铁的溶液剂或糖浆剂后容易使牙齿变黑。使用注射剂时需注意患者过敏反应。

锌

锌是人体含量仅次于铁的微量元素，60%存在于肌肉，22%~30%在骨髓，8%在皮肤和毛发。皮肤是对锌缺乏表现最敏感的器官。成人每日需锌15~20mg，锌在肉类、豆类、坚果和麦胚中含量丰富。

【药代动力学】

肠腔中有与锌特异性结合的因子，能促进锌主要在小肠吸收。锌在血中与清蛋白结合而运输，锌与金属硫蛋白结合是其在体内存储的主要形式。锌主要随胰液、胆汁排泄入肠腔，由粪便排出，也可经尿液和汗液排出。

【药理作用】

锌可促进生长发育和组织再生，调节DNA复制，促进生殖器官的发育，增强免疫力，维持味觉敏感性，保护皮肤健康。能维护皮肤黏膜弹性、疏密度和细嫩柔滑，防止老年斑及其他色素沉着，减少皱纹。锌缺乏会引起消化功能紊乱、生长发育滞后、伤口愈合缓慢、神经精神障碍、皮肤粗糙干燥、瘙痒、痤疮、脱发以及白癜风、银屑病等。

【临床应用】

防治锌摄入不足或缺乏而引起的疾病，如营养不良、厌食症、异食癖、口腔溃疡、痤疮、儿童生长发育迟缓等。

【不良反应及注意事项】

幼儿口服锌制剂时常会引起恶心甚至呕吐等消化道不适表现。锌制剂的毒性程度尚未明确，所以补锌的原则应是：低浓度、小剂量、短疗程。在补锌的同时应纠正偏食，补充其他营养素，以达到营养平衡。

铜

铜在成人体内含量为 80～110mg，骨骼肌中约占 50%。成人每日需铜 1～3mg，孕妇和青少年需求量略有增加。铜在贝壳类、甲壳类动物中含量较高，也存在于动物内脏、坚果、干豆、葡萄干中。

【药代动力学】

铜主要在十二指肠吸收，食物中的锌影响铜的吸收。肝脏是调节体内铜代谢的主要器官。铜主要随胆汁排泄，极少部分由尿排出。

【药理作用】

铜是体内多种酶的辅基。铜蓝蛋白可催化 Fe^{2+} 氧化成 Fe^{3+}，有利于铁的运输。铜能促进铁的吸收和利用，能增强血管生成素对内皮细胞的亲和力，促进血管生成，维护皮肤健美。铜含量减少，直接影响酪氨酸酶的活性，导致黑色素合成减少，从而使皮肤变白，形成白癜风。铜缺乏的特征性表现是小细胞低色素性贫血、白细胞减少、出血性血管改变，骨脱盐、高胆固醇血症和神经疾患。

【临床应用】

治疗各种原因导致铜缺乏后引起的病症，如脑组织萎缩、缺铁性贫血、白癜风、少白头及黑色素丢失症、皮肤干燥粗糙、弹性和柔韧性降低、面色苍白等。

【不良反应及注意事项】

摄铜过量会引起急慢性中毒。急性铜中毒表现为恶心、呕吐、上腹部疼痛、腹泻、眩晕、金属味等，重者出现高血压、昏迷、心悸，更甚者可因休克、肝肾损害而致死亡。慢性铜中毒，表现为胃肠道症状，如蓝绿粪便、唾液及行动障碍。

锰

锰在正常体内含量为 12～20mg，骨骼肌中约占 50%。成人每日需锰 2～5mg，孕妇和青少年需求量略有增加。锰存在于多种食物中，在茶叶、小麦及硬壳果实中含量较多。主要从小肠吸收，但吸收率较低。入血后大部分与血浆中的 γ 球蛋白和精蛋白结合，少量与铁运蛋白结合。主要从胆汁排泄，少量随胰液排出，尿中排泄很少。

锰可以活化精氨酸酶、磷酸丙酮酸水合酶和过氧化氢酶，起着酶催化作用。锰也是核酸结构中的成分，能促进胆固醇的合成。体内正常免疫功能、血糖与细胞能量调节、生殖、消化、骨骼生长、自由基等都需要锰的参与。锰也参与造血过程，改善机体对铜的利用。可促进维生素 B_1 在肝脏的积累。锰缺乏较少发生，骨畸形、智力呆滞、癫痫和皮肤瘙痒等病症与锰缺乏可能有关。此外，缺锰会影响牙齿的发育，引发龋齿。

锰能够以烟尘形式经呼吸道吸收，有机锰可经皮肤吸收，也可直接经嗅丝转运到达中枢神经系统，常会造成锰中毒。其主要表现在神经系统，早期以神经衰弱综合征为主，晚期则以锥体外系神经障碍为主。

钴

钴在正常人体内含量仅为 1.1mg，人体对钴的每日需要量少于 1μg。蘑菇中含钴量为 0.61mg/kg，菠菜、西红柿、萝卜的含钴量为 0.2mg/kg。来自食物的钴必须在肠内经细菌合成维生素 B_{12} 之后才能被吸收利用，主要以维生素 B_{12} 及其辅酶的形式存储于肝脏。主要从尿中排泄，且排泄能力强，很少出现钴蓄积过多的现象。

钴通过维生素 B_{12} 发挥其造血功能，对蛋白质的新陈代谢有一定作用，还可促进部分酶的合成。

钴有助于铁在人体内的储存以及肠道对铁和锌的吸收，能促进肠胃和骨髓的健康。

钴的缺乏会直接引起维生素 B_{12} 缺乏，导致贫血症、老年痴呆症、性功能障碍，并会出现气喘、眼压异常、身体消瘦等症状，易患上脊髓炎、青光眼以及心血管疾病。

钴可以治疗巨幼红细胞贫血。其中毒的临床表现为食欲不振、呕吐、腹泻等。儿童对钴的毒性敏感，应避免使用每千克体重超过 1mg 的剂量。

钼

成人体内含钼量为 5~9mg，主要集中在肝脏、肾脏和骨骼等部位。钼存在于绿豆、牛奶、蛋类、肉类和糙米等食物中，每日需摄入 60~240μg。摄入后约 50% 进入血液循环，存储量很少，主要通过调节肾脏排泄速率维持体内钼的平衡。

参与人体内多种酶的合成和活性调节，对生长发育和维持正常生理功能至关重要。具有降低血液中胆固醇和甘油三酯的作用，可以预防心血管疾病的发生。提高人体的免疫力，增强机体对病原体的抵抗力，从而防止感染和疾病的发生。促进骨骼的代谢和生长发育，有助于维持骨骼的健康。具有抗氧化作用，可以清除人体内的自由基，延缓衰老过程。缺乏会影响儿童、青少年发育，引起肾结石、龋齿、食管癌；摄入过多会导致中毒反应，如恶心、呕吐、腹泻、皮肤瘙痒、呼吸困难等。

铬

铬在成人体内含量约为 6mg，50% 储存于细胞核，23% 储存于细胞质，其余分布在线粒体和微粒体。每日需铬量为 30~40μg，在谷类、豆类、海藻类、啤酒酵母、乳制品和肉类中均可获取，但人体吸收无机铬的能力较差，六价铬比三价铬吸收好。摄入后 95% 以上会从尿中排出。

铬是铬调素的组成成分。铬调素通过促进胰岛素与细胞受体的结合，增强胰岛素的生物效应；铬也是葡萄糖耐量因子的重要组成部分，能增强胰岛素的生物学作用，促使葡萄糖能够顺利进入人体的各个组织细胞，进行各种新陈代谢以及产生能量。铬还能够保护心血管，有效降低胆固醇，并且预防、促进、改善动脉硬化，预防高血压。还能控制体重，降低体脂含量，增加瘦肌肉组织，有效促进人体的各种新陈代谢，使体重维持在理想状态。

铬缺乏会使胰岛素的有效性降低，造成葡萄糖耐量受损，引起血糖和血清胆固醇上升。过量会造成铬中毒，主要侵害皮肤和呼吸道，表现为皮肤黏膜的刺激和腐蚀作用，如皮炎、溃疡、咽炎、胃痛，并伴周身酸痛、乏力等，严重者会出现急性肝肾衰竭，甚至死亡。

镍

镍在成人体内含量为 6~10mg，分布于肾、肺、脑、脊髓、软骨和皮肤等部位，每日需镍量 25~35μg。镍在丝瓜、蘑菇、大豆和茶叶中含量较高，也存在于海产品中。镍吸收后主要与清蛋白结合，组氨酸可将镍从清蛋白中转移出来，并介导进入细胞。

镍可与 DNA 中的磷酸酯结合，能稳定 DNA 的双链结构，从而影响蛋白质合成、RNA 复制以及 DNA 稳定；镍对多种酶有活化作用，是纤维蛋白溶解酶的重要组成部分，可以刺激血液中红细胞的再生；可以充当胰岛素的辅酶，增强胰岛素降低血糖作用。

镍是一种潜在的致敏因子，约有 20% 的人对镍过敏，临床表现为皮炎和湿疹，此时以对症治疗为主，包括服用抗组胺药，外用或系统使用糖皮质激素。镍缺乏会引起糖尿病、贫血、尿毒症、肝脂质和磷脂代谢异常等。

钒

钒在体内总量约为 25mg，存储于脂肪组织中，少量分布在肝、肾、甲状腺和骨组织中。每日需钒量为60μg，含量较高的食物有韭菜、茄子、西红柿，坚果和海产品中含量一般，肉类和水果中含量较低。环境中的钒可经皮肤和肺吸入人体，吸烟会降低钒的吸入。与转铁蛋白结合而运输，故钒与铁在体内可相互影响。进入血液循环，钒摄入后可大部分经尿排出，也可经胆汁排泄。

钒是人体内多种酶的激活剂，促进人体的新陈代谢，促进淋巴细胞的增殖，提高人体的免疫力，维持神经系统、血液系统和心脑血管系统的健康。此外，钒可以预防龋齿，降低血糖、胆固醇等。体内缺乏钒会导致神经系统异常，如记忆力减退、注意力不集中等；血液系统异常，如贫血、白血病等；心脑血管系统出现异常的情况，比如心律失常、心绞痛等。

锡

锡每日消耗量非常少，约需3.5μg，正常饮食即可满足需求。动物内脏和谷类都是锡的良好来源。除了胃肠道外，锡也可通过呼吸道、皮肤及眼结膜进入人体。如果人体不缺乏锡，即使补充也不容易吸收，主要经粪便排出。

锡能够促进蛋白质以及核酸的合成，从而促进机体组织的正常生长和发育，促进机体新陈代谢，促进血红蛋白的分解，促进伤口愈合。迄今没有人体锡缺乏的报道。如果明显缺锡，会导致蛋白质与核酸代谢异常，阻碍儿童生长发育，甚至会引起侏儒症。食用锡污染的食物，可出现恶心、呕吐、腹泻等急性胃肠炎症状；长期接触含锡物质，会导致锡中毒，引起血清中钙含量降低。

氟

氟在人体内含量为2~6g，90%分布在骨骼、牙齿、指甲、毛发、神经和肌肉中。氟的生理需要量为每日0.5~1.0mg，主要从水中获取，氟含量较多的食物有茶叶，海产品像鱼类、贝类，还有粗粮、菠菜、土豆等。易于吸收，在体内主要与球蛋白结合而运输，少量以氟化物形式运输，肾脏为无机氟的主要排泄途径，少量经粪便、毛发、汗液排出。

氟主要维持骨骼和牙齿结构稳定性，防治龋齿。还能直接刺激细胞膜中G蛋白，引起广泛的生物效应。缺氟可致骨质疏松，易发生骨折，牙釉质受损易碎。氟过多可引起骨脱钙和白内障，并可影响肾上腺、生殖腺等。

硒

人体内硒的总量为4~20mg，每日需要量为30~40μg，主要通过膳食获得。含硒量高的食物有蛋黄、鱼、海产软体动物、肉，特别是家禽、猪的内脏等。主要吸收部位是小肠，特别是十二指肠，吸收后在血中大部分被红细胞摄取，经酶的作用降解成氢化硒，主要储存在肝脏，可经肾、呼吸系统及汗腺排出。

硒可产生抗辐射、抗衰老、抗突变等功能。硒还能促进维生素A、维生素C、维生素E的吸收，并参与辅酶Q的合成，有强大的抗氧化能力，可以清除多余的自由基，并能激活细胞内的抑癌基因，防止正常细胞癌变。硒能帮助人体提高免疫功能，杀伤或抑制癌细胞的生长和转移，促使癌细胞凋亡，能抑制肿瘤血管的形成，限制癌细胞获得营养来源，从而延缓癌细胞的生长。

硒缺乏可引起很多疾病，如糖尿病、心血管疾病、神经变性疾病、某些癌症等。适量服用含硒制剂可延缓皮肤衰老，防治皮肤老化、脂溢性皮炎、白癜风，降低前列腺癌、肺癌和大肠癌的危险性。硒过多会引起脱发、指甲脱落、周围神经炎、生长迟缓及生育率降低等中毒症状。

碘

碘在成人体内含量为25~50mg，每日需碘100~300μg，主要存在于海产品如海带、紫菜、海白菜、海鱼、虾、蟹、贝类等食物中。

膳食和水中的碘主要为无机碘化物，经口进入人体后，在胃及小肠上段经 1～3 小时完全吸收。膳食中的钙、镁离子以及一些药物如磺胺等，对碘吸收有一定的阻碍作用。蛋白质、能量不足时，也将妨碍胃肠道内碘的吸收。甲状腺从血液中摄取碘的能力很强，其碘浓度比血浆高 25 倍以上。未被有效利用部分经肠道排出体外。

碘在体内主要被用于合成甲状腺激素，参与能量代谢，促进氧化和氧化磷酸化过程；促进分解代谢、能量转换、增加耗氧量、加强产热作用；参与维持与调节体温，保持正常的新陈代谢和生命活动。促进神经系统发育，促进体格的生长发育，促进 DNA 及蛋白质合成、维生素的吸收和利用，并有活化许多重要酶的作用，促进生物氧化和代谢作用。

成人缺碘可能引起甲状腺功能减退，精神不集中，易疲劳，毛发脱落，皮肤粗糙等。孕期及哺乳期妇女缺碘会导致胎儿大脑发育落后、智力低下，严重者可能患上克汀病（呆小症），甚至出现胎儿流产、早产、畸形儿、死亡等情况，造成不可逆的损伤。儿童和青少年生长发育如果缺碘会导致体格发育迟缓，脑神经发育异常，表现为不同程度的智力缺陷，学习能力低下。碘摄入过量有可能导致甲状腺功能减退症和自身免疫性甲状腺炎发病率增加。

硅

人体内含硅量约为 18mg，每日需要量为 20～50mg。硅在燕麦、薏米、玉米、稻谷等天然谷物中含量丰富，也存在于肉类、蔬菜和水果之中。膳食中胶体硅吸收较好，血液中的硅不与蛋白质结合，几乎全部以单晶硅的形式存在，可迅速被转移至细胞内，多余硅则经尿排泄。

硅是胶原组成成分之一，可增加结缔组织的弹性和强度，维持结构的完整性，能增加钙化的速度，促使骨骼的生长发育。能防止血管硬化，维护血管的正常功能，调节血管壁的通透性，促进血管中弹性纤维增生，防止动脉硬化。能激活催化胶原蛋白分子交互链形成的水解酶，促进皮肤胶原蛋白的合成，有效提高胶原蛋白的含量，维持立体网状结构特征，从而恢复皮肤的柔顺性、弹性和保水功能。

硅缺乏会导致骨质发育不良，影响儿童和青少年的生长发育。如：骨异常、畸形、牙齿釉质发育不良，生长缓慢。对成年人来说，可导致血管的通透性下降及弹性降低，易发生冠心病和动脉硬化，致骨质疏松，指甲脆弱。硅过量会在泌尿道沉淀而形成结石，导致进行性全身性硬化症。

目标检测

答案解析

一、A 型题（最佳选择题）

1. 用于治疗痤疮、脂溢性皮炎的维生素是（　　）
   A. 维生素 A　　　　　　　B. 维生素 B_2　　　　　　C. 维生素 C　　　　　　D. 维生素 K

2. 具有抗氧化作用，防止过氧化脂质形成而延缓衰老的维生素是（　　）
   A. 维生素 A　　　　　　　B. 维生素 E　　　　　　　C. 维生素 B_1　　　　　D. 维生素 B_2

3. 可维持皮肤弹性，减轻皱纹的维生素是（　　）
   A. 维生素 B_1　　　　　　B. 维生素 B_3　　　　　　C. 维生素 C　　　　　　D. 维生素 B_{12}

4. 缺乏可致皮肤苍白、弹性下降的微量元素是（　　）
   A. 硅　　　　　　　　　　B. 铁　　　　　　　　　　C. 钴　　　　　　　　　　D. 碘

5. 有延缓皮肤衰老作用，过量会致指甲脱落的微量元素是（　　）
   A. 硒　　　　　　　　　　B. 铜　　　　　　　　　　C. 钴　　　　　　　　　　D. 锌

6. 哪种微量元素是潜在的致敏因子（　　）

A. 锰 B. 镍 C. 钒 D. 锡

二、X 型题（多项选择题）

1. 属于 B 族维生素的有（ ）

A. 叶酸 B. 烟酸 C. 核黄素 D. 硫胺素

2. 硒能促进哪些维生素吸收（ ）

A. 维生素 A B. 维生素 C C. 维生素 E D. 维生素 K

三、简答题

1. 请阐述 B 族维生素的医学美容作用。

2. 哪些微量元素缺乏会导致贫血，简要阐述原因。

（陈洁忠）

书网融合……

重点小结　　习题

PPT

学习任务三　祛臭剂

学习目标

知识目标：

1. 掌握常用祛臭剂的药理作用、临床应用、不良反应及用药注意事项。

2. 熟悉汗臭症治疗原则和祛臭剂的分类。

3. 了解臭汗症的分类和发病机制。

技能目标：

能运用所学知识指导常见祛臭剂的合理使用。

素质目标：

通过本任务的学习，树立尊重病人、严谨细致的职业素养。

情境导入

腋臭治疗误区多

情境：腋臭在中国的发生率超过 4%，影响 5000 多万人，是一类社死率极高的疾病，严重影响患者的正常生活、工作以及学习。很多人患病后都会积极就医，但是病情却一直没有好转，很有可能是因为步入了治疗误区，如盲目听信民间偏方、用香水遮掩、使用明矾水以及牙膏治疗等。

思考：1. 腋臭是如何发生的？

2. 民间偏方、香水、明矾水以及牙膏等能否治疗腋臭？

3. 如何科学指导患者合理利用药物治疗腋臭？

一、汗臭症概述

汗臭症（bromhidrosis）是指分泌的汗液有特殊的臭味或汗液经细菌分解后产生臭味的症状，可分为全身性汗臭症（generalized bromhidrosis）和局部性汗臭症（localized bromhidrosis），后者以腋臭和足臭最为常见。

（一）汗臭症类型

1. 全身性汗臭症　全身性汗臭症一般与种族和卫生习惯有关，食用葱、蒜、芥末、咖喱等香辛料，以及使用砷剂和麝香等药物，也会使个别人的汗液带有特殊气味。

2. 局部性汗臭症　局部性汗臭症主要发生在腋窝、脚、会阴、乳晕、外耳道和肚脐等处。该症女性患者较男性患者多，且以腋臭最为常见。

（二）病因机制

汗臭症主要是汗液经皮表细菌分解产生短链脂肪酸类物质和胺类物质而引起的。汗液由汗腺分泌产生，而汗腺分为大汗腺和小汗腺。

大汗腺主要分布在腋窝、脐窝、肛门四周及生殖器等处。它分泌的汗液是白色粘稠无臭的液体，经过细菌（主要有革兰阳性球菌类、好氧类白喉杆菌和丙酸杆菌类）分解后则产生特殊的臭味，称为腋臭或狐臭，往往女性较多。大汗腺功能受性激素分泌的影响，从青春期开始，逐渐加剧，至老年则逐渐减轻或消失。临床上有一些患者有家族史，可能与遗传有关，腋臭就是一种常见的染色体显性遗传病。

小汗腺分布较广，除唇部，包皮内侧及龟头部外，全身均有分布，以掌跖、额部、背部、腋窝等处最多。小汗腺分泌的汗液常常是无气味的，但在多汗的情况下，汗液被表面附生细菌分解，释放出脂肪酸，形成臭味，这是外用抗菌药物有效的原因，少见的臭汗症可在精神或神经系统损害时产生。汗臭症患者常伴有多汗，有人统计100例臭汗症中86例伴有多汗症。

（三）药物治疗原则及治疗药物分类

因为汗臭症主要是因为汗液被细菌分解引起的，所以其药物治疗原则为减少汗液的分泌、杀灭皮肤表面分解汗液的细菌或改皮肤表面温、湿度以抑制细菌的生长。除此之外，还可以使用香料来掩盖或减轻身体的异味。因此，针对汗臭症的治疗药物也分为止汗药、抗菌药和香体药等。

1. 止汗药　分为全身应用和局部应用两大类。

（1）全身应用的止汗药　如地西泮、苯巴比妥等镇静剂和丙胺太林、格隆溴铵、阿托品等M - 胆碱受体阻断剂，由于不良反应较多，目前已经很少应用。

（2）局部性止汗药　是目前临床应用较多的药物，主要有氯化铝、硫酸钾铝、乌洛托品、甲醛、氧化镁、鞣仿、酒石酸、戊二醛、东莨菪碱和肉毒毒素A等。

2. 抗菌药　常用的抗菌药有新霉素、苯扎溴铵和高锰酸钾等。

3. 香体药　香体药包括芳香剂（薰衣草油、玫瑰油和茉莉油等）和香体除臭中药两类。

二、常用药物介绍

（一）止汗药

如前文所述，全身应用的口服止汗药如M - 胆碱受体阻断剂丙胺太林、格隆溴铵和阿托品等可抑制汗液的分泌，起到暂时性止汗效果，但服用这些药物后，患者有口干、视力模糊和心率加快等副作用，对青光眼和前列腺肥大患者应用限制较大，目前临床上已经很少使用。而地西泮和苯巴比妥等镇静剂主要对精神性出汗有效。以下主要对常用的局部外用止汗药进行介绍。

硫酸铝钾

硫酸铝钾，俗称明矾，为无色立方晶体或白色结晶性粉末。无臭、味微甜而涩，易溶于水和甘油，不溶于乙醇。

【药理作用】

1. 止汗、收敛作用 本品具有较强的止汗和收敛作用，可以配制痱子粉。

2. 抗菌作用 本品具有一定的抗菌作用，可以用于杀灭阴道滴虫。

3. 腐蚀作用 本品的棒状外剂可以腐蚀尖锐湿疣和化脓性肉芽肿，对二者具有一定的治疗作用。

【临床应用】

1. 溶液剂 本品不同浓度的溶液剂有不同的临床应用。①2%的硫酸铝钾溶液剂作为外用搽剂，治疗局部多汗症。②0.5%或1%的硫酸铝钾溶液含漱，治疗咽喉炎和口腔炎。③饱和硫酸铝钾溶液泡脚5~10分钟，可减少脚汗，治疗脚臭。

2. 痱子粉 可配制本品含量为1%~5%的痱子粉，局部外用。

【不良反应及注意事项】

本品作为低浓度外用液体溶液剂时，无明显不良反应。但误食本品可能会导致脑萎缩和痴呆等症状。

氯化铝

氯化铝即三氯化铝，为无色透明状晶体或浅黄色结晶性粉末，无臭，味甜而涩，易溶于水、乙醇和盐酸。

【药理作用】

本品具有收敛、止汗和防腐等作用，抑制大汗腺分泌作用十分明显。

【临床应用】

常制成酊剂和溶液剂，外用涂抹于手掌、脚、腋下、大腿、腹股沟、脸部、乳房等部位，用于止汗和除臭，还可浸泡用于治疗手足癣，湿敷也能治疗渗出性糜烂性湿疹、皮炎等症。

【不良反应及注意事项】

本品对皮肤和黏膜有刺激，但低浓度溶液外用时无腐蚀性和刺激性。若吸入高浓度可引起支气管炎或支气管哮喘。剂量过大时，可引起口腔糜烂、胃炎、胃出血和消化道黏膜坏死。长期接触可引发头晕、头痛、食欲减退、咳嗽、鼻塞和胸痛等症。

甲醛

本品为无色气体，有强烈刺激性气味，易溶于水、醇和醚类溶剂，常以水溶液形式出现，35%~40%的甲醛水溶液即为福尔马林溶液，是常见的防腐剂。

【药理作用】

1. 止汗、收敛作用 甲醛水溶液或酊剂外用，具有明显的止汗和收敛作用。

2. 抗菌消炎 本品能与细菌蛋白质中的氨基反应，使蛋白质变性从而杀灭细菌，具有较强的杀菌作用，抗菌谱广，对细菌、真菌和病毒均有效。

【临床应用】

3%~5%的甲醛溶液或酊剂浸泡或涂抹可治疗汗臭症。8%的本品水溶液用于治疗寻常疣、掌趾疣和消毒防腐。

【不良反应及注意事项】

本品接触皮肤可发生接触性皮炎，反复接触可导致皮肤癌变。本品蒸汽对眼睛和呼吸道具有强烈的刺激作用，导致流泪、咳嗽、气管炎、结膜炎等。

乌洛托品

乌洛托品化学名为环六甲基四胺或六亚甲基四胺，是白色结晶性粉末或无色有光泽的晶体。无臭，味先甜后苦，溶于水、乙醇和三氯甲烷。

【药代动力学】

本品经胃肠道吸收迅速，很快分布到各组织和体液，本品在 pH 为 6.8 以上时不水解，不发挥临床作用。水解产生的部分甲醛与尿液和周围组织中的蛋白质结合。尿液 pH 为 5.6 时甲醛达峰时间（t_{max}）约为 2 小时，本品迅速从肾脏排出；当 pH 为 5.0 时约 90% 的本品在 24 小时内排出，其中排出的甲醛约为 20%；本品在 pH 约为 7.0 的血液中并不水解，故不认为有毒性。

【药理作用】

当本品用在皮肤上时，微酸性的汗液会分解它，产生的氨气挥发，剩下的甲醛和与之接触的蛋白质变性，变性的蛋白质（它被称为"沉淀蛋白栓"）可以堵塞汗腺，具有良好的止汗和除臭作用。本品口服后在尿液中水解产生甲醛，产生灭菌作用而用于治疗尿路感染。

【临床应用】

1. 散剂　乌洛托品散剂可用于治疗腋臭，撒于患处，1~2 次/日，3~4g/次。

2. 溶液剂　10%~20% 乌洛托品溶液外搽于腋下可治疗腋臭。也可外搽治疗手足多汗症、手足癣、体癣等症。

【不良反应及注意事项】

本品外用无明显不良反应，偶见皮肤刺激，当反复接触皮肤时会出现湿疹样皮炎和过敏性接触性皮炎，长期使用时用药部位会出现色素沉着。过敏体质者慎用，皮肤破损处禁用。少数使用者出现膀胱刺激和血尿，停药后缓解。本品口服可致胃痛，且不能与磺胺类药物合用。

戊二醛

本品是一种带有刺激性气味的无色油状物，味苦，溶于热水、乙醇、三氯甲烷、冰醋酸和乙醚。

【药理作用】

本品可以使细菌蛋白质的巯基、羟基、羧基和氨基发生烷基化反应，引起蛋白质变性凝固，具有较强的抗菌作用，抗菌谱广，对革兰阳性菌和革兰阴性菌均有杀灭作用，同时对结核分枝杆菌、真菌和病毒也有杀灭作用。

【临床应用】

本品在临床上常用于治疗汗臭症、寻常疣和甲癣。

【不良反应及注意事项】

本品对皮肤和黏膜均有刺激性，接触可导致接触性皮炎。外搽时应避免进入眼睛和吸入本品蒸汽。配制本品时，还需佩戴橡胶手套。若不慎接触本品浓溶液，应马上用大量清水洗涤。

东莨菪碱

本品常用其氢溴酸盐，即氢溴酸东莨菪碱，无色晶体或白色结晶性粉末，无臭，易溶于水，微溶于乙醇。

【药代动力学】

本品口服后迅速从胃肠道吸收，容易透过血-脑屏障和胎盘屏障。几乎在肝内完全被代谢，仅有极小一部分以原型随尿排出。本品的透皮制剂也易于吸收。其 $t_{1/2}$ 为 2.9 小时，分布容积为 1.7L/kg。0.5% 本品溶液滴眼，20 分钟产生最大散瞳作用，持续 90 分钟，3~7 天恢复滴眼前水平。

【药理作用】

本品为 M 胆碱受体阻断剂，作用与阿托品相似，但其抑制腺体分泌作用比后者强，可显著抑制汗腺分泌。

【临床应用】

本品常用制剂为 0.025% 的水溶液，外搽用于治疗汗臭症和多汗症。

【不良反应及注意事项】

本品外用无明显不良反应。吸收后可出现口干、眩晕，严重时出现瞳孔散大，皮肤潮红，烦躁甚至惊厥等。

肉毒毒素 A

本品也称 A 型肉毒毒素，固体呈白色蓬松状，生理盐水溶解后呈现透明或淡黄色溶液。目前国内常用的肉毒毒素有两种产品，详见表 1-3-3-1。

表 1-3-3-1　国内常用肉毒毒素产品比较

项目	保妥适（BOTOX®）	衡力（BTX-A）
产地	美国	中国
菌株来源	A 型肉毒梭菌 Hall 株	A 型肉毒梭菌 Hall 株
分子质量	900kD	900kD
规格	100U/50U	100U/50U
冻干方式	真空干燥	冷冻真空干燥
保护剂	人血白蛋白	明胶-右旋糖酐-蔗糖
有效期	3 年	3 年
贮存温度	2~8℃冷藏/-5℃以下冷冻	2~8℃冷藏
配置后保存条件及时间	2~8℃冷藏保存，4 小时内用完	同保妥适

【药代动力学】

鼠腓肠肌内注射射碘 125 标记的本品复合物后，在肌肉中很少弥散。肌肉中放射性标志物的半衰期约为 10 小时。注射后 24 小时内，60% 的放射性物质随尿液排出，毒素可能由蛋白酶分解，然后分子成分则通过正常代谢途径循环。人体中治疗剂量的肉素毒素全身分布很少。肌肉或皮内注射推荐剂量范围内后一般不会在外周血液存在可测量的水平。

【药理作用】

肉毒毒素作为神经传导阻断剂，作用于神经末梢突触前膜，抑制乙酰胆碱的释放。由于外泌汗腺及顶泌汗腺的排汗都经由乙酰胆碱介导，肉毒毒素可抑制乙酰胆碱的释放，因此肉毒毒素可产生分泌腺暂时性化学去神经作用，从而抑制汗腺过度分泌汗液。

【临床应用】

1. 原发性局限性多汗症　排除继发病因后，根据腋窝多汗症诊断结果筛选合适的患者接受肉毒素注射治疗；

2. 腋臭　根据腋臭分级法筛选 0 级以上有治疗需求的患者接受肉毒素注射治疗；

3. 手术治疗失败的多汗症患者　可以根据碘淀粉实验结果进行肉毒毒素治疗。

知识链接

超说明书用药

1979 年，美国 Allergan 公司正式生产肉毒毒素由美国食品药品管理局（FDA）在经过严格审查后，批准其用于治疗斜视和面肌痉挛，这标志着肉毒毒素在医学领域的首次应用，为其后续在更多领域的发展奠定了坚实基础。2002 年，FDA 正式批准肉毒毒素应用于美容领域。这一举措不仅推动了美容行业的创新发展，也为广大消费者带来了更为安全、有效的美容选择。

值得注意的是，截至目前国内临床对于多汗症的治疗，虽然在实际应用中可能有所尝试，但这仍属于超说明书用药的范畴。有些超说明书用药可能是基于医生的临床经验和患者的需求，其安全性和有效性并未经过官方评估，因此存在一定的风险。结合实际，在使用肉毒素进行美容治疗时，我们必须以高度的责任感密切关注其可能带来的风险和挑战，谨慎对待，在充分告知患者相关风险的前提下进行决策，确保治疗的安全性和有效性。

【不良反应及注意事项】

主要不良反应为注射部位反应，包括注射部位疼痛、出血等。注射后即刻采取冷敷，或后期加用热敷、活血化瘀外用药物等可以明显地减少此类不良反应的发生。其他常见不良反应还包括非腋窝出汗、咽炎以及流感综合征等。

氧化镁

氧化镁（MgO）为白色或淡黄色粉末，无臭，无味，不溶于水和乙醇，空气中能吸收二氧化碳和水蒸气。本品主要做外用，有止汗、收敛和吸附的作用。常用以配制腋臭粉治疗腋臭症，也用于治疗急性无渗液的湿疹和皮炎等。外用无明显不良反应。

酒石酸

酒石酸为无色透明结晶或白色粉末，易溶于水、乙醇和乙醚。本品具有收敛、抑制汗腺分泌的作用。用于局部臭汗症。外用无明显不良反应。

鞣仿

鞣仿也称二鞣酸甲酯，为粉红色粉末，无臭，溶于碱性溶液、稀氨水和乙醇。具有收敛、止汗和防腐作用。用于治疗局部臭汗症。外用无无明显不良反应。

（二）抗菌药

抗菌药主要是针对皮肤表面革兰阳性球菌、需氧类白喉杆菌和丙酸杆菌等细菌，主要有以下药物。

新霉素

本品是新霉素 B 和新霉素 C 的混合物，主要有效成分为新霉素 B。常用其硫酸盐，故称硫酸新霉素。本品呈白色或微黄色结晶，无臭、无味，易溶于水，微溶于乙醇。水溶液性质稳定，在室温下可保存一年，口服吸收少。

【药代动力学】

新霉素全身给药后在小肠的 pH 环境下以高极性的高价离子形式存在，水溶性大，脂溶性小。口服后在胃肠道吸收很少，完整的肠黏膜只能吸收约 3%，但有溃疡、表皮剥落或有炎症的黏膜可吸收更多药量。局部外用时，完整皮肤很少吸收，但烧伤创面、肉芽组织和表面剥脱的巨大创面则很容易吸收。药物吸收后主要分布于细胞外液，正常婴儿脑脊液中浓度可达血药浓度的 10%~20%，当脑膜有炎症时，脑脊液血药浓度可达 50%。新霉素在支气管分泌物、胆汁及房水中的浓度较低，胸腔积液内药物蓄积缓慢，但可逐渐达到与血液浓度相近。新霉素半衰期为 2~4 小时，肾功能损害者可延长至 27~80 小时。药物在体内不代谢，未被吸收的药物以原型由粪便排出，吸收的药物全部以原型经肾小球滤过，随尿液排出。给药 4 小时内排出量约为 50%，24 小时内排出量达 80%~90%。

【药理作用】

新霉素为氨基糖苷类抗生素，属静止期杀菌药。其作用机制为经主动转运通过细胞膜，与细菌核糖体 30S 亚单位的一种或几种蛋白不可逆结合，干扰 mRNA 与 30S 亚单位间起始复合物的形成，导致合成异常蛋白质；异常蛋白质结合进入细菌细胞膜，导致细胞膜渗透性增加，细菌死亡。新霉素对需氧的革兰阴性杆菌及部分革兰阳性菌有效。在革兰阴性杆菌中，对大肠杆菌等肠杆菌属及沙雷菌属、变形杆菌、摩根杆菌等有较强抗菌活性；在革兰阳性菌中，对金黄色葡萄球菌、白喉杆菌、炭疽杆菌等有较强抗菌活性，对链球菌、肺炎球菌、肠球菌抗菌活性较差。新霉素对厌氧菌、铜绿假单胞菌、真菌、病毒、立克次体等无效。由于本品毒性较大，临床上一般不做全身给药，仅用于局部。

【临床应用】

局部使用可杀灭皮肤上的细菌，减少对汗液的分解，从而减轻臭味，用于治疗臭汗症。还可外用于治疗皮肤感染和其他部位的浅表感染，如毛囊炎、痤疮感染和冻疮溃破等。

【不良反应及注意事项】

新霉素外用很少发生不良反应，但长期局部用药也可能引起接触性皮炎，创面局部用药量过大也可引起肾毒性或耳毒性。

苯扎溴铵

苯扎溴铵又称新洁尔灭，常温下为黄色胶状，性质稳定，无刺激性。低温时可形成蜡状固体，味苦，易溶于水和乙醇。水溶液呈碱性，振摇会产生大量泡沫，影响使用。

【药理作用】

苯扎溴铵为阳离子表面活性剂类杀菌剂，能改变细菌胞浆膜通透性，使菌体胞浆物质外渗，阻碍其代谢而起杀灭作用。对革兰阳性细菌繁殖体杀灭作用较强，对铜绿假单胞菌、抗酸杆菌和细菌芽孢无效。能与蛋白质迅速结合，遇有血、棉花、纤维和其他有机物存在，作用显著降低。

【临床应用】

本品溶液外用可治疗臭汗症。1∶2000～1∶1000苯扎溴铵溶液广泛用于手、皮肤、黏膜、器械等的消毒。可长期保存效力不减。

【不良反应及注意事项】

本品外用无明显不良反应。使用本品时应注意：不可与普通肥皂配伍；泡器械需再加0.5%亚硝酸钠；不适用于膀胱镜、眼科器械、橡胶及铝制品的消毒。

高锰酸钾

高锰酸钾为深紫色细长斜方柱状结晶，有金属光泽，无臭，味甜而涩，溶于水和碱液，微溶于甲醇、丙酮、硫酸。本品为强氧化剂，与还原性物质混合易发生自燃或爆炸。

【药理作用】

本品具有强氧化性、收敛、除臭、消毒和防腐等作用，对多种细菌和真菌都具有较强的杀灭作用。抗菌机制为高锰酸钾遇到有机物会释放出新生态氧，后者能有效杀灭病原菌。其收敛作用机制在于低浓度时，本品被还原成二氧化锰，进而与蛋白质结合形成蛋白盐复合物所致。由于本品易被有机物还原，故其作用主要在于皮肤浅表，且作用时间不久。

【临床应用】

本品在临床上主要采用稀释溶液涂抹、浸泡和淋洗的外用方式，可治疗足臭症，也可用于皮肤、黏膜、腔道和创面的消毒。

【不良反应及注意事项】

本品不良反应主要是高浓度应用时会产生刺激和腐蚀作用。

（三）香体药

香体药是指可供口服或者外用的香料、植物等材料释放出的药物成分，具有调节身体气味、促进健康的作用。主要包含芳香剂和香体中药两类药物。

1. 芳香剂　芳香剂主要是从植物的花、叶、茎、根或果实中，通过水蒸气蒸馏法、挤压法、冷浸法或溶剂堤取法提炼萃取的挥发性芳香物质（精油），有"西方的中药"之称。芳香剂可以中和或者拮抗已存在的臭味，还具有暂时麻痹嗅觉神经或抑制臭味受体，从而达到祛除臭味的作用。

薰衣草油

薰衣草油为薰衣草的花经蒸馏或萃取而得，无色或微黄色液体，具有香气，可作配制香精的原料。味微苦辣，易溶于乙醇。具有活化细胞、促进细胞再生的特性，对于伤疤、烧伤、烫伤、晒伤很有效。还可改善面疱、湿疹和干癣，治脓肿、疖，并能抑制霉菌生长。薰衣草能平衡皮肤油脂分泌，对于油性肌肤与油性发质都可改善。抗臭汗症制剂中加入本品，可减轻或消除机体臭味。

玫瑰油

玫瑰油由玫瑰花精制而得，具有香味。所含的香茅醇具有理气、行血、解郁和调经作用，所含的丁香醇具有抗炎、抗溃疡和镇痛作用。抗臭汗症制剂中加入本品，可以减轻或消除机体异味。另外，洗脸时将玫瑰精油滴于温水中，用毛巾按敷脸部皮肤，可延缓衰老，保持皮肤健康亮丽。

茉莉油

茉莉油由茉莉花经蒸馏或其他方式提取而得，为淡黄色液体，溶于乙醇、乙醚，微溶于水。加入抗臭汗症制剂可治疗臭汗症。

2. **香体中药**　香体中药又分为香体除臭药材和中药香体配方两类。

（1）香体除臭药材　香体除臭药材是指具有芳香，能祛除体臭、干爽肌肤，常用以防治体臭、身体异味和皮肤癣疹的药物。

麝香

【性味归经与功效】
辛，温；归心、脾经。开窍醒神，活血通经，消肿止痛，催产。
【美容效用】
芳香除臭。人工麝香水提物对表皮葡萄球菌有抗菌作用，能抑制细菌分解汗腺分泌物，防治体臭。
【用法用量】
外用适量。不宜入煎剂。
【使用注意】
孕妇忌用。

檀香

【性味归经与功效】
辛，温；归脾、胃、心、肺经。行气温中，开胃止痛。
【美容效用】
香体护肤，用于身体异味，肌肤老化，湿疹瘙痒等；檀香木油对干性湿疹及老化缺水的皮肤有益，能使皮肤柔软；有抗菌、抗炎、止痒作用，有助于痤疮、疖并合感染的症状改善。
【用法用量】
研粉外用，香熏肌肤。内服，2～5g，宜后下；入丸散，1～3g。
【使用注意】
阴虚火旺，实热吐衄者慎用。

沉香

【性能特点与功效】
辛、苦，温；归肾、脾、胃经。降气温中，暖肾纳气。

【美容效用】

香身、香口，用于口臭、体臭；沉香煎剂对结核杆菌、伤寒杆菌、福氏痢疾杆菌有较强的抗菌作用；所含的挥发油有促进消化液和胆汁分泌的作用及麻醉、止痛、肌松的作用。

【用法用量】

研粉外用，香熏肌肤。内服，1～5g，宜后下；磨汁或入丸散。

【使用注意】

阴亏火旺，气虚下陷者慎服。

（2）中药香体配方　中药香体配方就是用一些芳香除秽的草药内服或外用，经过体液分泌出原药的余香。但不是所有人都能香体，因人而异、因食而异、因病而异。

中药香体配方有三种常用方法：（1）泡茶；（2）制成丸剂；（3）药浴。所以此类药物也分为内服方和外用方两类。其中常用内服方有香体方、十香方；外用方有治体臭方、贵人挹汗香方和治狐臭方。

香体方

【出处】

《补辑肘后方》。

【组成】

白芷、熏草、杜若、杜衡、藁本等。

【用法用量】

将5味药物研磨成细粉，用蜜和匀制成2g药丸。早晚各服3丸。服本方30日后身体自然散发阵阵馨香。

十香方

【出处】

《千金翼方》。

【组成】

沉香、麝香、白檀香、青木香、零陵香、白芷、甘松香、藿香、细辛、川芎、槟榔、白豆蔻各30g；香附子15g；丁香0.3g。

【用法用量】

将上述药物研磨成细粉，用蜜和匀制成药丸。早晚含服。本方具有芳香祛臭的功效。

治体臭方

【出处】

《千金翼方》。

【组成】

竹叶300g、桃树皮120g。

【用法用量】

将2味药物水煎，取药液浴身，不限次数。本方中竹叶能清香透达，利湿化浊，桃树皮能解毒消疮、利湿消肿。两药何用浴身，有利湿解毒、香身辟秽之功。

贵人挹汗香方

【出处】

《必用全书》。

【组成】

丁香 40g、川椒 60 粒。

【用法用量】

将药物研细混匀，装于荷包内，佩于胸前，可隔绝汗臭、香身，适用于体有汗臭者。

治狐臭方

【出处】

《本草纲目》。

【组成】

小龙眼核 6 个、胡椒 14 粒。

【用法用量】

将上述药物研细混匀。腋下出汗时，用该药粉擦腋下，能除狐臭。

目标检测

答案解析

一、A 型题（最佳选择题）

1. 通过产生沉淀蛋白栓止汗的药物是（　）

　　A. 硫酸铝钾　　　　　　B. 氯化铝　　　　　　C. 乌洛托品　　　　D. 东莨菪碱

2. 通过局部注射发挥止汗作业的药物是（　）

　　A. 东莨菪碱　　　　　　B. 肉毒毒素 A　　　　C. 戊二醛　　　　　D. 乌洛托品

3. 通过发挥强氧化性而杀灭皮肤表面细菌的药物是（　）

　　A. 高锰酸钾　　　　　　B. 氯化铝　　　　　　C. 氧化镁　　　　　D. 新霉素

4. 属于表面活性剂类型的抗菌药物是（　）

　　A. 高锰酸钾　　　　　　B. 苯扎溴铵　　　　　C. 苯扎贝特　　　　D. 新霉素

二、X 型题（多项选择题）

1. 汗臭症的治疗原则是（　）

　　A. 减少汗液分泌　　　　　　　　　　　　　B. 杀灭皮肤表面分解汗液的细菌

　　C. 抑制皮肤表面细菌的生产繁殖　　　　　　D. 掩盖异味

2. 常用的芳香剂香体药有（　）

　　A. 橙花油　　　　　　B. 薰衣草油　　　　　C. 玫瑰油　　　　　D. 茉莉油

三、简答题

请简述局部外用止汗药物的典型代表药物。

（徐长亮）

书网融合……

重点小结　　　　　习题

学习任务四　影响毛发生长药物

学习目标

知识目标：

1. 掌握常用生发药、延缓白发形成药和脱毛药的药理作用、临床应用、不良反应及用药注意事项。

2. 熟悉生发药、延缓白发形成药和脱毛药的分类。

3. 了解脱发、白发的形成原因。

技能目标：

能运用所学知识指导常见生发药、延缓白发形成药和脱毛药的合理使用。

素质目标：

通过本任务的学习，树立健康的生活观和审美观。

情境导入

"防脱神器"能否治愈"秃"如其来的痛？

情境：脱发症一直高居颜值"杀手"榜前列。相关调查显示，我国脱发症人群数量已经达到 3 亿。越来越高的发际线，不仅对颜值造成冲击，也带来衍生的烦恼：相亲被拒绝、面试被挑剔……为了摆脱"秃"如其来的烦恼，"脱发星人"想尽了办法。在不少互联网社交平台，一些网友就晒出了自己的"防脱神器"：食用黑芝麻、涂抹姜汁或者维生素 B_6……

思考：1. 这些"神器"真的能留住秀发吗？

　　　2. 如何指导"患者"合理利用生发药进行科学防脱发？

一、生发药

（一）脱发症概述

脱发是指头发脱落的现象。一般人的头发有 10 万根左右，每天要脱落 50～75 根。毛发的生长具有周期性，即可分为生长期、退行期和休止期，每根头发均独立生长和脱落。处于生长期的毛发约占全部毛发的 85%，此期间头发每天增长 0.27～0.40mm。毛发的生长期为 2～6 年，进入退行期以后，毛囊下部包括生发部分的毛球开始萎缩。毛发不再增长且变得松动易于脱落；处于退行期的毛发约占 1%；休止期时，毛囊下部完全萎缩，毛发脱落，处于休止期的毛发约占 14%；休止期持续 3～6 个月，而后毛囊受进入生长期，又有新发长出。

正常脱落的头发都是处于退行期及休止期的毛发，由于进入退行期与新进入生长期的毛发不断处于动态平衡，故能维持正常数量的头发，以上就是正常的生理性脱发。但如果各种体内和体外因素破坏了毛发动态平衡，则可能出现脱发。脱发不仅影响个体外貌，还会导致社会心理问题。病理性脱发是指头发异常或过度脱落，其原因很多。

（二）脱发症类型

1. 雄激素性秃发　是一种以头顶部毛发进行性减少为特征的疾病，既往也称为脂溢性秃发或早秃，依据性别不同分为男性型秃发和女性型秃发。

雄激素性秃发一般发生在青春期，随着年龄增长逐渐加重。该病的患病率在不同种族有明显差异，白种人的发生率较高，黑种人和黄种人较低。国内流行病学调查显示，本病在我国男性中患病率为15.73%~19.75%，女性患病率为2.73%~4.69%。本病对患者生活质量有较大影响，如能早期诊断并进行适当治疗，一部分患者可获改善。

雄激素性秃发是一种常见的雄激素诱导的进行性脱发，其发生可能与遗传和雄激素的双重影响有关，是一种常染色体显性遗传病。雄激素性秃发遗传易感者，雄激素受体的分布和激素代谢酶水平是重要的决定因素。

睾酮是男性血液循环中主要的雄激素，经体内睾酮5α-还原酶作用转化为二氢睾酮，二氢睾酮与雄激素受体的亲和力是睾酮的5倍，可引起颞部发际后退。人体内存在两种睾酮5α-还原酶的同工酶（Ⅰ型和Ⅱ型），Ⅰ型主要分布于肝脏、肾脏和皮脂腺中，Ⅱ型主要位于性腺组织和头皮的毛囊中，在雄激素性秃发的发生中起重要作用。雄激素性秃发患者头皮和血清中二氢睾酮水平以及头皮中5α-还原酶的数量和活性均高于正常人群，二氢睾酮结合雄激素受体后进入细胞核，在核内控制毛发生长基因的表达，结果使头部毛囊萎缩，毛发生长期缩短，导致毛发脱落。通过抑制睾酮5α-还原酶的活性，阻断睾酮转变为二氢睾酮，和（或）阻断雄激素与雄激素受体的结合，和（或）提高雄激素向雌激素的转化，均可治疗雄激素性秃发。

知识链接

植发能否永绝脱发之患？

数据显示，中国有超过2.5亿人饱受脱发困扰，平均每6人中就有1人被脱发困扰，甚至大批"90后"也已加入脱发大军，脱发一时成为很多人的噩梦。在踩了生姜擦头皮越擦越脱、黑芝麻不生发也不黑发等坑后，不少脱发者准备抓住最后的稻草——植发手术。但是植发真的能永绝脱发之患吗？

植发其实是把患者已有的头发移植到秃发区，实质上就是"挖东墙补西墙"。不是所有脱发都能通过植发治疗，瘢痕性脱发的毛发移植需谨慎，也有毛发移植后诱发脱发加重的案例。同时，植发需考虑脱发的严重程度以及供毛囊区的毛发是否健康。大部分男性雄激素性秃发患者，后枕部毛发未受到雄激素攻击，可以移植到脱发区域。而女性型脱发呈弥漫性，往往后枕部毛囊也受到影响出现微小化改变，这时毛发移植就不一定是好的治疗手段。

不同类型的脱发，其引发的原因也不同。除了雄激素和基因遗传因素，还有自身免疫因素和其他因素（精神因素、感染、药物诱发和熬夜等）引发脱发。因此，发现脱发不要盲目采用偏方治疗，更不能上来就选择植发这种"终极"手段，我们要第一时间到正规医疗机构就医，弄清脱发的类型和原因，根据不同的病因，及早给予干预，保住秀发或者逆转脱发。让我们科学护发，携手共建健康中国，以自信的形象迎接美好未来。

2. 斑秃 俗称"鬼剃头"，又称圆形脱发，为一种突然发生的斑状或更广泛的非炎症性、非瘢痕性脱发，可发生于任何年龄，但以青壮年多见，男女性发病率无明显差异。斑秃一般发生于头皮，但也可发生在其他部位，如眉毛、胡须、睫毛、腋毛等。此病常突然发生，常在无意中发现，如梳头或理发时，多表现为大小、数目不一的圆形或椭圆形脱发区。秃发部皮肤正常，无炎症，无自觉症状，可自行康复，但也可发展成全秃（头发全部脱落）或普秃（眉毛、睫毛、腋毛、阴毛和全身毳毛脱落）。

斑秃的病因比较复杂，至今尚未完全清楚，可能同下述因素有关：①自身免疫：研究发现斑秃的发生与自身免疫性疾病有关，多数患者常并发有其他自身免疫性疾病，患者体内也可测到自身抗体。这些抗体可能与斑秃的发生有关。此外，斑秃被认为是免疫介导的涉及多种细胞因子和生长因子的疾病，其靶器官在毛球部，在早期脱发毛囊周围发现有 T 细胞浸润。②遗传：具有遗传过敏体质者，易伴发斑秃。有调查表明 10%~20% 的病例有家族史。③精神因素：斑秃的发生或加重可能与精神过度紧张或精神创伤等因素有关。④营养缺乏和局部细菌滋生：斑秃的形成可能与锌、钙和镁等微量元素的缺乏有关系，是饮食摄取缺乏还是吸收利用障碍需要进一步实验证实。不过微量元素缺乏对身体其他部位和功能有明显的影响，也可以造成某些疾病，因此在治疗斑秃过程中，可以考虑适当补充锌和钙等微量元素。

（三）生发药

生发药可减轻毛发脱落和促进毛发生长，临床上用于治疗多种类型的脱发。依据作用机制的不同，生发药主要有抗雄激素药和钾离子通道开放药等。

1. 抗雄激素药　此类药物主要包括睾酮 5α – 还原酶抑制剂（非那雄胺、依立雄胺等）和雄性激素受体阻滞剂（雌性激素类、螺内酯和西咪替丁等）。

非那雄胺

非那雄胺化学名为 N – 叔丁基 3 – 氧代 –4 – 氮杂 –5α – 雄甾 –1 – 烯 –17β – 酰胺，为白色或类白色结晶性粉末，无臭，味苦。易溶于甲醇、乙醇和冰醋酸，略溶于乙腈、乙酸乙酯，在水中几乎不溶；在冰醋酸中易溶。

【药代动力学】

非那雄胺的生物利用度约为 65%，不受食物影响。蛋白结合率约为 90%，静态分布容积为 76L。本品在细胞色素 P450 酶系的催化下在肝脏进行代谢，产生 2 种活性代谢物并减少 20% 以下的活性。非那雄胺在血浆中半衰期为 5~6 小时，完全吸收需要 3~16 小时，老年患者（70 岁以上）使用后半衰期可延长至 8 小时。非那雄胺代谢物，粪便中检出 57%，尿液中 39%。

【药理作用】

非那雄胺是一种 I 型和 II 型 5α – 还原酶同工酶竞争性抑制剂，抑制睾酮向二氢睾酮转化，对 I 型 5α – 还原酶有选择性。皮脂腺、汗腺、毛乳头、表皮和毛囊角化细胞中发现有 I 型 5α – 还原酶异构体，II 型 5α – 还原酶则存在于毛囊外根鞘、附睾、输精管、精囊和前列腺中。非那雄胺通过抑制 II 型 5α – 还原酶，阻碍外周组织中雄激素睾酮转化为二氢睾酮，降低头皮及血清中的二氢睾酮浓度，从而抑制了二氢睾酮对毛囊的破坏作用，使毛发再生。非那雄胺治疗雄激素性脱发时，不能使二氢睾酮完全降低，所以能延缓脱发过程，但不能完全阻止。停药后 14 天内二氢睾酮恢复至原水平，雄激素性秃发患者停药 12 个月头发数量减少。

【临床应用】

非那雄胺目前有口服 1mg 和 5mg 两种规格，两种规格作用不同。雄激素性秃发（男性型脱发）的推荐剂量为每天 1mg，至多使用 6 个月后应评估治疗效果。

【不良反应及注意事项】

常见不良反应有性欲缺乏、勃起功能障碍（2%~4%）、射精量减少和男性乳腺发育。在同时联合使用 α 受体阻滞剂的患者中还会出现直立性低血压，约占单一治疗患者的 9%，联合治疗的患者出现直立性低血压的比例可达 18%，因此需要随访。

新出现的后非那雄胺综合征是指停药后不良反应仍持续的状况，需要更多研究来解释。泌尿科和皮肤科都曾在临床上研究过不同剂量、治疗不同疾病的非那雄胺对生育的影响。目前没有数据支持使用低剂量 1mg 非那雄胺与终生不孕不育有关，不少研究表明低剂量非那雄胺对生育的影响是可逆的，生育和精子参数在停药后均有改善。高剂量（5mg）对生育可能有影响，并非所有人都会出现生育问题，许多人仍可致孕。

对任何成分有超敏反应的禁用；儿童、孕妇及可能怀孕的女性禁用。建议孕妇避免接触压碎或破损的药片，动物繁殖实验发现男性外生殖器发育异常，美国妇产科学会建议，使用非那雄胺超说明书治疗女性多囊卵巢综合征时应充分避孕。使用过非那雄胺6个月内的人群禁止献血。

雌性激素类

雌性激素包括雌激素和孕激素两大类。由女性卵巢成熟的卵泡细胞分泌的天然雌激素中，活性最强的是雌二醇，但其口服效果差。目前临床常用的雌激素类药多为雌二醇的合成衍生物，如炔雌醇。孕激素主要由卵巢黄体的黄体细胞合成和分泌，天然的孕激素为黄体酮。临床多用其人工合成品，按化学结构可分为17α-羟孕酮类和去甲基睾酮类两类。

【药代动力学】

以地屈孕酮为例，口服标记过的地屈孕酮，平均63%随尿排出，72小时从体内完全清除。地屈孕酮在体内完全被代谢，主要的代谢物是10，11-二羟基衍生物，此成分大多以葡萄糖醛酸化物在尿中测得。所有代谢产物的结构均保持4，6-烯-3-酮的构型，而不会产生17α-羟基化，该特性决定了本品无雌激素和雄性化作用。口服地屈孕酮之后，血浆10，11-二羟基衍生物的浓度高于血浆中地屈孕酮原型药的浓度。10，11-二羟基衍生物对地屈孕酮药时曲线下面积和药峰浓度的比值分别为40和25。地屈孕酮口服后被迅速吸收，地屈孕酮和10，11-二羟基衍生物分别在0.5小时和2.5小时达峰值。地屈孕酮和10，11-二羟基衍生物的平均最终半衰期分别为5~7小时和14~17小时。

【药理作用】

雌性激素的抗痤疮作用主要有以下三个方面：①外源性雌激素和孕激素可反馈性抑制下丘脑促性腺激素释放激素和垂体促黄体生成素的分泌，从而减少性腺和肾上腺皮质雄激素的产生。②低水平的雌激素作用于肝脏，可增加性激素结合球蛋白的合成，使循环血中游离的睾酮水平下降。③醋酸环丙孕酮可阻断雄激素受体，减少二氢睾酮的生成，从而降低内源性雄激素的作用。

【临床应用】

用于雄激素性秃发患者。雌性激素全身用药可引起男性难以接受的副作用，故目前仅用于女性。

【不良反应及注意事项】

可引起月经紊乱、恶心、食欲不振、乳房胀痛及皮肤色素沉着等。不规律服药还可引起子宫出血。男性患者、孕妇、哺乳期妇女、严重肝损害者、有血栓栓塞史者禁用。

螺内酯

螺内酯是人工合成的甾体化合物，为类白色或淡黄色晶体粉末，无臭或有轻微硫醇臭，味微苦。几乎不溶于水，溶于乙醇，易溶于苯、氯仿。

【药代动力学】

螺内酯可迅速被胃肠道吸收，生物利用度大于90%，血浆蛋白结合率在90%以上，进入体内后80%由肝脏代谢为有活性的坎利酮，口服1天左右起效，2~3天达高峰，停药后作用仍可维持2~3天。依服药方式不同半衰期有所差异。无活性代谢产物从肾脏和胆道排泄。

【药理作用】

本品可选择性地抑制睾丸及肾上腺皮质的微粒体细胞色素P450酶系统，从而使雄激素合成酶活性降低，雄激素的生成减少；可竞争性抑制5α-还原酶的活性，阻断睾酮转化为二氢睾酮；可阻断皮脂腺的雄激素受体，阻断二氢睾酮的作用。

【临床应用】

本品在生发方面主要用于治疗雄激素性秃发，口服本品可取得较好疗效。男性患者的治疗效果优于女性。

【不良反应及注意事项】

长期用药可出现血钾升高和激素分泌紊乱，表现为性欲减退、阳痿、男子乳腺发育、女性可有乳房触痛、月经失调、毛发增多等。慢性肾功能衰竭患者或同时补钾者可发生高血钾。胃肠道反应及胃溃疡偶见。

西咪替丁

西咪替丁又名甲氰咪胍，为 H_2 受体拮抗剂。本品为无色或类白色晶体粉末，几乎无臭，味苦。在甲醇、乙醇中易溶，在异丙醇中略溶，在水中微溶，在稀盐酸中易溶。

【药代动力学】

西咪替丁口服后约60%~70%经肠道迅速吸收。口服生物利用度约为70%，年轻人对西咪替丁的吸收情况往往较老年人为好；肌内注射的生物利用度为90%~100%，肌内注射与静脉注射生物利用度基本相同。口服西咪替丁300mg后，0.5小时即达有效血药浓度（$0.5\mu g/ml$）；45~90分钟后血药浓度达峰值，峰值浓度为 $1.44\mu g/ml$。肌内注射后15分钟血药浓度即达峰值。单次服药后，有效血药浓度可维持4小时。西咪替丁广泛分布于全身组织，可经胎盘到达胎儿体内，亦可透过血-脑脊液屏障。西咪替丁可分泌进入乳汁，在乳汁中的浓度可高于血浆浓度。血浆蛋白结合率低，为15%~20%。表观分布容积为 $2.1\pm 1L/kg$。西咪替丁在肝脏内代谢。主要经肾排泄，肾脏清除率为每分钟 $12\pm 3ml/kg$。24小时后约口服量的48%或注射量的75%以原型自肾脏排出，10%可从粪便排出。肾功能正常时半衰期为2小时；肌酐清除率为每分钟20~50ml时，半衰期为2.9小时；肌酐清除率小于每分钟20ml时，半衰期为3.7小时；肾功能不全时半衰期为5小时。

【药理作用】

可与二氢睾酮竞争雄激素受体而抑制皮脂腺的分泌，但并不影响雄激素水平。

【临床应用】

用于治疗女性雄激素原性脱发。局部外用常用2%西咪替丁霜。

【不良反应及注意事项】

不良反应轻微，少数可有头晕、头痛、疲乏、口干、轻度腹泻、皮肤潮红、皮疹、肌痛、轻度男性乳房肿胀、泌乳等。孕妇、哺乳期妇女、儿童忌用。

2. 钾离子通道开放药

米诺地尔

米诺地尔化学名为6-（1-哌啶基）-2,4-嘧啶二胺-3-氧化物，为白色或类白色结晶性粉末。本品在乙醇中略溶，在三氯甲烷或水中微溶，在丙酮中极微溶解；在冰醋酸中溶解。

【药代动力学】

口服易吸收（可达90%）。本品不与血浆蛋白结合，给药后1小时血中药物浓度达峰值，此后迅速下降。血浆 $t_{1/2}$ 为2.8~4.2小时，肾功能障碍时不变。它在肝内代谢，其代谢物葡萄糖醛酸结合物可随尿排出，3%从粪便排出。透析时本品可被除去。

【药理作用】

已有充分的临床试验证实米诺地尔对雄激素性秃发及斑秃均有较好的疗效，但需长期用药维持疗效。米诺地尔治疗脱发的机制不明，目前研究认为米诺地尔的作用及可能机制主要如下。

1. 开放钾通道　米诺地尔是钾离子通道开放药，可增加钾离子的通透性，阻止钙离子流入细胞内，导致细胞中游离钙离子浓度下降，减轻表皮生长因子对毛发生长的抑制作用。

2. 促进血管形成，增加局部血流量　米诺地尔增加血管内皮细胞生长因子 mRNA 及其蛋白的表达，从而促进真皮乳头血管形成，增加局部血液供应。

3. 直接刺激毛囊上皮细胞的增殖和分化　米诺地尔可以增加真皮乳头、毛母质、外毛根鞘和毛周围纤维细胞合成的数量，从而延长毛发生长期，促进毳毛向终毛转化。

4. 使毛囊由休止期向生长期转化　米诺地尔增加毛囊的血液循环及细胞的新陈代谢，延长头发的生长期，并将处于休止期状态的头发转回生长期状态。

【临床应用】

本品可使毛发增生，外用可治疗脱发症。脱发的时间越短，面积越小，预后越好。

1. 男性雄激素型脱发　每次 1ml，每日 2 次。3 个月时，2/3 的患者有轻度至中度的毛发生长。12 个月时，74% 的患者外观有明显改善。米诺地尔对女性雄激素性秃发同样有效。

2. 斑秃　米诺地尔治疗斑秃有一定的疗效，并且呈现出剂量依赖性。

3. 化疗脱发　化疗过程中很多药物影响毛发的生长周期，引起脱发。脱发是抗肿瘤药物的主要不良反应之一，米诺地尔可以减轻化疗引起的脱发。

【不良反应及注意事项】

1. 局部反应　米诺地尔外用的不良反应主要是刺激性反应，即用药部位发生干燥、脱屑、瘙痒及发红，5% 溶液的发生率为 20%。这些不良反应的发生与其中丙二醇浓度有关。亦有报告可发生变态反应性接触性皮炎或光变态反应性接触性皮炎。

2. 多毛症　女性使用 5% 的米诺地尔可能会引起较严重的脸部和四肢毛发增多，男性发生者较少。

3. 心血管系统的不良反应　大剂量应用时，可出现心悸、心动过速等症状。同时伴有胸部疼痛。严重的心血管系统的不良反应较少发生。高血压患者口服本品，可能引起水肿、反射性心动过速、心电图暂时性 T 波改变。血压正常者服用本品，也可能引起水钠潴留、心悸、眶周水肿及手指肿胀等，低盐饮食可减轻此类不良反应。5% 米诺地尔溶液，每日应用 2 次，每次 1ml，不会引起血压、脉搏或体重的改变。

嗜铬细胞瘤、肺源性心脏病、心绞痛、慢性充血性心力衰竭及严重肝功能不全患者慎用。对米诺地尔过敏者禁用。本品可能会灼伤和刺激眼部，如发生药液接触敏感表面（眼、擦伤的皮肤、黏膜）时，应使用大量的冷水冲洗该区域。米诺地尔溶液对妊娠的作用未知，妊娠期和哺乳期妇女应慎用本品。

二氮嗪

二氮嗪化学名为 7 - 氯 - 3 - 甲基 - 2H - 1,2,4 - 苯并噻二嗪 - 1,1 - 二氧化物，是一种白色或类白色结晶性粉末。熔点 330～331℃。溶于乙醇，微溶于丙酮、氯仿、甲醇，不溶于水，易溶于氢氧化钠溶液。无臭，味微苦。

【药代动力学】

二氮嗪口服可以吸收，50% 经肝脏代谢消除，50% 以原型药物由尿液排泄，t_{max} 为 3～5 小时，进入血液后的药物 90% 以上与血浆蛋白结合而失效。当大剂量推注时，血浆中游离药物浓度超过血浆蛋白结合容量。二氮嗪静脉注射后，作用迅速，1 分钟内见效，$t_{1/2}$ 为 22～26 小时，作用维持 4～12 小时。

【药理作用】

二氮嗪为强效、速效降压药，亦可通过激活 ATP 敏感性钾通道而舒张血管平滑肌，增加局部血液供应，使皮肤及毛发滤泡的血流增多，有利于皮肤的供氧，同时使低于正常的皮肤温度恢复正常，为毛发生长提供有利条件。

【临床应用】

常采用3%二氮嗪溶液外用治疗各种类型的秃发。

【不良反应及注意事项】

局部使用二氮嗪无明显不良反应。

二、延缓白发形成药

（一）白发形成原因

中国人的头发乌黑、明亮，是因为每根头发的髓质和皮质中含有很多黑素颗粒，它是在毛乳头内由毛母黑素细胞分泌的黑素合成。酪氨酸酶是合成黑素的主要酶，在合成过程的多个反应步骤中起关键作用。如果毛乳头黑素细胞中酪氨酸酶失去了活力而不能产生黑素，头发黑素颗粒就会减少，同时在头发中原先被色素颗粒填充的地方，逐渐被空气所代替，空气泡可产生光的反射而发白。青少年时期形成黑素的功能良好，头发乌黑、秀丽。而人到老年黑素减少，甚至消失，头发逐渐变白，这是合乎自然规律的衰老表现。

已知白发形成的环节有：①毛母黑素细胞数量减少或消失；②黑素生长障碍；③酪氨酸酶生成减少或消失；④体内有酪氨酸酶抑制剂；⑤黑素由毛母黑素细胞向毛皮质细胞移行障碍。白发的产生与精神因素、营养不良、全身慢性消耗性疾病以及遗传因素有关：

1. 精神因素　如精神紧张、长期忧愁伤感、焦虑不安、受到惊吓等精神刺激或创伤等外界因素都会造成营养毛发的血管发生痉挛，使毛乳头、毛球部色素细胞分泌黑素的功能发生障碍，影响黑素颗粒的形成和输送。

2. 营养因素　黑素颗粒的形成与营养密切相关。人体内营养充足时黑素合成作用活跃，头发也会变黑；如果营养不良，黑素合成作用则受到影响，黑素颗粒减少，头发就会变白。

微量元素与头发的颜色也有密切关系，黑素细胞中色素颗粒含铜、钴、铁等元素，这些微量元素缺乏或不能正常运送到头发根部，也可能与头发变白有关。缺乏维生素 B_1、维生素 B_2、维生素 B_6 也是造成青少年白发即"少白头"的一个重要原因；此外，含酪氨酸的食物如鸡肉、瘦牛肉、瘦猪肉摄取不足，也可导致白发产生。

3. 慢性疾病因素　某些慢性疾病如肺结核、甲状腺功能亢进、恶性肿瘤、伤寒等患者，由于体质衰弱，营养不良，可使头发得不到足够的营养而变白。另外疾病也会破坏或干扰毛乳头、毛球色素细胞的生长发育，使其分泌黑素的能力降低或丧失，阻碍黑素颗粒的形成。此外，动脉硬化以及糖尿病患者也多因血液循环不畅，头皮供血不足，导致白发产生。内分泌功能失调如胸腺水平下降、性腺功能减退，也可引起白发。

4. 遗传因素　未到老年的早期白发常有家族史，在父母或家族血统中有类似的情况发生，表现为常染色体显性遗传。其发生的迟早、多少和进展快慢因人而异。一般来说，父母头发白得早，子女往往也早生白发。

（二）常用延缓白发形成药

老年人头发变白是一种生理现象，无特殊治疗方法，但为了美容需要，可用染发方法取得暂时效果。多数年轻人对早生的白发也喜欢用化学染发剂或洗发水把头发染黑。但应注意经常用化学染料染发，会带来一定的毒副作用。对于青少年白发，应注意寻找病因，积极预防及治疗。力求保持良好心态、缓解精神紧张、加强锻炼、合理饮食营养等均有益于防止或延缓白发的出现。

维生素 B

维生素 B 也称维他命 B、泛酸、遍多酸，是某些维生素的总称，它们常常来自于相同的食物来源，如酵母等。维生素 B 都是水溶性维生素，它们可调节新陈代谢，维持皮肤和肌肉的健康，增进免疫系统和神经系统的功能，促进细胞生长和分裂，是维持正常毛发颜色不可或缺的成分。临床预防白发生成采用 B_{11} 和对氨基苯甲酸同服的方法，治疗白发则常使用 B_5（泛酸钙）。

维生素 H

维生素 H 又称生物素、辅酶 R，是水溶性维生素，也属于维生素 B 族。维生素 H 是一种维持人体自然生长和正常人体机能所必需的水溶性维生素；是代谢脂肪及蛋白质不可或缺的物质，也是维持正常成长、发育及健康必要的营养素，无法经由人工合成。

【药代动力学】

口服维生素 H 迅速从胃和肠道吸收，血液中维生素 H 的 80% 以游离形式存在，分布于全身各组织，在肝，肾中含量较多，用药后大部分维生素 H 以原型由尿液中排出，仅小部分代谢为维生素 H 硫氧化物和双降维生素 H。

【药理作用】

维生素 H 对于糖原的异生，脂肪酸的综合作用以及某些氨基酸的新陈代谢，都是一个关键的调控元件，并且能够通过帮助能量的产生对某些蛋白质的合成起到促进作用；同时可协助细胞生长、制造脂肪酸、代谢糖类、脂肪及蛋白质，且有助于维他命 B 群的利用；维护皮肤及毛发的正常运作和生长，减轻湿疹、皮炎症状；预防白发及脱发，有助于治疗秃顶；还参与维生素 B_{12}、叶酸、泛酸的代谢；提高人体免疫功能。

【临床应用】

维生素 H 临床上常与其他维生素组成复合维生素制剂使用，成人的建议服用剂量为 25 ~ 300μg/ 日。

除口服外，维生素 H 亦可用于护肤雪花膏、刮胡须液、洗发液等日化产品中，在 0.1% ~ 1.0% 的浓度范围内与配方中的油相混合，可提高血液在皮肤血管中的循环速度，起到滋养毛发，预防白发的作用。

【不良反应及注意事项】

维生素 H 的毒性很低，至今尚未见相关毒性反应的报告。

三、脱毛药

脱毛是指体毛过长或过于浓密，特别是一些女性唇部和腋下汗毛浓密，看上去像长了胡子一般，严重地影响女性的外观形象，通过脱毛技术及产品可祛除腋部、腿部、手部等部分的毛发，达到干净美观的效果。由于对时尚的追求，个别男士也会对过旺的络腮胡子进行脱毛。

脱毛药是一类能减少和消除体毛的药物。具有良好脱毛效果的药物有：①无机类：硫化钡、硫化钠、硫化锶和硫化钙等；②有机类：巯基乙酸、碳酸胍等。脱毛药通常被配制成糊剂、霜剂或软膏剂应用。

（一）无机类脱毛药

目前应用于脱毛化妆品且具有良好脱毛效果的药物为碱性无机硫化物，如前文提及的硫化钡、硫化钠、硫化锶和硫化钙等。此类无机脱毛药能破坏毛发角蛋白胱氨酸中的二硫键，从而溶解毛发角蛋白，使毛发纤维断裂，毛发脱落。临床用于美容脱毛，治疗多毛症，术前需备皮；也可用于溶甲，治疗甲真菌病。临床上常用的是 10% 硫化钡糊剂局部外搽，有一定局部刺激性。下面以临床常用的硫化钡为例，介绍该类药物的药学性质。

硫化钡

硫化钡呈白色或灰白色结晶粉末，微溶于水，易吸潮水解，在潮湿空气中或酸雾中能发生强烈化学反应，可能自燃，接触本品应注意。

【药理作用】

1. 使毛发角蛋白的二硫键断裂　硫化钡可使毛发角蛋白中胱氨酸的二硫键断裂，导致毛发角蛋白无法维持其结构，导致毛发纤维断裂而脱落。

2. 使毛发膨胀软化　硫化钡可使毛发的渗透压增加而膨胀变软，易于除去。

3. 抑制毛发生长　硫化钡渗入毛囊，可使毛囊脱水，同时水解毛囊蛋白，抑制毛囊的功能，从而实现抑制毛发生长的功能。

【临床应用】

用于配制脱毛化妆品，进行皮肤美容脱毛、治疗多毛症或手术前的备皮。

【不良反应及注意事项】

外用有一定臭味，容易引起局部刺激，使用前需要进行皮肤过敏测试。该类药物常制成霜膏类制剂，以减轻皮肤的刺激性，长时间使用该药会导致皮肤粗糙。

（二）有机类脱毛药

常用的有机类脱毛药主要有巯基乙酸、碳酸胍和合成树脂酯。

巯基乙酸

巯基乙酸为液体，在空气中易氧化，能与水、乙醇混合。常用其盐，如硫基乙酸腮、硫基乙酸钙等。

【药理作用】

1. 脱毛　本品在碱性溶液配合下，能软化、分解毛干。毛发角蛋白的氨基酸以胱氨酸为主，其结构中的二硫键很牢固，使毛发坚韧，富有弹性，化学性质稳定。硫化物特别是巯基乙酸，可使毛发角蛋白中的氨基酸二硫键迅速断裂而生成硫基，导致毛干断裂，再加以机械揉搓，毛发则更易快速脱落。

2. 阻止毛发生长　本品使毛发膨胀，毛根部油脂分泌减少，毛囊蛋白质凝固变性，阻止毛发生长。

【临床应用】

临床主要用于脱毛。

【不良反应】

该药与无机类脱毛药相比碱性较弱，对皮肤刺激性较低，但高敏者可出现局部发红的过敏症状。

碳酸胍

碳酸胍为结晶性粉末，易潮解，具强碱性，能使毛干膨胀而快速脱毛。作用机制与高浓度盐可使毛干蛋白质变性和分解有关。用于配制脱毛膏，治疗多毛症。

合成树脂酯

合成树脂酯是以水溶或醇溶树脂酯为主要成分，如乙烯吡咯烷酮-醋酸乙烯酯共聚物，另加抗菌、抗炎、防腐及中和成分制得的有机聚合物制剂。本制剂既能有效的脱毛，又不损伤皮肤。临床常应用于治疗多毛症。

···· ■ 目标检测

答案解析

一、A 型题（最佳选择题）

1. 抗雄激素药主要是通过抑制（ ）对毛囊的破坏作用而发挥生发功能的？

A. 睾酮

B. 细胞色素 P450 酶系

C. 二氢睾酮

D. Ⅱ型 5α – 还原酶

2. 能够延缓白发形成的药物是（ ）

A. 维生素 A

B. 维生素 B

C. 维生素 C

D. 维生素 D

二、X 型题（多项选择题）

1. 通过抗雄激素类作用发挥生发效果的药物有（ ）

A. 非那雄胺

B. 雌性激素类

C. 螺内酯

D. 西咪替丁

2. 钾离子通道开放生发药有（ ）

A. 米诺地尔

B. 氯丙嗪

C. 二氮嗪

D. 西咪替丁

3. 属于有机类脱毛药的是（ ）

A. 硫化钡

B. 巯基乙酸

C. 碳酸胍

D. 合成树脂酯

三、简答题

1. 请阐述生发药的分类及典型代表药物。

2. 请问除了服用药物外，还有哪些办法可以延缓青少年白发的形成？

（徐长亮）

书网融合……

重点小结

习题

项目四　其他美容相关常用药物

学习任务一　美容生物制剂

▶ 学习目标 ///

知识目标：

1. 掌握常用美容生物制剂的药理作用、临床应用、不良反应及用药注意事项。

2. 熟悉美容生物制剂的分类及典型的代表药物。

3. 了解核酸类药物。

技能目标：

能运用所学知识指导常见美容生物制剂的合理使用。

素质目标：

通过本任务的学习，树立崇尚科学、追求新知、精益求精的职业素养。

▶ 情境导入 ///

瘦脸针

情境：瘦脸针专业名称为肉毒毒素，是一种生物制品。它具有神经阻断作用，能够阻断神经与肌肉的冲动，使过度收缩的肌肉松弛，麻痹发达的肌肉，产生"失能性萎缩"，使原来肥厚的肌肉缩小，达到瘦脸目的。注射瘦脸不是打完一针全脸都瘦，它只作用于所打部位神经支配的肌肉，对其他部位不起作用。要使注射达到理想效果，需要依据解剖基础的肌肉分点注射，协调收紧不合理的部分肌肉组织，实现"自然瘦脸"的目标。若想延缓咬肌恢复的速度，建议要少吃硬、韧的食物，适当避免频繁的咀嚼运动，如嚼口香糖、嗑瓜子等，以维持瘦脸效果的持久性。

思考：1. 我国批准使用的瘦脸针药物名称是什么？

2. 如何指导美容人士合理使用瘦脸针？

3. 除了瘦脸针以外还有哪些常用的美容生物制剂？

生物制剂种类丰富，包括细胞因子、融合蛋白、核糖核酸、反义寡核苷酸和激酶抑制剂等。随着生物医学的蓬勃发展，靶向生物制剂在肿瘤、免疫性疾病治疗中发挥的作用日益显著。单克隆抗体作为最常用的生物制剂，在银屑病、特应性皮炎、大疱性疾病及结缔组织病等皮肤疾病治疗中的应用逐渐普及并成为主流。

一、蛋白及酶类

该领域生物制剂颇多，如人血白蛋白、抗人体细胞免疫球蛋白、人免疫球蛋白、糜蛋白酶、尿激酶、链激酶、蝮蛇抗栓酶、凝血酶等。美容领域应用最多的是肉毒毒素、超氧化物歧化酶、胶原蛋白、胶原酶和瘦素等。

（一）肉毒毒素

肉毒毒素是肉毒杆菌产生的含有高分子蛋白的神经毒素，是目前已知在天然毒素和合成药物中毒性最强烈的生物毒素，它主要抑制神经末梢释放乙酰胆碱，引起肌肉松弛麻痹，呼吸肌麻痹是致死的主要原因。

将微量毒素注射于面部可阻断神经递质触发的肌肉收缩，有效麻痹注射区域，抑制皱纹出现。美国食品药物管理局（FDA）2002 年 4 月批准肉毒杆菌毒素可用于化妆品中。中国于 2009 年 4 月批准注射用 A 型肉毒毒素用于美容。

知识链接

肉毒毒素中毒后的救治

肉毒毒素是毒性最强烈的生物毒素，一旦发现中毒，需积极给予救治。肉毒抗毒素属于特效救治药，必须尽早给予，根据病情轻重，静脉注射或肌内注射 1 万 ~ 2 万单位，必要时可重复注射。同时需尽早进行催吐、洗胃、导泻、灌肠，以排出尚未吸收的毒剂。及时肌内注射或皮下注射新斯的明、毛果云香碱及钙制剂等，可显著减轻中毒症状。呼吸困难者，配合给氧及人工呼吸，必要时行气管切开术。吞咽困难者用鼻饲或静滴葡萄糖生理盐水，发生肺炎等继发感染时给予适宜的抗菌药。患者必须卧床休息、保温、加强护理。

敬佑生命，救死扶伤是医学生的基本职业素养。在临床用药中我们要以严谨的态度和扎实的学识来防治药物的不良反应，以高度的责任感维护人民生命安全，促进大众健康、美丽。

A 型肉毒毒素

【药代动力学】

注射后在肌肉中很少弥散，半衰期为 10 小时。给药 24 小时内，毒素可能由蛋白酶分解，分子成分通过正常代谢途径循环，60% 随尿液排出，毒素全身暴露量极低。

【药理作用】

本品通过裂解胆碱能神经末梢突触前膜内 SNAP-25（一种促使神经末梢内囊泡与突触前膜顺利结合并释放乙酰胆碱的必需蛋白质）而阻滞外周乙酰胆碱的释放，从而阻断神经肌肉信号传导。注射后的肉毒毒素与特定细胞表面的受体迅速、高亲和地结合，再通过受体介导的吞噬作用使毒素通过细胞膜，最后毒素的轻链被释放到胞浆中去裂解 SNAP-25。这一过程伴随着乙酰胆碱释放功能被逐步抑制，注射后 2 ~ 3 天内出现临床表现，注射后 5 ~ 6 周后作用达高峰，一般注射后 12 周内功能可以恢复。

【临床应用】

12 岁以上患者的眼睑痉挛、面肌痉挛及相关局灶性肌张力障碍。暂时改善 65 岁及 65 岁以下成人因皱眉肌/或降眉间肌活动引起的中度至重度皱眉纹。暂时改善成人中度至重度眼角侧皱纹（鱼尾纹）。

【不良反应及注意事项】

常见头痛、恶心、感觉异样等。会发生注射位点附近和（或）远处的肌肉无力。可出现与注射有关的局部疼痛、感染、感觉异常、感觉减返、压痛肿胀/水肿、局部感染、出血和（或）擦伤。针刺的疼痛和/或紧张会导致血管迷走神经反应，引起短暂性症状性低血压和昏厥。本品应在 2 ~ 8℃冷藏或 −5℃以下冷冻保存，配制后 2 ~ 8℃冷藏保存，4 小时内使用。本品必须按处方药使用并进行登记管理，由有资质的医务人员操作使用。

（二）超氧化物歧化酶

超氧化物歧化酶（superoxide dismutase，SOD）是生物体内存在的一种抗氧化金属酶，它能够催化超氧阴离子自由基歧化生成氧和过氧化氢，在机体氧化与抗氧化平衡中起到至关重要的作用，与很多疾病的发生、发展密不可分。按照 SOD 中金属辅基的不同，大致可将 SOD 分为三大类，分别为 Cu/Zn – SOD、Mn – SOD 和 Fe – SOD。

SOD 在蔬菜水果中含量较高，其活性在果皮中高于果肉，在新鲜水果中高于放置后的水果。作为医药产品，SOD 治疗因自由基作用而导致的炎症、自身免疫性疾病、心脑血管疾病等都有着显著疗效；通过清除超氧阴离子自由基还能达到抑制癌细胞的效果。外源 SOD 的补充有利于延缓皮肤衰老、抗氧化和祛色斑等。故国内外许多化妆品中都加入了一定比例的 SOD。

本品是以猪、牛、羊的肝和红细胞等组织为原料分离提取而制得的一种水溶性蛋白质，为一种肽链大分子金属酶。临床用于多种疾病和延缓衰老的辅助治疗。①肿瘤放疗或放射事故引起的放射病（如前列腺癌、膀胱癌等肿瘤放疗所致的膀胱炎）。②心、脑、消化道等组织缺血再灌注损伤。③骨性关节炎、肺炎、溃疡性肠炎等炎症。④红斑狼疮、类风湿关节炎等自身免疫性疾病。⑤白内障及多种皮肤病（如皮炎、湿疹、瘙痒症、银屑病、皮肤肿瘤、射线和光致皮肤病等）。可出现注射局部疼痛、荨麻疹、蛋白尿等，可能引起过敏反应，但发生率低。对本品过敏者禁用。

（三）胶原蛋白

胶原蛋白是人体内含量最丰富的螺旋形纤维状蛋白质，由 3 条肽链构成，占全身总蛋白质的 30% 以上。胶原蛋白是细胞外基质中最重要的组成部分，富含人体需要的甘氨酸、脯氨酸、羟脯氨酸等氨基酸。主要存在于人体皮肤、骨骼、眼睛、牙齿、肌腱、内脏（包括心、胃、肠、血管）等部位，其功能是维持皮肤和组织器官的形态和结构，也是修复各损伤组织的重要原料物质。人体皮肤成分中 70% 是由胶原蛋白所组成，对美容和健康都很有帮助，现在胶原蛋白已进入美容护肤领域。

随着年龄的增长，成纤维细胞的合成能力下降，若皮肤中缺乏胶原蛋白，胶原纤维就会发生联固化，使细胞间黏多糖减少，皮肤便会失去柔软、弹性和光泽，发生老化，同时真皮纤维断裂、脂肪萎缩、汗腺及皮脂腺分泌减少，使皮肤出现色斑、皱纹等一系列老化现象。将胶原蛋白作为活性物质用于化妆品中时，可以扩散到皮肤的深层，与酪氨酸激酶的催化中心结合，抑制黑色素的产生，使皮肤中的胶原蛋白活性增强，保持角质层水分以及纤维结构的完整性，促进皮肤组织的新陈代谢，对皮肤产生良好的滋润保湿、消皱美容作用。

双美胶原蛋白是一种皮下填充剂，通过注射填充而增加真皮层组织的容量，从而达到抚平皱纹、雕塑完美肌肤的功效。同时诱导自体胶原增生和修复，以持续改善肌肤真皮层的胶原结构，令肌肤充满弹性和光泽，效果可维持 12~18 个月。

（四）瘦素

瘦素主要由脂肪组织中的白色脂肪细胞分泌，由 167 个氨基酸组成。成熟的瘦素分泌入血后，以游离和结合两种状态存在，前者为活性形式。血清瘦素水平遵循昼夜节律，夜间高于白天。葡萄糖、胰岛素和雌激素可促进其分泌，而儿茶酚胺或肾上腺素能受体激动剂、甲状腺激素和雄激素则抑制其分泌。在人类和啮齿动物中，血浆瘦素水平反映了脂肪组织库的充盈状态，与体脂总量呈正相关，因此可作为良好的体脂含量生物标志物。

瘦素作为一种多功能脂肪因子，最新研究证实它与能量代谢、炎症反应和生殖发育有关，在病理生理过程中同样具有重要的作用。目前有关疾病与瘦素的研究主要集中在糖尿病、心血管疾病、创伤愈合、肿瘤及肥胖等方面。瘦素与其在下丘脑神经元的受体结合，通过激活下游信号通路，发挥抑制摄食、增加能量消耗、改善糖脂代谢等作用。研究报道，肥胖症的发生发展与瘦素抵抗密切相关。瘦素抵抗的原因主要包括瘦素通过血－脑屏障受限、瘦素受体表达减少以及受体后信号通路受损或者表观遗传调控异常。高瘦素血症也能驱动肥胖瘦素抵抗，而部分降低血中瘦素水平具有抗肥胖的作用。

二、核酸类

核糖核酸（ribonucleic acid，RNA）是一种多功能的生物大分子，存在于生物细胞以及部分病毒、类病毒中，可分为编码 RNA 和非编码 RNA 两种。前者是指能翻译成蛋白质的信使 RNA（messenger RNA，mRNA）；后者包括核糖体 RNA（ribosomal RNA，rRNA）、转运 RNA（transfer RNA，tRNA）、小干扰 RNA（small interfering RNA，siRNA）、微小 RNA（micro RNA，miRNA）、反义寡核苷酸（antisense oligonucleotides，ASO）等多种类型。

免疫核糖核酸（immune ribonucleic acid，iRNA）是动物经抗原免疫后，在体外免疫活性细胞经抗原致敏，由免疫活性细胞中提取出来的核糖核酸制品。iRNA 存在于淋巴细胞中，分子量约13500，可从用人肿瘤免疫的羊或其他的动物的脾、淋巴结中提取，也可从正常人周围血白细胞和脾白细胞中提取。iRNA 可使未致敏感的淋巴细胞转型，且不受动物种属的影响，不存在输注免疫活性细胞的配型及排异问题，故受到广泛重视。

临床上广泛使用的核酸类药物有肌苷、三磷酸腺苷、利巴韦林、齐多夫定、阿糖胞苷等。随着分子生物学技术的发展，核酸药物逐渐成为一种新兴的、具有靶向性的治疗手段。

齐多夫定

【药代动力学】

齐多夫定经胃肠吸收良好，在临床试验的所有剂量下，其生物利用度均可达到 60 – 70%。一项生物等效性的研究显示，每 4 小时口服齐多夫定胶囊200mg，其稳态血药浓度 C_{max}^{ss} 及 C_{min}^{ss} 的均值分别为 4.5μmol/L（或1.2μg/ml）及 0.4μmol/L（或0.1μg/ml）。静脉注射齐多夫定其平均终末血浆半衰期为 1.1 小时，平均整体清除率为27.1ml/(min·kg)，平均表观分布容积为 1.6L/kg 体重。齐多夫定在血浆及尿液中的代谢产物均为 5′－葡萄糖苷酸齐多夫定，50%～80% 的齐多夫定以此代谢物的形式经肾脏清除。

【药理作用】

齐多夫定为天然胸腺嘧啶核苷的合成类似物，通过竞争性利用天然底物脱氧胸苷 5′－三磷酸酯（dTTP）和嵌入病毒 DNA 来抑制 HIV 逆转录酶。嵌入的核苷类似物中 3′－羟基的缺失，可阻断使 DNA 链延长所必须的 5′－3′磷酸二酯键的形成，从而使病毒 DNA 合成终止。活性代谢物 AztTP 还是细胞 DNA 聚合酶－α 和线粒体聚合酶－γ 的弱抑制剂，可嵌入到体外培养的细胞 DNA 中。

【临床应用】

齐多夫定片与其他抗逆转录病毒药物联合使用，用于治疗 HIV 感染的成年人和儿童。能降低 HIV 的母－婴传播率，可用于 HIV 阳性怀孕妇女及其新生儿。

【不良反应及注意事项】

对于晚期 HIV 感染患者，接受齐多夫定治疗会出现贫血（通常于用药 6 周后出现，少数病例出现较早），中性粒细胞减少（通常于用药 4 周后出现，有时出现较早）及白细胞减少（通常继发于中性粒细胞减少）等不良反应。对于晚期 HIV 患者，建议治疗开始后的 3 个月内，至少每 2 周查一次血常规，此后至少每月复查一次。

三、多糖类

多糖亦称多聚糖，是 10 个以上单糖残基用糖苷键相连而成的聚合体。多糖在自然界中的分布非常广泛，如植物中的一些果胶、淀粉、纤维素、半纤维素等，动物中的甲壳质、黏性物质、糖原等都是多糖或由多糖组成。多糖可分为均一性多糖和不均一性多糖两大类。由一种单糖分子缩合而成的多糖，叫作均一性多糖。自然界中最丰富的均一性多糖是淀粉、糖原和纤维素。由不同的单糖分子缩合而成的多糖，叫作不均一多糖。常见的有透明质酸、硫酸软骨素等。多糖的功能表现在免疫调节、抗病毒、抗癌、降血糖、抗衰老、抗氧化、抗溃疡等多个方面。其中透明质酸、硫酸软骨素和甲壳素在医美方面应用广泛。

（一）透明质酸

透明质酸又名玻尿酸，是构成人体细胞间质、眼玻璃体、关节滑液等结缔组织的主要成分，在体内发挥保水、维持细胞外空间、调节渗透压、润滑、促进细胞修复的重要生理功能。人类皮肤成熟和老化过程也随着透明质酸的含量和新陈代谢而变化，它可以改善皮肤营养代谢，使皮肤柔嫩、光滑、去皱、增加弹性、防止衰老。

透明质酸具有特殊的保水作用，是目前发现的自然界中保湿性最好的物质，在保湿的同时又是良好的透皮吸收促进剂。能与其他营养成分配合使用，有效促进营养吸收。在美容方面，透明质酸主要用于去除皱纹、塑形（隆鼻、隆下颌）、面部填充（泪沟、法令纹、木偶纹）、填充凹痕等。此外，透明质酸广泛应用于各类眼科手术，如晶体植入、角膜移植和青光眼手术等；也用于治疗关节炎和加速伤口愈合。

使用透明质酸后可能会出现疼痛、肿胀，偶尔出现水肿、发红、热感、局部重压感。如果出现荨麻疹、皮肤瘙痒感，应停药，并适当处理。

（二）硫酸软骨素

硫酸软骨素是一类糖胺聚糖，来源于猪的喉骨、鼻中骨、气管等软骨组织提取制得的酸性黏多糖。可以清除体内血液中的脂质和脂蛋白，清除心脏周围血管的胆固醇，防治动脉粥样硬化，并增加脂质和脂肪酸在细胞内的转换率。具有抗动脉粥样硬化作用，增加动脉粥样硬化的冠状动脉分支或侧支循环，并能加速实验性冠状动脉硬化或栓塞所引起的心肌坏死或变性的愈合、再生和修复。具有缓和的抗凝血作用，不依赖于抗凝血酶Ⅲ，而是通过纤维蛋白原系统而发挥抗凝血活性。还具有抗炎，加速伤口愈合。

硫酸软骨素能够防治冠心病、心绞痛、心肌梗死、冠状动脉粥样硬化、心肌缺血等疾病，能显著降低冠心病患者的发病率和死亡率。可有效去除或减少动脉和静脉壁上沉积的脂肪等脂质，能显著降低血浆胆固醇，防止动脉粥样硬化的形成。能治疗神经痛、神经性偏头痛、关节痛、关节炎以及肩胛关节痛、腹腔手术后疼痛等，防治链霉素引起的听觉障碍以及各种噪音引起的听觉困难、耳鸣症等。对慢性肾炎、慢性肝炎、角膜炎以及角膜溃疡等有辅助治疗作用，还应用于滴眼剂、化妆品以及外伤伤口的愈合剂等。不良反应轻微，个别有胸闷、恶心、牙龈少量出血等现象。

（三）甲壳素

甲壳素也称为甲壳质、几丁质，是从虾、蟹等甲壳中提取的直链多糖，也是自然界唯一带正电荷的碱性多糖，对人体细胞亲和性强，具有良好的吸附性和吸湿性，口服无毒。其功效表现为以下六个方面。

1. 减肥降脂　甲壳素带正电荷，与带负电荷的胆汁酸结合排出体外，从而减少了胆汁酸对脂肪的乳化，使人体对脂肪的吸收减少，起到减肥降脂的作用。

2. 降血压　甲壳素所带的正离子能与氯离子结合排出体外，使高血压患者体内缺少氯离子，致使转换酶失去活性，血管紧张素Ⅱ减少，使血压降低。

3. 降血糖　甲壳素能活化和修复胰岛细胞，促进胰岛素分泌，起到降低血糖的作用。

4. 强化肝脏功能 甲壳素阻碍脂类吸收，降低胆固醇含量，增强神经体液调节，保持肝细胞具有旺盛的分泌功能，强化代谢和排泄能力。

5. 抑制癌细胞转移 甲壳素（带正电的阳离子）与癌细胞表面受体蛋白（具较强的负电性）结合，可在血管和腔道内形成屏障，阻止癌转移发生。

6. 延缓衰老 调节神经系统和内分泌系统，促进性激素的分泌，增强活力，恢复青春、防止老化。

四、脂质及脂肪酸类

脂质是脂肪和类脂及其衍生物的总称，是生物体内一类重要的有机物质。脂肪由甘油和脂肪酸构成，又称为甘油三酯。类脂包括磷脂、胆固醇及其酯。磷脂是生物膜的重要结构成分，在脂类的吸收和转运、信息传递中发挥重要作用。磷脂体内含量最多的是甘油磷脂，其次是鞘磷脂。前者主要有磷脂酰胆碱（卵磷脂）和磷脂酰乙醇胺（脑磷脂）两大类，后者需要借助神经酰胺传递信号。胆固醇在胞液和内质网上通过重要中间体角鲨烯合成，在体内转化成胆汁酸、类固醇激素和维生素 D_3，从而发挥相应作用。

（一）神经酰胺

神经酰胺存在于所有的真核细胞中，对细胞分化、增殖、凋亡、衰老等生命活动具有重要调节作用。神经酰胺作为皮肤角质层细胞间脂质的主要成分，不仅在鞘磷脂途径中作为第二信使分子，还对表皮角质层形成过程发挥重要作用，具有维持皮肤屏障、保湿、抗衰老、美白和疾病治疗等作用。神经酰胺具有很强的缔合水分子能力，角质层中 40%~50% 的皮脂由神经酰胺构成。神经酰胺通过在角质层中形成网状结构保持角质层水分的平衡，维持皮肤水分含量。

神经酰胺的功能主要表现为：维持皮肤屏障，增强角化细胞之间黏着力，保持皮肤水分，改善皮肤干燥、脱屑、粗糙等状况，增加表皮角质层厚度，减少皱纹，增强皮肤弹性，延缓皮肤衰老等。因此，神经酰胺主要应用于日化方面，加强皮肤抗老化功能，令肌肤保持弹性，光滑细致，减少面部皱纹形成。

（二）角鲨烯

角鲨烯又名三十碳六烯，是一种在人体胆固醇合成等代谢过程中产生的多不饱和烃类，含有 6 个异戊二烯双键，属于萜类化合物，很多食物中含有角鲨烯，其中鲨鱼肝油中含量较高，在橄榄油和米糠油等少数几种植物油中角鲨烯含量也相对较高。

人体摄入角鲨烯后，被转运至血清中的量最高可达 90%，通常与极低密度脂蛋白相结合后分布至人体的各个组织，在皮肤中的分布量最高，并成为皮脂的重要组成部分。角鲨烯在体内参与胆固醇的生物合成及多种生化反应，促进生物氧化及机体的新陈代谢，提高机体的防御机能及应激能力，加速类固醇激素合成，激活腺苷酸环化酶的活性，而增强机体的耐力与改善心功能作用。服用角鲨烯后，铜蓝蛋白与转铁蛋白水平以及超氧化物歧化酶与乳酸脱氢酶活性皆提高。角鲨烯还具有增加机体组织利用氧的能力。角鲨烯能抑制脂类过氧化反应，抵抗由于紫外照射和其他氧化反应导致的皮肤损伤，还有润肤、保湿等功效。临床用于高胆固醇血症和放、化疗引起的白细胞减少症。亦可用于改善心脑血管病的缺氧状态。角鲨烯在化妆品标准配方（如乳油、软膏、防晒霜）中很容易乳化，因此，可用于膏霜（冷霜、洁肤霜、润肤霜）、乳液、发油、发乳、唇膏、芳香油和香粉等化妆品中作保湿剂，也可用作高级香皂的高脂剂。

（三）磷脂酰胆碱

磷脂酰胆碱是细胞膜和肺部表面活性物质的重要成分，既亲脂又亲水，有乳化功能，可以将体内的水分和油脂充分混合，避免水分大量流失而引起的皮肤粗糙老化；可将多余的脂肪转化为较小的乳滴排出体外，帮助产妇或肥胖者尽快恢复体形；可将血液中的胆固醇和脂肪酸化为极细的颗粒，从血管中排出，升高了高密度脂蛋白，使血管恢复弹性，血流畅通，被誉为"血管清道夫"。

五、细胞因子类

细胞因子是一类能在细胞间传递信息的低分子量蛋白质或小分子多肽，具有调节固有免疫和适应性免疫，促进血细胞生成和生长以及损伤组织修复等功能。细胞因子可分为白细胞介素（interleukin，IL）、集落刺激因子（colony stimulating factor，CSF）、干扰素（interferon，IFN）、肿瘤坏死因子（tumornecrosis factor，TNF）、生长因子（growth factor，GF）等。细胞因子在体内通过旁分泌、自分泌或内分泌等方式发挥作用，同时具有多效性、重叠性、拮抗性、协同性等多种生理特性，从而形成较复杂的细胞因子调节网络，参与人体多种重要的生理功能，其中部分已应用于美容医学，尤其是细胞生长因子在美容领域应用广泛。

（一）白细胞介素

IL是由淋巴细胞、单核细胞或其他非单核细胞所产生的细胞因子，目前已报道有三十余种。IL-1具有广泛的免疫调节作用；IL-2具有沿种系谱向上约束，向下无约束的特点；IL-3具有促进T细胞增殖作用等。人体内抗原提呈细胞产生IL-23，加速辅助性T细胞17（Th17）细胞分化、增殖，IL-17、IL-21和IL-22等多种Th17细胞因子明显增多，刺激角质形成细胞过度增殖，在银屑病的发病机制中起重要作用。IL因子抑制剂有乌司奴单抗、古塞奇尤单抗、司库奇尤单抗、依奇珠单抗等能够阻断银屑病的发病机制，发挥较好的治疗作用。

乌司奴单抗

【药代动力学】

健康受试者单次皮下给药90mg后，达峰时间中位值为8.5天。银屑病患者单次皮下给药后，乌司奴单抗的绝对生物利用度为57.2%。银屑病患者单次静脉给药后，终末期分布容积中位值范围为57～83ml/kg，药物全身清除率中位值范围为1.99～2.34ml/（d·kg）。半衰期中位值约3周，表观清除率为0.465L/d，表观分布容积为15.7L，消除半衰期约为3周。

【药理作用】

乌司奴单抗是一种人源化IgG1κ单克隆抗体，可与人白细胞介素IL-12和IL-23的p40蛋白亚单位高亲和力和特异性结合。体外模型显示，乌司奴单抗可通过阻断与细胞表面受体链IL-12R β1的相互作用，从而破坏IL-12和IL-23介导的信号传导和细胞因子的级联反应。在大肠炎动物模型中，乌司奴单抗的靶点IL-12和IL-23的p40蛋白亚单位的遗传学缺失或抗体阻断，显示出保护作用。

【临床应用】

用于中重度斑块状银屑病和中重度活动性克罗恩病治疗。

【不良反应及注意事项】

最常见的不良反应为鼻咽炎和头痛。其中大多数为轻度，不需终止治疗。已知最严重的不良反应为严重超敏反应，包括速发过敏反应，如皮疹和荨麻疹。

古塞奇尤单抗

【药代动力学】

对健康受试者单次皮下注射100mg古塞奇尤单抗后，绝对生物利用度约为49%。作为人源化IgG

mAb，预期可通过与内源性 IgG 相同的分解代谢途径降解成小肽和氨基酸。不同研究中，健康受试者单次静脉给药后，全身清除率（CL）均值为 0.288~0.479L/天，半衰期均值约为 17 天，在斑块状银屑病患者中约为 15~18 天。

【药理作用】

在斑块状银屑病患者的皮肤中，IL-23 水平升高。体外模型中显示，古塞奇尤单抗可通过阻断 IL-23 与细胞表面 IL-23 受体的结合，破坏 IL-23 介导的信号传导、激活和细胞因子的级联反应，从而抑制 IL-23 的生物活性。古塞奇尤单抗通过阻断 IL-23 细胞因子通路，对斑块状银屑病发挥疗效。

【临床应用】

适合系统性治疗的中重度斑块状银屑病成人患者。

【不良反应及注意事项】

常见呼吸道感染、转氨酶升高、头痛、腹泻、关节痛和注射部位引起的疼痛、红斑，偶见胃肠炎、单纯疱疹感染、癣菌感染、荨麻疹、皮疹和中性粒细胞减少等。接受本品治疗的患者出现具有重要临床意义的慢性或急性感染体征或症状，应立即就医。一旦发生严重超敏反应，应立即停用本品，并给予适当的治疗。

司库奇尤单抗

在银屑病关节炎和强直性脊柱炎患者的血液中发现分泌 IL-17A 的淋巴细胞和先天免疫细胞数目增加以及 IL-17A 水平升高。司库奇尤单抗是一种全人源 IgG1 单克隆抗体，能够选择性结合 IL-17A 并抑制 IL-17 与其受体的相互作用。司库奇尤单抗可抑制促炎细胞因子和趋化因子的释放。用于治疗符合系统治疗或光疗指征的中度至重度斑块状银屑病的成年患者；常规治疗疗效欠佳的强直性脊柱炎的成年患者；活动性银屑病关节炎的成年患者。

依奇珠单抗

依奇珠单抗是一种人源化的 IgG4 单克隆抗体，能够与细胞因子 IL-17A 发生特异性结合并抑制后者与 IL-17 受体的相互作用。依奇珠单抗对促炎细胞因子与趋化因子的释放都具有抑制作用。本品用于治疗适合系统治疗或光疗的中度至重度斑块型银屑病成人患者，常规治疗疗效欠佳的活动性强直性脊柱炎成人患者。

（二）集落刺激因子

CSF 是指能刺激造血干细胞在半固体培养基中形成细胞集落的一类细胞因子。从广义上讲，凡是刺激造血细胞的因子都可称为 CSF，而刺激造血干细胞因子和胚胎干细胞的白血病抑制因子等均有集落刺激活性。具体药物包括粒细胞集落刺激因子（G-CSF）、粒细胞-巨噬细胞集落刺激因子（GM-CSF）和促红细胞生成素（erythropoietin，EPO）等。

1. 粒细胞集落刺激因子　G-CSF 主要作用是促使造血干细胞向中性粒细胞增殖、分化。可用于肿瘤化疗、放疗引起的骨髓抑制，也用于自体骨髓移植。不良反应有胃肠道反应、肝功能损害等。长期静脉滴注可引起静脉炎。有药物过敏史及肝、肾、心功能严重减退者慎用。

2. 粒细胞巨噬细胞集落刺激因子　GM-CSF 通过作用于粒细胞系、单核巨噬细胞系的前体细胞表面受体，刺激粒细胞系、单核细胞、巨噬细胞等多种细胞的集落形成和增生，促进成熟细胞的释放，并增加粒细胞的功能。临床主要用于预防恶性肿瘤放疗、化疗引起的白细胞减少及并发的感染等。不良反应有发热、骨及肌肉疼痛、皮下注射部位红斑等。首次静脉滴注时可出现低血压。严重的不良反应为心功能不全、支气管痉挛、室上性心动过速、颅内压升高、肺水肿和晕厥等。

3. 促红细胞生成素 EPO 与红系干细胞的表面受体结合，刺激红系干细胞生成，促进红细胞成熟，使网织细胞从骨髓中释出以及提高红细胞抗氧化功能，以增加红细胞数量，并提高血红蛋白含量。临床主要用于肾衰竭需进行血液透析的贫血患者。还可用于肾性贫血、慢性肾功能不全、恶性肿瘤、化疗及艾滋病药物治疗等引起的贫血。不良反应有红细胞压积上升过快引起的血压上升和癫痫发作，某些患者可有血栓形成。

（三）干扰素

IFN 由病毒感染白细胞、纤维母细胞和活化的 T 细胞产生，可抵抗病毒及干扰病毒的复制。根据其来源和结构可分为 IFN – α、IFN – β、IFN – γ 等十余种不同的亚型，其生物活性基本相同，除抗病毒外，尚有抗肿瘤、调节免疫机制、控制细胞增殖及引起发热等作用。

临床常用的是采用基因重组技术生产提纯的 α – 干扰素，具有广谱抗病毒特点，作用于未受感染的细胞表面的干扰素受体，诱使其产生抗病毒蛋白，阻断病毒蛋白的合成、翻译与装配，进而影响病毒增殖。对 RNA 和 DNA 病毒均有抑制作用，主要用于治疗急性病毒感染性疾病，如流感、流行性腮腺炎、病毒性心肌炎、乙型脑炎和慢性病毒感染性疾病如慢性活动性肝炎、巨细胞感染性疾病等。此外，还有抗恶性肿瘤和免疫调节作用，对肾细胞癌、成骨细胞瘤、黑色素瘤等有治疗作用。口服无效，仅能注射给药。不良反应常见胃肠反应和中枢神经系统症状，少数出现白细胞和血小板减少，停药可恢复。大剂量应用可出现共济失调、精神失常等。

（四）肿瘤坏死因子

TNF 是直接引起细胞坏死的细胞因子，根据其来源和结构分为 TNF – α 和 TNF – β，前者是由单核巨噬细胞产生，后者是由活化的 T 细胞产生。TNF – α 是银屑病发病过程中重要的促炎性细胞因子，能增强辅助性 T 细胞 1（Th1）型的免疫反应，TNF – α 抑制剂能降低 T 细胞活性及免疫反应性，抑制 TNF – α 分泌及其产生的一系列的炎性反应。代表药物有依那西普、英夫利西单抗、阿达木单抗等。

依那西普

【药代动力学】

依那西普从皮下注射的部位缓慢吸收，在单次剂量后约 48 小时达峰值浓度。绝对生物利用度为 76%。浓度时间曲线为双指数曲线，分布体积中间值为 7.6L，而稳态分布体积为 10.4L，从体内清除缓慢。半衰期长约 70 小时。

【药理作用】

依那西普是细胞表面 TNF 受体的竞争性抑制剂，对 TNF 具有更高的亲和力，可以抑制 TNF 的生物活性，从而阻断了 TNF 介导的细胞反应。依那西普可能还参与调节由 TNF 诱导或调节的其他下游分子（如：细胞因子、黏附分子或蛋白酶）控制的生物反应。

【临床应用】

中度至重度活动性类风湿关节炎的成年患者对包括甲氨蝶呤（如果不禁忌使用）在内的改善病情的抗风湿药无效时，可用依那西普与甲氨蝶呤联用治疗。重度活动性强直性脊柱炎的成年患者对常规治疗无效时可使用依那西普治疗。

【不良反应及注意事项】

最常见的不良反应为注射部位反应，如疼痛、肿胀、瘙痒、红斑和注射部位出血；感染，如上呼吸道感染、支气管炎、膀胱感染和皮肤感染；变态反应、自身抗体形成、瘙痒和发热。

英夫利西单抗

【药代动力学】

单次静脉输注本品3~20mg/kg，最大血清药物浓度与剂量呈线性关系。本品主要分布于血管腔隙内，半衰期为7.9~9.5天。每次治疗中，在本品首剂给药后的第2和6周重复输注，可以得到预期的药-时曲线。继续重复给药，未出现全身性蓄积。未发现清除率和分布容积在年龄或体重分组中有明显差异。

【药理作用】

本品为人-鼠嵌合性单克隆抗体，可与TNF-α的可溶形式和透膜形式以高亲和力结合，抑制TNF-α与受体结合，从而使TNF失去生物活性。对于类风湿关节炎，本品可减少炎性细胞向关节炎症部位的浸润，减少介导细胞黏附的分子的表达，减少化学诱导作用及组织降解作用。克罗恩病和类风湿关节炎患者经本品治疗后，血清中IL-6和C-反应蛋白（CRP）的水平降低。

【临床应用】

用于治疗强直性脊柱炎、克罗恩病和类风湿关节炎等。

【不良反应及注意事项】

在接受本品治疗的患者中曾观察到有细菌性感染、分枝杆菌感染、侵袭性真菌感染、病毒感染和其他机会性感染，其中某些感染可能导致死亡。本品的过敏反应多数出现在输液过程中或输液后2小时内，症状包括荨麻疹、呼吸困难和/或支气管痉挛（罕见）、喉头水肿、咽部水肿和低血压。

阿达木单抗

【药代动力学】

阿达木单抗的吸收和分布缓慢，在给药后5~7天达到血清峰浓度，表观分布容积分别为5~10L，平均末相消除半衰期约为1.4~2周。

【药理作用】

可特异性地与TNF-α结合并阻断其与p55和p75细胞表面TNF受体的相互作用。在体外有补体存在的情况下，本品也可溶解表面TNF表达细胞。本品不与TNF-β结合或使之失活。本品还对由TNF诱导或调节的生物应答起到调控作用，使造成白细胞位移的黏连分子的水平发生改变。

【临床应用】

用于治疗包括类风湿关节炎、强直性脊柱炎、银屑病、银屑病关节炎、幼年特发性关节炎、克罗恩病（包括儿童克罗恩病）、溃疡性结肠炎、化脓性汗腺炎、葡萄膜炎等疾病。

【不良反应及注意事项】

常见的不良反应是感染（比如鼻咽炎、上呼吸道感染和鼻窦炎）、注射部位反应（红斑、瘙痒、出血、疼痛或肿胀）、头痛和骨骼肌疼痛。大多数注射部位反应轻微，无需停药。在感染未得到控制之前不能开始本品治疗。当患者出现新的严重感染或乙肝再激活时，应中断本品治疗，直到感染得到控制。在用药期间至结束治疗后至少5个月内，育龄女性应避孕，哺乳期妇女不能哺乳。

（五）转化生长因子

转化生长因子-β（transforming growth factor β，TGF-β）是由结构相近、功能类似的多肽组成的一类细胞因子，属于一组调节细胞生长和分化的超家族分子家族。在人体发育和生长过程中，TGF-β参与了伤口愈合、胚胎发育、原癌基因表达等过程。多种肝脏疾病，如慢性肝炎、肝纤维化、酒精性肝病及肝癌等都与TGF-β的异常表达有关。

（六）生长因子

GF包括表皮生长因子（epidermal growth factor，EGF）、血小板衍生的内皮细胞因子（platelet-derived growth factor，PDGF)、血管内皮细胞生长因子等。

EGF 极微量即能强烈促进皮肤细胞的分裂和生长，能刺激透明质酸、糖蛋白等的合成和分泌，滋润皮肤。因此 EGF 常用于面部美容，促进皮肤新陈代谢和愈合。①嫩肤作用：EGF 能刺激角膜上皮和内皮细胞表皮和真皮层细胞、乳腺腺泡和间质细胞等的增殖迁移，加快新陈代谢，达到嫩肤效果。②滋润皮肤：EGF 能促进 DNA、RNA 和功能蛋白质的生物合成，促进透明质酸、弹性纤维蛋白等的合成，增加皮肤含水量，进而增加皮肤弹性，滋润肌肤。③消除皱纹：EGF 能促进细胞营养物质从细胞外主动运至细胞内，增加细胞内的营养。促进真皮层细胞分泌合成胶原纤维、多糖、糖蛋白等功能分子，使真皮组织饱满，胶原纤维排列整齐紧密，从而减少和消除皱纹。④修复创伤：EGF 通过与其受体结合，刺激表皮细胞进入细胞分裂周期，启动细胞内一些重要功能基因活化、表达、分泌生物活性蛋白质等。促使胶原纤维呈线状排列，表皮细胞快速规则生长并及时覆盖创面，保持创面平整光滑，使瘢痕减少或消失，色素沉着减轻。⑤预防色斑：EGF 能促进表皮细胞的增殖，使皮肤表现出嫩白无暇，可消除色斑及色素沉着等异常皮肤表现。

外用重组人表皮生长因子

本品能促进皮肤创面组织修复过程中的 DNA、RNA 和羟脯氨酸的合成，诱导分化成熟的表皮细胞逆转化为表皮干细胞，加速创面肉芽组织的生成和上皮细胞的增殖，从而缩短创面的愈合时间，提高创面修复质量。用于烧烫灼伤创面（包括浅Ⅱ度、深Ⅱ度创面）、残余小创面、供皮区创面等的治疗，各类慢性溃疡创面（包括糖尿病性、血管性、放射性溃疡）的治疗，各类新鲜及难愈性皮肤创面的治疗。还用于普通创面、足坏疽、角膜炎、鼓膜穿孔、压疮、口腔溃疡、黄褐斑、激光手术防护等。未见明显不良反应。应注意清创、除痂；感染性创面在用药同时应外敷 1% 磺胺嘧啶银霜纱布，或与其他合适的抗感染药物配合使用；供皮区创伤创面，用药同时外敷凡士林油纱。

酪氨酸激酶抑制剂可直接作用于表皮生长因子受体（EGFR）、血小板衍生的内皮细胞因子受体（PDGFR）等胞内蛋白酪氨酸激酶，与 ATP 竞争性结合于酪氨酸激酶功能域，可逆或不可逆抑制酪氨酸激酶磷酸化，作为抗癌药物发挥着重要的作用。目前临床上应用的有厄洛替尼、吉非替尼、依马替尼等。

六、其他类

（一）胎盘提取液

胎盘，即中药紫河车，来源于健康产妇的新鲜胎盘，经去除羊膜及脐带，反复冲洗至去净血液，蒸或置沸水中略煮，干燥后即得。其功能主治为：补气，养血，益精。治虚损，羸瘦，劳热骨蒸，咳喘，咯血，盗汗，遗精，阳痿，妇女血气不足，不孕或乳少。目前上市的医药产品见表 1-4-1-1。

表 1-4-1-1　上市的胎盘制剂规格和适应症

品名	规格	适应症
胎盘片	无	虚损消瘦，劳热骨蒸，咳嗽盗汗，神经衰弱，体虚
人胎盘片	0.25g	神经衰弱、子宫发育不良、不孕症，增强机体免疫力
复方胎盘片	无	用于虚损，消瘦，咳喘，神经衰弱，贫血，病后体虚。
人胎盘组织液	2ml	妇科、皮肤科一些慢性炎症，术后粘连、疤痕挛缩等
胎盘多肽注射液	4ml	细胞免疫功能降低或失调、术后愈合、白细胞减少症
人胎盘脂多糖注射液	2ml	防止感冒、慢性气管炎及支气管哮喘

胎盘提取液又称人胎盘液、胎盘素或宫宝液。临床以新鲜健康的人体胎盘为原料，采用现代工艺

精制而成，是一种较为理想的免疫调节剂和营养美容保健品。已有多种细胞生长因子从胎盘中被分离出来，包括人胎盘源细胞生长因子、血小板源内皮细胞生长因子、碱性成纤维细胞生长因子、粒细胞集落刺激因子。胎盘中还含有多种免疫球蛋白、活性肽、激素等生物学活性物质及氨基酸、矿物质等成分。

它富含的蛋白质经水解后形成分子质量适当的多肽和多种人体必需的氨基酸，对人体皮肤具有很好的保湿、营养等效果。尤其是由于人胎盘与人体皮肤组织同源，故极易被皮肤所吸收。由于胎盘中雌二醇、黄体酮的作用，对延缓皮肤衰老和防止皮肤皱纹增生具有显著功效。胎盘提取液适用于添加在膏霜、乳液类护肤化妆品中，在化妆品中具有很好的配伍性，推荐用量2%～5%。

（二）芦荟

芦荟属于百合科植物，品种达300多个，主要分布在非洲等地。这种植物主要因其易于栽种，为花叶兼备的观赏植物，颇受大众喜爱。具有药用价值的芦荟品种主要有库拉索芦荟（原产非洲北部地区）、好望角芦荟（分布于非洲南部地区）和斑纹芦荟（我国多地有栽培）。芦荟味苦、性寒，有泻下、清肝、杀虫之功效，主治热结便秘、肝火头痛、目赤惊风、虫积腹痛、疥癣、痔瘘。目前上市的医药产品见表1-4-1-2。

表1-4-1-2　上市的芦荟制剂规格和适应症

品名	规格	适应症
复方芦荟片	290mg	用于习惯性便秘，大便燥结或及其引起的腹胀、腹痛
复方芦荟维U片	无	慢性胃炎，胃酸过多引起的胃痛、胃灼热感、反酸
新复方芦荟胶囊	0.43g	用于心肝火盛、大便秘结、腹胀腹痛、烦躁失眠
芦荟珍珠胶囊	0.5g	用于大便干结、排便困难、脘腹胀满、口苦、口干等

芦荟蕴含75种元素，多种氨基酸、蒽醌衍生物、芦荟大黄、皂苷和多糖等，具有增强免疫功能、抗辐射、抗癌、抗炎、抗衰老、降血糖等多重功效。含芦荟化妆品具有保湿和防晒作用，其产品涉及乳膏、乳液、洗面奶、面膜等保湿去皱美容品。

芦荟中含有的多糖具有免疫功能，是良好的保湿剂和增稠剂。芦荟汁是一种高分子多糖体，富含多糖、蛋白质、活性酶、微量元素、维生素和游离氨基酸，具有美白、补水、保湿、促进皮肤细胞复活、缓解疼痛和瘙痒、收缩毛孔等作用。芦荟中所含的复合多糖和各类氨基酸类构成天然保湿因子，可有效补充皮肤中水分含量，促进肌底胶原蛋白的再生，达到保湿补水、嫩肤收缩、美白淡斑的效果。

芦荟作为天然的防晒剂，其中的天然蒽醌苷或蒽的衍生物，能够覆盖在皮肤上形成一层薄膜，并能吸收紫外线，保护皮肤免受晒伤。因紫外线受损的细胞大多数会出现炎症，炎症机制会刺激色素细胞，从而导致晒伤后的皮肤变黑，而芦荟对晒后肌肤有显著的修复功能，芦荟中的蒽醌类成分具有镇定肌肤、抗炎的作用，同时还有抑制酪氨酸激酶活性的作用，预防晒斑的产生。

（三）茶多酚

在唐朝，茶叶成为当时最为崇尚的美容养颜佳品，著名的美人杨贵妃将茶叶制成面膜来保持皮肤的光滑柔嫩，因此当时人们在本草书上将茶叶的美容作用描述为"老者复少，少者益美"。在明代，顾元庆的《茶谱》中记载："饮真茶能止渴、消食、除痰、少睡、利尿道、明目益思、除烦、去腻，人固不可一日无茶。"明确了茶的保健作用与美容作用。不仅如此，茶叶还是用于减肥降脂的常用药之一，《本草拾遗》中记载："茶久食令人瘦，去人脂。"并且一直沿用至今，在临床上具有良好的疗效。茶多酚是茶叶中多酚类物质的总称，包括黄烷醇类、花色苷类、黄酮类、黄酮醇类和酚酸类等。茶多酚除了医学保健作用（降血脂、降血糖、降血压、抗血栓、防止脑中风）外，还有美容护肤作用。

1. 减肥降脂作用　通过抑制营养吸收，提高体内脂蛋白酶活性，促进脂肪分解，抑制脂肪细胞的增殖分化以及促进脂肪细胞的凋亡等机制起到减肥降脂的作用。

2. 美白作用　美白作用主要机制包括清除自由基，减少黑色素的沉积，清除黑色素产生所必需的氧元素，抑制酪氨酸激酶活性，限制黑色素从黑素小体到角质细胞的转移，从而整体调亮肤色及通过剥离角质层，加速角质层的更新。

3. 抗衰老作用　能增加抗氧化酶活性，抑制过氧化脂质的产生，从而起到延缓衰老作用。

4. 其他美容护肤作用　儿茶素可促进水分吸收，达到保湿的作用。

(四) 蚯蚓提取物

蚯蚓又名地龙，是我国重要的中药材之一，最早的中药学专著《神农本草经》中收载的 67 种动物药中就有蚯蚓。李时珍著《本草纲目》虫部 42 卷中用蚯蚓入药的处方有 40 多种。地龙性寒、味咸，功效为清热定惊、通络、平喘、利尿，用于高热神昏、惊痫抽搐、关节麻痹、肢体麻木、半身不遂、肺热喘咳、尿少水肿、高血压症等症。

蚯蚓提取物是从地龙体中经冷冻、风干、浸溶等方法直接提取和加工形成的医药产品，其中含有蚓激酶、胶原酶、纤溶酶、超氧化物歧化酶、氨基酸、核酸等有效成分，具有抗凝溶栓作用、抗病毒和抗菌作用、抗肿瘤作用、损伤修复作用等。此外，蚯蚓提取物促进损伤修复，特别是促进神经损伤修复的作用，在临床上有很好的应用前景。

近年来生物医药研发进展速度非常快，有效地推动了医学美容行业的飞速发展。多肽类、脂类、多糖、植物提取物等口服医美产品已在发挥改善皮肤状态，实现美容美体等功能。未来在皮肤美容、抗衰老药物等研究应用方面，生物制剂将会继续成为主流，分子修饰、促渗、经皮传导、控释、靶向等技术的持续进展将进一步拓展活性生物制剂的应用范围。

目标检测

答案解析

一、A 型题 (最佳选择题)

1. 以下通过局部麻痹作用抑制皱纹产生的药物是 （ ）

　　A. 神经酰胺　　　　　B. 胎盘提取液　　　　　C. 肉毒毒素　　　　　D. 透明质酸

2. 主要由脂肪组织中的白色脂肪细胞分泌的物质是 （ ）

　　A. 集落刺激因子　　　B. 角鲨烯　　　　　　　C. 甲壳素　　　　　　D. 瘦素

3. 自然界唯一带正电荷的碱性多糖是 （ ）

　　A. 甲壳素　　　　　　B. 胎盘提取液　　　　　C. 干扰素　　　　　　D. 瘦素

4. 下列哪个是目前发现的保湿性最好的物质 （ ）

　　A. 神经酰胺　　　　　B. 茶多酚　　　　　　　C. 胶原蛋白　　　　　D. 透明质酸

5. 被誉为"血管清道夫"的物质是 （ ）

　　A. 白细胞介素　　　　B. 超氧化物歧化酶　　　C. 磷脂酰胆碱　　　　D. 乌司奴单抗

6. 下列药物中属于酪氨酸激酶抑制剂的是 （ ）

　　A. 阿达木单抗　　　　B. 吉非替尼　　　　　　C. 硫酸软骨素　　　　D. 肉毒毒素

二、X 型题 (多项选择题)

1. 表皮生长因子用于面部美容发挥作用包括 （ ）

　　A. 滋润皮肤　　　　　B. 消除皱纹　　　　　　C. 修复创伤　　　　　D. 预防色斑

2. 下列属于白细胞介素因子抑制剂的是（   ）

    A. 司库奇尤单抗   B. 英夫利西单抗   C. 阿达木单抗   D. 依奇珠单抗

3. 人体缺乏胶原蛋白会导致皮肤（   ）

    A. 失去光泽   B. 失去弹性   C. 出现皱纹   D. 出现色斑

三、简答题

1. 请简述 A 型肉毒毒素的不良反应和注意事项。

2. 请简述透明质酸在美容方面的作用。

（陈洁忠）

书网融合……

重点小结   习题

PPT

学习任务二　抗菌药物

学习目标

知识目标：

1. 掌握常用抗菌药物的药理作用、临床应用、不良反应及用药注意事项。

2. 熟悉抗菌药物常用术语及作用机制。

3. 了解抗菌药物的耐药机制。

技能目标：

能运用所学知识指导美容工作中常见抗菌药物的合理使用。

素质目标：

通过本任务的学习，树立合理使用抗菌药物的意识。

情境导入

抗菌药物不良反应

情境：患者，女，23 岁，在美容机构做完双眼皮手术，为防止感染，医生给予术后头孢拉定注射液 0.5g，5 分钟后该患者出现呼吸困难，血压骤降，抢救无效死亡。查病历发现该患者未注明做过药物皮试。

思考：1. 此事故为头孢拉定的何种不良反应？

      2. 该事故主要发生原因有哪些？

      3. 如何避免此类事故再次发生？

病原微生物包括细菌、真菌、病毒、衣原体、支原体、立克次体、螺旋体等。由病原微生物所致的感染性疾病遍布临床各科，其中细菌感染最为常见，因此抗菌药物是临床应用最广泛的药物之一。

一、概述

抗菌药物包括抗生素和人工合成的抗菌药，是抗病原微生物药物中发展最快、上市品种最多的一类药物。应用各类抗菌药物治疗细菌所致疾病的过程中，应注意机体、细菌和药物三者之间在防治疾病中的相互关系（图1-4-2-1）。抗菌药物是"双刃剑"，它治愈并挽救了许多患者的生命，但也出现了不合理应用导致的不良反应增多、细菌耐药性增加以及药源性疾病等不良后果，给患者健康乃至生命造成重大影响。因此，掌握抗菌药物知识，对指导临床合理用药具有重要意义。

（一）抗菌药物的常用术语

1. 抗菌药物 是指对细菌有抑制或杀灭作用的药物，包括抗生素和人工合成药物（磺胺类和喹诺酮类等）。

2. 抗生素 是由各种微生物（包括细菌、真菌、放线菌属）产生的，能杀灭或抑制其他微生物的物质。抗生素分为天然抗生素和人工半合成抗生素，前者由微生物产生，后者是对天然抗生素进行结构改造获得的半合成产品。

3. 抗菌谱 是指抗菌药物的抗菌范围，包括广谱和窄谱两种。广谱抗菌药物是指对多种病原微生物有效的抗菌药物，如四环素，氯霉素，第三、四代氟喹诺酮类，广谱青霉素和头孢菌素。窄谱抗菌药物是指仅对一种细菌或局限于某属细菌有抗菌作用的药物，如异烟肼仅对结核杆菌有作用，而对其他细菌无效。抗菌药物的抗菌谱是临床选药的基础。

4. 抑菌药 是指仅具有抑制细菌生长繁殖而无杀灭细菌作用的抗菌药物，如四环素类、红霉素类、氯霉素、磺胺类等。

5. 杀菌药 是指具有杀灭细菌作用的抗菌药物，如青霉素类、头孢菌素类、氨基糖苷类等。

6. 抗菌活性 是指抗菌药物抑制或杀灭病原微生物的能力。体外抗菌活性常用最低抑菌浓度（minimum inhibitory concentration，MIC）和最低杀菌浓度（minimum bactericidal concentration，MBC）表示。能抑制培养基内细菌生长的最低浓度称为MIC；能够杀灭培养基内细菌生长的最低浓度称为MBC。

7. 化疗指数 是评价化疗药物有效性与安全性的重要指标，常用化疗药物的半数致死量（median lethal dose，LD_{50}）与半数有效量（median effective dose，ED_{50}）的比值来表示，即化疗指数 = LD_{50}/ED_{50}。化疗指数越大，表明该药物的疗效越高，毒性越低，用药越安全。但应注意，青霉素类药物化疗指数大，几乎对机体无毒性，但可能发生过敏性休克这种严重不良反应。

8. 抗菌后效应 是指细菌与抗菌药物短暂接触后，抗菌药物浓度下降，低于MIC或消失后，细菌生长繁殖仍受到持续抑制的效应。抗菌后效应（post antibiotic effect，PAE）是评价抗菌药物活性的重要指标之一，几乎所有的抗菌药物都有不同程度的PAE。

9. 首次接触效应 是指抗菌药物在初次接触细菌时有强大的抗菌效应，再度接触时不再出现该强大效应，或连续与细菌接触后抗菌效应不再明显增强，需要间隔相当时间（数小时）以后，才会再起作用。氨基糖苷类抗生素具有明显的首次接触效应。

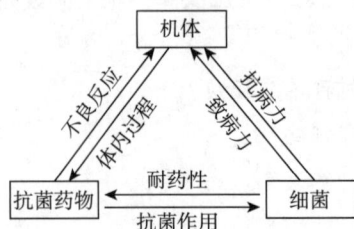

图1-4-2-1 机体、抗菌药物、细菌之间的关系

（二）抗菌药物的作用机制

抗菌药物的作用机制主要是通过特异性干扰细菌的生化代谢过程，影响其结构和功能，使其失去正常生长繁殖的能力，从而达到抑制或杀灭细菌的作用。细菌结构与抗菌药物作用机制如图1-4-2-2所示。

1. 抑制细菌细胞壁的合成　细菌细胞壁位于细菌最外层，厚而坚韧，不但使之保持一定外形，还有抵抗胞内外较大渗透压差，维持细菌正常形态的功能。人体细胞无细胞壁，这也是抑制细菌细胞壁合成的抗菌药物对人体细胞几乎没有毒性的原因。细菌细胞壁的基础成分是胞壁黏肽，其生物合成始于胞浆内，经胞浆膜而终于胞浆膜外，多种抗菌药物可影响细菌细胞壁生物合成的不同环节。如青霉素类和头孢菌素类抗生素作用于胞浆膜上的青霉素结合蛋白，抑制转肽酶的转肽作用，阻碍黏肽的合成，导致胞壁的缺损而使细菌破裂溶解死亡。

2. 影响胞浆膜的通透性　细菌胞浆膜是一种由类脂质和蛋白质分子构成的半透膜，具有渗透屏障和运输物质的功能。有些抗菌药物可影响胞浆膜功能，如多黏菌素类能选择性地与病原菌胞浆膜中的磷脂结合，从而使胞浆膜通透性增加，导致菌体内重要营养成分外漏，造成病原菌死亡。

3. 抑制细菌蛋白质的合成　核糖体是蛋白质的合成场所。细菌核糖体为70S（由30S和50S两个亚基构成）复合物，哺乳动物核糖体为80S（由40S和60S两个亚基构成）复合物，抗菌药物对病原体的核糖体具有高度选择性。多种抗菌药物可作用于细菌蛋白质合成过程，但不同抗菌药作用靶点不同。氨基糖苷类抗生素可影响蛋白质合成的全过程，起到杀菌作用；四环素类可与核蛋白体30S亚基结合；大环内酯类、氯霉素等可与50S亚基结合，从而使蛋白质合成受抑制。

4. 影响细菌叶酸和核酸代谢　磺胺类与甲氧苄啶可分别抑制二氢叶酸合成酶和二氢叶酸还原酶，妨碍叶酸代谢，影响四氢叶酸形成，从而导致核酸合成受阻，细菌生长繁殖受到抑制。喹诺酮类抑制脱氧核糖核酸（deoxyribo nucleic acid，DNA）回旋酶，使DNA复制受阻，导致DNA降解致细菌死亡；利福霉素类抑制依赖DNA的核糖核酸（ribonucleic acid，RNA聚合酶使转录过程受阻，阻碍信使RNA（messenger RNA，mRNA）合成，从而产生杀菌作用。

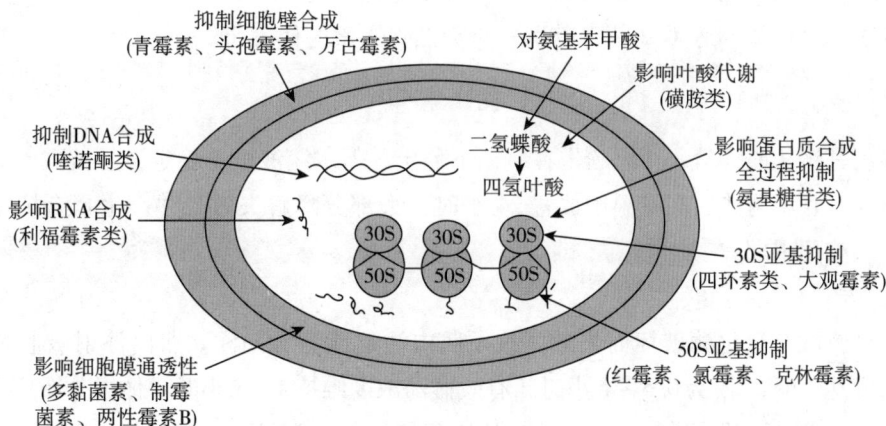

图1-4-2-2　抗菌药物的作用机制示意图

（三）细菌耐药性及其产生机制

1. 耐药性　又称抗药性，是指细菌与抗菌药物多次接触后，对抗菌药物的敏感性下降甚至消失的现象。耐药性可分为固有耐药性和获得耐药性。

固有耐药性又称为天然耐药性，是由细菌染色体基因决定而代代相传的耐药性，其与抗菌药物的使用与否无关，如肠道杆菌对青霉素类的耐药。获得耐药性是细菌与药物反复接触后对药物的敏感性降低或消失，大多由质粒介导，亦可由染色体介导，细菌对抗菌药物的耐药大多数属于这种。

2. 耐药性产生的机制 细菌产生耐药性的机制主要有以下几种。

（1）产生灭活酶 ①β-内酰胺酶（水解酶）可使青霉素类和头孢菌素类药物分子结构中的β-内酰胺环水解，使其断裂而丧失抗菌作用。②氨基苷类抗生素钝化酶（合成酶）可使氨基苷类抗生素的化学结构发生改变，丧失其蛋白质合成的抑制作用，失去抗菌活性，例如乙酰化酶、腺苷化酶和磷酸化酶等。

（2）改变药物作用的靶位蛋白 ①改变靶位蛋白结构后，降低与抗菌药物的亲和力，使抗菌药物不能与其结合，如细菌对利福霉素的耐药；②通过增加靶蛋白数量，使未结合的靶位蛋白仍能维持细菌的正常结构和功能，如金葡菌对甲氧西林的耐药；③生成新的对抗生素亲和力低的耐药靶蛋白，如甲氧西林耐药金葡菌对β-内酰胺类抗生素产生的耐药。

（3）降低细菌胞浆膜通透性 细菌可通过多种方式阻止抗菌药物透过胞浆膜进入菌体内。如铜绿假单胞菌可以改变胞壁、胞膜的非特异性功能，对广谱青霉素、头孢菌素类产生耐药性。

（4）细菌改变自身代谢途径 耐药菌改变了对营养物质的需要，如对磺胺类耐药的菌株，直接利用外源性叶酸或产生较多的磺胺类拮抗物对氨基苯甲酸（para-aminobenzoic acid，PABA）。

（5）增强药物的主动外排 在细菌胞浆膜上存在药物主动外排系统，由转运蛋白、外膜蛋白和附件蛋白组成，这三种蛋白的联合作用可将药物泵出细菌体。例如，金黄色葡萄球菌、大肠埃希菌、铜绿假单胞菌等可以通过此组跨膜蛋白主动外排药物，从而形成低水平非特异性、多重性耐药。

二、抗生素

（一）β-内酰胺类抗生素

β-内酰胺类抗生素是一类在化学结构中含有β-内酰胺环结构的抗生素，包括青霉素类、头孢菌素类和其他β-内酰胺类。

1. 青霉素类 根据来源分为天然青霉素和半合成青霉素类。

（1）天然青霉素 青霉素G（苄青霉素）是天然青霉素的代表药。

青霉素G

临床上多用其钠盐或钾盐，干燥粉末在室温下稳定，但水溶液极不稳定，易被酸、碱、醇、金属离子等分解破坏，且不耐热，在室温中放置24小时，大部分降解失效，并产生具有抗原性的致敏物质，临床上必须临用现配。

【药代动力学】

口服迅速被胃酸及消化酶破坏而失效，故须肌内注射或静脉滴注。肌内注射吸收快且完全，30分钟内血药浓度达高峰，$t_{1/2}$为0.5~1小时，有效血药浓度维持4~6小时。体内分布广泛，在脑膜炎时，较易进入脑脊液，可达有效浓度。主要以原型经肾小管分泌排出（90%），丙磺舒可与其竞争分泌，使青霉素G的作用时间延长。

【药理作用】

青霉素抗菌谱比较窄，其特点是对G^+菌作用强，对大多数G^-杆菌、真菌、原虫、立克次体、病毒等无效。高度敏感菌包括：①G^+球菌：溶血性链球菌、肺炎链球菌、敏感的金黄色葡萄球菌等。②G^+杆菌：白喉杆菌、破伤风梭菌、产气荚膜梭菌及炭疽杆菌等。③G^-球菌：脑膜炎奈瑟菌及淋病奈瑟菌（不耐药的）。④螺旋体：梅毒、钩端、回归热螺旋体等。⑤放线菌。

青霉素G结构中β-内酰胺环与敏感菌胞浆膜上靶分子青霉素结合蛋白（penicillin binding proteins，PBPs）结合，抑制转肽酶的转肽作用，干扰细胞壁黏肽合成，造成细胞壁缺损，导致菌体膨胀破裂而死亡，常将青霉素称为繁殖期杀菌剂。

【临床应用】

青霉素因具有对敏感菌抗菌作用强、低毒、价廉等优点，临床可用于以下感染治疗：①G⁺球菌感染：溶血性链球菌引起的蜂窝织炎、丹毒、猩红热、咽炎、扁桃体炎、心内膜炎等；肺炎链球菌引起的大叶性肺炎、脓胸、支气管肺炎等。②G⁺杆菌感染：治疗破伤风、白喉、气性坏疽等，必须配合相应的抗毒素血清使用。③G⁻球菌感染：脑膜炎奈瑟菌引起的流行性脑脊髓膜炎，青霉素G和磺胺密啶为并列首选药；淋病奈瑟菌所致的生殖道淋病（不耐药者）。④螺旋体感染：是治疗梅毒的首选药，钩端螺旋体病、回归热等应早期、大剂量使用。⑤放线菌感染：宜大剂量、长疗程用药。

【不良反应及注意事项】

青霉素G治疗指数很大，安全性较高，但仍可能会出现以下不良反应：①变态反应（过敏反应），为青霉素G最常见的不良反应，发生率为1%~10%。一般表现为药热、皮疹和血清病性反应，停药后可自行消失；严重者可出现过敏性休克，若抢救不及时，患者可因呼吸困难、循环衰竭而致死，发生率占用药人数的0.4‰~1.0‰，死亡率约为0.1‰。过敏性休克的防治措施：仔细询问过敏史，对青霉素过敏者禁用；初次使用、用药间隔3天以上或更换批号者必须做皮试，反应阳性者禁用；注射液需现配现用；避免局部用药或在饥饿情况下注射；每次用药后需观察30分钟，无反应者方可离开；做好抢救准备：一旦发生过敏性休克，应立即皮下或肌内注射0.1%肾上腺素0.5~1ml，严重者可稀释后缓慢静脉注射或静滴，必要时加入糖皮质激素和抗组胺药，并配合其他抢救措施。②赫氏反应：应用青霉素G治疗梅毒、钩端螺旋体病、鼠咬热或炭疽等感染时，可有症状加剧现象，表现为全身不适、寒战、发热、咽痛、肌痛、心跳加快等症状，是大量病原体被杀死后释放的物质所致。③其他不良反应：肌内注射青霉素可产生局部疼痛、红肿或硬结。静滴剂量过大（每日2000万~2500万单位）可引起抽搐、昏迷等神经系统反应（青霉素脑病）。大剂量青霉素钾盐静滴时可出现高钾血症，甚至心律失常，故不可快速静滴。

对本品或头孢菌素类过敏者禁用，妊娠期女性、哮喘、肝肾功能不良、重症肌无力、癫痫病患者及新生儿慎用。

（2）半合成青霉素　为了弥补天然青霉素抗菌谱窄、不耐酸、不耐酶又易水解等缺点，在其母核6-APA上引入不同侧链而分别得到具有耐酸、耐酶、广谱、抗铜绿假单胞菌、抗G⁻菌等不同特性的半合成青霉素，其抗菌机制、不良反应同青霉素，且存在交叉过敏反应，故使用前需用青霉素或拟用药物做皮试。

苯唑西林、氯唑西林

苯唑西林和氯唑西林为耐酶、耐酸青霉素，其抗菌特点是：①耐酶、耐酸，可口服，对葡萄球菌产生的青霉素酶稳定。②抗菌谱同天然青霉素，但抗菌活性不及青霉素。主要用于对青霉素耐药的金黄色葡萄球菌感染。

本类药物供口服和注射的还有萘夫西林、双氯西林和氟氯西林。

氨苄西林、阿莫西林

氨苄西林和阿莫西林（羟氨苄青霉素）为广谱青霉素，其抗菌特点是：①耐酸可口服，但不耐酶，对产酶的金葡菌无效。②广谱：对G⁺菌和G⁻菌均有杀灭作用，对G⁻杆菌作用强，对G⁺菌作用不及青霉素G，对肠球菌作用优于青霉素G，但对铜绿假单胞菌无效。主要用于各种敏感菌所致的全身感染。氨苄西林主要用于敏感菌所致的呼吸道、伤寒、副伤寒、尿路、胆道、肠道感染以及脑膜炎、心内膜炎等。阿莫西林用途同氨苄西林，但对慢性支气管炎疗效优于氨苄西林，因对幽门螺杆菌杀灭作用比氨苄西林强，还可用于消化性溃疡的治疗。

本类药物供口服和注射的还有海他西林、美坦西林；供口服的还有酞氨西林、匹氨西林和巴氨西林等。

羧苄西林、哌拉西林

羧苄西林和哌拉西林为抗铜绿假单胞菌青霉素，其抗菌特点是：①广谱：对 G⁺ 菌、G⁻ 菌和厌氧菌均有良好的杀菌作用，对 G⁻ 菌作用强，尤其对铜绿假单胞菌作用突出。②不耐酸，不耐酶，需注射给药。③与氨基糖苷类抗生素合用有协同作用，但不宜混合注射。用于铜绿假单胞菌感染及其他 G⁻ 菌引起的严重感染。

本类药物供注射的还有磺苄西林、呋苄西林、替卡西林以及阿洛西林、美洛西林和阿帕西林。

美西林、替莫西林

美西林和替莫西林为抗 G⁻ 杆菌青霉素，其抗菌特点是：对 G⁻ 菌作用强，对 G⁺ 菌作用弱，对铜绿假单胞菌无效。主要用于 G⁻ 杆菌所致的泌尿生殖系统感染、伤寒及胆道感染等。匹美西林可口服，其在体内水解为美西林发挥作用。

2. 头孢菌素类 头孢菌素类药物的结构中含有与青霉素相同的 β－内酰胺环，抗菌机制与青霉素相似，具有抗菌谱广、杀菌力强、对胃酸稳定及对 β－内酰胺酶有不同程度的稳定性、过敏反应少等优点。本类药物多数不耐酸，需注射给药，少数药物如头孢氨苄、头孢拉定、头孢呋辛酯、头孢克洛、头孢克肟等口服有效。

（1）药物分类、作用特点及临床应用 根据抗菌谱、作用强度、对 β－内酰胺酶的稳定性及对肾脏毒性，一般将头孢菌素类药物分为四代（表 1-4-2-1）。

表 1-4-2-1 常用头孢菌素类的药物分类、作用特点和临床应用

分类和常用药物	作用特点	临床应用
第一代 头孢氨苄 头孢唑啉 头孢拉定	①对 G⁺ 菌抗菌作用较二、三代强，但对 G⁻ 菌的作用弱，对铜绿假单胞菌无效；②对青霉素酶稳定，但可被 G⁻ 菌产生的 β－内酰胺酶破坏；③肾毒性，头孢氨苄较重，头孢拉定较轻。	主要用于耐药金葡菌及其他敏感菌所致的呼吸道、尿路、败血症、皮肤及软组织等感染。
第二代 头孢呋辛 头孢克洛 头孢孟多	①对 G⁺ 菌抗菌作用较弱于第一代，对 G⁻ 菌作用明显，对部分厌氧菌有效，对铜绿假单胞菌无效；②对多种 β－内酰胺酶比较稳定；③肾毒性较小；④体内分布广，头孢呋辛可进入脑脊液。	主要用于大肠埃希菌、克雷伯菌、变形杆菌所致的肺炎、胆道感染、败血症、腹膜炎和盆腔感染等。头孢克洛与氨基苷类合用可有效治疗流感嗜血杆菌引起的脑膜炎。头孢呋辛也可用于脑膜炎和尿路感染。
第三代 头孢噻肟 头孢曲松 头孢他啶 头孢哌酮	①对 G⁺ 菌抗菌作用弱，对 G⁻ 菌的作用更强，对厌氧菌、铜绿假单胞菌作用较强；②对各种 β－内酰胺酶稳定；③基本无肾毒性；④体内分布广，组织穿透力强。头孢哌酮、头孢曲松、头孢他啶在胆汁中分布浓度高，后两者可进入脑脊液。	主要用于治疗尿路感染以及败血症、脑膜炎、肺炎等严重感染。抗铜绿假单胞菌宜选用头孢他啶、头孢哌酮，但后者单用易致耐药性，常与氨基苷类合用。新生儿脑膜炎和肠杆菌所致的成人脑膜炎需选用头孢曲松、头孢他啶。
第四代 头孢匹罗 头孢吡肟 头孢利定	①对 G⁺、G⁻ 菌均有高效抗菌作用；②对各种 β－内酰胺酶高度稳定；③无肾毒性。	主要用于治疗对第三代头孢菌素耐药的细菌感染。

（2）不良反应 常见过敏反应，多表现为皮疹、荨麻疹等，过敏性休克罕见，但与青霉素有交叉过敏现象，青霉素过敏者有 5%～10% 对头孢菌素过敏。口服给药可发生胃肠道反应，静脉给药可发生静脉炎。第一代头孢菌素大剂量使用时可出现肾毒性，应注意避免与氨基苷类和强效利尿剂合用，以免增强肾毒性。第三、四代头孢菌素偶见二重感染。久用可抑制维生素 K 合成而引起出血，用药期间应观察病人有无出血倾向，必要时酌情补充维生素 K，不宜与抗凝血药合用。

3. 其他 β – 内酰胺类　本类抗生素的化学结构中大多虽有 β – 内酰胺环，但无青霉素类与头孢菌素类的基本结构。

亚胺培南、美罗培南

亚胺培南和美罗培南为碳青霉烯类，抗菌特点是：①抗菌谱广，对 G^+ 菌和 G^- 菌均有效，对厌氧菌有强效。②不仅对 β – 内酰胺酶高度稳定，且有抑酶作用。③亚胺培南易被肾脱氢肽酶降解，临床所用的制剂是与此酶特异性抑制剂西司他丁等量配比的复方注射剂，称为泰能。临床主要用于 G^+、G^- 菌及厌氧菌所致的各种严重感染。

头孢西丁、头孢美唑

头孢西丁和头孢美唑为头霉素类，抗菌特点是：①抗菌谱广，对 G^- 杆菌作用强，对厌氧菌高效，与第二代头孢菌素相似。②对 β – 内酰胺酶高度稳定。主要用于治疗 G^- 杆菌包括需氧和厌氧菌引起的盆腔、腹腔及妇科的混合感染。

拉氧头孢

拉氧头孢为氧头孢烯类，抗菌特点是：①抗菌谱和抗菌活性与第三代头孢菌素相似。②对 β – 内酰胺酶高度稳定，脑脊液含量高，作用维持时间长。主要用于治疗尿路、呼吸道、妇科、胆道感染及脑膜炎、败血症。因可影响凝血功能而致出血，严重者可致死，限制了其在临床的应用。

氨曲南

氨曲南为单环 β – 内酰胺类，抗菌作用是：①对 G^- 杆菌高度敏感，对 G^+ 球菌、厌氧菌作用弱。②对 β – 内酰胺酶高度稳定。主要用于大肠埃希菌、沙门菌属、克雷伯菌和铜绿假单胞菌等所致的下呼吸道、尿路、软组织感染及脑膜炎、败血症的治疗。

克拉维酸、舒巴坦、他唑巴坦

克拉维酸、舒巴坦和他唑巴坦为 β – 内酰胺酶抑制剂。本身无或有微弱的抗菌活性，但能抑制 β – 内酰胺酶，与 β – 内酰胺类抗生素合用或组成复方制剂使用，可扩大其抗菌谱，增强抗菌作用。主要用于 G^- 杆菌、耐药金黄色葡萄球菌和厌氧菌所致的严重感染。

（二）大环内酯类

大环内酯类是一类含有大内酯环结构的抗生素，以红霉素、罗红霉素、克拉霉素及阿奇霉素为代表。红霉素为 20 世纪 50 年代发现的第一代大环内酯类药物，后因抗菌谱窄、不良反应大、耐药性等问题，20 世纪 70 年代起陆续发展了第二代半合成大环内酯类，最具代表性的是克拉霉素和阿奇霉素。药物作用机制是与细菌核糖体 50S 亚基结合，抑制蛋白质合成，属快速抑菌药。该类药物由于结构相似，细菌对各药间存在不完全交叉耐药性，但与其他抗菌药物无交叉耐药性。

红霉素

【药代动力学】

碱性抗生素，不耐酸，碱性环境中抗菌活性增强。口服宜用肠溶片或酯化物（如琥乙红霉素、依托红霉素等），体内分布广，尤以胆汁中浓度高，但不易透过血 – 脑屏障。主要经肝脏代谢，胆汁排泄，肝功能不全者药物排泄速度减慢。

【药理作用】

抗菌谱与青霉素 G 相似且略广，但抗菌强度不及青霉素 G。细菌对红霉素易产生耐药性，停药可恢复。红霉素对敏感的金葡菌、表皮葡菌球菌、链球菌、肺炎球菌、白喉棒状杆菌、梭状芽孢杆菌等G^+菌抗菌作用强；对脑膜炎奈瑟菌、淋病奈瑟菌、流感杆菌、百日咳杆菌、布鲁斯菌、军团菌、弯曲杆菌等G^-菌高度敏感；对多种厌氧菌（除脆弱类杆菌及梭杆菌外）具有相当的抗菌活性；对螺旋体、肺炎支原体、立克次体、衣原体也有抑制作用。

【临床应用】

轻、中度耐药金葡菌感染以及对青霉素过敏患者。可作为首选药用于治疗军团菌病、支原体肺炎、白喉、百日咳，也可用于弯曲杆菌所致感染、沙眼衣原体致婴儿肺炎和结肠炎等。

【不良反应及注意事项】

刺激性大，口服可引起消化道反应，如恶心、呕吐、上腹部不适及腹泻等；静脉给药可引起血栓性静脉炎。红霉素酯化物引起肝损害，出现转氨酶升高、肝大及胆汁郁积性黄疸等，及时停药可恢复。

不宜与青霉素类药物合用，以防产生拮抗作用；也不宜与四环素类药物合用，防止加重肝损害；不宜与酸性药物配伍，治疗泌尿道感染时合用碳酸氢钠可增强疗效。

阿奇霉素

【药代动力学】

口服后迅速吸收，生物利用度为 37%。体内分布广泛，在各组织内浓度可达同期血药浓度的 10 ~ 100 倍，$t_{1/2}$ 长达 35 ~ 48 小时，每日仅需给药一次，给药量的 50% 以上以原型经胆道排出。

【药理作用及临床应用】

抗菌谱比红霉素广，对 G^- 菌作用明显强于红霉素，对某些细菌表现为快速杀菌作用，而其他大环内酯类为抑菌剂。本品对于耐红霉素的 G^+ 菌，包括粪链球菌（肠球菌）以及耐甲氧西林的多种葡萄球菌菌株呈现交叉耐药性。主要用于呼吸、泌尿道、皮肤软组织感染及性传播性疾病的治疗。

【不良反应】

服药后可出现腹痛、腹泻、上腹部不适、恶心、呕吐等胃肠道反应，其发生率明显较红霉素低。偶可出现轻至中度腹胀、头昏、头痛及发热、皮疹、关节痛等过敏反应。少数患者可出现一过性中性粒细胞减少、血清氨基转移酶升高。

罗红霉素

罗红霉素抗菌谱与红霉素相似，对酸稳定，空腹服用吸收良好，抗菌活性与红霉素相似，$t_{1/2}$ 长达 8.4 ~ 15.5 小时，每日口服 1 ~ 2 次即可，肝肾功能不全者半衰期延长。主要用于敏感菌所致的呼吸道、泌尿道、皮肤及软组织、耳鼻咽喉等部位感染。不良反应轻，主要以胃肠道反应为主。

克拉霉素

克拉霉素抗菌活性强于红霉素，对酸稳定，口服吸收迅速，且不受进食影响，分布广泛且组织中的浓度明显高于血中浓度，不良反应发生率较红霉素低。但首关消除明显，生物利用度仅为 55%。主要用于呼吸、泌尿道、皮肤软组织感染及幽门螺杆菌引起的消化性溃疡病。

（三）林可霉素类及万古霉素类

林可霉素、克林霉素

【药代动力学】

林可霉素（洁霉素）空腹口服仅 20% ~ 30% 被吸收，分布广，尤以骨组织中药物浓度最高。可通过胎盘，主要经肝脏代谢，肾排泄，也可经乳汁分泌排泄。

【药理作用及临床应用】

抗菌谱与红霉素相似而较窄，通过抑制蛋白质合成而呈现抑菌作用，为窄谱抑菌药。对多数 G^+ 菌作用强，如耐青霉素的金黄色葡萄球菌、化脓性链球菌、肺炎球菌及厌氧菌均有良好的抗菌效果。对多数 G^- 菌作用弱或无效。对于普通感染，一般不作为一线药物。主要用于金黄色葡萄球菌所致的急、慢性骨髓炎（首选药）；也用于厌氧菌引起的腹膜炎和盆腔感染。

克林霉素（氯洁霉素）吸收、抗菌活性、毒性、临床疗效均优于林可霉素。细菌对两药间存在完全交叉耐药。

【不良反应及注意事项】

口服或注射均可发生胃肠道反应，症状为恶心、呕吐、食欲不振、胃部不适和腹泻，严重时可致伪膜性肠炎，甚至致死，可用万古霉素和甲硝唑治疗；具有神经肌肉阻滞作用，避免与氨基糖苷类抗生素合用，与麻醉药、肌松药合用时应注意调整剂量；偶见皮疹、骨髓抑制及肝损害等。禁用于对本类药物过敏者及 1 岁龄以下的新生儿。肝功能不全、孕妇及哺乳期女性慎用。

万古霉素、去甲万古霉素、替考拉宁

【药理作用及临床应用】

抗菌谱窄，主要通过阻碍细胞壁合成，对 G^+ 菌呈现强大杀菌作用，尤其对耐青霉素的金黄色葡萄球菌作用显著。仅用于严重的 G^+ 菌感染，特别是耐甲氧西林金黄色葡萄球菌、耐甲氧西林表葡萄球菌和肠球菌属所致感染，如败血症、心内膜炎、骨髓炎、呼吸道感染等，口服给药用于治疗伪膜性结肠炎和消化道感染。

【不良反应及注意事项】

主要是耳、肾毒性，万古霉素和去甲万古霉素毒性较大，替考拉宁毒性相对较小，偶可致过敏反应；静脉给药，不宜浓度过高，滴注速度也不宜过快，以免出现"红人综合征"，表现极度皮肤潮红、红斑、荨麻疹、心动过速和低血压等特征性症状；并严防药液外漏，产生静脉类及组织坏死。禁用于肾功能不全者、新生儿及老年人。

（四）氨基糖苷类及多黏菌素类

1. 氨基糖苷类 本类药物为碱性化合物，由微生物产生或经半合成制得，因其分子结构中均含有氨基糖分子和苷元而得名。临床常用药物有：阿米卡星、庆大霉素、链霉素、妥布霉素、奈替米星、大观霉素等。因化学结构相似，故具有以下共同特点。

（1）药动学 口服不易吸收，仅用作肠道感染，全身感染需注射给药，肌内注射吸收迅速而完全。主要分布细胞外液，肾皮质及内耳淋巴液中分布浓高于血药浓度，不易透过血 - 脑屏障，但可透过胎盘屏障，孕妇慎用。约 90% 以原型经肾排泄。

（2）抗菌作用 对 G^- 杆菌有强大的抗菌作用，铜绿假单胞菌对庆大霉素、阿米卡星、妥布霉素敏感；对 G^- 球菌（淋病奈瑟菌、脑膜炎奈瑟菌等）作用弱；对 G^+ 菌也有一定作用；对厌氧菌无效；结核杆菌对链霉素、阿米卡星敏感。

（3）抗菌机制及耐药性 对细菌蛋白质合成的多个环节有抑制作用，为静止期杀菌剂。具有明显的抗生素后效应。本类药物之间存在交叉耐药性。

（4）不良反应 氨基糖苷类药物不良反较多：①耳毒性：对前庭神经和耳蜗神经有损伤。前庭神经功能损伤表现为头晕、视力减退、眼球震颤、眩晕、恶心、呕吐和共济失调，发生率依次为新霉素＞卡那霉素＞链霉素＞西索米星＞阿米卡星≥庆大需素＞妥布霉素＞奈替米星；耳蜗听神经功能损伤表现为耳鸣、听力减退和永久性耳聋，发生率依次为新霉素＞卡那霉素＞阿米卡星＞西索米星＞庆大霉素＞妥布霉素＞奈替米星＞链霉素，妥布霉素和奈替米星相对较低。②肾毒性：连续应用几天以上，约8%的人会发生不同程度可逆性肾毒性，表现为蛋白尿、血尿、肾小球滤过率减少，严重者可致氮质血症及无尿。发生率依次为：新霉素＞卡那霉素＞庆大霉素＞妥布霉素＞阿米卡星＞奈替米星＞链霉素。③神经肌肉麻痹：大剂量静滴或腹腔内给药，可出现心肌抑制、血压下降、四肢无力和呼吸衰竭。一旦出现，可用钙剂和新斯的明抢救。④过敏反应：引起各种皮疹、发热、血管神经性水肿、口周发麻等。链霉素可引起过敏性休克，其发生率仅次于青霉素，死亡率较高。

链霉素

链霉素是1944年从链霉菌培养液中分离并获得的最早用于临床的氨基苷类药物，也是第一个用于临床的抗结核药。

【药理作用及临床应用】

对结核杆菌作用强大，对铜绿假单胞菌无效，对土拉菌病和鼠疫有特效。因其毒性及耐药性问题，应用范围已逐渐缩小。链霉素是治疗兔热病和鼠疫的首选药，后者常与四环素联合应用。本品也是抗结核治疗一线药物，结核病时应与其他抗结核药联合应用。还可与青霉素合用治疗细菌性心内膜炎，但常被庆大霉素替代。

【不良反应及注意事项】

多且重，易引起过敏反应，可致过敏性休克，一旦有过敏性休克症状出现时，除按抢救青霉素过敏性休克处理外，需静脉注射钙剂；耳毒性常见（前庭损害为主）；其次为神经肌肉麻痹；肾毒性较其他氨基糖苷类抗生素轻。

庆大霉素

庆大霉素抗菌谱广，对各种G⁺和G⁻菌均有良好的抗菌作用，特别对G⁻杆菌包括铜绿假单胞菌作用强，对金黄色葡萄球菌有效，对结核杆菌无效。临床主要用于：①G⁻杆菌感染所致的肺炎、脑膜炎、骨髓炎、心内膜炎及败血症等。②铜绿假单胞菌所致感染，与敏感的β-内酰胺类如羧苄青霉素合用。③泌尿系手术前预防术后感染，口服用于肠道感染及术前肠道消毒。④局部用于皮肤、黏膜及五官的感染等。用量过大或疗程过长可发生耳、肾损害，应予注意。

阿米卡星

阿米卡星（丁胺卡那霉素）是抗菌谱最广的氨基糖苷类抗生素，对铜绿假单胞菌等G⁻杆菌及葡萄球菌抗菌活性强；对结核及其他非结核性分枝杆菌感染有效；对多种氨基糖苷类钝化酶稳定。主要用于对庆大霉素或妥布霉素耐药的菌株感染，尤其是铜绿假单胞菌感染。

妥布霉素

妥布霉素对肺炎杆菌、肠杆菌属、变形杆菌属的抑菌或杀菌作用分别较庆大霉素强2~4倍，对铜绿假单胞菌的作用是庆大霉素的2~5倍，且无交叉耐药，对其他菌株作用较弱。通常与抗铜绿假单胞菌的半合成青霉素和头孢菌素合用，治疗铜绿假单胞菌所致的严重感染。耐药性与不良反应同庆大霉素，但耳毒性略低。

奈替米星

奈替米星为新型氨基糖苷类抗生素。抗菌谱广，对铜绿假单胞菌和大肠埃希菌、各型变形杆菌等G⁻杆菌均具有较强抗菌活性；对多种钝化酶稳定；不易产生耐药性，与其他药物无交叉耐药。主要用于敏感菌所致泌尿道、肠道、呼吸道、创口等部位感染。不良反应轻，耳毒性、肾毒性发生率较低，症状大多轻微可逆。

大观霉素

大观霉素对淋病奈瑟菌有强大的杀灭作用，且对耐青霉素酶的淋病奈瑟菌仍敏感。只用于淋病治疗，因易产生耐药性，仅限于对青霉素耐药或对青霉素过敏的淋病患者。

2. 多黏菌素类

多黏菌素 B、多黏菌素 E

【药理作用与临床应用】

两药抗菌作用相似，对 G^- 杆菌有强大的杀灭作用，对铜绿假单胞菌高度敏感；对 G^+ 菌、G^- 球菌无效。抗菌机制主要作用于细菌胞浆膜，增加细胞膜通透性，使细胞内的生命活性物质如核苷酸、磷酸盐等成分外漏而起杀菌作用。因毒性大，临床少用，主要用于其他药物治疗无效的铜绿假单胞菌或其他革兰阴性杆菌感染。

【不良反应及注意事项】

毒性较大，以肾毒性多见，还可引起神经毒性和肌毒性。用药期间需注意：①应监测尿量，当每日尿量少于 1500ml 时，及时报告医生；发现蛋白尿相对密度下降或肌酐升高现象，应立即停药，调整用量。②对非卧床患者需告知其神经毒性反应的症状，防止摔倒，如出现不安和呼吸困难时（每分钟呼吸次数少于 8～10 次）应立即停药，一般静脉注射氯化钙可解除呼吸抑制。

（五）四环素类及氯霉素类

1. 四环素类 四环素类分为天然品（四环素、土霉素等）和人工半合成品（多西环素、米诺环素等）。本类药物在酸性环境中性质稳定，水溶液不稳定，临用时配制。

四环素

【药代动力学】

吸收易受食物影响，金属离子 Ca^{2+}、Mg^{2+}、Fe^{2+}、Al^{3+} 等在肠道与其络合，减少其吸收，也不宜与抗酸药、喹诺酮类药物及铁剂合用。四环素分布广泛，可进入胎儿血循环及乳汁，胆汁浓度为血药浓度的 10～20 倍，可沉淀于新形成的牙和骨骼中，不易透过血 - 脑屏障。口服药物时，20%～55% 由肾脏排泄，可用于治疗泌尿道感染，口服和注射给药均可形成肝肠循环，延长作用时间。

【药理作用及临床应用】

抗菌谱广，对 G^+ 菌抑制作用强于 G^- 菌，对支原体、衣原体、立克次体、螺旋体、放线菌、阿米巴原虫等也有抑制作用；对铜绿假单胞菌、伤寒杆菌、结核杆菌、真菌、病毒无效。本类药物耐药菌株多，天然品之间存在交叉耐药性。

目前临床应用明显减少，对常见的细菌性感染已不作为首选药，但仍作为立克次体感染（如斑疹伤寒、恙虫病）的首选药物；对支原体感染（支原体肺炎和泌尿生殖道感染等），首选四环素类或大环内酯类；对衣原体感染（鹦鹉热、沙眼等）以及某些螺旋体感染（回归热等），首选四环素类或青霉素类；联合其他抗菌药使用可用于根除幽门螺杆菌感染。

【不良反应及注意事项】

口服可引起恶心、呕吐、腹泻等胃肠道症状，饭后服用可减轻，但影响吸收。注射剂因刺激性大，不宜作肌内注射。长期大量应用时使敏感菌被抑制，而不敏感菌和真菌乘机繁殖，导致菌群失调，形成新的感染，又称"二重感染"或"菌群交替症"。常见于幼儿、老年人、抵抗力弱的患者，常见症状有白色念珠菌引起的鹅口疮及难辨梭状芽孢杆菌引起的肠炎（假膜性肠炎），一旦发生，应立即停用抗菌药，采用万古霉素或甲硝唑及抗真菌药治疗。四环素易沉积于形成期的骨骼和牙齿中，可致牙齿黄染和釉质发育不良，并可抑制婴幼儿骨骼生长发育。长期大量使用可致肝损害，过敏反应偶见皮疹、药热、血管神经性水肿等，本类药物之间有交叉过敏现象。孕妇、哺乳期、8 岁以下儿童禁用。

【药物相互作用】

与抗酸药如碳酸氢钠同用时，吸收减少，活性减低，故服用本品后 1～3 小时不应服用抗酸药。含钙、镁、铁等金属离子的药物，可与本品形成不溶性络合物，影响其吸收。与全身麻醉药甲氧氟烷合用时，可增强其肾毒性。与强利尿药如呋塞米等合用时，可加重肾功能损害。与其他肝毒性药物（如抗肿瘤化疗药物）合用时可加重肝损害。降血脂药考来烯胺或考来替泊可影响本品的吸收，必须间隔数小时分开服用。可降低避孕药效果，增加经期外出血的可能。可抑制血浆凝血酶原的活性，故接受抗凝治疗的患者需调整抗凝药的剂量。

多西环素、米诺环素

多西环素（强力霉素）和米诺环素（二甲胺四环素）为人工半合成抗生素，脂溶性高，口服吸收快而完全，但仍易受金属离子的影响。分布广泛，脑脊液中浓度较高。$t_{1/2}$ 约 20 小时，一般感染每日口服 1 次即可。抗菌活性比天然品强，耐药菌株少见，且与天然品之间无明显交叉耐药性。多西环素抗菌谱、适应症同四环素，抗菌活性比四环素强 2～10 倍，是四环素类药物中的首选药。米诺环素抗菌谱类似四环素，抗菌活性在本类药物中最强，用于敏感菌引起泌尿道、呼吸道、胆道、乳腺及皮肤软组织感染，对疟疾也有一定疗效。多西环素除胃肠道反应外，易引起光敏反应，米诺环素可引起独特的可逆性前庭反应。

2. 氯霉素类

氯霉素

【药代动力学】

口服吸收快而完全，可广泛分布至全身各组织和体液中，脑脊液中分布浓度较其他抗生素均高，体内药物的 90% 在肝脏与葡萄糖醛酸结合而失活，代谢产物和 10% 的原型药物由尿中排泄，亦能在泌尿系统达到有效抗菌浓度。

【药理作用与临床应用】

抗菌谱广，对 G$^-$ 菌作用强于 G$^+$ 菌，特别对流感嗜血杆菌、伤寒沙门菌，对立克次体、沙眼衣原体、肺炎衣原体等也有效。

临床一般不作为首选药使用，主要用于流感嗜血杆菌所致脑膜炎，沙门菌所致伤寒、副伤寒；也可用于严重立克次体感染的 8 岁以下儿童、孕妇或对四环素药物过敏者；与其他抗菌药联合使用，治疗腹腔或盆腔的厌氧菌感染；还可为眼科的局部用药。

【不良反应及注意事项】

抑制骨髓造血功能是氯霉素最严重的不良反应，有两种表现形式。①可逆性血细胞减少：与剂量和疗程有关，一旦发生应及时停药，容易恢复。②再生障碍性贫血：与剂量和疗程无关，一般较少见，但死亡率高。此外，新生儿、早产儿其肝代谢及肾排泄功能不完善，导致氯霉素蓄积，引起腹胀、呕吐、呼吸及循环衰竭、发绀等中毒症状。新生儿、早产儿、妊娠末期女性禁用。其他包括过敏反应如皮疹、血管性水肿及结膜水肿等；神经系统反应，如视神经炎、周围神经炎、失眠、幻视及中毒性精神病等。

三、人工合成抗菌药

（一）喹诺酮类药物

喹诺酮类是含有 4－喹诺酮母核基本结构的人工合成抗菌药，属广谱杀菌剂。1962 年研制的萘啶酸为第一代产品，现已少用。1973 年合成的吡哌酸为第二代产品，现仅用于尿路感染和肠道感染。20 世纪 80 年代以来开发的第三代氟喹诺酮类，具有高效、广谱、可口服、服药次数少、不良反应小、耐药菌株少等优点，临床应用广泛。常用药物有：诺氟沙星、环丙沙星、氧氟沙星、左氧氟沙星、洛美沙星、氟罗沙星、司氟沙星等。有文献将 20 世纪 90 年代后期至今研发的氟喹诺酮类（莫西沙星、吉米沙星）命名为第四代喹诺酮类。第三代氟喹诺酮类药物共同特点包括以下几点。

1. 药动学 药物吸收迅速而完全，除诺氟沙星外，其余吸收率 >80%；分布广，组织穿透性好，可进入骨、关节、前列腺、脑等组织；多数药物经尿排泄，尿药浓度高，$t_{1/2}$ 随不同品种长短有较大差异，药物能分泌于乳汁中。

2. 抗菌作用 抗菌谱广，尤其对肠杆菌科及铜绿假单胞菌等 G^- 杆菌有强大抗菌作用，对金黄色葡萄球菌和产酶金黄色葡萄球菌也有良好抗菌作用。个别品种对淋病奈氏菌、衣原体、结核分枝杆菌、支原体及厌氧菌等也有一定作用。作用机制为抑制敏感菌 DNA 回旋酶，阻止 DNA 复制，引起细菌死亡。与其他抗菌药无明显交叉耐药。

3. 临床应用 用于敏感菌感染所致泌尿生殖道感染（单纯性、复杂性尿路感染，细菌性前列腺炎、淋菌性尿道炎、宫颈炎等）、肠道感染（细菌性肠炎、菌痢、伤寒、副伤寒）、呼吸道感染（肺炎球菌、支原体引起的肺部及支气管感染）以及难治性结核和 G^- 杆菌所致骨、关节感染、皮肤和软组织感染。

4. 不良反应 口服喹诺酮类药物常见，厌食、恶心、呕吐、腹部不适等。部分患者可出现中枢神经系统毒性，轻者表现焦虑、失眠、耳鸣，重者出现精神异常、抽搐、惊厥，偶致幻觉和癫痫发作。用药后如接受阳光或紫外线照射可出现皮肤反应及光敏反应，表现为皮疹、血管神经性水肿、皮肤瘙痒，光照部位出现红斑、光敏性皮炎。动物实验发现喹诺酮类药物对幼龄动物负重关节的软骨有损害，儿童用药后可出现关节疼痛和关节水肿，故 18 岁以下儿童、孕妇、哺乳期女性应避免使用。

诺氟沙星

诺氟沙星（氟哌酸）是第一个用于临床的氟喹诺酮类药物，口服生物利用度 35%～45%，血药浓度较低，$t_{1/2}$ 为 3～4 小时。临床主用于敏感菌所致的肠道、泌尿道感染及淋病。

环丙沙星

环丙沙星对铜绿假单胞菌、流感嗜血杆菌、肠球菌、肺炎链球菌、金黄色葡萄球菌、军团菌、淋病奈瑟菌的抗菌活性高于多数氟喹诺酮类药物。但多数厌氧菌对环丙沙星不敏感。主要用于对其他抗菌药耐药的 G^- 杆菌所致的呼吸道、泌尿道、消化道、骨与关节和皮肤软组织感染。

孕妇禁用，哺乳期女性应用本品时应暂停哺乳，不宜用于 18 岁以下的小儿及青少年，原有中枢神经系统疾患者应避免应用。

氧氟沙星

氧氟沙星（氟嗪酸）抗菌谱与环丙沙星相似，尚对结核分枝杆菌、沙眼衣原体和部分厌氧菌有效。临床用于敏感菌所致泌尿道、呼吸道、胆道、皮肤软组织、耳鼻喉、眼组织感染等，也可作为治疗伤寒及抗结核杆菌二线用药。

本品不良反应发生率较低，但应注意光敏性皮炎及首次使用时的过敏反应。禁忌证同环丙沙星。

左氧氟沙星

左氧氟沙星为氧氟沙星的左旋异构体。口服生物利用度接近 100%，$t_{1/2}$ 为 4～6 小时，85% 以上的药物以原型由尿液排泄。本品具有较强的广谱抗菌作用，抗菌活性是氧氟沙星的 2 倍，对多数 G^- 菌有较强的抗菌活性，对金黄色葡萄球菌、肺炎链球菌、化脓性链球菌等 G^+ 菌和肺炎支原体、衣原体也有抗菌作用，但对厌氧菌和肠球菌的作用较差。用于敏感菌引起的泌尿生殖系统、呼吸道、胃肠道、伤寒、骨和关节、皮肤软组织、败血症等感染。

不良反应发生率低于多数氟喹诺酮类药物。癫痫及癫痫病史者均应避免应用，用药后偶可发生跟腱炎或跟腱断裂，如有上述症状发生，须立即停药，直至症状消失。孕妇、哺乳期女性、18 岁以下的小儿及青少年禁用本品。

洛美沙星

洛美沙星口服生物利用度接近 98%，$t_{1/2}$ 为 7 小时，70% 以上的药物以原型由尿液排泄。对 G^- 菌的抗菌活性与诺氟沙星、氧氟沙星相近，对表皮葡萄球菌、链球菌和肠球菌的抗菌活性与氧氟沙星几乎相同，对多数厌氧菌的抗菌活性低于氧氨沙星。患者在用药期间应避免日光。

氟罗沙星

氟罗沙星（多氟沙星）口服生物利用度接近 100%。$t_{1/2}$ 达 10 小时以上，每天给药一次。50% ~ 70% 的药物以原型由尿液排泄，少量药物在肝脏代谢，肝肾功能减退患者应减量。体外抗菌活性与诺氟沙星、环丙沙星和氧氟沙星相近或略逊，但体内抗菌活性远远超过上述三者。临床主要用于治疗敏感菌所致的呼吸系统、泌尿系统、妇科、外科的感染性疾病或二次感染。

司氟沙星

司氟沙星（司帕沙星）口服吸收良好，肝肠循环明显。体内 50% 的药物随粪便排泄，25% 在肝脏代谢失活，$t_{1/2}$ 超过 16 小时，对 G^+ 菌、厌氧菌、结核分枝杆菌、衣原体和支原体的抗菌活性显著优于环丙沙星；对军团菌和 G^- 菌的抗菌活性与环丙沙星相同；对上述的抗菌活性优于诺氟沙星和氧氟沙星。临床用于上述细菌所致的呼吸系统、泌尿系统和皮肤软组织感染，也可用于骨髓炎和关节炎等。不良反应主要为光敏性皮炎，在该类药物中发生率高。

莫西沙星

莫西沙星第四代喹诺酮类，口服生物利用度约 90%。$t_{1/2}$ 达 12 ~ 15 小时，粪便和尿液中原型药物的排泄量分别是 25% 和 19%。对大多数 G^+ 菌、G^- 菌、厌氧菌、结核分枝杆菌、衣原体和支原体具有较强的抗菌活性。对肺炎球菌而言，其抗菌活性是环丙沙星的 5 ~ 7 倍，对金黄色葡萄球菌和厌氧菌是环丙沙星的 17 倍，对衣原体和支原体是环丙沙星的 67 ~ 126 倍。对肺炎球菌和金黄色葡萄球菌的抗菌活性甚至超过了司氟沙星。临床上用于敏感菌所致的急、慢性支气管炎和上呼吸道感染，也可用于泌尿系统和皮肤软组织感染等。莫西沙星不良反应发生率低，至今未见严重过敏反应报道，几乎没有光敏反应。

（二）磺胺类药物和甲氧苄啶

1. 磺胺类药物 属广谱抑菌药，曾广泛应用于临床。近年，由于抗生素和喹诺酮类人工合成抗菌药物的快速发展，加上细菌对磺胺类药物的耐药性和药物的不良反应成为突出问题，临床应用受到明显限制。磺胺类药物具有氨苯磺酰胺的基本结构，药物的共性如下。

（1）抗菌作用 抗菌谱广，对不产酶的金黄色葡萄球菌、溶血性链球菌、肺炎链球菌、脑膜炎奈瑟菌、大肠埃希菌、产气杆菌、变形杆菌、奴卡菌属等均有良好抗菌活性；对少数真菌、沙眼衣原体、原虫（疟原虫及弓形虫等）也有效。作用机制为与细菌生长繁殖所需的 PABA 竞争二氢叶酸合成酶，从而阻碍核酸合成，抑制细菌的生长繁殖，为慢速抑菌药。

（2）临床应用 耐药性较普遍，仅用于一些敏感菌所致流行性脑脊髓膜炎、泌尿道感染、奴卡菌病、青霉素过敏患者等。

（3）不良反应 ①肾损害：用于全身感染的磺胺类药物如磺胺嘧啶、磺胺甲噁唑及其代谢产物在尿中溶解度低（当尿液偏酸性时尤甚），析出结晶而损伤肾脏，出现结晶尿、管型尿、血尿、少尿、腰痛等。②过敏反应：较常见，可出现皮疹、药热等，严重者出现剥脱性皮炎、多形红斑等，一旦发生，应立即停药。③血液系统反应：抑制造血功能，引起白细胞减少、血小板减少、再生障碍性贫血等；对葡萄糖 6 - 磷酸脱氢酶缺乏的患者可致溶血性贫血。④其他：恶心、呕吐、头晕、头痛、乏力等，新生儿可致胆红素脑病和溶血。

根据药物被肠道吸收程度及临床引用，通常将磺胺类药物分为三类：全身感染用磺胺，包括磺胺嘧啶和磺胺甲噁唑；肠道感染用磺胺药包括柳氮磺吡啶；局部外用磺胺药包括磺胺米隆、磺胺嘧啶银和磺胺醋酰钠。

磺胺嘧啶

磺胺嘧啶（sulfadiazine，SD）口服易吸收，血浆蛋白结合率低（45%），易通过血 - 脑屏障，脑脊液中浓度可达血药浓度 70% 左右，是治疗流行性脑脊髓膜炎的首选药，也是治疗全身感染的常用药。

磺胺甲噁唑

磺胺甲噁唑（sulfamethoxazole，SMZ）口服易吸收，血浆蛋白结合率高（70%），脑脊液中的浓度低于 SD，尿液浓度高，主要用于大肠埃希菌引起的泌尿道感染。

柳氮磺吡啶

柳氮磺吡啶（salicylazosulphapyridine salazosulfapyridine，SASP）口服很少吸收，大部分在肠内分解出磺胺吡啶和 5 - 氨基水杨酸，前者有抗菌、抗炎作用，后者有抗免疫、抗炎作用。临床用于治疗非特异性结肠炎。长期服药产生较多不良反应如恶心、呕吐、皮疹、药热和白细胞减少等，尚可影响精子活力而致不育症。

磺胺米隆

磺胺米隆（sulfamylon，SML）抗菌谱广，对铜绿假单胞菌、金黄色葡萄球菌和破伤风杆菌有效，抗菌活性不受脓液和坏死组织中 PABA 的影响。药物迅速渗入创面和焦痂，适用于烧伤或大面积创伤后的创面感染，并能提高植皮的成功率，用药局部有疼痛及烧灼感。

磺胺嘧啶银

磺胺嘧啶银（sulfadiazine - Ag，SD - Ag）具有磺胺嘧啶的抗菌作用和银盐的收敛作用，抗菌谱广，对多数 G⁺ 和 G⁻ 菌有良好的抗菌活性，特别是对铜绿假单胞菌作用显著强于 SML。临床用于烧伤、烫伤的创面感染，并可促进创面干燥、结痂及愈合。

磺胺醋酰钠

磺胺醋酰钠溶液呈中性，刺激性小，穿透力强，作为滴眼剂常用于治疗沙眼、结膜炎和角膜炎等眼科病。

2. 甲氧苄啶

甲氧苄啶

【药理作用及临床应用】

甲氧苄啶（trimethoprim，TMP）是细菌二氢叶酸还原酶抑制剂，抗菌谱与磺胺类药物相似，而抗菌效力略强。抗菌作用机制是抑制细菌二氢叶酸还原酶，阻碍细菌核酸的合成。当与磺胺药合用时有增效作用，其机制是：既可抑制二氢叶酸合成酶（磺胺药），又可抑制二氢叶酸还原酶，使细菌的叶酸代谢受到双重阻断，使磺胺药的抗菌效力增加数倍至数十倍，甚至出现杀菌作用。常与中效磺胺药（SMZ、SD）组成复方制剂，用于呼吸道、泌尿道及肠道感染的治疗，对伤寒亦有效。

【不良反应及注意事项】

TMP 抑制人二氢叶酸还原酶的浓度为抑制敏感菌浓度的 10 万倍以上，故选择性高，一般对人毒性小。当每日剂量超过 0.5g 或长期使用时，也可影响叶酸而引起可逆的血象变化，致白细胞和血小板减少等。轻症者及时停药，必要时可用四氢叶酸治疗。可致畸，孕妇禁用，老年人、婴幼儿、肝肾功能不全者慎用或禁用。

（三）硝基咪唑类和硝基呋喃类

1. 硝基咪唑类

甲硝唑

甲硝唑（灭滴灵）口服吸收好，体内分布广，可进入感染病灶和脑脊液。对脆弱类杆菌较为敏感，还具有抗破伤风杆菌、抗滴虫和抗阿米巴原虫作用，但对需氧菌无效。主要用于治疗厌氧菌引起的口腔、腹腔、女性生殖器、下呼吸道、骨和关节等部位的感染，对幽门螺杆菌感染的消化性溃疡以及四环素耐药难辨梭菌所致的伪膜性肠炎有特殊疗效，与破伤风抗毒素（tetanusantitoxin，TAT）合用治疗破伤风。

不良反应轻微，主要有胃肠道反应、过敏反应及外周神经炎等。具有抑制乙醛脱氢酶作用，加强酒精效应，可出现双硫仑反应，如呕吐、面部潮红、腹部痉挛等，服药期间应禁酒。

同类药物有替硝唑、奥硝唑，疗效优于甲硝唑，不良反应轻。

2. 硝基呋喃类

呋喃妥因

呋喃妥因（呋喃旦啶）抗菌谱广，口服后尿药浓度高。主要用于泌尿道感染，酸化尿液可提高疗效，但复发率高，由于代谢迅速，需 4~6 小时服用一次。常见胃肠道反应，偶见过敏反应，大剂量引起周围神经炎。

呋喃唑酮

呋喃唑酮（痢特灵）口服吸收少（仅 5% 吸收），肠内浓度高。用于细菌性痢疾、肠炎等，也可用于治疗伤寒、副伤寒及胃炎、溃疡病。不良反应与呋喃妥因相似，但较轻。

知识链接

整形美容术围手术期抗菌药物的合理使用

随着人民生活水平的不断提高和美容技术的进步与完善，整形美容术的手术量与日俱增，手术范围也越来越广。整形美容术的施术对象通常是健康人群，很多临床医生或求美者认为整形美容术是不能容忍感染发生的。目前，部分临床医生出于保险的目的或者出于避免法律纠纷的心理，在围手术期不合理使用抗菌药物已成为十分普遍的现象。

作为医美行业从业者，应加强对围手术期抗菌药物使用的认识和理解，严格遵循《抗菌药物临床应用指导原则（2015 版）》中围手术期使用抗菌药物的相关规定，严格把握用药指征、用药时机、用药品种和疗程，规范诊疗行为。注重培育科学、严谨等良好的职业素养，促进整形美容术围手术期抗菌药物的使用更加安全、高效、经济，推动医学美容事业朝着更加健康、可持续的方向发展。

四、抗真菌药

抗真菌药是指具有抑制或杀灭真菌作用的药物，用于治疗真菌感染性疾病。真菌感染可分为浅部感染和深部感染。浅部感染多由各种癣菌引起，主要侵犯皮肤、毛发、指（趾）甲等，引起各种癣症，如手足癣、体癣、股癣、甲癣、头癣等，发病率高，危害性小。深部感染常由白色念珠菌和新型隐球菌、绿孢子菌、荚膜组织胞浆菌等引起，主要侵犯内脏器官和深部组织如消化道、阴道、脑、肺等，其发病率低，但危害性大，严重时可危及生命。

（一）抗生素类

灰黄霉素

灰黄霉素为抗浅部真菌抗生素。口服易吸收，本药为脂溶性，油脂食物可促进其吸收。分布以皮肤、脂肪、毛发等组织含量高，能渗入并储存在皮肤角质层、毛发及指（趾）甲角质内，从而抵御真菌继续入侵。

对各种皮肤癣菌有较强抑制作用，但对深部真菌和细菌无效。口服主要用于治疗头癣、体癣、股癣、甲癣等癣病，其中以头癣疗效最好，对指（趾）甲癣疗效较差。因本药不直接杀菌，必须服用数月直至被感染的皮肤、毛发或指甲脱落方可治愈。本药不易透过表皮角质层，故外用无效。

本药常见不良反应有恶心、腹泻、皮疹、头痛等。偶见白细胞减少、黄疸等。孕妇、哺乳女性禁用。

两性霉素 B

本药为多烯类抗深部真菌抗生素。口服和肌内注射吸收差，且刺激性大，故采用静脉滴注给药；脑脊液中浓度低，脑膜炎时需鞘内注射。

对新型隐球菌、白色念珠菌、荚膜组织胞浆菌、粗球孢子菌等许多深部真菌有强大的抗菌作用。目前仍是治疗深部真菌感染的首选药，主要用于治疗真菌性肺炎、心包膜炎、脑膜炎及尿道感染等。

不良反应多且严重，80% 用药者出现肾损害，表现为蛋白尿、管型尿、血尿素氮升高。亦可出现肝损害、听力损害、低血钾、贫血等，必须住院应用。静滴液应新鲜配制、稀释（<0.1mg/ml）并限速滴注，静脉滴注前可预防性服用解热镇痛药和抗组胺药。

制霉菌素

本药为多烯类抗真菌抗生素，体内过程、抗菌作用与两性霉素 B 相似，并对阴道滴虫有效。本药毒性更大，故不作注射给药。口服难吸收，可用于防治消化道念珠菌病；局部用于口腔、皮肤、阴道念珠菌和滴虫感染的治疗。

（二）唑类抗真菌药

常用唑类抗真菌药的作用特点及应用，见表 1 - 4 - 2 - 2。

表 1 - 4 - 2 - 2　常用唑类抗真菌药的作用特点及应用

常用药物	作用特点	临床应用	注意事项
克霉唑	抗浅部真菌作用与灰黄霉素接近，抗深部真菌不及两性霉素 B。	现仅作为局部用药治疗浅部真菌病或皮肤黏膜的念珠菌感染，但对头癣无效。	口服吸收少，不良反应多；局部用药不良反应少见。
咪康唑	作用与克霉唑相似。口服吸收差，不易透过血 - 脑屏障。	静脉滴注用于深部真菌感染，局部用于皮肤、黏膜真菌感染。	静脉注射可致血栓性静脉炎，也可出现恶心、呕吐、发热等。
酮康唑	为广谱抗真菌药。	用于多种浅部、深部真菌感染。	肝毒性较大，现多外用。
氟康唑	抗菌活性强。可供口服和注射用，脑脊液中浓度高。	用于念珠菌、隐球菌病等引起的脑膜炎及泌尿道感染。	可见轻度胃肠道反应、头痛、头晕及肝功能异常等。
伊曲康唑	抗菌谱、药理作用与氟康唑相似。	主要用于治疗浅部真菌病，如念珠菌阴道炎、口腔和皮肤真菌感染等。	常见胃肠道反应，偶见头痛、头晕、红斑、瘙痒、血管神经性水肿等。

（三）丙烯胺类

特比萘芬

　　口服吸收良好，在毛囊、皮肤、毛发等部位长时间维持较高的药物浓度。口服和外用都有效，主要用于治疗甲癣和其他浅表真菌感染，与咪唑类、两性霉素 B 合用疗效好。不良反应轻微。

（四）嘧啶类

氟胞嘧啶

　　氟胞嘧啶为人工合成的广谱抗真菌药，通过阻断真菌核酸合成而起作用。用于治疗新型隐球菌、白色念珠菌等所致深部真菌感染，疗效弱于两性霉素 B。易透过血 - 脑屏障，对隐球菌性脑膜炎疗效较好，不单用，常与两性霉素 B 合用。

●●●● 目标检测

答案解析

一、A 型题（最佳选择题）

1. 青霉素 G 的抗菌谱不包括（　　）
　　A. G⁻球菌　　　　　　　　B. G⁺球菌　　　　　　　C. G⁻杆菌　　　　　　　D. G⁺杆菌

2. 下列抗生素中具有耳毒性的药物是（　　）
　　A. 青霉素类　　　　　　　B. 头孢菌素类　　　　　C. 大环内酯类　　　　　D. 氨基苷类

3. 适用于铜绿假单胞菌感染的是（　　）
　　A. 红霉素　　　　　　　　B. 庆大霉素　　　　　　C. 氯霉素　　　　　　　D. 利福平

4. 可影响骨、牙生长的抗生素是（　　）
　　A. 四环素类　　　　　　　B. 青霉素类　　　　　　C. 氯霉素　　　　　　　D. 大环内酯类

5. 可替代氯霉素治疗伤寒的药物是（　　）
　　A. 四环素类　　　　　　　B. 青霉素类　　　　　　C. 大环内酯类　　　　　D. 氟喹诺酮类

6. 临床上既可用于浅部也可用于深部真菌感染治疗的药物是（　　）
　　A. 咪康唑　　　　　　　　B. 酮康唑　　　　　　　C. 灰黄霉素　　　　　　D. 克霉唑

7. 用于金黄色葡萄球菌引起的急慢性骨髓炎首选药是（　　）
　　A. 红霉素　　　　　　　　B. 青霉素　　　　　　　C. 林可霉素　　　　　　D. 庆大霉素

二、X 型题（多项选择题）

1. 细菌耐药性产生机制的方式有（　　）
　　A. 改变细菌胞浆膜通透性　　　　　　　　　B. 产生灭活酶
　　C. 改变药物作用的靶位蛋白　　　　　　　　D. 减少灭活酶

2. β–内酰胺类抗生素包括（　　）
    A. 多黏菌素类　　　　　　B. 青霉素类　　　　　　　C. 头孢菌素类　　　　　　D. 大环内酯类

3. 喹诺酮类药物适用于治疗（　　）
    A. 泌尿系统感染　　　　　　　　　　　　　　B. 呼吸道感染
    C. 肠道感染　　　　　　　　　　　　　　　　D. 皮肤软组织感染

4. 支原体肺炎患者可选用哪些药物（　　）
    A. 氯霉素　　　　　　　　B. 红霉素　　　　　　　　C. 四环素　　　　　　　　D. 青霉素

5. 甲硝唑的作用有（　　）
    A. 抗阿米巴原虫　　　　　B. 抗疟原虫　　　　　　　C. 抗滴虫　　　　　　　　D. 抗厌氧菌

6. 易引起过敏性休克的药物是（　　）
    A. 青霉素 G　　　　　　　B. 红霉素　　　　　　　　C. 庆大霉素　　　　　　　D. 链霉素

三、简答题

1. 简述青霉素 G 的不良反应及其防治措施。
2. 试述红霉素可应用于哪些感染性疾病。

（潘伟男）

书网融合……

重点小结　　　习题

PPT

学习任务三　促凝血药和抗凝血药

▶ 学习目标

知识目标：
1. 掌握促凝血药和抗凝血药的药理作用、临床应用、不良反应及注意事项。
2. 熟悉促凝血药和抗凝血药中典型的代表药物。
3. 了解凝血因子和凝血过程。

技能目标：
能运用所学知识指导常见促凝血药和抗凝血药的合理使用。

素质目标：
通过本任务的学习，树立科学精神、培养良好工作作风。

▶ 情境导入

焕颜神器"一针祛斑"

情境：号称"斑中之王"的黄褐斑，是不少女士的一个噩梦，几乎做梦都想给它去掉。这种色素增加性皮肤病，总是喜欢在面部晒太阳的地方搞破坏，特别是在育龄期女性和深肤色人群身上更容易出现。近年来，医美行业中出现了"一针祛斑"疗法，声称不吃药，无副作用，并且可以立马奏效。

思考：1. "一针祛斑"打的究竟是什么？

2. "一针祛斑"疗法真的无副作用吗？

3. 如何指导"患者"合理使用促凝血药和抗凝血药？

凝血是人体的正常生理功能，在正常情况下，当血管受损后，机体启动凝血系统，由小血管受损后引起的出血，在几分钟内就会自行止血，但循环血液并不凝固。止血栓只局限于病变部位，并不累及未损部位，这说明机体内同时存在抗凝系统，将凝血过程严格控制在一定的时间和空间上。血液中的凝血系统和抗凝系统保持动态平衡，共同维持血液的正常流动，是人体血液系统完成正常生理功能的基础。一旦平衡被打破，可导致血管内凝血或引起出血性疾病。

一、促凝血药

凝血过程是多种凝血因子参与的一系列蛋白活化过程。促凝血药又叫止血药，可以加速血液的凝固，抑制纤溶过程或降低毛细血管通透性，是治疗出血性疾病时的一种重要药物。

（一）凝血因子

由各种外源性和内源性原因引起的血管内皮组织损伤，凝血系统激活，使血液从流动的液体状态变成不流动的凝胶状态，称为血液凝固，其实质是血浆中的可溶性纤维蛋白原转变成不溶性的纤维蛋白的过程。纤维蛋白交织成网将许多血细胞网罗在内，最终形成血凝块。血液凝固是一个复杂的过程，需要多种凝血因子的参与。

目前已知的凝血因子主要有 14 钟，其中已按国际命名法已发现的先后顺序用罗马数字编号的有 12 种，即凝血因子 I – XⅢ，简称 FI – FXⅢ，其中 FVI 是血清中活化的 FVa，已不再视为一个独立的凝血因子。这些因子中除 FVI 是 Ca^{2+}，其他均为蛋白质酶。在正常情况下，这些凝血因子均以无活性的酶原形式存在，必须通过其他酶的有限水解而暴露或形成活性中心后，才具有酶的活性，这一过程称为凝血因子的激活。习惯上在凝血因子代号的右下角加一个 "a"，表示其活化性。除 FⅢ外，其他凝血因子均存在于新鲜血浆中，且多数在肝内合成，其中 FⅡ、FⅦ、FⅨ、FⅩ 的生成需要维生素 K 的参与，也将其称为依赖维生素 K 的凝血因子。

知识链接

凝血瀑布学说

瀑布学说是一经典的凝血过程理论，该学说指出：正常情况下，血液中的凝血因子以无活性酶原形式存在，当某一凝血因子被激活后，可促使众多凝血因子按照精确的次序逐一被激活，形成凝血级联反应网络。

凝血瀑布反应在人体止血过程中起着至关重要的作用。在血管受损的情况下，凝血瀑布反应可以迅速启动，形成血栓，堵住出血部位，防止血液流失。同时，凝血瀑布反应的激活还能引起炎症反应和细胞修复，有助于伤口愈合。

经典的凝血过程"瀑布学说"是 1964 年 Macfarlane、Davies 和 Ratnoff 通过不懈的努力和严谨的实验，逐步揭示继而不断完善的。凝血瀑布学说揭示了凝血过程中凝血因子之间的相互作用和级联反应机制，为我们理解血液凝固和止血过程提供了重要的理论基础。同时，该学说也为医学实践中的凝血调控和疾病治疗提供了重要的科学指导。

（二）凝血过程

1. 动脉血栓的形成过程 动脉血管管腔窄、压力高、血液流速快，一般不因血液瘀滞或凝血功能亢进而形成血栓。大多以动脉粥样硬化为基础，一般始发于动脉粥样硬化斑块破溃，出现内皮损伤，促使血小板黏附、聚集，造成管腔狭窄。血栓以白血栓为主，主要由血小板和少量纤维蛋白组成

（图 1 - 4 - 3 - 1）。

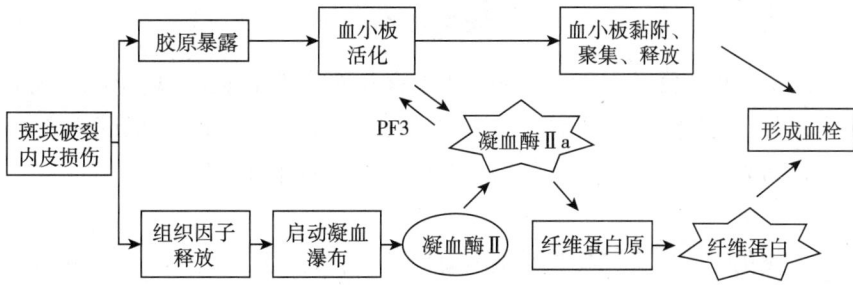

图 1 - 4 - 3 - 1　动脉血栓形成过程

2. 静脉血栓的形成过程　静脉血管管腔大、压力低、血液流速慢，静脉血栓的形成常因血液高凝和瘀滞所致。血流缓慢和高凝状态破坏了血液中凝血与抗凝的平衡，触发了凝血瀑布。血栓以红血栓为主，主要由纤维蛋白和红细胞构成，含有少量血小板。

静脉血栓的形成是由凝血因子按一定顺序相继激活，使凝血酶原转变为凝血酶，最终使纤维蛋白原变成纤维蛋白的过程。这一过程可分为凝血酶原酶复合物的形成、凝血酶原的激活和纤维蛋白的生成三个基本步骤。凝血酶原酶复合物可以通过内源性凝血途径和外源性凝血途径生成，两条途径的主要区别在于启动方式和参与的凝血因子不同（图 1 - 4 - 3 - 2）。

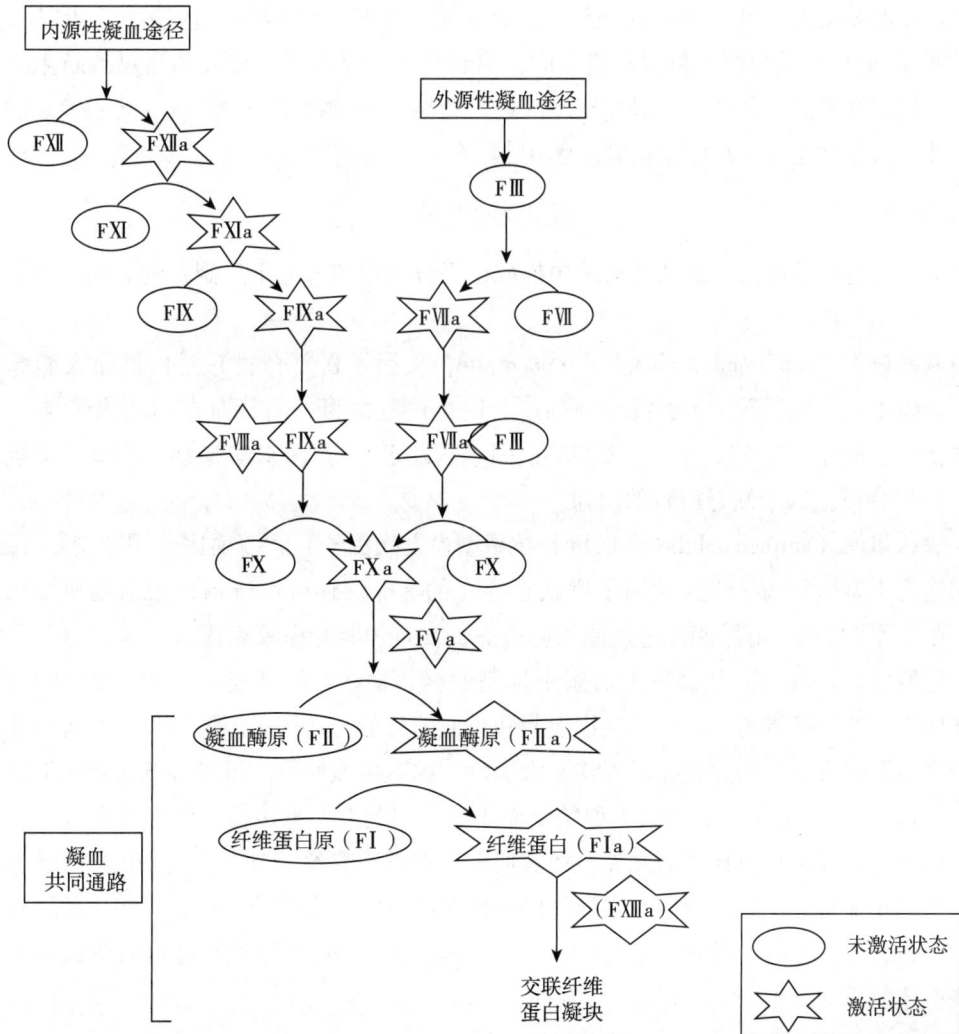

图 1 - 4 - 3 - 2　凝血通路示意图

（三）临床常用促凝血药

维生素 K

维生素 K（vitamin K）广泛存在于自然界，天然存在的为维生素 K_1（phytomenadione）和维生素 K_2（menaquinone），二者均为脂溶性，需胆汁协助吸收。维生素 K_3（menadione sodium bisulfite）和维生素 K_4（menadiol）为人工合成品，二者均为水溶性，不需胆汁协助吸收。

【药理作用】

维生素 K 是 γ-羧化酶的辅酶，参与肝脏凝血因子 Ⅱ、Ⅶ、Ⅸ、Ⅹ 等的活化过程，促进这些凝血因子前体蛋白分子氨基末端第 10 个谷氨酸残基的 γ-羧化作用，使这些因子具有与 Ca^{2+} 结合活性，再与带有大量负电荷的血小板磷脂结合，使血液凝固正常进行。缺乏维生素 K 时，肝脏仅能合成无凝血活性的凝血因子 Ⅱ、Ⅶ、Ⅸ、Ⅹ，导致凝血障碍，凝血酶原时间延长而发生出血。维生素 K_3 微量脑室注射有明显镇痛作用，此作用可被纳洛酮拮抗，且维生素 K_3 和吗啡镇痛作用有交叉耐受现象。

【临床应用】

主要用于梗阻性黄疸、胆瘘、慢性腹泻、早产儿、新生儿出血等患者及香豆素类、水杨酸类药物或其他原因导致凝血酶原过低而引起的出血者，亦可用于预防长期应用广谱抗菌药继发的维生素 K 缺乏症。

【不良反应及注意事项】

静脉注射速度过快时，可产生面部潮红、出汗、血压下降，甚至发生虚脱。一般以肌内注射为宜。维生素 K_3 和维生素 K_4 口服常致胃肠道反应，引起恶心、呕吐等，较大剂量可致新生儿、早产儿溶血性贫血、高胆红素血症及黄疸，对红细胞缺乏葡萄糖-6-磷酸脱氢酶（G-6-PD）的特异质者也可诱发急性溶血性贫血。肝功能不良者应慎用。

凝血因子制剂

凝血因子制剂是由健康人体或动物血液中提取，经分离提纯、冻干后制备的制剂，主要用于凝血因子缺乏时的补充治疗。

凝血酶原复合物（prothrombin complex concentrate，人因子Ⅸ复合物）是由健康人静脉血分离而得的含有凝血因子 Ⅱ、Ⅶ、Ⅸ、Ⅹ 的混合制剂。上述 4 种凝血因子的凝血作用均依赖维生素 K 的存在。临床主要用于治疗乙型血友病（先天性凝血因子Ⅸ缺乏）、严重肝脏疾病、香豆素类抗凝剂过量和维生素 K 依赖性凝血因子缺乏所致的出血。

抗血友病球蛋白（antihemophilic globulin，抗甲型血友病因子）含凝血因子Ⅷ及少量纤维蛋白原。临床主要用途为甲型血友病（先天性因子Ⅷ缺乏症）的治疗。还可用于治疗溶血性血友病、抗因子Ⅷc 抗体所致的严重出血。静脉滴注过速能引起头痛、发热、荨麻疹等症状。

纤维蛋白原（fibrinogen）从健康人血浆中提制而得，输注后可迅速提高血中纤维蛋白原浓度，在凝血酶作用下转变为纤维蛋白，达到促进血凝和止血的目的。适用于原发性低纤维蛋白原血症，也可用于由于严重肝损害、产科并发症、外伤、大手术、内脏出血所致的继发性纤维蛋白原缺乏症。

凝血酶（thrombin）是从猪、牛血提取精制而成的无菌制剂。直接作用于血液中纤维蛋白原，使其转变为纤维蛋白，发挥止血作用。此外，还有促进上皮细胞有丝分裂，加速创伤愈合的作用。用于通常止血困难的小血管、毛细血管以及实质性脏器出血的止血，也用于创面、口腔、泌尿道以及消化道等部位的止血，还可缩短穿刺部位出血的时间。局部止血时，用灭菌生理盐水溶解成 $50 \sim 1000 U/ml$ 溶液喷雾或敷于创面。

氨甲苯酸

氨甲苯酸（aminomethylbenzoic acid）口服易吸收，生物利用度为70%。

【药理作用】

氨甲苯酸能竞争性抑制纤溶酶原激活因子，使纤溶酶原不能转变为纤溶酶，从而抑制纤维蛋白的溶解，产生止血作用。

【临床应用】

主要用于纤维蛋白溶解功能亢进所致的出血，如肺、肝、胰、前列腺、甲状腺及肾上腺等手术时的异常出血，还包括妇产科和产后出血以及肺结核咯血或痰中带血、血尿、前列腺肥大出血、上消化道出血等，对一般慢性渗血效果较显著，但对癌症出血以及创伤出血无止血作用。此外，尚可用于链激酶或尿激酶过量引起的出血。

【不良反应及注意事项】

可见头痛、头晕、恶心、呕吐、胸闷等。肾功能不全者慎用，本品对癌症出血以及大量创伤出血无止血作用。

氨甲环酸

氨甲环酸（tranexamic acid，TXA）又名传明酸、止血环酸，于1957年人工合成产生。氨甲环酸属于赖氨酸衍生物，作用机制与氨甲苯酸相似。抗纤溶活性为氨甲苯酸的7~10倍，临床常用，但其不良反应较氨甲苯酸多。

有研究表明，氨甲环酸还能够通过同时抑制酪氨酸酶的激活进而抑制黑色素的形成，从而达到美白的目的。临床研究发现，皮下注射高浓度氨甲环酸的美白效果高于低浓度氨甲环酸，可能是由于高浓度的氨甲环酸的抗凝血作用能够在一定程度上起到活血、加速代谢的作用。基于大剂量注射的风险较高，目前临床常用口服氨甲环酸，250~500mg，2~3次/日，用于治疗黄褐斑。需要注意的是，虽然氨甲环酸具有显著的美白效果，但它也可能引起一些不良反应，如恶心、呕吐、腹泻等胃肠道反应；口干、便秘、尿潴留等自主神经系统反应；以及嗜睡、头晕、乏力等中枢神经系统反应。截至目前应用氨甲环酸治疗黄褐斑仍属于超说明书用药，在使用时，应注意检查凝血功能并密切观察是否出现其他不良反应。

二、抗凝血药

抗凝血药（anticoagulants）是通过影响凝血因子，从而阻止血液凝固过程的药物，临床主要用于血栓栓塞性疾病的预防与治疗。

（一）抗凝血药分类

1. 传统非口服抗凝血药 非口服抗凝血药主要包括肝素及其衍生物。本类药物自身没有内在的抗凝活性，它们通过和抗凝血酶特异地结合发挥抗凝活性。肝素及其衍生物的分子量大小决定了其对不同凝血蛋白活性抑制能力的强弱，分子量越大，对抗凝血酶–凝血蛋白复合物的覆盖越完全，抑制凝血蛋白的范围越广；分子量越小，抑制的凝血蛋白种类相对越单一。肝素及其衍生物包括肝素、低分子肝素、磺达肝癸钠等。

2. 传统口服抗凝血药 以维生素K拮抗剂为代表的传统口服抗凝血药主要包括香豆素类和茚二酮类，茚二酮类的抗凝作用与双香豆素类相同，但可引起严重的过敏反应，临床已少有应用。香豆素类药物包括双香豆素、醋硝香豆素、华法林等。

3. 新型抗凝血药 包括直接凝血酶抑制剂和Ⅹa因子抑制剂。前者是一类不需要辅助因子参与即能直接抑制凝血酶活性的小分子药物，除有抗凝作用外还具有抑制血小板聚集和抗炎作用。与凝血酶活性位点的结合不受凝血酶和纤维蛋白的影响，可有效地灭活与纤维蛋白或纤维蛋白降解产物结合的凝血酶。药物包括达比加群、比伐卢定、阿加曲班等。Ⅹa是一种对凝血酶的形成具有重要作用的凝血因子，而Ⅹa抑制剂可选择性地抑制Ⅹa，通过减少凝血酶生成而产生抗血栓作用。Ⅹa抑制剂与常用药物及食物间的相互作用很小，无需调整剂量和用药监测。药物包括利伐沙班、阿哌沙班、奥米沙班等。

（二）临床常用抗凝血药

肝素

肝素是由葡萄糖醛酸、艾杜糖醛酸、氨基葡萄糖与硫酸聚合而成的糖胺聚糖，临床常用的肝素是分子量不同的酸性糖胺聚糖相混合的硫酸氨基多糖的钠盐，平均分子量约为15000Da。

【药代动力学】

肝素为带有大量负电荷的大分子，口服无效，肌内注射容易形成血肿，皮下注射吸收慢而不规则，常用静脉给药。静脉注射后迅速起效，少量以原型经肾排泄，$t_{1/2}$为1～2小时。

【药理作用】

肝素在体内、外均有强大的抗凝作用。抗凝作用主要依赖于抗凝血酶Ⅲ（antithrombin Ⅲ，AT－Ⅲ）的存在。AT－Ⅲ是血浆中正常存在的蛋白质，可抑制内源性及共同通路中活化的凝血因子，是凝血因子Ⅱa（凝血酶）及Ⅸa、Ⅹa、Ⅺa、Ⅻa等含丝氨酸残基蛋白酶的抑制剂。AT－Ⅲ与这些凝血因子通过精氨酸－丝氨酸肽键结合，形成AT－Ⅲ－凝血因子复合物而使因子灭活，肝素可使此反应速率加快千倍以上。在肝素存在时，肝素分子与AT－Ⅲ赖氨酸残基结合形成可逆性复合物，使AT－Ⅲ构型改变，精氨酸活性部位充分暴露，并迅速与因子Ⅱa、Ⅸa、Ⅹa、Ⅺa、Ⅻa等的丝氨酸活性中心结合，加速凝血因子灭活。肝素通过AT－Ⅲ灭活因子Ⅸa/Ⅱa时，必须同时与AT－Ⅲ和凝血因子结合形成三元复合物，而灭活因子Ⅹa时，仅需与AT－Ⅲ结合。一旦肝素－AT－Ⅲ－凝血酶复合物形成，肝素即从复合物上解离，再与另一分子AT－Ⅲ结合而反复利用。

【临床应用】

1. 血栓栓塞性疾病 主要用于防治血栓的形成和扩大，如深静脉血栓、肺栓塞和周围动脉血栓栓塞等，也可用于防治心肌梗死、脑梗死、心血管手术及外周静脉术后血栓形成。

2. 弥散性血管内凝血（DIC） 用于各种原因引起的DIC，如脓毒血症、胎盘早期剥离、恶性肿瘤溶解等所致的DIC。这是肝素的主要适应证。注意应早期应用，可防止因纤维蛋白和凝血因子的消耗而引起的继发性出血。

3. 体外抗凝 如心导管检查、体外循环及血液透析等。

【不良反应及注意事项】

最常见出血，可能发生在任何部位。一旦出血，立即停药，严重出血者可用鱼精蛋白对抗。1mg鱼精蛋白可对抗100U肝素。治疗量的肝素须常规监测活化部分凝血活酶时间aPTT，目标值为正常值的1.5～2.5倍。开始时应每6小时根据aPTT数值调整给药速率，稳定后每日监测1次即可。心脏手术体外循环时，需要极大剂量的肝素来预防凝血，在这个剂量范围下aPTT的值无穷大，应采用敏感度更低的凝血指标，如活化凝血时间ACT，监测肝素的抗凝效果。在体外循环时，ACT在350～450秒为宜。药物治疗期间注意观察患者有无出血，包括大小便颜色、皮肤浅表出血点、血肿及其他出血现象。

还可出现过敏反应，表现为发热、哮喘、荨麻疹、结膜炎等。长期用药可引起脱发、骨质疏松及自发性骨折，少数病人可出现血小板减少症。

低分子肝素

低分子肝素是肝素解聚制得的一种低分子量氨基葡萄糖，平均分子量约 4000 ~ 6000Da，包括依诺肝素、达肝素、亭扎肝素、阿地肝素、那屈肝素以及瑞维肝素，临床上常用的是依诺肝素、那屈肝素。

【药理作用】

低分子肝素由于片段较短，因此其抗凝血酶的作用远低于抗 Xa 因子的作用，这就使得低分子肝素具有既对 Xa、IIa 因子和蛋白酶有抑制作用，又不延长 aPTT，同时对血小板功能、脂质代谢影响较少的特点，因而极少增加出血倾向。

【临床应用】

预防深部静脉血栓形成和肺栓塞；治疗已形成的急性深部静脉血栓；在血液透析或血液滤过时，防止体外循环系统中发生血栓或血液凝固；治疗不稳定型心绞痛及非 ST 段抬高心肌梗死。

【不良反应及注意事项】

可能出现的不良反应为皮肤黏膜、牙龈出现，偶见血小板减少、肝脏氨基转移酶升高及皮肤过敏。

用药期间及每次注射前后均应详细检查患者的局部出血情况、全身各系统有无出血倾向及其他不良反应，如腹部注射部位出现硬结、瘀斑、疼痛等，应警惕有出血可能。在使用过程中定期检测血小板计数、凝血酶原时间（prothrombin time，PT）、aPTT、纤维蛋白原（fibrinogen，FG）及肝、肾功能等，以警惕出血及血栓事件的发生。

磺达肝癸钠

磺达肝癸钠是一种人工合成的单纯戊糖结构化合物，可选择性间接抑制 Xa 因子，分子量为 1728Da。

【药理作用】

磺达肝癸钠仅含有戊多糖序列，无法与凝血酶结合，主要通过特异性结合抗凝血酶，选择性作用于 Xa 因子，阻断凝血级联反应，抑制凝血酶的形成和血栓的增大，从而起到抗凝作用。

【临床应用】

用于进行下肢重大骨科手术如髋关节骨折、膝关节手术或髋关节置换术等患者，预防静脉血栓栓塞事件的发生。

【不良反应及注意事项】

主要不良反应是出血，常见手术后出血、贫血。

用药期间及每次注射前后均应详细检查患者的局部出血情况、全身各系统有无出血倾向及其他不良反应，如腹部注射部位出现硬结、瘀斑、疼痛等，应警惕有出血可能。在使用过程中应定期检测 PT、aPTT、FG 及肝、肾功能等，以警惕出血及血栓事件的发生。

华法林

华法林属于香豆类衍生物，是一种可维生素 K 拮抗剂，因其使用方便、维持时间长、价格便宜等优点在临床应用已达半个世纪，是研究证据充分、使用最普遍的口服抗凝血药，分子量 308Da。

【药理作用】

华法林通过抑制维生素 K 环氧化物还原酶，限制合成凝血因子 II、VII、IX、X 发挥抗凝作用。

【临床应用】

主要用于防治静脉血栓、肺栓塞、心脏瓣膜术后或心房纤颤引起的栓塞以及局部短暂缺血。

【不良反应及注意事项】

主要不良反应为用药过量引起的皮肤、黏膜、内脏等出血。华法林抗凝治疗期间注意观察患者有无出血，包括大小便颜色、皮肤浅表出血点、血肿及其他出血现象。一旦出现出血倾向，应立即停药，给予维生素 K 对抗。一般在给予对抗药 24 小时后，凝血酶原时间可恢复正常。

服用华法林期间还须注意其他药品、食物和膳食补充剂与华法林的相互作用，华法林抗凝治疗期间进食含维生素 K 的食物种类数量应尽量稳定。

达比加群酯

新型口服抗凝血药达比加群酯为前体药物，在体内能迅速转变为达比加群，是强效、竞争性、可逆性的直接凝血酶抑制剂，分子量 627Da。

【药理作用】

达比加群结合于凝血酶的纤维蛋白特异结合位点，阻止纤维蛋白原裂解为纤维蛋白，从而阻断了凝血瀑布网络的最后步骤及血栓形成。

【临床应用】

预防存在以下一个或多个危险因素的成人非瓣膜性房颤患者的卒中和全身性栓塞：先前曾有卒中、短暂性脑缺血发作或全身性栓塞；左心室射血分数 <40%；伴有症状的心力衰竭 NYHA 心功能分级 ≥2 级；年龄 ≥75 岁；年龄 ≥65 岁，且伴有糖尿病、冠心病或高血压。

【不良反应及注意事项】

主要不良反应是出血，常见术后伤口出血、皮肤黏膜出血。在用药期间，需定期监测患者的肝、肾功能。

利伐沙班

利伐沙班是一种具有较高生物利用度的口服 Xa 因子抑制剂，分子量 435Da。

【药理作用】

利伐沙班选择性阻断 Xa 因子的活性位点，且不需要抗凝血酶Ⅲ等辅助因子的参与。它通过内源性途径及外源性途径活化 Xa 因子，在凝血级联反应中发挥重要作用。

【临床应用】

用于接受髋关节或膝关节置换手术成年患者，以预防静脉血栓栓塞症；用于治疗成人静脉血栓形成降低急性 DVT 后 DVT 复发和肺栓塞的风险；用于具有一种或多种危险因素（如充血性心力衰竭、高血压、年龄 ≥75 岁、糖尿病、卒中或短暂性脑缺血发作病史的非瓣膜性房颤成年患者，以降低卒中和全身性栓塞的风险）。

【不良反应及注意事项】

利伐沙班按照固定剂量给药，不需要监测凝血功能。但是在特殊情况下，如疑似过量、急诊手术、发生严重出血事件等，可测定抗 Xa 因子活性以评估利伐沙班的抗凝作用。在用药期间，需定期监测患者的肝、肾功能。

阿哌沙班

阿哌沙班是一种口服的直接、可逆、高选择性的 Xa 因子抑制剂，分子量 459Da。

【药理作用】

阿哌沙班可以抑制 Xa 因子，并抑制凝血酶原酶活性。阿哌沙班对血小板聚集无直接影响，但间接抑制凝血酶诱导的血小板聚集。通过对 Xa 因子的抑制，阿哌沙班抑制凝血酶的产生，并抑制血栓形成。

【临床应用】

用于接受髋关节或膝关节择期置换术的成年患者，预防静脉血栓栓塞症。

【不良反应及注意事项】

常见贫血、出血、瘀青及恶心。在用药期间，需定期监测患者的肝、肾功能。

阿加曲班

阿加曲班是基于 1 - 精氨酸结构化学合成的特异性、可逆性凝血酶抑制剂，分子量为 527Da。

【药理作用】

选择性地与凝血酶的催化位点进行可逆性结合，从而发挥竞争性抑制作用，不需要辅助因子抗凝血酶Ⅲ的参与。

【临床应用】

用于改善慢性动脉鼻塞在患者的四治溃疡、静息痛及冷感等。

【不良反应及注意事项】

主要不良反应为凝血功能障碍、肝胆系统障碍、消化系统障碍等。通常不需进行实验室监测，对于特殊人群可监测 aPTT，aPTT 监测参考范围值为 1.5 ~ 2.5 倍正常值，停药后 aPTT 在 2 ~ 4 小时恢复至正常。给药期间监护血栓栓塞部位临床症状是否缓解，监护患者临床症状及有无新发血栓，及时判断治疗效果；此外还应同时监护患者有无出血症状或出血倾向的发生。

除了以上抗凝血药，临床抗血栓形成药物还包括血小板抑制剂如阿司匹林、氯吡格雷、替格瑞洛、阿昔单抗等。而链激酶、尿激酶、阿尼普酶、阿替普酶和瑞替普酶则主要用于血栓形成后溶栓用。

目标检测

一、A 型题（最佳选择题）

1. 不能直接抑制凝血因子 Xa 的药物是（　　）

　　A. 利伐沙班　　　　　　　　　　　B. 华法林

　　C. 奥米沙班　　　　　　　　　　　D. 阿哌沙班

2. 与肝素相比，华法林的作用特点不包括（　　）

　　A. 口服有效，应用方便　　　　　　B. 价格便宜

　　C. 起效快　　　　　　　　　　　　D. 作用持久

3. 肝素抗凝作用的主要机制是（　　）

　　A. 激活纤溶酶原

　　B. 直接灭活凝血因子

　　C. 与血中 Ca^{2+} 结合

　　D. 激活血浆中的 AT - Ⅲ，加速凝血因子的灭活

二、X 型题（多项选择题）

1. 以下属于促凝血药的有（　　）

　　A. 维生素 K　　　　　　　　　　　B. 华法林

　　C. 氨甲苯酸　　　　　　　　　　　D. 氨甲环酸

2. 下列关于肝素的抗凝作用描述正确的是（　　）

　　A. 体内有效

    B. 体外有效

    C. 增强抗凝血酶－Ⅲ的活性

    D. 过量引发的自发性出血可用鱼精蛋白解救

三、简答题

1. 请简述肝素的临床应用。

2. 请阐述维生素 K 的不良反应和注意事项。

书网融合……

重点小结　　习题

PPT

学习任务四　麻醉药物

学习目标

知识目标：

1. 掌握常用麻醉药物的药理作用、临床应用、不良反应及用药注意事项。

2. 熟悉麻醉药物的作用机制及吸入麻醉药的药动学特点。

3. 了解复合麻醉的概念。

技能目标：

能运用所学知识指导麻醉药物在美容外科学的合理使用。

素质目标：

通过本任务的学习，养成严谨细致和遵纪守法的工作作风。

情境导入

麻醉药真的能安全又舒适吗？

情境：张女士，到医院行假体隆下颌术，在谈好所有项目和价格后，医生问："女士，您怕痛吗？您是想做无痛还是有痛，如果您想做无痛，可以马上为您安排。"张女士说，"听说无痛既安全又舒适，一点感觉也没有，做个美梦手术就结束了，也悄悄变美了，简直太美妙了，我就做无痛吧！"。

思考：1. 麻醉药使用后真的毫无感觉吗？

    2. 如何根据美容手术需求选择合适的麻醉药？

    3. 麻醉药使用过程中可能出现哪些不良反应？如何应对？

麻醉药物是一种能使整个机体或机体局部暂时、可逆性失去知觉及痛觉的药物。根据麻醉药物的作用和不同的给药方式，麻醉药物可分为全身麻醉药（general anaesheics）和局部麻醉药（local anaesthetics）两类。两者都为顺利施行外科手术提供了必要的保证。局部麻醉药（简称局麻药）应用于局部，在意识清醒的条件下使局部痛觉等感觉暂时消失，多用于小型手术和插管。全身麻醉药的麻醉范围广，一般适用于大型手术，但其不良反应及危险性相对较大。

一、局部麻醉药物

局麻药用于身体局部的神经末梢或神经干，可阻滞神经冲动的产生和传导，从而抑制触觉、压觉和痛觉等感觉；提高用药浓度，还可以抑制运动神经功能。其作用可逆，随着药效消失，神经功能即可完全恢复。局麻药不会对神经纤维和细胞构成任何损害。根据结构不同局麻药主要分为酯类和酰胺类，根据作用时间不同分为短效、中效和长效类。

（一）药理作用及其机制

1. 局麻作用　低浓度时能阻断感觉神经冲动的产生和传导，使局部痛觉、温觉、触觉和压觉等感觉逐渐丧失。较高浓度时对任何神经都有阻断作用。药物的敏感性主要与神经纤维的种类、粗细有关，即一般药物容易透入无髓鞘的和细的神经纤维。局麻药的作用与阻断细胞膜钠离子通道有关。局麻药具有亲脂性，可穿透神经细胞膜进入细胞内，其结构中两个带正电荷的氨基通过静电引力与细胞膜钠离子通道内侧磷脂分子中带负电荷的磷酸基联成横桥，阻断了钠离子通道，使神经细胞膜不能除极化而产生局麻作用。并不影响细胞质的物质代谢，所以作用是可逆的。

2. 吸收作用　吸收入血达到一定浓度或误将药物注入血管中时，可产生全身作用，这实际上是局麻药的毒性反应，作用强度与血中药物浓度密切相关。

（1）中枢神经系统　选择性阻断中枢抑制性神经元，以致兴奋性神经元占优势，引起脱抑制而出现兴奋现象。常表现为先兴奋后抑制：初期表现为兴奋不安、肌震颤、神经错乱甚至惊厥，最后转入昏迷、呼吸抑制。

（2）心血管系统　能产生直接抑制作用，能降低心肌兴奋性，使心脏传导减慢、心肌收缩力减弱、不应期延长，也可扩张血管，引起血压下降，甚至虚脱。高浓度对心血管的作用一般发生在中枢神经系统的作用之后，但少数在低剂量时也可出现严重的心血管反应。

（二）临床应用

1. 表面麻醉（surface anaesthesia）　将穿透力强的局麻药涂布或喷射在黏膜表面，使黏膜下感觉神经末梢麻痹。可用于鼻、咽、喉、口腔、眼及尿道黏膜等手术。

2. 浸润麻醉（infiltration anaesthesia）　将药物注射于皮下、皮下组织或手术野深部，以阻断用药部位的神经传导。

3. 传导麻醉（conduction anaesthesia）　又称阻滞麻醉。将药物注射于外周神经干附近，阻断神经传导，使该神经支配的区域产生麻醉。阻断神经干所需的局麻药浓度较麻醉神经末梢所需的浓度为高，但用量较小，麻醉区域较大。常用于四肢、面部、口腔等手术。

4. 蛛网膜下腔麻醉（subarachnoid anaesthesia）　又称腰麻。将药液自低位腰椎间注入蛛网膜下腔，麻醉该部位的脊神经根。常用于下腹部及下肢手术。

5. 硬脊膜外麻醉（epidural anaesthesia）　简称硬膜外麻醉。将药物注入硬脊膜外腔，使其沿脊神经根扩散进入椎间孔，阻滞椎间孔内的神经干，达到躯体某一节段的麻醉。适用范围较广，从颈部至下肢的手术都可采用。特别适用于腹部手术。

6. 区域镇痛（regional analgesia）　近年来，外周神经阻滞技术及局麻药的发展为患者提供了更理想的围术期镇痛的有效方法，通常与阿片类药物联合应用，可减少阿片类药物的用量。

（三）不良反应

1. 毒性反应　如果局麻药用量过大或药物误入血管等，可能会引起局麻药毒性反应，会有头晕、恶心或呕吐等症状。合用少量的肾上腺素延缓吸收，防止中毒，同时可延长局麻药的作用时间。但肢体末端手术及肾上腺素的禁忌症避免合用肾上腺素。腰麻或硬膜外麻醉引起的低血压，宜用作用温和而持久的麻黄碱升压。小儿、孕妇、肝功能不良者应适当减量。

2. 变态反应　变态反应又称过敏反应。如果患者对局麻药过敏，可能会导致肥大细胞和嗜碱性细胞分泌炎性介质，释放组胺，引起血管中的水分往组织间隙漏出，出现呼吸道黏膜水肿或肺水肿等症状。

3. 其它　部分患者接受小剂量局麻药时出现晕厥、呼吸抑制或循环衰竭等症状。

> **知识链接**
>
> 麻醉药和麻醉药品
>
> 　　麻醉药和麻醉药品是两类完全不同的药物，要正确区分并使用。从药理学角度来看。麻醉药是指能够暂时引起机体全身或局部产生麻醉效果，特别是使痛觉暂时消失的药物。在临床上广泛应用于全身麻醉和局部麻醉，旨在减轻病人痛苦，确保外科手术的安全及顺利进行。麻醉药品更多属于管理学上的概念。它指的是那些连续使用后容易产生身体依赖和精神依赖的药物，包括阿片类、可卡因类、大麻类、合成麻醉药类及药品监督管理局指定的其他易成瘾癖的药用原植物及其制剂。鉴于麻醉药品成瘾后患者可能出现强迫性觅药行为，对社会造成潜在危害，因此麻醉药品被列为国家特殊管理药品。在实际工作中，必须严格遵守《中华人民共和国药品管理法》《麻醉药品和精神药品管理条例》等相关法律法规，确保安全、合理地使用相关药物。

（四）临床常用局麻药物

常用局麻药有普鲁卡因、利多卡因、丁卡因、布比卡因及新型的长效局麻药物左旋布比卡因和罗哌卡因。注射用局麻药物的使用情况见表1-4-4-1。

表1-4-4-1　注射用局麻药物的使用情况

药物	硬膜外麻醉	腰麻	浸润麻醉	区域阻滞	外周神经丛阻滞	眼球后阻滞
普鲁卡因		√	√	√	√	
氯普鲁卡因	√		√		√	
丁卡因	√	√		√	√	
辛可卡因		√				
利多卡因	√	√	√	√	√	√
甲哌卡因	√		√	√	√	
丙胺卡因	√		√		√	
布比卡因	√	√	√	√	√	√
依替卡因	√		√		√	

普鲁卡因

普鲁卡因（procaine）的盐酸盐又称奴佛卡因（novocaine），为作用持续时间短的酯类局麻药。

【药代动力学】

注射后约在2~5分钟后开始作用，维持时间约1小时，溶液中加入少量肾上腺素能使作用延长到1~2小时。本药在血浆中被酯酶水解为对氨苯甲酸和二乙氨基乙醇，后者可进一步代谢降解，前者约有80%以原型和结合的形式排出。肝肾功能不全者水解代谢较慢。

【药理作用】

具有良好的局部麻醉作用，但因对皮肤、黏膜穿透力弱，不适用于表面麻醉。本品对外周血管有直接扩张作用，用于局部浸润麻醉或传导麻醉时可加入适量肾上腺素收缩血管，以减慢药物吸收，延长麻醉时间。

【临床应用】

主要用于浸润麻醉、蛛网膜下腔阻滞麻醉、神经传导阻滞麻醉和用于治疗某些损伤和炎症，可使发炎损伤部位的症状得到一定的缓解（封闭疗法）。还可用于纠正四肢血管舒张功能障碍。

【不良反应及注意事项】

本药在血浆中的酯酶水解产物对氨苯甲酸能对抗磺胺类药物的抗菌作用，故本药与磺胺类药物应避免同时应用。用药过量除引起中枢神经系统及心血管反应外，还可出现过敏反应，故用药前应做皮试，但皮试反应阴性者仍有可能发生过敏反应。

利多卡因

利多卡因（lidocaine）为中效酰胺类局麻药，盐酸盐溶液稳定。

【药代动力学】

本品可通过胃肠道、黏膜和受损的皮肤迅速被吸收，肌内注射本品也可迅速被吸收。静脉注射本品后，$t_{1/2}$ 为 1～2 小时。本品在肝内迅速代谢，代谢物和 10% 的原药随尿排出。心衰、酒精性肝硬化或慢性肝炎病人的肾清除率下降。本品可越过血 – 脑屏障和胎盘，还可分布进入乳汁中。

【药理作用】

与相同浓度的普鲁卡因相比，利多卡因起效快，作用强而持久，穿透力也较强。局麻时效与药液浓度有关，一般在 1.5 小时左右。本药对组织无刺激性，局部血管扩张作用不明显，加入血管收缩药如肾上腺素，可延缓其吸收，延长其作用时间。本药安全范围较大，能穿透黏膜，可用于各种局部麻醉方法。利多卡因还是临床常用的抗心律失常药，系治疗室性心律失常的常用药物。

【临床应用】

主要用于阻滞麻醉及硬膜外麻醉，也用于室性心律失常，如室性心动过速及频发性期前收缩。

【不良反应及注意事项】

禁用于二、三度房室传导阻滞、对本品过敏者、有癫痫大发作史者、肝功能严重不全者以及休克患者。本品硬膜外麻醉用于剖宫产时，易透过胎盘进入胎儿血循环，故需要慎重考虑用药剂量。

丁卡因

丁卡因（tetracaine）又称地卡因（dicaine），为长效酯类局麻药，脂溶性高，穿透力强。

【药代动力学】

本品主要在肝脏经（羧酸）酯酶代谢，代谢速度较慢。可经黏膜及破损的皮肤处吸收，大部分药物代谢为对丁氨基苯甲酸和二甲胺基乙醇，然后再予降解或结合随尿排出。

【药理作用】

局麻作用比普鲁卡因强，毒性亦较大，能穿透黏膜，起效慢，作用维持约 3 小时。

【临床应用】

常用于黏膜表面麻醉、神经阻滞麻醉、硬膜外麻醉和蛛网膜下腔麻醉。

【不良反应及注意事项】

长时间使用可引起角膜上皮坏死脱落，不利于损伤愈合。丁卡因毒性反应发生率高于普鲁卡因，应严格掌握使用剂量。此外，对普鲁卡因过敏者，也可能对本品过敏。

布比卡因

布比卡因（bupivacaine）又称麻卡因（marcaine），为长效酰胺类局麻药。布比卡因脂溶性高，局麻作用强度为普鲁卡因的 8 倍，起效较慢，维持时间与丁卡因相似或更长。

【药代动力学】

主要在肝脏代谢，代谢为哌啶二甲苯胺。$t_{1/2}$ 为 1.5～5.5 小时，新生儿为 8 小时。胎儿药物浓度为母体的 1/4。约 95% 与蛋白结合，经肝代谢，5%～6% 以原药随尿排出。

【药理作用】

麻醉作用强，持续时间较长。局麻作用和毒性均比利多卡因强约 4 倍，持续时间也更长。由于本品在血液内的浓度低，体内蓄积少，作用持续时间长，故为较安全的长效局麻药。布比卡因没有明显的血管扩张作用，一般使用时不需加入肾上腺素。

【临床应用】

用于局部浸润麻醉、周围神经阻滞和椎管内阻滞。

【不良反应及注意事项】

偶见兴奋和低血压反应。本品误入血管或超量使用均可引起循环虚脱、惊厥和室性心律失常。

左旋布比卡因

左旋布比卡因（levobupivacaine）又称左布比卡因，为长效酰胺类局部麻醉药。

【药代动力学】

本品在肝内经 CYP3A4、CYP1A2 广泛代谢。代谢物主要随尿排出，其余随粪便排出，本品与布比卡因的平均清除率、分布容积和终末 $t_{1/2}$ 值均相近。

【药理作用】

本药通过增加神经电刺激的阈值，减慢神经刺激的传播及减少动作电位的升高率来阻滞神经刺激的产生和传导。

【临床应用】

主要用于硬膜外阻滞麻醉。

【不良反应及注意事项】

本药不能用于蛛网膜下腔阻滞。本药严重影响驾驶或操纵机器的能力，故在麻醉效应及即刻手术效应未消退前不应驾驶或操纵机器。与盐酸肾上腺素合用时，仅用于毒性甲状腺肿、严重心脏病或使用三环类抗抑郁药的患者。

罗哌卡因

罗哌卡因（ropivacaine）为新型的长效酰胺类局麻药，为单一的左旋对应异构体，属于长效酰胺类局麻药。其作用机制与普鲁卡因类的其他药物相同。

【药代动力学】

罗哌卡因主要在肝内通过 P450 同 Ⅰ 酶 CYP1A 介导的芳烃羟化作用进行代谢。代谢产物 3 - 羟基罗哌卡因和 4 - 羟基罗哌卡因仍有较弱的局麻作用。代谢物随尿排出，出现在尿中的原药仅占 1%。本品的蛋白结合率约为 94%。$t_{1/2}$ 为 1.8 小时。

【药理作用】

该药具有强效的痛觉阻滞作用，而阻滞运动神经作用较弱且时间短，产生运动阻滞作用与感觉阻滞分离的程度大于布比卡因。对心肌毒性较布比卡因小，但比利多卡因强，有明显的缩血管作用，使用时无需加肾上腺素。该药对子宫胎盘血流无影响，特别适用于产科手术麻醉。0.1%～0.3% 罗哌卡因硬膜外用药常用于术后镇痛，其运动阻滞的程度较同样浓度的布比卡因要轻。

【临床应用】

用于区域阻滞麻醉和硬膜外麻醉，也可用于区域阻滞镇痛，如硬膜外术后或分娩镇痛。

【不良反应及注意事项】

一般不良反应包括低血压、恶心、心动过缓、焦虑、感觉消退。

二、全身麻醉药物

全身麻醉药物是一类作用于中枢神经系统，可逆性引起意识、感觉和反射消失的药物。全身麻醉的麻醉范围广，一般适用于大型手术，但其不良反应及危险性相对较大。全身麻醉药根据给药途径的不同分为吸入性麻醉药（inhalation anesthetics）和静脉麻醉药（intravenous anesthetics）。

（一）吸入性麻醉药

吸入性麻醉药是一类经呼吸道吸入、通过肺泡毛细血管进入血液循环，然后转运分布至中枢神经系统而产生全身麻醉作用的药物。可用于全身麻醉的诱导和维持以满足手术需要，亚麻醉浓度的吸入麻醉药还可用于镇静和镇痛。

1. 药动学特点　吸入麻醉药物的诱导与苏醒时间的长短受肺通气量、吸入气中药物浓度和血/气分布系数决定。最小肺泡浓度（minimum alveolar concentration，MAC）指在一个大气压下，能使50%患者痛觉消失的肺泡气体中药物的浓度。MAC越低，药物的麻醉作用越强。血/气分布系数指血中药物浓度与吸入气中药物浓度达到平衡时的比值。血/气分布系数大的药物在血中溶解度大，血中药物分压升高较慢，即达到血/气分压平衡状态较慢，故麻醉诱导时间长。提高吸入气中药物浓度可缩短诱导期。肺通气量和肺血流量与药物吸收速率成正相关。吸入性麻醉药脂溶性较高，易通过血-脑屏障进入脑组织发挥作用，其速度与脑/血分布系数成正比。脑/血分布系数指脑中药物浓度与血药浓度达到平衡时的比值。该系数大的药物越易进入脑组织，脑中吸入麻醉药分压上升越慢，诱导期越长。吸入性麻醉药极少被肝脏代谢或肾脏排泄，主要以原型经呼吸道排出体外。因此，肺泡通气量大、脑/血和血/气分布系数低的吸入性麻醉药较易排出，麻醉苏醒快。常用吸入麻醉药的特点见表1-4-4-2。

表1-4-4-2　常用吸入麻醉药的特点

药物	血/气分布系数	脑/血分布系数	MAC（%）	诱导期	骨骼肌松弛
恩氟烷	1.80	1.45	1.68	短	好
异氟烷	1.40	1.60	1.15	短	好
地氟烷	0.42	1.30	6.00	短	好
七氟烷	0.69	1.70	2.05	短	好
氧化亚氮	0.47	1.06	104	短	很差

2. 作用机制　吸入性麻醉药的作用机制尚未完全阐明。早期的脂溶性假说认为，吸入性麻醉药的麻醉强度与脂溶性高低呈正相关。吸入性麻醉药进入中枢神经系统神经细胞膜的脂质层内，药物分子与蛋白质分子的疏水部分相结合，扰乱了双层脂质分子排列，使膜蛋白变构，阻断了神经冲动的传递，造成中枢神经系统广泛抑制，导致全身麻醉。近年的配体门控离子通道假说认为，绝大多数吸入性麻醉药可干扰神经细胞膜配体门控离子通道的功能，如 γ-氨基丁酸A型（GABA$_A$）受体和N-甲基-D-天门冬氨酸（NMDA）受体等，增强抑制性突触传递功能和（或）抑制兴奋性突触传递功能，使神经细胞膜超极化而产生中枢神经系统的广泛抑制作用，导致全身麻醉。

3. 临床常用药物　吸入性全麻药可分为挥发性麻醉药和气体麻醉药。挥发性麻醉药包括恩氟烷、异氟烷、七氟烷、地氟烷等。气体麻醉药包括氧化亚氮等。

恩氟烷

恩氟烷（enflurane）又称安氟醚，为性能较强的吸入全麻药，是无色挥发性液体，化学性质稳定，不燃烧、不爆炸。麻醉诱导迅速、平稳，苏醒亦快。肌肉松弛良好，可满足大多数手术的需要。

对心血管抑制较小，不增加心脏对儿茶酚胺的敏感性。对呼吸道无刺激，不增加气道分泌，亦不引起咳嗽或喉痉挛等并发症。对肝、肾影响较小，亦不引起胃肠功能紊乱。

【药代动力学】

吸入本品后，80%以上以原药随呼气排出，极少部分（2.5%～10%）在肝内转化为无机和有机氟化物随尿排出。

【药理作用】

本品为吸入麻醉药，是异氟烷的同分异构物，作用与异氟烷相似，吸入时对呼吸道无刺激作用，麻醉诱导较乙醚快，苏醒迅速，有较好的肌肉松弛和止痛作用，且用药后患者呼吸接近正常，较少发生恶心、呕吐现象。本品与氟烷不同的是麻醉期间加用肾上腺素溶液，安全范围比较大。

【临床应用】

全身麻醉的诱导和维持；可用于剖宫产。可与多种静脉全身麻醉药和全身麻醉辅助用药联用或合用。

【不良反应及注意事项】

术后有恶心、呕吐症状。在少数患者全麻后出现后遗性中枢神经兴奋。

异氟烷

异氟烷（isoflurane）又称异氟醚，是恩氟烷的同分子异构体，有乙醚样气味，单纯吸入时可使患者咳嗽和屏气。化学性质及作用与恩氟烷相似。

【药代动力学】

在血液和组织中的溶解度低，经肺摄入和排出都很迅速。在体内代谢很少，仅占吸入量的0.17%～0.2%，代谢产物主要为无机氟化物，次为氟化乙酸，均随尿排出。

【药理作用】

具有良好的麻醉作用，诱导麻醉及苏醒均较快。有支气管扩张作用，对中枢无兴奋作用。可降低外周血管阻力而使血压下降。对心脏抑制轻微，不影响心输出量，可应用于控制性降压。在体内很少被分解，以原型由呼吸道排出。

【临床应用】

用于全身麻醉的诱导和维持。

【不良反应及注意事项】

术后恶心、呕吐的发生率较低。

七氟烷

七氟烷（sevoflurane）为含氟的吸入麻醉药，又称七氟醚，为无色透明、有芳香味的挥发性液体，无刺激性，临床使用浓度不燃烧、不爆炸。

【药代动力学】

本品血浆消除 $t_{1/2}$ 呈三相：2.7分钟，9.04分钟，30.7分钟。主要呼气排泄，停药后1小时约有40%以原型随呼气排出。一分部在体内被代谢为无机氟随尿排出。

【药理作用】

对中枢神经系统的作用能诱发阵挛，其程度与恩氟烷接近。无肌松作用，但能增强肌松药的作用，并延长其作用时间。能增加脑内压，降低脑灌流压。有抑制呼吸作用，但停止吸入后很快恢复。对肝功的影响小于其他吸入全麻药。浅麻醉时对肾功能也无不良影响。因其血/气分配系数低（0.63），故麻醉诱导及苏醒很快，麻醉深度易于控制。

【临床应用】

用于成年人和儿童的全身麻醉的诱导和维持，住院病人和门诊病人均适用。

【不良反应及注意事项】

主要为血压下降、心律失常、恶心及呕吐，发生率约 13%。可产生重症恶性高热，可能与其损伤提问调节中枢有关。

地氟烷

地氟烷（desflurane）又称地氟醚，为无色透明，有刺激性气味，无燃烧爆炸的挥发性液体。本品需要通过挥发罐给药。

【药代动力学】

本品较氟烷和异氟烷吸入迅速，排出也快，体内的生物转化较少。

【药理作用】

本品为异氟烷的氟代氯化物，其摄取及排泄比其他吸入全麻药快，故麻醉诱导及苏醒迅速。对呼吸道有刺激性，引起屏气、咳嗽及喉痉挛。它对循环系统的影响比其他吸入麻醉药小，对肝肾功能无损害。

【临床应用】

用于成人全麻的诱导和维持；以其他药物进行麻醉诱导并进行气管插管后，用于儿童的全麻维持。

【不良反应及注意事项】

本品用于诱导麻醉时可引起咳嗽、痰多、呼吸困难、喉痉挛。用于麻醉维持时可引起头痛、心动过缓或心动过速、高血压、心律失常、恶心、呕吐、流涎、窒息、呼吸困难、咳嗽、喉痉挛和结膜炎，多数属于轻度或一过性；用于麻醉维持，如浓度加大可使血压下降。

氧化亚氮

氧化亚氮（nitrous oxide）又称笑气，为无色、无刺激性、味甜的气体，性稳定，不燃烧、不爆炸。鉴于以上特点，故本品仍在广泛地应用于诱导麻醉、维持麻醉及镇痛。也是复合麻醉的常用药。

【药代动力学】

本品极易被摄入血液，几乎不在体内分解，绝大部分以原药迅速经肺呼出，少量经皮肤排出。

【药理作用】

使用本品麻醉，诱导迅速，镇痛作用较强，停药后苏醒也快，对呼吸和循环无抑制作用，也不影响肝、肾功能。主要缺点是麻醉作用较弱。

【临床应用】

临床上多与其他麻醉剂（如乙醚、普鲁卡因等）联合应用，以减少麻醉剂用量。

【不良反应及注意事项】

吸入浓度过高，可带来缺氧的危险；麻醉后，有较高恶心呕吐发生率；本品有可能导致周围神经炎。

（二）静脉麻醉药

静脉麻醉药为非挥发性全身麻醉药，是将麻醉药以缓慢静脉注射或滴注的方式输入体内，通过血液循环作用于中枢神经系统而产生全身麻醉作用。由于本类药物直接进入血液循环，因此麻醉速度比吸入麻醉药快，药物从注射部位到达脑内即产生麻醉。根据化学结构，静脉麻醉药一般分为巴比妥类和非巴比妥类。

1. 作用特点　静脉麻醉药与吸入麻醉药相比，主要优点为：①操作简便、不需要特殊设备；②麻醉诱导迅速、苏醒快，适合诱导麻醉；③无易燃、易爆和手术室污染；④单用或与阿片类、氧化亚氮合用于短期完成的手术等。主要缺点是：麻醉深度不易掌握、镇痛作用较差、肌松作用较差、排出较慢、剂量较难掌握，麻醉深度不易控制，临床使用受限。患者可能存在反射反应和精神症状等。单独使用时一般仅用于短时间、镇痛要求不高的小手术。临床主要用于吸入性麻醉的诱导以及复合全身麻醉。

2. 临床常用药物　临床常用的静脉麻醉药主要有丙泊酚、硫喷妥钠、氯胺酮、依托咪酯、咪达唑仑等。

丙泊酚

丙泊酚（propofol）是最常用的短效静脉麻醉药之一。具有良好的镇静、催眠作用，起效快，作用时间短，苏醒迅速，无明显蓄积作用。

【药代动力学】

静脉注射后 2 分钟，即可达血药峰值并分布全身，10 分钟后血药浓度迅速下降。本品分布半衰期 $t_{1/2a}$ 为 1.8 ~ 8.3 分钟，主要在肝内与葡萄糖醛酸结合而被代谢，消除半衰期 $t_{1/2\beta}$ 为 30 ~ 60 分钟，代谢物随尿排出。血浆蛋白结合率为 98%。可透过胎盘，进入胎儿体内。

【药理作用】

本品能抑制咽喉反射，有利于插管。能降低颅内压及眼压，减少脑耗氧量及脑血流量，镇痛、肌松作用均很微弱。对循环系统有明显抑制作用，表现为血压下降，心肌血液灌注及耗氧量下降，外周血管阻力降低。可抑制呼吸，有些患者可出现呼吸暂停，故麻醉时应监测。

【临床应用】

用于全身麻醉的诱导和维持。特别适用于门诊手术、胃、肠镜诊断性检查、人流手术等短小手术的麻醉。也常用于手术后 ICU 病房患者的镇静。

【不良反应及注意事项】

可产生呼吸抑制，有时出现呼吸暂停可持续 30 ~ 60 秒。麻醉诱导时可能出现轻度兴奋状态。可能引起迟发性精神错乱。儿童使用本品，由于延长镇静可产生严重反应，甚至致死。

硫喷妥钠

硫喷妥钠（thiopental sodium）为超短效作用的巴比妥类，脂溶性高，极易透过血 - 脑屏障进入脑组织，由于药物重新分布并储存于脂肪和肌肉等组织，脑内药物浓度迅速下降，故麻醉作用迅速，无兴奋期，作用维持时间短。

【药代动力学】

静脉注射后 1 分钟内 55% 的药物进入心、脑、肝、肾等血管丰富的组织，血浆浓度急速下降，随后约 80% 逐渐转移到肌肉组织，注药 30 分钟后达高峰，脑等组织的浓度下降至麻醉水平以下而苏醒。成人消除半衰期 $t_{1/2}$ 为 10 ~ 12 小时（儿童约为 6 小时）。本品几乎全部在肝内经微粒体酶代谢为氧化物，经肾和肠道约需 6 ~ 7 天排完。仅 1% ~ 2% 以原型随尿排出，血浆蛋白结合率为 80%。

【药理作用】

硫喷妥钠刺激性强，肌肉松弛不完全，对呼吸、循环抑制强，故主要作诱导麻醉和基础麻醉用，单独应用仅适用于小手术或控制惊厥。

【临床应用】

用于静脉麻醉、诱导麻醉、基础麻醉、抗惊厥以及复合麻醉等。

【不良反应及注意事项】

不良反应有血压骤降、呼吸抑制、喉痉挛和支气管痉挛等。休克未纠正前及心力衰竭者禁用。对巴比妥类过敏者禁用。

氯胺酮

氯胺酮（ketamine）为非巴比妥类静脉麻醉药。该药是 NMDA 受体非竞争性拮抗药。

【药代动力学】

本品进入血循环后大部分进入脑组织，然后再分布于全身组织中，肝、肺和脂肪内的药物浓度也高。本品分布半衰期 $t_{1/2\alpha}$ 为 2～11 分钟，消除半衰期 $t_{1/2\beta}$ 为 2～3 小时。主要在肝内进行生物转化成去甲氯胺酮，再逐步代谢成无活性的化合物经肾排出，仅有 2.5% 以原型随尿排出。

【药理作用】

氯胺酮可阻断脊髓网状结构束对痛觉冲动向丘脑和皮质区的传导，产生镇痛作用，同时还激活边缘系统，导致患者在苏醒期情绪方面的过度活动，患者痛觉消失而意识部分存在，睁开眼睛呈木僵状，对环境变化无反应，同时肌张力增强，眼球震颤，肢体无目的活动，有梦幻般的感觉和烦躁不安等浅麻醉状态，称之为"分离麻醉"。氯胺酮麻醉起效快，作用维持时间短，镇痛力强，是静脉麻醉药中唯一有显著镇痛作用的，同时无肌松作用，作用维持时间短，对呼吸抑制轻微。可使心率加快，血压明显升高。

【临床应用】

适用于小手术、低血压患者的诱导麻醉及复合麻醉。

【不良反应及注意事项】

临床主要不良反应是在苏醒期产生的精神激动和梦幻现象，如谵妄、狂躁、肢体乱动等，成人较儿童更易发生。引起血压升高及心率加快。给药速度过快或用药量较大时可抑制呼吸功能。禁用于高血压、肺心病、肺动脉高压、颅内压升高、心功能不全、甲状腺功能亢进、精神病等患者。

依托咪酯

依托咪酯（etomidate）为非巴比妥类静脉麻醉药，本品为强效超短时催眠性静脉麻醉药。

【药代动力学】

依托咪酯静脉注射后，很快进入脑和其他血流灌注丰富的器官，其次是肌肉、脂肪组织等摄取较慢的组织和器官，其分布符合三室开放模型。静脉注射本品后，约有 76.5% 与血浆蛋白结合。在肝内和血浆内迅速代谢为无活性的酸性产物，绝大部分随尿排出，约 10% 经胆道排出，仅 3% 以原药随尿排出。$t_{1/2}$ 为 4 小时。

【药理作用】

无明显镇痛、肌松作用。成人静脉给药几秒内意识丧失，诱导睡眠达 5 分钟。对心率无明显影响，对冠状血管有轻微扩张作用，适用于冠心病、瓣膜病和其他心脏储备功能差的患者。

【临床应用】

用于静脉全麻诱导药或麻醉辅助药。

【不良反应及注意事项】

恢复期易出现恶心、呕吐症状。

咪达唑仑

咪达唑仑（midazolam）为苯二氮䓬类镇静催眠药。

【药代动力学】

咪达唑仑注射液肌肉给药吸收迅速、完全，生物利用度高达 90% 以上。咪达唑仑注射液在体内完全被代谢，主要代谢物为羟基咪达唑仑，然后迅速与葡萄糖醛酸结合，呈无活性代谢物。60%～

70% 剂量由肾脏排出体外。血浆蛋白结合率约 95%，半衰期为 1.5~2.5 小时。

【药理作用】

具有较强的抗焦虑、催眠、抗惊厥、肌松和顺行性遗忘作用，但无镇痛作用，其口服、肌内注射、静脉注射、小儿鼻腔滴入或直肠灌注均吸收完全，起效迅速，消除快，作用时间短。

【临床应用】

适用于麻醉前用药、全麻诱导和维持、ICU 患者镇静以及重症监护的持续镇痛等。

【不良反应及注意事项】

较常见的不良反应为嗜睡、镇静过度、头痛、幻觉、共济失调、呃逆和喉痉挛，静脉注射本品后可发生局部疼痛和触痛以及血栓性静脉炎。慎用于体质衰弱者或慢性病、肺阻塞性疾病、慢性肾衰、肝功能损害或充血性心衰病人，若有必要使用应减小剂量并进行生命体征的监测。

（三）复合麻醉

复合麻醉是指同时或先后应用两种以上麻醉药物或其他辅助药物，以达到手术中和术后镇痛及满意的外科手术条件，同时减少麻醉药的用量而减少不良反应。

1. 麻醉前给药（preanesthetic medication） 指病人手术麻醉前应用的药物。如手术前夜用苯巴比妥或地西泮消除病人紧张情绪。次晨再服地西泮使其短暂记忆缺失。注射阿片类镇痛药，以增强麻醉效果，注射阿托品预防唾液及支气管分泌所致的吸入性肺炎，并预防反射性心律失常。

2. 基础麻醉（basal anesthesia） 给予患者大剂量镇静催眠药，如巴比妥类等，达深睡状态，在此基础上进行麻醉，可使药量减少，麻醉平稳。常用于小儿或极度紧张不能自控者。

3. 诱导麻醉（induction of anesthesia） 应用诱导期短的硫喷妥钠或氧化亚氮，使迅速进入外科麻醉期，以避免诱导期的不良反应，然后改用他药维持麻醉。

4. 合用肌松药 在麻醉同时注射琥珀胆碱或筒毒碱类，以满足手术时肌肉松弛的要求。

5. 低温麻醉（hypothermic anesthesia） 在物理降温基础上使用氯丙嗪使体温下降至较低水平（28~30℃），降低心、脑等生命器官的耗氧量，便于进行心脑血管手术。

6. 控制性降压（controlled hypotension） 应用短效的血管扩张药硝普钠或钙拮抗剂使血压适度适时下降，并抬高手术部位，以减少出血。

7. 神经安定镇痛术（neuroleptanalgesia） 是一种复合镇痛方法，常用氟哌利多及芬太尼按 50：1 组成的合剂作静脉注射，使患者处于意识朦胧，自主动作停止，痛觉消失，适用于外科小手术。如同时加用氧化亚氮及肌松药则可达满意的外科麻醉，称为神经安定麻醉。氟哌利多作用时间较长，芬太尼作用时间短，现已不主张制成合剂使用。

•••• 目标检测

答案解析

一、A 型题（最佳选择题）

1. 局麻药的作用机制是（　）

　　A. 阻滞 Na^+ 内流　　　　　　　　　　　　B. 阻滞 K^+ 外流

　　C. 阻滞 Cl^- 内流　　　　　　　　　　　　D. 阻滞 Ca^{2+} 内流

2. 以下属于最常用的静脉麻醉药的是（　）

　　A. 依托咪酯　　　　B. 咪达唑仑　　　　C. 硫喷妥钠　　　　D. 丙泊酚

3. 丁卡因不宜用于（　）

　　A. 浸润麻醉　　　　B. 表面麻醉　　　　C. 传导麻醉　　　　D. 硬膜外麻醉

二、B型题（配伍选择题）

    A. 普鲁卡因   B. 丁卡因

    C. 利多卡因   D. 罗哌卡因

    E. 普鲁卡因胺

1. 局麻作用最强，可用于表面麻醉的药物是（　　）

2. 相对毒性较大的局麻药是（　　）

3. 可用于治疗室性心律失常的局麻药是（　　）

三、X型题（多项选择题）

1. 属于局麻药吸收过量导致的不良反应有（　　）

    A. 呼吸抑制   B. 心脏传导减慢

    C. 中枢神经系统先兴奋后抑制   D. 心肌收缩力减弱

2. 以下关于氯胺酮的叙述正确的有（　　）

    A. 可出现"分离麻醉"   B. 使心率加快

    C. 维持时间短   D. 升高血压

四、简答题

1. 请简述局麻药的局麻作用机制。

2. 请简述复合麻醉的方法有哪些。

（李旭梅）

书网融合……

重点小结　　习题　　PPT

学习任务五　中药美容药物

学习目标

知识目标：

1. 掌握中药四气五味理论、中药配伍七情和常用美容中药。

2. 熟悉中药配伍禁忌和中药美容的特点。

3. 了解升降沉浮、归经、毒性的含义。

技能目标：

具备运用常用中药指导美容保健的能力。

素质目标：

通过本任务的学习，建立对中医药美容整体观、自然观的理解。

情境导入

好用的美白面膜——古方"七白散"

情境:"七白散"出自宋代《太平圣惠方》,里面含有白蔹、白茯苓、白芍、白及、白术、僵蚕、白蒺藜七味白色的药,用蜂蜜、珍珠粉或牛奶调制敷于面部,具有美白润肤、祛斑、提亮肤色等功效,至今仍活跃于临床,并衍生出许多护肤品,如佰草集的面膜系列。

思考:1. 白蔹、茯苓、僵蚕、白术、白及等几味药各自的性味功效是什么?

2. 美白观念应建立在正确的自我认知上,你认为何种情况需要美白淡斑?

3. 结合中医以内养外、注重体质的理念,如何正确内服美容药物?

中药治疗损容性疾病、进行美容保健的基本作用是祛除病邪,消除病因;恢复脏腑功能的协调,纠正阴阳偏胜偏衰的病理现象,使之在最大程度上恢复到正常状态。药物之所以能够针对病情,发挥上述基本治疗作用,乃是因为各种药物各自具有若干特性和作用。中药基础理论包括药性和配伍应用方面,了解常用药物及功效并在中医理论指导下运用是中药美容的特色。

一、中药美容基础理论

药性理论是我国历代医家在长期医疗实践中,以阴阳、脏腑、经络学说为依据,根据药物的各种性质及所表现出来的治疗作用总结出来的用药规律。中药的性能是中药作用的基本性质和特征的高度概括,也是中医药理论指导下认识和使用中药,并用以阐明其药效机制的理论依据。中药的性能也称药性,它包括药物发挥疗效的物质基础和治疗过程中所体现出来的作用。临证谙熟药性,才能准确用药。中药性能从不同角度概括了中药的多种特性,把药物治病的多种多样的性质和作用加以概括,主要有性、味、归经、升降沉浮及有毒、无毒等方面。了解和熟悉这些方面,有利于合理选择美容药物。

药物的应用包括配伍禁忌、用药禁忌、剂量和服法等几项主要内容。掌握这些知识与方法,按照病情、药性和治疗要求予以正确应用,对于充分发挥药效和确保用药安全具有十分重要的意义。

(一)中药的性能

1. 四气 四气是指寒、热、温、凉四种药性,又称四性,它反映了药物对人体阴阳盛衰、寒热变化的作用倾向,为药性理论的重要组成部分,是说明药物作用的主要理论依据之一。四气之中寓有阴阳含义,寒凉属阴,温热属阳。寒凉与温热是相对立的两种药性,而寒与凉之间、温与热之间则仅是程度上的不同,即"凉次于寒""温次于热"。

四气的认识确定,是以中医八纲中的寒热辨证为基础,由患者服药后药物作用于人体所产生的不同反应和所获得的不同疗效而总结出来的,它与所治疗疾病的寒热性质是相对而言的。故药性的确定是以用药反应为依据,以病证寒热为基准。能够减轻或消除热证的药物,一般属于寒性或凉性;反之,能够减轻或消除寒证的药物,一般属于温性或热性。凡是能够减轻或消除热证的药物,称为寒凉药;能够减轻或消除寒证的药物,称为温热药。再根据药物清热或祛寒作用的强弱,又有区分。如清热力强者,为大寒或寒性,其力较弱者,称微寒或凉性;温里祛寒之力强者,称大热或热性,其力稍次者,称温,再次者,称微温。

《素问·至真要大论》云:"寒者热之,热者寒之。"《神农本草经》序例云:"疗寒以热药,疗热以寒药。"指出了如何掌握药物的四气理论以指导临床用药的原则。寒凉药用治阳热证,温热药用治阴寒证,这是临床必须遵循的用药原则。具有清热解毒、泻火、攻下等功效,常用于防治痤疮、扁平疣、湿疹等损容性皮肤疾病的中药，如金银花、菊花、蒲公英、黄柏等，大多药性寒凉；具有补气血美容，祛皱美白、延缓衰老功效，常用于防治黄褐斑、色斑、皮肤皱纹的中药，如红枣、当归、人参、龙眼肉、蜂蜜、三七等，其性大多偏温热。

由于寒与凉、热与温之间具有程度上的差异，因而在用药时也要注意，当根据体质寒热特点指导用药。如当用热药而用温药、当用寒药而用凉药，则病重药轻达不到治愈疾病的目的；反之，当用温药而用热药则反伤其阴，当用凉药反用寒药则易伤其阳。如容易痤疮、扁平疣、湿疹的湿热体质者，慎用花椒、附子、干姜、龙眼等一系列温热药和长期服用列热性食物，防止助阳化热，呈现脾胃积热，而加重病情。若过度食服寒性食物或药物，则可导致内寒自生，呈现脾胃虚寒。阴虚火旺体质应多进甘凉滋补之品，少食苦寒或辛燥之品。长期不良的饮食嗜好，会对机体产生影响，由此产生的损容性改变会随着年龄的增长更加明显而持久，故应重视对寒热食品和药物的合理选择、运用。

2. 五味　所谓五味，指是辛、甘、酸、苦、咸五种味。有些药物具有淡味或涩味，实际上不止五种。但五味是最基本的五种滋味，所以仍然称为五味。不同的味有不同的作用，味相同的药物，其作用也有相近或共同之处。五味与四气一样，也具有阴阳五行的属性，辛、甘、淡属阳，酸、苦、咸属阴。综合历代用药经验，其作用有如下述。

（1）辛味　"能散能行"，即具有发散、行气、活血的作用。辛味药多用治外邪在表及气血阻滞之证。药物有生姜、薄荷、细辛、荆芥、紫苏、花椒、肉桂等。

（2）甘味　"能补能和能缓"，即具有补益、和中、调和药性和缓急止痛的作用。如人参、红枣、饴糖、枸杞能补中气养气血、美颜色、抗衰老。神曲可以健运脾胃，增强体质。甘草除了补虚还可解药物毒、调和诸药。

（3）酸味　"能收能涩"，即具有收敛、固涩的作用。有生津止渴、固表止汗、敛肺止咳、涩肠止泻、固精缩尿、固崩止带的药物多作用。如乌梅、五味子、酸枣仁、山茱萸等多标以酸味，能安神助眠、生津润泽肌肤。《素问·宣明五气篇》还指出："五味所入，酸入肝。"故有些药用醋制可以增强其引药入肝的作用，如醋制香附、柴胡增强疏肝解郁之功。涩味药与酸味药的作用相似，具有收敛、固涩的作用。本草文献常以酸味代表涩味功效，或与酸味并列，标明药性。酸涩味药物大多具有收敛作用，如珍珠具有收敛生肌、除面风作用。

（4）苦味　"能泄、能燥、能坚"，即具有清泄火热、泄降气逆、通泄大便、清热燥湿、坚阴（泻火存阴）等作用。如龙胆草、黄连、黄芩、连翘、栀子、黄柏等多标以苦味，能清热解毒，清热燥湿，治疗热积痤疮，湿疹；决明子、番泻叶、大黄、芦荟等可以清热通便，治疗热积型肥胖便秘、口臭等。

（5）咸味　"能下、能软"，即具有泻下通便、软坚散结的作用。如芒硝（软坚泻下通便）、牡蛎、昆布、海藻、鳖甲等多标以咸味，可以消散结节型痤疮、瘰疬痰核。《素问·至真要大论》又云："五味入胃，各归所喜……咸先入肾。"故不少入肾经的咸味药如紫河车、海狗肾、蛤蚧、龟甲、鳖甲等都具有良好的补肾精抗衰老作用。

知识链接 ···

芳香药物

有些气味芳香之药，虽标以辛味，但难以用四气五味理论解释其药性或说明作用机理，因而又有芳香药性之说。芳香药在古代早期多用作调香品以辟秽防病，后来由于外来香料类药物不断输入，宋代以后其应用范围日益扩大，对芳香药的药性特点及治疗机理认识不断加深，逐步形成芳香药性理论，使其成为中药药性理论一个重要组成部分，从而发展了中药药性理论。芳香药物多辛散、微温、微苦，多具有醒脾胃健中焦作用，大多性温散，可直达头面部，畅通颜面气血，同时有改善心情作用。具有芳香药性的药物有玫瑰、藿香、茉莉、佛手、沉香、檀香、藁本、白芷、佩兰等多种。芳香药物通过内服外用还可产生香体、避秽、预防疾病、开窍醒神、活血止痛等作用，西方运用精油的芳香疗法就是某种体现，近年来本土中草药在中医理论指导下的单方复方精油运用也呈发展态势。

芳香药物既丰富和补充了四气五味理论，体现中医药学一直不断发展完善的特点。中医药美容除注重身形美，还注重内在精神气质美的提升。芳香类药物在美容性功效之外，对情绪的调节可以带来更平和稳定、积极乐观的态度，培护我们精气神的"正能量"，符合新时代中医"治未病"的理念，更好地护持人民群众的身心健康。

（6）淡味　"能渗、能利"，即具有利水渗湿的作用，故有些利水渗湿的药物具有淡味。淡味药多用治水肿、脚气浮肿、小便不利之证。如茯苓、土茯苓、猪苓、冬瓜皮、薏苡仁等多标以淡味，可消除水肿、改善形态，茯苓、薏苡仁外用还可白润肌肤，使皮肤细腻光洁。

由于每一种药物都具有性和味，因此，两者必须综合起来看。例如两种药物都是寒性，但是味不相同，一是苦寒，一是辛寒，两者的作用就有差异。反过来说，假如两种药物都是甘味，但性不相同，一是甘寒、一是甘温，其作用也不一样。将常用美容中药按四气五味属性分类归纳，不难看出，四气中以温热美容药居多，平性次之。这是由于温热药有鼓舞气血，升腾阳气，上浮于面使面色红润的功效，如菌桂、白芷、藁本之属。五味中以甘味美容药居多，这是由于甘味药具有补益作用，以益气助阳、滋阴养血，从而具温煦、濡养肌肤的作用，如白术、何首乌、麦冬、黄精之类，且甘味药多富含油脂，可润泽肌肤，悦人容颜，如瓜蒌仁、桃仁、冬瓜仁、杏仁、柏子仁、李桃仁等。

3. 升降浮沉　升降浮沉是表示药物对人体作用的不同趋向性的性能。升，即上升提举，趋向于上；降，即下达降逆，趋向于下；浮，即向外发散，趋向于外；沉，向内收敛，趋向于内。升降浮沉也就是指药物对机体有向上、向下、向外、向内四种不同作用趋向。药物的作用趋向是与疾病的病势趋向相对而言，也是通过药物对病证的治疗效应加以认识和概括的。升降浮沉表明了药物作用的定向概念，也是药物作用的理论基础之一。

升和降、浮和沉都是相对的，升是上升，降是下降，浮表示发散，沉表示泄利等作用。一般具有升阳、祛风、解表、开窍等功效的药物，都能上行向外，药性都是升浮的；而具有泻下、清热、利尿渗湿、重镇安神、潜阳息风、消导积滞、降逆、收敛等功效的药物，则能下行向内，药性都是沉降的。一般来讲，花、叶、皮、枝等质轻的药物大多为升浮药，如苏叶、菊花、蝉蜕等；而种子、果实、矿物、贝壳及质重者大多都是沉降药，如郁李仁、枳实、琥珀、珍珠等。

利用药物的升降浮沉之性，或升提，或沉降，或发散，或收敛，或填补，或通达，或升降并用，或浮沉共施，以纠正人体气机升降出入失调，使其恢复正常，达到治疗目的。一般，升浮属阳，沉降属阴。具体运用，如气机不能上升，多呈精气不足，脏气衰弱，升提无力，倦怠乏力，头晕耳鸣，四肢酸软，形寒怯冷，面色萎黄；不升反陷，则腹胀、肛门子宫下坠、下血等，常采用升提之性的药物改善下陷之势，反之亦然。

阴阳失调是损容性皮肤疾病发生的原因之一，升、浮属阳，沉、降属阴，通过辨证，利用药物的升降沉浮自身阴阳属性调节机体阴阳平衡，指导美容养生。

4. 归经　归经是药物作用的定位概念，即表示药物作用部位。归是作用的归属，经是脏腑经络的概称。归经指药物对于机体某部分的选择亲和作用，即主要对某经（脏腑及其经络）或某几经发生明显的作用，而对其他经则作用较小或没有作用。药物的归经不同，其治疗作用也不同。归经指明了药物治病的适用范围，也就是说明了药效所在，包含了药物定性定位的概念，也是阐明药物作用机理，指导临床用药的药性理论基本内容之一。如同属寒性药物，虽然都具有清热作用，但其作用范围，或偏于清肺热，或偏于清肝热，各有所长。再如同一补药，也有补肺、补脾、补肾等不同。因此，将各种药物对机体各部分的治疗作用作进一步归纳，使之系统化，这种便形成了归经理论。

中药归经理论的形成是在中医基本理论指导下，以脏腑经络学说为基础，以药物所治疗的具体病证为依据，经过长期临床实践，从药物的疗效中归纳总结出来的用药理论。即将药物的具体功效与脏腑经络的病证相结合，用以说明某些药物对某一或某些脏腑、经络病变所发挥的主要作用。经络是沟通人体表里内外的一种网络系统。经络能沟通人体内外表里，在病变时，体表的疾病，可以影响到内脏；内脏的病变，也可以反映到体表。因此人体各部分发生病变时所出现的证候，可以通过经络而获得系统的认识。

在中医美容领域，通常借鉴《黄帝内经·素问》中的五味所入：酸入肝、辛入肺、苦入心、咸入肾、甘入脾，是为五，其中"入"，即有归经之意。心欲苦，肺欲辛，肝欲酸，脾欲甘，肾欲咸，此五味之所合也。即使是性味相同的甘温补气药，又因归经不同，用药各异。气血不足，是导致容颜憔悴的主要因素。针对气虚证，通常需辨别具体何脏之气虚，又有补肺气、补脾气、补肾气、补心气等区别。可见，利用归经理论，可提高美容药物选择的准确性。

常用美容中药归肝经的最多，次为肺经，其次为脾、胃、肾、心及大肠经。若肝血不足，则皮毛失养，皮肤枯，须眉堕。若肝气郁滞，则会导致情志不畅。从临床看，不少损美性疾病的发生，多与情志不畅有关，如黄褐斑的发生与急躁易怒或精神抑郁等情志因素有关。从养生的角度来看，保持良好的心理环境，有助延衰驻颜。肺与美容的关系，因为皮毛是由肺输布的气血津液所濡养，故又有肺主皮毛之说。临床上，粉刺一证，多由肺经血热而成，即所谓"粉刺属肺""肺风粉刺"，说明了肺与损美性疾病的关系，故粉刺治宜清肺热为主，可内服枇杷叶丸、黄芩清肺饮等。脾胃与美容关系密切，由于脾胃为"后天之本"。脾胃功能健全则气血津液生化充足，百脉才能充盈，皮毛才荣茂。若脾胃功能差，气血津液生化不足，则皮毛失养，出现枯焦无华。脾胃在防病和养生方面也有着重要意义，如李东垣在《脾胃论》中说："百病皆由脾胃衰而生也。"百病自然包括损美性疾病在内。此外，现今的食疗美容也是通过脾胃的作用而发挥的。总之，"有诸内必形诸外"，五脏有五色，皆见于面，面乃五脏精华之聚会。

此外，我们还必须了解，由于脏腑经络的病变可以相互影响，因此，在临床用药时，并不单纯地使用某一经的药物。如肺病而见脾虚者，每兼用补脾的药物，使肺有所养而逐渐向愈；肝阳上亢由于肾阴不足者，每加用滋补肾阴的药物，使肝有所涵而虚阳自潜。如颜面气色暗沉生斑者伴有昏、心悸、失眠、健忘、心情不畅等证，考虑心经、肝、脾经病变，在用药上选用龙眼、西洋参、佛手、玫瑰花、黄芪茯苓等药物，以内养外，改善症状的同时获得颜容改善。故将归经理论引入美容药物应用，具有一定的指导意义。

5. 毒性 历代本草书籍中，常在每一味药物的性味之下，标明"有毒"或"无毒"等字样。"有毒无毒"也是中药性能的重要标志之一，它是掌握药性必须注意的问题。

毒性是指药物对机体的损害性，是反映药物安全程度的一种性能。毒性反应会引起机体功能障碍，或造成脏腑组织器官的损伤，导致机体发生病理变化，甚至死亡。

古代的"毒"具有广义的概念，即药物用以治疗疾病的偏性，古代医药文献中常将药物统称为"毒药"。"毒药"一词，在古代医药文献中常是药物的总称。药性都各有偏性，这种偏性就是"毒"。但为了确保用药安全，后世许多本草书籍在药物性味之下所标注的"大毒""小毒"，大多是指一些具有一定毒性或副作用的药物，用得不当就可能导致中毒。故"毒"的含义已不是古时那样广义的概念。1988 年国务院颁布的《医疗用毒性药品管理办法》称："医疗用毒性药品，系指毒性剧烈，治疗剂量与中毒剂量相近，使用不当会致人中毒或死亡的药品"，表明毒性具有特殊性，大多数人持这种观点。现今已普遍将毒性的狭义观点定为对毒性的认识。2025 版《中华人民共和国药典·一部》

采用大毒、有毒、小毒三级分类方法，是目前通行的中药毒性分级方法。

当今美容化妆品的盛行，含有天然中药成分的产品一直广受青睐，选择合适的毒性小的药物成分，或通过炮制、提取等方式减少药物不必要毒性显得如此重要。

综上，中药的四性、五味、归经、升降浮沉是从不同角度反映药物作用特性的性能；而毒性则是从安全用药的角度反映药物的另一特性。目前，仍然将这五方面的内容视为中药理论的重要组成部分，也是中药性能的主要内容。迄今为止，利用中药性能认识药物作用，以指导美容用药仍具有一定意义。

（二）中药的应用

1. 中药配伍 根据患者病情和药物的需要，以安全有效用药为目的，按照一定法则，将两味以上的药物配合应用，称为中药的配伍。

现今美容中药的使用，选择几种药物配伍的情况较多，药物通过配伍后形成复方方剂，药物之间会发生复杂的变化关系。中药的配伍理论，本书主要以《神农本草经》中提及的"七情"指导。七情是指单行以及其余六种配伍关系的总称。

（1）单行 单用一味中药来治疗某种病情单一的疾病。如长期服用黑豆可以乌发。

（2）相须 指性能功效类似的药物配合应用，是两种性能功效类似的中药配合应用，可以增强某种或某几种治疗效应。如麻黄和桂枝合用，增强解表开肺气的作用，用来改善过敏性皮肤疾患。

（3）相使 指性能功效有某种共性的药物配合，以一味药物为主，另一味药物为辅，辅药能提高主药的疗效。黄芪配茯苓治脾虚肥胖，黄芪为健脾益气、利湿消肿的主药，茯苓淡渗利湿，可增强黄芪补气利湿的作用。

（4）相畏 指一味药物的毒性或副作用能被另一种药物降低或消除。如生半夏和生南星的毒副作用能被生姜降低，故生半夏和生南星畏生姜。

（5）相杀 指一味药物能降低或消除另一味药物的毒性或副作用。如生白蜜杀乌头毒，防风杀砒霜毒等。相畏和相杀没有本质的区别，是从自身的毒副作用受到对方的抑制和自身能消除对方毒副作用的不同角度提出来的配伍方法，它是同一配伍关系的两种不同提法。

（6）相恶 指一味药物的某种或某几种治疗作用会被另一种药物削弱或消除。如人参恶莱菔子，即莱菔子能削弱人参的补气作用；生姜恶黄芩，即黄芩能削弱生姜的温胃止呕作用。

（7）相反 是两种中药同用能产生或增强毒性或副作用。详见用药禁忌"十八反""十九畏"中若干药物。

总的来说，相须、相使可以提高临床疗效。相畏、相杀可使毒副作用降低或消除，使用药更安全有效。相恶会使治疗效应削弱或消除，应当避免。相反会使毒副作用增强或产生新的毒副作用，影响美容临床用药的安全性，应当禁忌。

美容药物配伍中当充分利用相须、相使的增效、减毒的配伍关系，避免相恶、相反的减效、增毒的配伍关系。

2. 用药禁忌 用药禁忌主要有以下几个方面：

（1）配伍禁忌 前面"配伍"一节中曾原则地提到，在复方配伍中，有些药物应避免合用。金元时期概括为"十九畏"和"十八反"，并编成歌诀，现将歌诀代表的内容列举于下：①十九畏：硫黄畏朴硝，水银畏砒霜，狼毒畏密陀僧，巴豆畏牵牛，丁香畏郁金，川乌、草乌畏犀角，牙硝畏三棱，官桂畏石脂，人参畏五灵脂。②十八反：甘草反甘遂、大戟、海藻、芫花；乌头反贝母、瓜蒌、半夏、白蔹、白及；藜芦反人参、沙参、丹参、玄参、细辛、芍药。

十九畏的"畏"，有"恶"之意，与"相畏"降低毒性配伍的内涵不一致。十九畏中的药对配伍后，要么产生"相反"增毒效应，要么"相恶"减效，均归属于配伍禁忌，而"相畏"减毒，是临床用药需要发挥的配伍关系。

上述甘草、人参、丹参、玄参、沙参、苦参、白芍、赤芍、贝母、白蔹、白及等均属于美容常用中药，在运用时，应关注其配伍禁忌内容，避免犯戒。

（2）妊娠用药禁忌 某些药物具有损害胎元以致堕胎的副作用，所以应该作为妊娠禁忌的药物。根据药物对于胎元损害程度的不同，一般可分为禁用与慎用二类。禁用的大多是毒性较强，或药性猛烈的药物，如巴豆、牵牛、大戟、斑蝥、商陆、麝香、三棱、莪术、水蛭、虻虫等；慎用的包括通经去瘀、行气破滞，以及辛热等药物，如桃仁、红花、大黄、枳实、附子、干姜、肉桂等。凡禁用的药物，绝对不能使用；慎用的药物，则可根据孕妇患病的情况，酌情使用。

（3）服药时饮食禁忌 饮食禁忌简称食忌，也就是通常所说的忌口。在古代文献上有常山忌葱；地黄、何首乌忌葱、蒜、萝卜；薄荷忌鳖肉；茯苓忌醋；鳖甲忌苋菜；以及蜜反生葱等记载。这说明服用某些药时不可同吃某些食物。另外，由于疾病的关系，在服药期间，凡属生冷、粘腻、腥臭等不易消化及有特殊刺激性的食物，都应根据需要予以避免。高烧患者还应忌油。

（4）证候用药禁忌 由于药物具有寒热温凉及归经等特点，因而一种药物或性味相近的药物组合只适用于某种或某几种特定的证候，而对其他证候无效、甚至出现反作用，如气虚寒凉泄泻体质不适合大剂量服用清热寒凉药物。药物的证候禁忌，内容详见每味药物的"使用注意"项。

二、中药美容基本特点

（一）整体观念、辨证论治

中医认为人是一个有机的整体，它把五脏六腑与皮肉筋脉骨、目舌口鼻耳、爪面唇毛发、神魂魄意志、青赤黄白黑等有机地联系起来，形成统一的整体，并把人与自然四时气候的变化联系起来，形成了人与自然的统一。在这一整体观的指导下，中医美容学把一切损美性疾病、美容缺陷的产生与脏腑机能的紊乱、气血阴阳的失调、六淫致病因素的侵袭、五志七情过极的影响等联系起来，并进行整体调节，使损美性疾病和美容缺陷得到治疗和纠正，从而达到美容的目的。诚如《圣济总录》所言："驻颜色，当以益血气为先，倘不如此，徒区区于膏面染髭之术，去道无矣。"这就是不能"华其外而瘁其内""皮之不存，毛将焉附"的道理。

中医美容学对损美性疾病的治疗和中医临床各科一样强调辨证论治。比如黄褐斑的辨证，有风邪侵袭、痰湿内蕴、瘀血阻络等不同的病因病机，疗方法就有祛风消斑、除湿消斑和化瘀消斑的不同区分，不仅指导内服用药的遣药组方指导着外用妆饰品的配制与应用，充分体现了审证求因、审因论治、依法统方的辨证施治。

（二）内外同治

美容中药是在中医药理论的指导下，采用中药实施美容的一种重要手段，常运用内治和外治两种路径达到美容目的。内治法可从整体调节脏腑功能，调节气血，使人体气血充沛，容光焕发。外用法是运用药物直接作用于体表局部，即利用药物的性能，使气血流畅、经气畅通，以达到美容功效。

常见治疗法则有祛风法、清热法、祛湿法、化痰散结法、活血化瘀法、疏肝解郁法、补气血生津法和滋阴补肾等方法。

中医在诊治具体损容性皮肤病时，常常依据辨证来论治。如针对痤疮，中医临床依据患者的具体症状特征，辨证有"血热""肺胃积热""湿热内蕴""气滞血瘀"等证型，因此可分别采用相应治法治疗。有的损容性皮肤病，可由多种病机混合所致，又常采用几种治法联合应用。

（三）剂型多样性

内服法有汤液、饮、酒、露、丸、膏方、丹、散、颗粒剂等不同剂型。一般病程重，急性病变采用中药汤液、颗粒剂的形式。病情瞬息变化，或机体不耐受，要用药轻灵的，可使用散剂，如银翘散。病情不急迫，需要一定时间长期调理的做成丸剂、膏方的形式缓缓图之。为改善口感，保健功效的可采用酒（浆）、露、饮等形式，如枸杞原浆、人参提取口服液等。

外用法有熏洗、面膜、涂擦、贴敷、洗浴、导入法等。历代各类医书中，标明驻颜悦色的药物多达上百种，而美容方剂数量更为可观，多达2000多首，例如洗手面方、令面悦泽方、增白方、祛皱方、驻颜方、白牙方、染发方、香口香身方，应有尽有。发蜡、口红、胭脂的配方亦可寻觅到。近代研制的天然化妆品中就有不少是以人参、当归、胎盘、薏苡仁、灵芝、麝香、茯苓、三七、大豆、益母草、白芷、冬瓜仁等古代美容中药为原料研制的系列天然化妆品。

（四）丰富的治疗作用

传统美容中药及美容复方用药中，以理气活血药类、补虚药类、清热解毒药类、祛风解表药类、化痰散结药类、收敛生肌药类、杀虫祛腐药类、芳香药类居多。理气活血药可以促进气血津液循行，使肌肤润泽耐老、滑悦白皙。补虚类药有补气、补血、补阴、补阳的不同，具增强人体机能活动、提高抗病能力及延缓人体衰老的作用。清热解毒药具有广谱抗细菌、真菌、病毒作用，可改善皮肤感染。解表祛风化痰类药物可改善面部气血循环，对颜面痤疮及赘疣具有消除作用。一些矿物、毒性类的药物具有杀虫、去腐生肌作用。芳香类药物可以作用于身心，除提神醒脑，改善情绪，还可治疗皮肤疾患。

三、常用中药及功效

美容中药是在中医理论指导下使用，临床上根据体质不同，辨证论治的不同证型，同一美容性疾病根据病因不同存在同病异治的多种可能性和复杂性，本部分内容重在理解的药性特点及功效。

（一）祛痤疮类药物

痤疮是一种毛囊皮脂腺的慢性炎症，多发于青春期男女，常由肺胃积热、热毒蕴结、痰瘀互结等引起，宜辨证选用清肃肺卫、泻火解毒、化瘀散结等药物，并注意调节情志、忌酒及辛辣厚味饮食。此类药物多具有清热泻火，燥湿解毒作用，凡脾胃虚寒，阴虚津亏者当慎用，必要时可与健胃药或养阴药同用。

枇杷叶

本品为蔷薇科植物枇杷的干燥叶。全年均可采收，晒至七八成干时，扎成小把，再晒干。除去绒毛，用水喷润，切丝，干燥。本品气微，味微苦。以色灰绿者为佳。生用或蜜炙用。

【性能特点与功效】

苦，微寒。归肺、胃经。清肺止咳，降逆止呕。

【美容效用与药理】

用于痤疮等损容性皮肤病。含挥发油、鞣质等，对金黄色葡萄球菌有抑制作用，所含熊果酸有抗炎作用。

【用法用量】

内服，6~10g。

【化学成分】

本品含挥发油以及酒石酸、熊果酸、齐墩果酸、苦杏仁苷、鞣质、维生素B、维生素C、山梨醇等。

黄连

为毛茛科多年生草本植物黄连、三角叶黄连或云连的根茎、根须及叶。秋季采挖 5~7 年的植株，除去苗叶、须根，干燥。生用或姜炒。

【性能特点与功效】

苦，寒。归心、脾、胃、胆、大肠经。清热燥湿，泻火解毒。

【美容效用与药理】

用于痈肿疮毒，疔毒内攻，痤疮、痤疮黑头，酒渣鼻及口舌生疮、耳、目肿痛等火毒炽盛之痈肿疮毒疾病。常配伍黄芩、栀子、连翘等药，如《外科正宗》的黄连解毒汤。对于耳目肿痛，亦可外用，研末或漫汁涂患处。所含小檗碱、黄连碱、药根碱有抗病原微生物、抗炎作用。

【用法用量】

内服，2~10g；或入丸、散。外用适量，研末调敷，或煎水洗。

【使用注意】

本品大苦大寒，过量久服易伤脾胃，脾胃虚寒者忌用。苦燥易伤阴津，阴虚津伤者慎用。

【化学成分】

含小檗碱、黄连碱、药根碱、巴马汀（掌叶防己碱）、棕榈碱、非洲防己碱、木兰碱、表小檗碱等异喹啉类生物碱。还含有黄柏酮、黄柏内酯、阿魏酸、绿原酸等。

黄芩

为唇形科多年生草本植物黄芩的根。春秋两季采挖，除去残茎、须根，晒干。蒸透或开水润透切片。生用，酒炒或炒炭用。

【性能特点与功效】

苦，寒。归肺、胆、脾、胃、大肠、小肠经。清热燥湿，泻火解毒，凉血止血，安胎。

【美容效用与药理】

用于治肺热壅遏所致之痤疮、痤疮黑头，酒渣鼻及火毒炽盛之痈肿疮毒等损容性皮肤病。黄芩所含黄芩素、黄芩苷有抗菌消炎作用。如枇杷清肺饮中配合枇杷叶、桑白皮等药物使用。

【用法用量】

内服，3~10g。外用适量，煎水洗或研末调敷。

【使用注意】

本品苦寒伤胃，脾胃虚寒者不宜使用。

【化学成分】

主要含黄芩苷、黄芩素（黄芩苷元）、汉黄芩素、汉黄芩苷、黄芩新素等黄酮类成分。

黄柏

为芸香科落叶乔木植物黄檗（关黄柏）和黄皮树（川黄柏）除去栓皮的树皮。清明前后剥取树皮，刮去粗皮，晒干压平。切片生用或盐炒用。

【性能特点与功效】

苦，寒。归肾、膀胱、大肠经。清热燥湿，泻火除蒸，解毒疗疮。

【美容效用与药理】

用于疮疡肿毒，湿疹瘙痒，痤疮等损容性皮肤病。所含黄柏生物碱有抗病原微生物、抗炎作用。

【用法用量】

内服，3~12g，或入丸、散。外用适量，研末调敷，或煎水洗。黄柏研细末，用猪胆汁或鸡蛋清调涂患处。

【鉴别用药】

黄芩、黄连、黄柏性味皆苦寒，均能清热燥湿、泻火解毒，常用治湿热内盛或热毒炽盛之证，每相须为用。但黄芩偏泻上焦肺火；黄连偏泻中焦胃火，并长于泻心火，除中焦湿热；黄柏偏泻下焦相火。

【使用注意】

本品苦寒伤胃，脾胃虚寒者忌用。

【化学成分】

含多种生物碱，并含黄柏内酯、黄柏酮、黄柏酮酸等。

金银花

为忍冬科多年生半常绿缠绕性木质藤本植物忍冬的花蕾。夏初当花含苞未放时采摘，阴干。生用或制为露剂。

【性能特点与功效】

甘，寒。归肺、心、胃经。清热解毒，疏散风热。

【美容效用与药理】

用于痤疮、痈、疖肿、风疹、扁平疣等。可单用，亦可配合蒲公英、野菊花、紫花地丁等，以加强解毒消肿作用，如五味消毒饮；或以鲜品捣烂外敷亦良。所含挥发油，具有广谱抗菌作用，对金黄色葡萄球菌等致病菌有较强的抑制作用，有明显抗炎及解热作用。

【用法用量】

内服，6～15g。外用适量。

【使用注意】

脾胃虚寒及气虚疮疡脓清者忌用。

【化学成分】

本品含有绿原酸、异绿原酸、咖啡酸、木犀草苷、忍冬苷、金丝桃苷、槲皮素等。

栀子

为茜草科常绿灌木植物栀子的成熟果实。秋冬采收。生用、炒焦或炒炭用。

【性能特点与功效】

苦，寒。归心、肺、三焦经。泻火除烦，清热利湿，凉血解毒。

【美容效用与药理】

用于痤疮，痤疮黑头，酒渣鼻及白癜风等火毒炽盛之皮肤疾病。所含栀子苷及黄酮类栀子素有抗炎作用。

【用法用量】

内服，6～9g。外用适量，研末调敷，或煎水洗。栀子用于清热解毒宜生用；凉血止血宜炒用（焦山栀、黑山栀）。

【使用注意】

本品苦寒伤胃，脾虚便溏者不宜用。

【化学成分】

本品含栀子苷，羟异栀子苷，栀子素，西红花素，西红花酸，栀子花甲酸，栀子花乙酸，绿原酸等。

连翘

为木犀科落叶灌木植物连翘的果实。寒露前采熟透果实则为黄翘。青翘采得后即蒸熟晒干，筛取籽实作连翘心用。以青翘为佳，生用。

【性能特点与功效】

甘，微寒。归肺、心、小肠经。清热解毒，消肿散结，疏散风热。有"疮家圣药"之称。

【美容效用与药理】

用于痤疮、风疹、疮疡肿毒等损容性皮肤病。用于热毒蕴结所致的各种疮毒痈肿，或瘰疬结核等证。本品泻火解毒，能消痈散结，前人称为疮家圣药。疗痈肿疮疖，可与野菊花、金银花、天花粉等解毒消肿之品同用；治瘰疬结核，多和夏枯草、玄参、贝母等配伍，以增强解毒消肿散结的作用。所含挥发油，具有广谱抗菌作用，能抗炎解热。

【用法用量】

内服，6~15g。外用适量。

【使用注意】

脾胃虚寒及气虚疮疡脓清者忌用。

【鉴别用药】

连翘与金银花均有清热解毒、疏散风热作用，既能透热达表，又能清里热而解毒。对热毒疮疡、风热感冒、温热病等，常相须为用。不同之处在于，连翘清心解毒之力强，并善于消痈散结，为疮家圣药，亦治瘰疬痰核；而金银花疏散表热之效优，且炒炭后善于凉血止痢，用治热毒血痢。

【化学成分】

本品含有挥发油、苯乙醇类、木脂素及其苷类、黄酮类等。分离出的绿原酸和异绿原酸是本品抗菌的主要成分。

马齿苋

为马齿苋科一年生肉质草本植物马齿苋的全草。夏季采收，略蒸或烫后晒干。

【性能特点与功效】

酸，寒。归肝、大肠经。清热解毒，凉血止血，止痢。

【美容效用与药理】

清热解毒消疣，用于扁平疣、寻常疣、痤疮属于血热毒盛者；还可用于痤疮造成的瘢痕或皮肤粗糙等损容性皮肤病。本品具有清热解毒，凉血消肿之功。用治火热毒盛、痈肿疔疮、丹毒、以及蛇虫咬伤、湿疹。《医宗金鉴》单用本品煎汤内服并外洗，再以鲜品捣烂外敷；也可与重楼、拳参、蒲公英等药配伍。

【用法用量】

内服，9~15g。鲜品30~60g。外用适量，捣敷患处。痤疮瘢痕形成者，可单用本品煎汤内服并外洗，再以鲜品捣烂外敷。

【使用注意】

脾胃虚寒，腹泻者忌服。

【化学成分】

本品含三萜醇类、黄酮类、氨基酸、有机酸及其盐，还有钙、磷、铁、硒等微量元素及其无机盐，以及硝酸钾、硫酸钾等。

蒲公英

为菊科多年生草本植物蒲公英及其多种同属植物的带根全草。夏秋两季采收，洗净晒干，防霉。鲜用或生用。

【性能特点与功效】

苦、甘，寒。归肝、胃经。清热解毒，消肿散结，利湿通淋。

【美容效用与药理】

用于痈肿疮毒，痤疮等属热毒炽盛的损容性皮肤病。治痈肿疔毒，常配伍金银花、紫花地丁、野菊花等，如五味消毒饮。

【用法用量】

内服，10~15g。外用适量，煎汤熏洗患处，或鲜品捣敷。

【使用注意】

用量过大，可致缓泻。

【化学成分】

本品含蒲公英固醇、蒲公英素、蒲公英苦素、肌醇和莴苣醇、蒲公英赛醇、乙酰蒲公英萜醇、咖啡酸及树脂等。

野菊花

本品为菊科植物野菊的干燥头状花序。秋、冬二季花初开放时采摘，晒干，或蒸后晒干。

【性能特点与功效】

苦、辛，微寒。归肝、心经。清热解毒，泻火平肝。

【美容效用与药理】

用于痤疮、皮肤感染等损容性疾病。辛散苦降，功能清热泻火，解毒利咽，消肿止痛，为治外科疔痈之良药。治热毒蕴结，疔疖丹毒，痈疽疮疡，咽喉肿痛，可与蒲公英、紫花地丁、金银花等药同用，如五味消毒饮（《医宗金鉴》）。

【用法用量】

煎服，9~15g。外用适量，煎汤外洗或制膏外涂。

【使用注意】

脾胃虚寒者不宜久服。

【化学成分】

含蒙花苷、矢车菊苷、菊花内酯、野菊花三醇、野菊花酮、樟脑、龙脑等。

桔梗

为桔梗科多年生草本植物桔梗的根。春秋二季采挖，而以秋季采者体重质实，品质优良。除去苗茎，洗净。刮去栓皮，晒干，切片。

【性能特点与功效】

苦、辛，平。归肺经。宣肺，祛痰，利咽，排脓。

【美容效用与药理】

化痰祛痤排脓，用于痤疮，疮疡等损容性皮肤病属于痰湿所致者。本品有排脓之效。如桔梗汤，即以之配伍甘草，用以排脓。本品又可开宣肺气而通利二便，用治癃闭、便秘。桔梗粗皂苷有镇静、镇痛、解热作用，又能降血糖、降胆固醇。

【用法用量】

内服，3~10g。

【使用注意】

本品对胃黏膜有刺激作用，量大可引起轻度恶心，甚至呕吐。胃及十二指肠溃疡慎用，内服剂量也不宜过大。

【化学成分】

主要含三萜皂苷类成分桔梗皂苷、远志皂苷等。还含由果糖组成的桔梗聚糖。

紫草

为紫草科多年生草本植物紫草和新疆紫草的根。春秋两季采挖，除去茎叶，晒干，润透切片。

【性能特点与功效】

甘、咸，寒。归心、肝经。凉血活血，解毒透疹。

【美容效用与药理】

祛斑消疣敛疮，用于痤疮，扁平疣，皮肤斑疹，痈肿疮疡，酒渣鼻、麻疹、湿疹、皮肤溃疡等损容性皮肤病。本品咸寒，入肝经血分，既能凉血活血，又善解毒透疹。治温毒发斑，血热毒盛，斑疹紫黑者，常配伍赤芍、蝉蜕、甘草等药，如紫草快斑汤（《张氏医通》）；若配伍牛蒡子、薄荷、山豆根等药，可治麻疹不透，疹色紫暗，兼咽喉肿痛者。本品甘寒能清热解毒，咸寒能清热凉血，并能活血消肿。

治痈肿疮疡，常与银花、连翘、蒲公英等药同用；若配伍当归、白芷、血竭等药，可治疮疡久溃不敛，如生肌玉红膏（《外科正宗》）。治湿疹，可配伍黄连、黄柏、苦参等药。若治烧烫伤，可将本品用植物油浸泡，滤取油液，外涂患处，或配黄柏、大黄等药，麻油熬膏外搽。本品含紫草素具有抗炎作用、解热等作用。

【用法用量】

内服，3~10g。外用适量，熬膏或用植物油浸泡涂搽。

【使用注意】

本品性寒滑利，缓泻通便，脾虚便溏者忌服。

【化学成分】

本品含紫草素、紫草烷、乙酰紫草素、去氧紫草素、异丁酰紫草素、二甲基戊烯酰紫草素等。

（二）美白祛斑类药物

具有美白肌肤，提亮肤色、淡化色斑作用，常用以防治皮肤色素沉着的药物，称美白药。具有预防色斑形成或淡化色斑作用，常用以防治皮肤黄褐斑、雀斑等的药物，称祛斑药。

白及

为兰科多年生草本植物白及的地下块茎。夏秋季苗枯前采挖，除去残茎及须根，洗净，入沸水煮至内无白心，除去粗皮晒干，切片或打粉用。

【性能特点与功效】

苦、甘，涩，寒；归肺、胃、肝经。清热祛风，除斑护肤，止血消肿，生肌，增白洁肤。

【美容效用与药理】

美白祛皱祛斑，用于面部细纹，黄褐斑，色斑。许多美白、润肤方均含白及。白及提取物对体外培养的人体皮肤成纤维细胞有明显促进生长作用，可延缓细胞衰老；其所含中性多糖有抗氧化作用。

润肤护肤，用于手脚皲裂，冻疮。白及葡萄甘露聚糖可在皮肤表面形成透气性薄膜，防止皮肤失水而滋润皮肤；并能促进血液循环，改善皮肤营养。

【用法用量】

白及粉，或配其他中药加水调糊敷脸；可用提取物加入化妆品。本品美容内服少，入汤剂，6~15g；研末吞服3~6g。外用适量。

【使用注意】

外用对皮肤无刺激作用。外感咯血、肺痈初起及肺胃有实热者忌服。内服不宜与乌头类药物同用。

【化学成分】

含挥发油、黏液质、白及甘露聚糖以及抗菌活性成分。

茯苓

为多孔菌科真菌茯苓的菌核。多寄生于松科植物赤松或马尾松等树根上，野生或栽培。7~9月采挖，阴干。

【性能特点与功效】

甘、淡，平；归脾、肾、心经。利水渗湿，健脾益气，宁心安神，润肤生发。

【美容效用与药理】

美白祛斑，用于面色晦暗，色斑等。本品与白术同用，其健脾利湿之功益彰，如五苓散、苓桂术甘汤等均配伍有茯苓、白术。茯苓所含的β–茯苓聚糖体外试验能抑制酪氨酸酶；茯苓多糖能提高人体免疫功能，促使毛细血管中氧合血红蛋白释放更多的氧，延缓细胞衰老，增加皮肤弹性和光泽。

【用法用量】

白茯苓粉，或配其他中药加水调糊敷脸。内服10~15g，外用适量。

【化学成分】

含三萜类，如茯苓酸、块苓酸等；尚含多聚糖类、茯苓聚糖、麦角甾醇、碱、腺嘌呤、蛋白质、蛋白酶、脂肪、卵磷脂、组胺酸以及钾盐等。

白附子

为天南星科多年生草本植物独角莲的块茎。秋季采挖，除去残茎、须根及外皮，用硫黄熏1~2次，晒干。或用白矾生姜制后切片。别名禹白附。

【性能特点与功效】

辛、甘，温；归脾、胃经。燥湿化痰，祛风止痉，除赘，解毒散结。有防治面部皮肤病及引诸药达到面部以发挥药效之力。

【美容效用与药理】

润肤美白，灭瘢除黑，用于面黑、汗斑、瘢痕疙瘩、痤疮等。白附子为阳明经药。治一切风冷气、瘢疵、粉刺等。如唐代《备急千金要方》，以白附子为末酒调敷面，治面黑。

【用法用量】

研粉外敷或用于美容添加剂或防腐剂及护肤品中。内服多选炮制品，3~6g。外用适量。

【使用注意】

本品有小毒，刺激性较强，需与其他中药粉混合使用，皮肤敏感者不宜使用。孕妇忌服。生品一般不作内服。

【化学成分】

含生物碱、有机酸、皂苷等。

沙棘

本品为胡颓子科植物沙棘的干燥成熟果实。秋、冬二季果实成熟或冻硬时采收，除去杂质，干燥或蒸后干燥。以粒大、肉厚、肥润者为佳。

【性能特点与功效】

甘、酸，温；归脾、胃、肺、心经。健脾消食，止咳祛痰，活血祛瘀。

【美容效用与药理】

美白祛皱祛斑，用于皮肤日晒斑，皱纹，皮肤老化等。沙棘能滋养皮肤促进细胞代谢、促进上皮组织再生，能有效防止皮肤老化。

【用法用量】

沙棘果肉内服，沙棘油局部外用；可用提取物加入化妆品。内服 3～10g；外用适量。

【化学成分】

含维生素 E、β－胡萝卜素、不饱和脂肪酸、黄酮类、甾体类以及苦木素、异鼠李素、5－羟色胺等。

僵蚕

为蚕蛾科昆虫家蚕的幼虫在未吐丝前，因感染白僵菌而发病致死的僵化虫体。主产于浙江、江苏、四川等养蚕区。晒干生用或炒用。

【性能特点与功效】

咸、辛，平；归肝、肺经。祛风解痉，化痰散结，散风邪，辟恶气，灭瘢痕，通诸窍，润肤。

【美容效用与药理】

美白祛斑，用于黄褐斑，老年斑。僵蚕含有氨基酸和活性丝光素，有营养皮肤和美容作用。僵蚕所含蛋白质有刺激上皮脂腺，调节性激素分泌的作用，因而对女性性激素分泌失调引起的黄褐斑有一定疗效。僵蚕含维生素 E，能清除自由基，抗脂质氧化形成的老年斑。其所含的活性丝光素能促使皮肤细胞新生，调节皮脂，改善皮肤微循环，消除色素沉着，保持皮肤弹性，而有增白防晒作用。

防瘢痕祛痤，用于预防瘢痕、痤疮。僵蚕含有草酸胺，还有蛋白酶、壳质酶、脂酶等水解酶可消化角质，分解色素防瘢痕、祛痤疮、治瘀斑作用。

【用法用量】

配其他中药加水外用敷面。或内服，5～10g。外用适量。

【化学成分】

含有变态活性激素、促脱皮甾酮、3-羟基犬尿素、草酸铵、吡啶-2,6－二羟基酸、脂肪、蛋白质。

白蔹

为葡萄科多年生藤本植物白蔹的块根。春秋采挖，以春采为好。洗净，剥去外皮，切片晒干用。

【性能特点与功效】

苦，辛，微寒；归心、胃经。清热解毒，消痈散结，敛疮生肌。

【美容效用与药理】

美白祛斑，用于面部色素沉着，雀斑等。常与白术、白芷、白及、白茯苓、白芍、珍珠等研粉制成面膜，以达到美白效应。

用于疮痈肿毒及烧烫伤，本品能清热解毒。疮痈初起，内服、外用都有散结、消痈肿之效。内服，可单用或与连翘等清热解毒药配伍；外用，可用本品与赤小豆同研为末，用鸡蛋清调涂患处。疮痈有脓者，内服可促使出头排脓。疮痈溃后不敛者，外用又能敛疮生肌，可与白及、络石藤配伍，即白敬散。治烧烫伤，可单用为末敷患处。

【用法用量】

白蔹粉，或配其他中药加水调糊敷脸。内服 5 ~ 10g，外用适量。

【使用注意】

内服，不宜与乌头类药物同用。外用适量。

【化学成分】

含淀粉、黏液质等。

珍珠

为珍珠贝科动物合浦珠母贝与蚌科动物三角帆蚌、褶纹冠蚌等双壳类动物受刺激所形成的珍珠。海产者以野生为主，淡水产者以养殖为主。用时研末水飞。或以豆腐同煮，然后取出研磨。

【性能特点与功效】

甘、咸，寒；归心、肝经。安神定惊，明目消翳，解毒生肌，润肤白面。

【美容效用与药理】

美白祛皱祛斑，用于面部细纹，色斑。珍珠含有多种水解蛋白质能促进细胞的生长；能吸附于干燥的皮肤上形成保水性较好的薄膜，具有良好的营养和保护肌肤的作用，加上其促进局部血液循环和抗感染的功能，可以有效地减少皱纹和色斑的发生。

还可用于牙黄黑不白及目赤肿痛、翳障备肉、疮疡溃后久不收口等。

【用法用量】

珍珠粉，或配其他中药加水调糊敷脸。内服多入丸散，0.1 ~ 0.3g。外用适量。

【化学成分】

含有 20 余种氨基酸和大量钙盐，此外含有少量铅、铜、铁、镁、锰、钠、锌、硅、锶等元素。

桃花

为蔷薇科植物桃或山桃的花，每年春季采集晒干。

【性能特点与功效】

苦，平；归心、肝、胃经。活血，通便，润肤悦面。

【美容效用与药理】

美白祛斑，用于黄褐斑、雀斑、色斑。桃花含有山柰酚、香豆精、三叶豆苷和维生素 A、维生素 B、维生素 C 等营养物质。这些物质能扩张血管，疏通脉络，润泽肌肤，改善血液循环，促进皮肤营养和氧供给，使促进人体衰老的脂褐质素加快排泄，防止黑色素在皮肤内慢性沉积，从而能有效地预防黄褐斑、雀斑、黑斑。

润肤祛皱，用于皮肤干燥、粗糙及皱纹。桃花中还富含植物蛋白和呈游离状态的氨基酸，容易被皮肤吸收，发挥润肤祛皱作用。

【用法用量】

内服，3 ~ 6g；或研末，1.5g。外用适量。鲜品捣烂取汁涂于面部。

【使用注意】

孕妇慎用。

【化学成分】

含山柰酚、香豆精，花蕾含柚皮素等。

白芷

为伞形科多年生草本植物兴安白或川白芷和杭白芷的根。夏秋间叶黄时采挖，除去须根，晒干，润透切片。防蛀。

【性能特点与功效】

辛，温；归肺、胃、大肠经。解表散寒，止痛，通鼻窍，燥湿止带，消肿排脓。阳明经引经药。

【美容效用与药理】

祛斑美白，用于黄褐斑，色斑，黑头，痤疮。白芷能改善局部血液循环，消除色素在组织中过度堆积，促进皮肤细胞新陈代谢，进而达到美容的作用。白芷与补骨脂配制的祛斑霜，与人参、樟脑配伍制成的祛斑霜，对黑头、痤疮也有一定的作用。

合用川芎、苦丁茶等，还可治疗头风，皮肤瘙痒。

【用法用量】

白芷粉，或配其他中药加水调糊敷脸；白芷还被添加在洗发露、洗发膏、防晒油、乳化体防晒剂等日用化妆品中。内服 3～10g；外用适量。

【使用注意】

白芷所含的香柑内酯、花椒毒素、异欧前胡素乙等呋喃香豆素类化合物为光敏性物质，进入机体后，一旦受日光或紫外线照射，则可使局部皮肤发生日光性皮炎。

【化学成分】

含挥发油、香柑内酯、花椒毒素、异欧前胡素乙等呋喃香豆素类化合物等。

当归

为伞形科多年生草本植物当归的根。主产于甘肃省东南部的岷县（秦州），产量多，质量好。其次，陕西、四川、云南、湖北等省也有栽培。秋末采挖，除尽芦头、须根。待水分稍行蒸发后按大小粗细分别捆成小把，用微火缓缓熏干或用硫黄烟熏。防蛀防霉。切片生用，或经酒拌、酒炒用。

【性能特点与功效】

甘、辛，温；归心、肝、脾经。补血调经，活血止痛，润肠通便。

【美容效用与药理】

祛斑美白，用于雀斑，黑斑，老年斑。当归能抑制酪氨酸酶，减轻酪氨酸酶所导致的雀斑、黑斑、老年斑等。

美发护发，用于脱发。当归提取物能扩张头皮毛细血管，促进血液循环，加上富含的微量元素，能改善发质，防止脱发。

用于血虚头痛、硬皮病、烧伤植皮后排斥反应。本品补血活血，能起到消肿止痛、排脓生肌的功效，故也为外科所常用。如仙方活命饮以本品配伍银花、赤芍、炮山甲等同用，可以消肿止痛；十全大补汤以本品配伍黄芪、人参、熟地、肉桂等，可以排脓生肌。

【用法用量】

外用敷脸；或添加在洗发剂、乳液、膏霜类、化妆水类、面膜、营养露等多种化妆品中。内服 6～12g，孕妇慎用，大便溏泄者慎用。

【使用注意】

当归有活血作用，敷脸时有轻微刺激性，敏感性皮肤者慎用。

【化学成分】

含挥发油、有机酸、糖类、维生素、氨基酸等。

甘草

为豆科多年生草本植物甘草的根及根茎。春秋采挖，除去残茎及须根，或去外皮，切片晒干。生用或蜜炙用。

【性能特点与功效】

甘，平；归心、肺、脾、胃经。补脾益气，祛痰止咳，缓急止痛，除臭香身，调和药性。

【美容效用与药理】

祛斑美白，用于黄褐斑，色斑。甘草黄酮有抑制酪氨酸酶活性、清除氧自由基，从而能有效地预防黄褐斑、雀斑、黑斑等。添加在多种护肤品中。

祛屑生发，用于头屑、脱发等。甘草中的甘草酸能抗菌、消炎、止痒、保湿、软化皮肤，防止产生皮屑，并有生发、护发等作用。

治脾胃虚弱，口臭腋臭，皮肤皲裂，痈疽疮疡。

【用法用量】

提取物加入化妆品。内服2~10g；外用适量。

【使用注意】

内服，不宜与京大戟、红大戟、芫花、甘遂、海藻同用。

【化学成分】

含甘草甜素、甘草黄酮类化合物甘草苷、甘草苷元及天冬酰胺、甘露醇等。

丹参

为唇形科多年生草本植物丹参的根。秋季采挖，除去茎叶，洗净泥土，润透后切片，晒干。生用或酒炒用。

【性能特点与功效】

苦，微寒；归心、肝经。活血祛瘀，凉血消痈，平痤灭瘢，除烦安神。

【美容效用与药理】

祛斑淡色，用于黄褐斑，色斑。丹参可降低血液黏度，改善红细胞变形能力，使红细胞和血小板的聚集度下降，改善皮肤血液循环；丹酚酸A、丹酚酸B、丹参素等对生物膜过氧化损伤均有明显的保护作用，通过保护超氧化物歧化酶活性和清除氧自由基使细胞不受脂质过氧化损伤，改善黑斑及皮肤暗沉。

乌发护发，用于头发花白，脱发，头屑等。丹参所含维生素及微量元素锌、铜等能促进毛发黑色素的生长。

清热凉血祛痤，用于痤疮及瘢痕。丹参的脂溶性提取物对痤疮棒状杆菌有显著的抗菌及消炎作用，且透皮吸收较好。

此外可活血调经，宁心安神，去除瘀血包块。

【用法用量】

丹参粉，或配其他中药加水调糊敷脸；提取物加入化妆品。内服10~15g；外用适量。

【使用注意】

内服，不宜与藜芦同用。

【化学成分】

含丹参酮Ⅰ、丹参酮Ⅱ、二氢丹参酮Ⅰ、次甲丹参醌、丹参酸甲酯、隐丹参酮、原儿茶酸、原儿茶醛等。

银杏叶

为银杏科落叶乔木银杏的叶。秋季叶尚绿时即采收干燥。

【性能特点与功效】

苦、涩，平；归心、肝、肺经。敛肺平喘，活血止痛。

【美容效用与药理】

祛斑美白，用于黄褐斑，色斑。银杏叶中的黄酮素具有清除自由基、改善局部微循环，能使皮肤滋润，富有光泽，减少黑色素的形成。

祛皱护肤，用于皮肤皱纹。银杏叶中的黄酮苷与黄酮醇都是自由基的清道夫，能保护真皮层细胞，改善血液循环。

【用法用量】

内服有小毒，需炮制，用量不宜超过6g；一般提取口服或加入化妆品。

【化学成分】

含黄酮类、萜类、酚类、生物碱、聚异戊烯、奎宁酸、亚油酸、莽草酸、维生素C、α–己烯醛、白果醇、白果酮等。

川芎

为伞形科多年生草本植物川芎的根茎。五月下旬采挖，去茎叶，烘干，除去须根，用时润透切片。生用或酒炒、麸炒。

【性能特点与功效】

辛，温；归心、肝经。行气开郁，祛风燥湿，活血，补气和血，调脾胃，乌发，悦颜色，丰肌。

【美容效用与药理】

祛斑美白，用于黄褐斑，色斑。川芎嗪能抑制酪氨酸酶活性、清除氧自由基，扩张血管，抑制血小板聚集，改善微循环从而能有效预防黄褐斑、雀斑、黑斑等。

润发护发，用于头发干枯，脱发，须发早白。川芎可以扩张头部毛细血管，促进头部的血液循环，增加头发营养，使头发不易变脆，增强弹性，避免头发干枯脱落，保持头发油润光泽。

活血通经，治头风头痛，上行头面的引经药，开窍醒脑。

【用法用量】

川芎粉，外敷；或提取物加入化妆品。内服3～10g；外用适量。

【使用注意】

有轻微刺激性，敏感性皮肤者慎用。孕妇口服慎用。

【化学成分】

含挥发油、生物碱、酚性成分、内酯类、阿魏酸及人体必需微量元素锌、铜、铁等物质。

牡丹皮

为毛茛科多年生落叶小灌木植物牡丹的根皮。多在秋季收获，除去须根、外皮，趁鲜湿时剥去木心，晒干。生用或炒用。

【性能特点与功效】

苦、甘，微寒；归心、肝、肾经。清热凉血，活血祛瘀，痈肿疮毒，发白等，亦可护发驻颜。

【美容效用与药理】

活血祛斑，用于黄褐斑，色斑。牡丹皮抑制血小板聚集，改善血液循环，促进皮肤营养和氧供给，促使脂褐质素排泄，防止黑色素在皮肤内慢性沉积。

【用法用量】

内服 6 ~ 12g；外用适量。

【化学成分】

含牡丹酚、牡丹酚苷、牡丹酚原苷、牡丹酚新苷，并含芍药苷、氧化芍药苷、苯甲酰芍药苷、没食子酸、挥发油、植物甾醇、苯甲酸、蔗糖、葡萄糖等。

赤芍

为毛茛科多年生草本植物毛果赤芍（川赤芍）和卵叶芍药或芍药的根。主产于内蒙古、四川及东北各地。秋季采挖，除去茎秆、芦头、须根，刮去粗皮，晒干。润软，切片。

【性能特点与功效】

苦，微寒；归肝经。清热凉血，祛瘀止痛。

【美容效用与药理】

活血祛斑，用于黄褐斑，雀斑，色斑。芍药苷能松弛平滑肌和扩张血管，改善皮肤营养和氧供给，促使脂褐质素排泄，防止黑色素在皮肤内慢性沉积。

用于痤疮、痈肿、目赤肿痛等证，用于面部痤疮。赤芍所含的芍药苷能松弛平滑肌和扩张血管，改善皮肤血液循环，有利于清除皮肤代谢产物；赤芍还具有抗病原微生物、消炎等作用。

【用法用量】

内服 6 ~ 12g；外用适量。

【使用注意】

内服，不宜与藜芦同用。

【化学成分】

芍药根中含有芍药苷、赤芍甲素、赤芍乙素以及苯甲酸、树脂、挥发油、鞣质、棕榈酸、色素、蔗糖等。

红花

为菊科二年生草本植物红花的筒状花冠。产于河南、湖北、四川、云南、浙江等地，均为栽培。夏季开花，当花色由黄转为鲜红时采摘，阴干。生用。

【性能特点与功效】

辛，温；归心、肝经。活血祛瘀，消斑养颜。

【美容效用与药理】

美白祛斑，用于斑疹色暗，因于热郁血滞所致者。取其活血祛痰以化滞，可与当归、紫草、大青叶等活血凉血、泄热解毒之品配伍，如当归红花饮。本品活血祛瘀之功甚佳，广泛应用于临床各科多种瘀血阻滞为患或血行不畅之证。用于黄褐斑、色斑。红花能改善血液循环，促进新陈代谢，促进排出黑素细胞所产生的黑色素，促进滞留于体内的黑色素分解，使之不能沉淀形成色斑，或使已沉淀的色素分解而排出体外。

【用法用量】

提取物加入化妆品。内服 3 ~ 10g；外用适量。

【使用注意】

内服，孕妇慎用。

【化学成分】

红花含红花黄色素及红花苷、棕榈酸、硬脂酸、花生酸、油酸、亚油酸、亚麻酸等甘油酯类。

附药 番红花

又称藏红花,为鸢尾科多年生草本植物番红花的干燥花柱头。产于欧洲及中亚地区,以往多自印度、伊朗经我国西藏或香港输入,现在我国已有生产。味甘性寒。归心、肝经。有与红花相似的活血祛瘀、通经作用,而力量较强,又兼有凉血解毒之功。因货少价贵,故临床上应用不多。用量1.5~3g。

三七

为五加科多年生草本植物三七的根。在8月上旬立秋前后10天结籽前采挖的质较好。洗净泥土,晒干。生用。

【性能特点与功效】

甘、微苦,温;归肝、胃经。化瘀止血,活血定痛。

【美容效用与药理】

美白祛斑,用于黄褐斑、色斑。三七能改善皮肤血液循环,促进皮肤营养和氧供给,促进人体衰老的脂褐质素排泄,防止黑色素在皮肤内慢性沉积;所含的蛋白质和氨基酸能营养皮肤,能有效预防黄褐斑、雀斑、黑斑等。

祛皱防衰,用于皮肤皱纹等。三七总皂苷及黄酮类化合物具有清除自由基和抗氧化作用,三七多糖能提高免疫能力,能有效地延缓衰老,防治衰老出现的皮肤皱纹、须发早白等。

【用法用量】

内服3~9g;研粉吞服,1~3g;外用适量。

【使用注意】

孕妇慎用。

【化学成分】

含皂苷、黄酮苷、氨基酸等。

泽兰

为唇形科多年生草本植物地瓜儿苗或毛叶地瓜儿苗的全草。夏季茎叶生长茂盛时割取地上部分,晒干。切碎生用。

【性能特点与功效】

苦、辛,微温;归肝、脾经。活血调经,祛瘀消痈,利水消肿。

【美容效用与药理】

祛斑美白,用于黄褐斑、色斑等。泽兰能对抗体外血栓形成、改善血液流变学及微循环障碍,促进皮肤营养和氧供给,使促进人体衰老的脂褐质素加快排泄,防止黑色素在皮肤内慢性沉积。

生发润发乌发,用于血虚血瘀所致须发早白,枯发落发。

【用法用量】

内服6~12g;外用适量。

【化学成分】

含挥发油、葡萄糖苷、鞣质、树脂,还含黄酮苷、酚类、氨基酸、有机酸、皂苷、泽兰糖、水苏糖、半乳糖、果糖等。

(三)减肥瘦身药

具有减少机体多余脂肪,加快体内物质代谢,调节激素分泌作用,常用以治疗肥胖症的药物,称减肥瘦身药。

大黄

为蓼科多年生草本植物掌叶大黄、唐古特大黄或药用大黄的根和根茎。秋末茎叶枯萎或次春发芽前采挖。生用、酒炒、炒炭或制熟用。

【性能特点与功效】

苦，寒。归大肠、脾、胃、肝、心经。泻下攻积，泻火解毒，凉血止血，活血祛瘀，清泄湿热。

【美容效用与药理】

泻下排毒减肥，用于肥胖症，便秘。大黄能增加肠蠕动，荡涤肠胃，能抑制肠内水分吸收，促进排便，有较强的泻下作用。用适量的大黄能清除肠胃积滞，减少吸收而减肥。

清热解毒祛斑，用于痤疮，面部色斑等。大黄所含的蒽醌类衍生物有明显清热消炎作用，对多种细菌、皮肤真菌及流感病毒都有抑制作用；大黄能泻热通便，活血破瘀，调理气血，解毒化瘀，并能抑制酪氨酸酶活性，而起到淡化色斑作用。

【用法用量】

内服，3～15g；泻下药入汤剂应后下，或用开水泡服。外用适量，研末敷于患处。

【使用注意】

孕妇，月经期、哺乳期妇女慎用。

【化学成分】

含大黄酚、大黄素、芦荟大黄素、大黄鞣质及没食子酸、儿茶素、苷类、挥发油等。

山楂

为蔷薇科落叶灌木或小乔木植物野山楂或山楂的果实。秋末冬初采收，晒干。生用或炒用。

【性能特点与功效】

酸、甘，微温。归脾、胃、肝经。消食化积，活血化瘀。

【美容效用与药理】

降脂减肥，用于肥胖症。山楂具有降脂作用，能清除脂质，有利于肝糖代谢，能增强胃中蛋白酶的活性，促进消化；所含脂肪酶能促进脂肪食积的消化，所含膳食纤维能促进肠道的蠕动和消化腺的分泌，有利于食物的消化和废物的排泄，减少脂肪吸收。

润肤祛皱，用于皮肤老化，面部细纹，皮肤粗糙，面部色斑。其富含多种有机酸、胡萝卜素及类黄酮成分，可深入滋养肌肤，收敛毛孔，活化细胞，白皙肤色，促进血液微循环，防止细纹生成，防止皮老化。

延缓衰老，用于早衰。本品能有效防治动脉粥样硬化；具有强心肌收缩力、增加冠脉流量、抗心律不齐、降压、降血脂、抗菌等作用。所含维生素 C、维生素 E 及胡萝卜素是抗氧化剂，能提高机体免疫力，增强体质；所含总黄酮有扩张血管和持久降压的作用。

【用法用量】

内服，9～12g。也可泡茶饮。

【使用注意】

胃酸分泌过多者慎用。

【化学成分】

含黄酮类、熊果酸、齐墩果酸、山楂酸等三萜皂苷类、皂苷、鞣质、游离酸、维生素 C、无机盐、花色素等。

荷叶

本品为睡莲科植物莲的干燥叶。每年春夏采摘，切片晒干。生用。

【性能特点与功效】

苦、涩、辛、微咸、凉。入心、肝、肾、脾、胃经。清暑利湿，升发阳气，凉血止血，固精涩遗。

【美容效用与药理】

减肥瘦身，用于单纯性肥胖和滋润皮肤。临床常与山楂、泽泻等同用具有化浊降脂作用。

【用法用量】

内服，6~10g。

【使用注意】

升散消耗，虚寒体质者慎之。

【化学成分】

含莲碱、荷叶碱、原荷叶碱、亚美罂粟碱、前荷叶碱、N-去甲基荷叶碱、鹅掌楸碱等。还含有抗有丝分裂作用的碱性成分。

泽泻

为泽泻科多年生沼泽植物泽泻的块茎。冬季茎叶开始枯萎时采挖，切片，晒干。麸炒或盐水炒用。

【性能特点与功效】

甘、淡、寒。归肾、膀胱经。利水渗湿，泄热通淋。

【美容效用与药理】

减肥瘦身，用于水湿停滞之肥胖症。适合痰湿体质，用于小便不利、水肿、泄泻、淋浊、带下、痰饮等。与白术合用为泽泻汤，临床常为降血压、降脂减肥入门方。与桂枝、猪苓、白术、滑石合用为五苓散，可改善下肢皮肤粗糙、水肿伴头晕中满，也有与平胃散合以可改善毛周角化。现代研究泽泻具有降低胆固醇、降血压、降血糖作用，并能促进水液代谢。

【用法用量】

内服，6~10g。

【使用注意】

无湿热及肾虚精滑者忌用。

【化学成分】

含泽泻醇A、B、C及其乙酸酯，表泽泻醇，环氧泽泻烯等多种四环三萜酮醇衍生物，以及生物碱、天冬素、卵磷脂、糖醛、蛋白质等。

防己

为防己科多年生木质藤本植物粉防己根。于秋季采挖，切片生用。

【性能特点与功效】

苦、辛，寒。归膀胱、肾、脾经。祛风除湿、利水消肿。

【美容效用与药理】

利水消肿，用于肥胖伴伴水湿下注者，也可治湿邪皮肤瘙痒。配伍益气健脾之品，如防己黄芪汤，即以本品配黄芪、白术、甘草等药，治疗气虚肥胖、汗出体臭等。

一般认为，汉防己利水消肿作用较强，木防己祛风止痛作用较好。

【用法用量】

内服，5~10g。

【化学成分】

本品苦寒较甚，不宜大量使用，以免损伤胃气。食欲不振及阴虚无湿热者忌用。

【参考资料】

主要含青风藤碱、青藤碱、异青藤碱、土藤碱等。

桑白皮

为桑科小乔木桑树的根皮。冬季采挖，刮去表层黄色栓皮后剥离皮，洗净，切段，晒干。生用或蜜炙用。

【性能特点与功效】

甘，寒。归肺、膀胱经。泻肺平喘，利水消肿。润泽毛发，抗菌消炎，减肥润肤。

【美容效用与药理】

减肥瘦身，用于肥胖症。用于浮肿、小便不利之水肿实证。本品能利尿消肿。常与大腹皮、茯苓皮、生姜皮等同用，如五皮散。此外，本品尚有一定的降压作用，可用治高血压病。桑白皮利水有助于带出较多氯化物，并可导泻，而调节新陈代谢以治肥胖症。

润泽毛发，泻肺热之主药，肺主皮毛，以此治皮里膜外水气浮肿及肌肤邪热，浮风燥痒，毛发干枯，头生白屑。桑白皮能促进头皮血液循环，有固发作用，并治疗头屑、头痒，可再生头发。

【用法用量】

内服，6~12g。外用适量，水煎洗。

【化学成分】

本品含伞形花内酯、东莨菪素和黄酮类成分桑根皮素、桑皮素、桑皮色烯素、环桑皮、环桑皮色烯素等。

（四）延缓衰老药

具有改善机体代谢和调节机体免疫功能，提高生命活力，增强抗氧化酶活性，具有润肤、减少皱纹等功效的药物，常用以防治早衰，改善虚证的药物，称延缓衰老药。

黄芪

为豆科多年生草本植物黄芪和内蒙黄芪的根。一般生长四年以上者采收，春秋两季可采，以秋季采者质量较好。润透切片。生用或蜜炙用。

【性能特点与功效】

甘，微温。归脾、肺经。补脾升阳，益肺固表，利尿消肿，托毒生肌，养血生发。

【美容效用与药理】

延缓衰老，用于早衰，见面色萎黄苍白，须发早白等气血不足者。黄芪可提高机体抗氧化酶和抗氧化剂的活力，降低血清脂褐质的含量而有延缓衰老作用。

润肤祛皱，用于面部细纹、皮肤干皱、粗糙，面部色斑。黄芪可扩张血管，增加皮肤血流量，改善皮肤营养，促进细胞代谢，防止皮肤皱纹和延缓皮肤衰老。

美发护发，用于脱发、白发。黄芪通过补肾，可促进头发生长，防止脱发。如黄芪建中汤可改善脾胃气虚，治疗气血虚所致毛发枯槁，白发脱发。

脱毒生肌，用于气血不足所致痈疽不溃或溃久不敛。黄芪加强走表之力，也用于气血不足所致痤疮、面部疾患。

益气止汗，用于卫气虚所致多汗，合用防己等可治疗黄汗、多汗体臭等症。

【用法用量】

内服，9~30g。外用适量，可作面膜。

【化学成分】

含有蔗糖、萄糖醛酸、黄芪多糖、黏液质、多种氨基酸、黄芪皂苷等及多种微量元素。

人参

为五加科多年生草本植物人参的根。野生者名野山参，人工培植者称园参。主产我国东北各省。一般栽培六、七年后，在秋季茎叶将枯萎时采挖，去芦头，洗净晒干称为生晒参；经沸水浸烫后，浸糖汁中，取出晒干称糖参（白参）；蒸熟晒干或烘干称红参；细根称参须。野山参亦可按上述方法加工，去芦切片入药。

【性能特点与功效】

甘，微温、微苦。归肺、脾、心、肾经。大补元气，补脾益肺肾，生津止渴，安神益智，润肤驻颜，生发黑发。

【美容效用与药理】

延缓衰老，用于气虚体弱，容颜憔悴，毛发枯燥者。本品内服还能清除自由基，抗氧化，增强机体免疫功能从而发挥延缓衰老作用。

润肤祛皱，用于面部皮肤皱纹，干性皮肤。本品所含多种人参皂苷能增强 SOD 酶活性，清除自由基，促使细胞新生，延缓皮肤衰老；水溶性成分能扩张血管，改善皮肤血液循环，增加皮肤的营养，防止皮肤干燥脱水，增加皮肤弹性，从而起到保护皮肤光泽柔嫩、减少皮肤皱纹等作用。

防晒祛斑，用于面部色斑，黄褐斑。人参水提物能吸收紫外线，减少皮肤损伤；其含皂苷 Rb_1 对光老化成纤维细胞有保护作用；人参皂苷能清除自由基，抑制黑色素，使皮肤洁白光滑而发挥防晒作用。

美发护发，用于毛发枯燥，脱发。人参提取物及其皂苷可扩张头皮血管，增强头发营养，增强头发弹性，减少断发和脱发而起到美发作用。

【用法用量】

其水提物及其有效部位制成各种制剂，无论外用、还是内服均可用于美容领域。内服，单煎 3~9g；研粉吞服一次 2g；外用适量。

【使用注意】

内服，不宜与藜芦、五灵脂同用；其性偏温，痤疮、皮炎、皮肤过敏者不宜服用。

【化学成分】

含有多种人参皂苷、氨基酸、维生素及矿物质等。

枸杞子

本品为茄科植物宁夏枸杞的干燥成熟果实。夏、秋二季果实呈红色时采收。以粒大、色红、肉厚、质柔润、籽少、味甜者为佳。生用。

【性能特点与功效】

甘，平。归肝、肾经。补肝肾，益精血，明目、安神、养发乌发。

【美容效用与药理】

延缓衰老，用于早衰，肝肾阴亏，腰膝酸软，头晕，目眩，遗精，须发早白、视力减退、不孕不育等精血亏虚者。枸杞子中提取的枸杞多糖具有增强非特异性免疫作用，抗过氧化性损伤和延缓衰老作用；其含有丰富的胡萝卜素，维生素 A、B_1、B_2、C 和钙、铁等，为营养眼睛所需物质，故而擅长明目。合用覆盆子、五味子、车前子、菟丝子为五子衍宗丸，为补益肾气抗衰老、乌须发、改善生殖功能常用方。

护发美发，用于白发，毛发枯黄，斑秃等。枸杞子有益精补血，乌须发之功，能促进头发黑素生长，使头发黑亮。

润肤祛皱，用于皮肤老化、干燥，皮肤色素沉着等损容性疾病。枸杞子含有丰富的维生素 A、维生素 C，能增强皮肤的抗氧化能力，延缓皮肤老化，使皮肤光洁，减少色素沉着。

【用法用量】

内服，6~12g，水煎服或泡水喝；也可熬膏，浸酒。

【使用注意】

脾虚夹湿，便溏者慎用。

【化学成分】

含甜菜碱、胡萝卜素、玉蜀黍黄素、烟酸、维生素 B_1、维生素 B_2、维生素 C、钙、磷、铁、β-谷甾醇、亚油酸、氨基酸。

熟地黄

本品为玄参科植物地黄的干燥块根，经炮制加工品制成。本品气微，味甜。以块肥大、断面乌黑色、味甜者为佳。

【性能特点与功效】

甘，微温。归肝、心、肾经。滋补补血，填精生髓，乌须黑发。

【美容效用与药理】

延缓衰老，用于早衰，见须发早白，耳聋耳鸣，头晕目眩，腰膝酸软等精血亏虚者。熟地黄滋补肝肾，不仅能够养血滋阴，而且能够生精填髓；熟地黄有强心、利尿、降血糖和升高外周白细胞，增强免疫功能等作用，有一定延缓衰老作用。常见方剂如六味地黄丸、八味肾气丸、左归丸、右归丸等。

祛斑润肤，用于血虚面色萎黄伴眩晕、心悸、失眠、月经不调、色素沉着过多，酒渣鼻等证。本品为补血要药，熟地黄能提高机体细胞免疫，其醇提取物能抑制酪氨酸酶的活性，抑制酪氨酸酶催化黑色素的生成，使色素逐渐消退而淡化色斑。

【用法用量】

内服，9~15g。或入丸散，或熬膏，或浸酒。

【使用注意】

脾胃虚弱，腹满便溏者慎用。

【化学成分】

地黄根茎含梓醇、地黄素、甘露醇、类维生素 A 物质，以及含量较高的单糖、多种氨基酸等。

白术

为菊科多年生草本植物白术的根茎。多于农历十月采收，晒干或烘干贮存。用时经水或米泔水浸软切片。生用或麸炒、土炒用。

【性能特点与功效】

甘、苦，温。归脾、胃经。补气健脾，燥湿，利尿，止汗，安胎。

【美容效用与药理】

延缓衰老，用于早衰，见须发早白，牙齿松动，气虚多汗等。白术及其复方有着增强免疫功能、调节物质代谢、调整肠道功能等作用，有强壮机体、延缓衰老的功效。

美白润肤，白术芳香而辛，走窜肌肤，可以润泽皮毛。用于脾胃虚弱引起的皮肤粗糙萎黄，黄褐斑，色素沉着、口唇干燥等。白术可通过补气益血而达到美白、润肤之效。

燥湿减肥，用于脾虚不键，中满不化，水湿内停，大剂量白术使湿浊得化反可润肠通便，合泽泻、荷叶、黄芪、防己等可降脂减肥。

【用法用量】

煎汤，6~12g；外用适量，研末调涂。

【使用注意】

其性燥，只适用于中焦有湿之体质，阴虚内热，高热烦渴等慎用。

【化学成分料】

含挥发油、苍术醇、苍术醚、白术内酯、3β-乙酰氧基苍术酮、3β-羟基苍术酮、芹烷二烯酮、倍半萜类、维生素A，以及铜、锌、锰等微量元素。

女贞子

为木樨科常绿乔木植物女贞的成熟果实。冬季果实熟时采收，蒸熟，晒干用。

【性能特点与功效】

甘、苦，凉。归肝、肾经。滋补肝肾，明目。

【美容效用与药理】

延缓衰老，用于早衰，见腰膝酸软、须发早白，视物昏花、头晕目眩、月经量少等。女贞子有补肝肾，安五脏，明目，延缓衰老功效；并有抗氧化、抗菌、抗病毒、抗肿瘤、抗突变、抗变态反应和免疫调节等作用。

【用法用量】

内服，6~12g。或作丸剂。

【使用注意】

脾胃虚寒泄泻及阳虚者慎用。

【化学成分】

含齐墩果酸、乙酰齐墩果酸、熊果酸、甘露醇、葡萄糖、棕榈酸、硬脂酸、油酸、亚油酸、亚麻酸、挥发油、多糖以及多种人体必需的微量元素。

大枣

为鼠李科落叶灌木或小乔木植物枣树的成熟果实。初秋果熟时采收，晒干生用。

【性能特点与功效】

甘，温。归脾、胃、心经。补气健脾，养血安神，生津，调营卫，久服延年益寿。

【美容效用与药理】

延缓衰老，用于早衰，老人体虚，属气血津液不足、脾胃虚弱者。大枣益气生津，与生姜合用调和营卫，治疗出汗异常，同时顾护中气。补脾胃而调节机体，延缓衰老。大枣具有抗变态反应作用，能改善微循环从而起到预防动脉硬化的作用，还可促进维生素C在人体内蓄积；还有增加肌力、镇静、催眠和降压的作用，均有利于延缓衰老。

养血美颜，用于血虚面色晦暗，面部细纹。大枣含有丰富的维生素和铁的矿物质，能促进造血，防治贫血，使肤色红润。红枣中大量的维生素 B 可促进皮下血液循环，使皮肤和毛发光润，面部皱纹平整，皮肤更加健美。

【用法用量】

内服，6~15g。

【使用注意】

本品助湿生热，令人中满。湿热体质，凡有湿痰而脘腹胀满、积滞、齿病、虫病者，均不相宜。

【化学成分】

含蛋白质、脂肪、多种氨基酸、碳水化合物、维生素 C、维生素 A、维生素 E、维生素 P、微量元素、有机酸、胡萝卜素、黏液质、香豆精类衍生物、植物甾醇、多酚性物质等。

冬虫夏草

本品为麦角菌科真菌冬虫夏草菌寄生在蝙蝠蛾科昆虫幼虫上的子座和幼虫尸体的干燥复合体。夏初采集。本品气微腥，味微苦。以完整、虫体丰满肥大、外色黄亮、内色白、子座短者为佳。生用。

【性能特点与功效】

甘，平、温。归肾、肺经。益寿助阳，补益肺肾，止血化痰。

【美容效用与药理】

延缓衰老，用于早衰，见肾精虚弱、阳痿遗精、腰膝酸软、咳喘气短等。冬虫夏草可以明显地提高性腺功能，亦能抑制单胺氧化酶的活性；能减轻由于衰老引起的中枢儿茶酚胺水平下降以及由此造成的对机体生化过程的损害，并清除人体有害的自由基，从而起到延缓衰老的作用。

美容护肤，用于皮肤色斑、黑眼圈、眼袋。冬虫夏草能淡化因性功能障碍及内分泌失调引起的斑点；冬虫夏草能改善心律失常，调节心脏功能，能消除由于心脏供血不足或心脏功能障碍、肾炎引起的黑眼圈。冬虫夏草还能扩张血管、增加皮肤表层的血液循环，起到美容、护肤作用。

【用法用量】

内服，3~9g。入丸剂散剂，或酒剂；也可入药膳。

【化学成分】

含蛋白质，多种氨基酸，脂肪，虫草酸，胆甾醇，维生素 A、维生素 C、维生素 B_{12} 等。

山药

为薯蓣科多年生蔓生草本植物薯蓣的块根。在霜降后采挖。生用或炒用。

【性能特点与功效】

甘，平。归脾、肺、肾经。健脾补肺，固肾益精，润肤驻颜。

【美容效用与药理】

延缓衰老，用于早衰，体虚，属气阴两虚、脾胃虚弱、虚不受补者。山药含有大量的黏液蛋白、维生素及微量元素，能有效阻止血脂在血管壁的沉淀，预防心血管疾病。经典方剂薯蓣丸临床用于抗疲劳、提高免疫、治疗消瘦羸弱、抗肿瘤等多种病症。

保湿润肤，用于皮肤干燥，毛发枯燥。山药富含薯蓣皂苷，内含有各种激素基本物质，有促进内分泌激素的合成作用。作用于皮肤时，能促进细胞的新陈代谢、提升肌肤保湿功能并改善体质。

减肥瘦身，用于肥胖症。山药含有大量的黏液蛋白，这种多糖蛋白质，对人体有特殊的保健作用，能预防心血管系统的脂肪沉积，保持血管的弹性，防止动脉粥样硬化过早发生，减少皮下脂肪沉积，避免出现肥胖，含有足够的纤维，食用后就会产生饱胀感，从而控制进食欲望。

【用法用量】

内服，15～30g。可入药膳。

【使用注意】

有实邪者忌用。

【化学成分】

含薯蓣皂苷元、淀粉、蛋白质、无机盐、多种维生素、纤维素、胆碱、黏液质、尿囊素、多巴胺等，含铁、铜、锌等多种微量元素。

墨旱莲

为菊科一年生草本植物鳢肠（金陵草）的全草。初秋割取全草，鲜用或晒干切段用。

【性能特点与功效】

甘、酸，寒。归肝、肾经。滋补肝肾，凉血止血、养血润发。

【美容效用与药理】

延缓衰老，用于早衰，见须发早白、视物昏花、头晕目眩、腰膝酸软等肝肾亏虚者。其能补肾阴，而"乌须发"，并能提高机体非特异性免疫功能，能增加冠状动脉流量，提高机体的耐氧能力，而有延缓衰老作用。

生发护发，用于脱发、头皮瘙痒、眉毛稀疏色淡等。墨旱莲能促进头皮血液循环、增强头皮和发根的营养吸收，达到生发功效，并能有效祛除头屑、止痒、增强发丝的弹性和光泽、防止分叉、断裂。常与侧柏叶、女贞子同用。

【用法用量】

内服，6～12g。外用适量，研末或熬膏涂发。也可入药膳。

【使用注意】

脾肾虚寒者忌服。

【化学成分】

含挥发油、鞣质、皂苷、怀德内酯、α–三联噻吩甲醇，以及烟碱、维生素A样物质。

桑寄生

为桑寄生科常绿小灌木槲寄生或桑寄生的带叶茎枝。冬季至次春采割，切段，干燥，或蒸后干燥。生用。

【性能特点与功效】

苦、甘，平。归肝、肾经。祛风湿，补肝肾，强筋骨，养血脉。

【美容效用与药理】

延缓衰老，用于早衰，因肝肾不足所致者。祛风除湿要药，治筋骨痿弱，肾虚伴腰膝酸痛者。本品能补肝肾而延缓衰老。

美容养颜，用于黄褐斑，雀斑，色素沉着，面部皱纹等。其能补益阴血，消除阴血不足引起的黄褐斑、雀斑等色斑；可延缓皮肤松弛，延缓和减少面部皱纹。

生发美发，用于脱发，白发。本品有抑制中枢的作用，可改善情绪焦虑，劳伤心脾所致的毛发脱落；还能促使毛发生长，使其黑润。

【用法用量】

内服，9～15g。外用适量，煎汁洗头。

【化学成分】

含齐墩果酸、β-香树脂醇、内消旋肌醇、黄酮类化合物，尚分离出蛇麻脂醇、β-谷甾醇、萹蓄苷及少量槲皮素。

菟丝子

为旋花科一年生寄生性蔓草菟丝子或大菟丝子的成熟种子。秋季采收。生用，或煮熟捣烂作饼用。

【性能特点与功效】

辛、甘，平。归肾、肝、脾经。补肾益精，养肝明目，驻颜乌须。

【美容效用与药理】

延缓衰老，用于早衰，见须发早白，耳聋耳鸣，视物昏花、面容憔悴等肝肾不足者。菟丝子具有调节免疫功能，延缓衰老、抗氧化、能改善生殖系统功能。

保湿润肤，用于痤疮、黄褐斑、白癜风、粉刺等。菟丝子能增强皮肤细胞抵抗力，防止皮肤粗糙。

丰胸健乳，用于乳房发育不良。菟丝子能调节性激素，促使乳房发育。

【用法用量】

内服，6~12g。外用适量，浸泡外涂。也可入药膳。

【使用注意】

大便燥结者忌用。

【化学成分】

含树脂、胆固醇、菜油甾醇、谷甾醇、豆甾醇及三萜酸类、糖类、皂苷类、淀粉类。

蜂蜜

为蜜蜂科中华蜜蜂或意大利蜂在蜂窠中酿成的糖类物质。原蜜中往往含有水分、尘土、幼虫及蜡屑等杂质，故须制过。通常是加水稀释，煮沸，滤去杂质，浓缩而成。

【性能特点与功效】

甘，平；归肺、脾、大肠经。补中；润燥，解毒，养肤化斑。

【美容效用与药理】

润肤护肤，用于皮肤干燥。蜂蜜可改善营养状况，促进皮肤新陈代谢，增强皮肤的活力，防止皮肤干燥，使肌肤柔软、洁白、细腻。

祛斑祛皱，用于皮肤皱纹、老年斑。蜂蜜所含的葡萄糖、果糖、蛋白质、氨基酸、维生素、矿物质等能为细胞提供养分，促使它们分裂、生长，使表皮细胞排列紧密整齐且富有弹性，还可以有效地减少或祛除皱纹，此外蜂蜜有很强的抗氧化作用，有抗衰老、消除和减少皮肤皱纹及老年斑的作用。

【用法用量】

内服 15~30g；外用适量。

【化学成分】

含糖类、蛋白质、氨基酸、色素、有机酸、芳香物质、糊精、胶质物、酶、激素、维生素等。

（五）乌发生发药

具有乌黑头发、促进头发生长作用，常用以防治头发早白、脱落的药物，称乌发生发药。

何首乌

为蓼科多年生草本植物何首乌的块根。秋后茎叶枯萎时或次年未萌芽前掘取其块根，洗净，切片，晒干或微烘干。多制用。

【性能特点与功效】

苦、甘、涩，微温；归肝、肾经。制用：补益精血。生用：解毒，截疟，润肠通便。

【美容效用与药理】

乌发生发护发，用于须发早白、毛发枯黄无光泽、分叉，脱发、稀疏等属肝肾亏虚、精血不足所致者。发为血之余，何首乌通过补益精血、促进红细胞生成、促进造血功能、增强免疫功能，而达到生发乌发作用。

延缓皮肤衰老，用于皮肤粗糙、失去光泽、皱纹、老年斑等皮肤老化现象。何首乌含二苯乙烯苷，具有抗皮肤脂质过氧化的作用，有延缓皮肤衰老作用。

【用法用量】

生发乌发、延缓衰老宜制用。内服，3~6g。可熬膏、煮粥或炖肉。外用适量。

【使用注意】

本品剂量过大，或服用时间过久会引起不良反应，有报道引起生用易引起肝功能损害。生首乌含蒽醌类化合物较多，通便的作用较强，有大便溏泻者忌用。何首乌中含有鞣质类物质，遇铁容易产生变化，煎药时忌用铁器。

【化学成分】

主要成分为二苯乙烯苷、蒽醌和磷脂。

骨碎补

为水龙骨科多年生附生蕨类植物槲蕨的根茎。随时可采，切片，干燥。

【性能特点与功效】

苦，温；归肾、肝经。补肾强骨，续伤止痛、疗疮，润发。

【美容效用与药理】

外用生发，用于斑秃、毛发不生者。水煎醇沉液有预防血清胆固醇、三酰甘油升高，骨碎补多糖和骨碎补双氢黄酮苷有降血脂的作用。

抗衰强筋骨，治肾虚久泻及腰痛，风湿痹痛，齿痛，耳鸣，骨伤、骨质疏松。

【用法用量】

外用适量，乙醇浸泡，或制成酊剂外搽患处。内服，3~6g。

【化学成分】

含有柚皮苷、骨碎补双氢黄酮苷、骨碎补酸等。

生姜

为姜科多年生草本植物姜的根茎。于9~11月间采挖。除去须根，洗净，切片入药。

【性能特点与功效】

辛、温；归肺、脾胃经。发汗解表，温中止呕，温肺止咳，解鱼蟹毒，解药毒，活血生发。

【美容效用与药理】

生发乌发，用于眉毛、头发脱落，白发。生姜浓缩萃取液或者直接用生姜涂抹头部皮肤，其中的姜辣素、姜烯油等成分，能使头部皮肤血液循环正常化，促进头皮新陈代谢，活化毛囊组织，有效地防止脱发、白发，刺激新发生长，并可抑制头皮痒，强化发根。

防衰祛斑，用于黄褐斑，老年斑。生姜中所含的辛辣成分被人体吸收后，能够抑制体内过氧化脂质的生成，抗脂褐素；其还含有一种化学结构与阿司匹林中的水杨酸相近的特殊物质，能降血脂、降血压、抑制血栓形成。

【用法用量】

外用适量，捣烂外敷或搽患处，或可炒热熨患处。内服 3 ~ 10g，或捣汁每次服 5 毫升。

【使用注意】

阴虚内热者忌服。本品辛温，不宜一次食入过多，痈肿疮疖、目赤内热、便秘、痔疮患者不宜食用。

【化学成分】

含有辛辣和芳香成分。辛辣成分为一种芳香性挥发油脂中的"姜油酮"。其中主要为姜油萜、水茴香、樟脑萜、姜酚、桉叶油精、淀粉、黏液等。

胡桃仁

为胡桃科落叶乔木植物胡桃果实的核仁。9 ~ 10 月果熟时采收，除去肉质果皮，晒干敲破，取出种仁生用或炒用。

【性能特点与功效】

甘，温；归肾、肺、大肠经。补肾固精，温肺定喘，润肠通便，润肤悦容，生发乌发。

【美容效用与药理】

乌发生发，用于肾虚咳喘、须发早白，脱发。胡桃仁中含磷较高，能增加细胞活力，促进造血功能，助毛发生长发育。

润肤护肤，用于皮肤干燥、粗糙、白癜风，缺乏弹性属阴血不足所致者。胡桃仁中含有许多不饱和脂肪酸及维生素，及锌、锰和铁等物质，能延缓皮肤衰老，促进皮肤黏膜毛发细胞的生长发育，维护皮肤弹性，使皮肤滋润光滑。

【用法用量】

内服，6 ~ 9g。

【使用注意】

便溏者不宜多服。

【化学成分】

含粗脂肪 63.2%，其中主要成分为亚油酸甘油酯，混有少量的亚麻酸及油酸甘油酯。并含蛋白质、碳水化合物、镁、锰、草酸钙结晶、铁、磷酸钙等，含维生素 A、维生素 B_2、维生素 E 等。

侧柏叶

为柏科常绿乔木植物侧柏的嫩枝及叶。各地有栽培。全年均可采收，剪下小枝，除去粗梗，阴干，切断。生用或炒炭用。

【性能特点与功效】

苦，涩，微寒；归心、肝、大肠经。凉血止血，化瘀止咳，生发乌发。

【美容效用与药理】

外用生发，在美容方中主要以之凉血，用以治疗血热引起的须发早白、秃发等。用于斑秃，脂溢性脱发。本品对金黄色葡萄球菌等有抑制作用。

【用法用量】

适量，浸酒涂搽患处。

【化学成分】

含挥发油，油中主要为茴香酮、樟脑、乙酸龙脑酯、萜醇；其他尚含黄酮类成分如桉酸、槲皮素、杨黄黄素、山柰素、扁柏双黄酮、蜡质等。

桑椹

为桑科落叶乔木桑树的成熟果穗。4～6月果穗红熟时采收，晒干。生用，或加蜜熬膏用。

【性能特点与功效】

甘、酸，寒；归心、肝、肾经。补血滋阴，生津润燥。

【美容效用与药理】

乌须发，用于须发早白，容颜憔悴等属肝肾不足、津血亏虚所致者。桑椹能显著提高人体免疫力，具有延缓衰老，美容养颜的作用。

【用法用量】

内服，9～15g。可鲜食。

【使用注意】

桑椹含糖量高，糖尿病患者应忌食。

【化学成分】

含有葡萄糖、果糖、鞣质、苹果酸、芸香苷、花青素苷、胡萝卜素、烟酸、亚油酸、维生素 B、维生素 C、黏液质、矢车菊素、钙质等。

黑芝麻

为芝麻科一年生草本植物芝麻的成熟种子。秋季果实成熟时采割植株，晒干，打下种子，除去杂质，晒干。

【性能特点与功效】

甘，平；归肝、肾、大肠经。补肝肾，益精血，润肠燥。

【美容效用与药理】

乌发生发，用于须发早白，脱发。本品含有丰富的卵磷脂可防止头发过早的脱落或变白，其含芝麻素具有抗氧化作用和延缓衰老功效。

延缓衰老，用于早衰。黑芝麻中的抗氧化成分是芝麻纤维素被分解后形成的物质，另外，维生素 E 能保护细胞膜，防止脂褐质的形成，增强免疫功能。

【用法用量】

内服：9～15g；或入丸、散。外用适量，煎水洗浴或捣敷。

【使用注意】

脾弱便溏者慎用。

【化学成分】

含脂肪油，主要为油酸、亚油酸、棕榈酸、花生油酸。并含木脂素类成分，主要为芝麻素、芝麻林素等。

牛膝

常用的有怀牛膝和川牛膝。怀牛膝为苋科多年生草本植物牛膝的根；川牛膝包括苋科多年生草本植物头花杯苋（麻牛膝）及川牛膝（甜牛膝）的根。冬季苗枯时挖根，干燥或经硫黄熏后保存。切片生用或酒炒用。

【性能特点与功效】

苦，甘，酸，平；归肝、肾经。补肝肾，强筋骨，散瘀血，消痈肿，驻颜色。

【美容效用与药理】

乌发护发，牛膝走而能补，性善下行，酒蒸则益肝肾，治肝肾虚损之头发枯槁、不荣早白等。所含昆虫变态甾体激素具有较强的蛋白质合成促进作用，促蜕皮甾酮并能促进肝细胞核和细胞质 RNA 的合成。牛膝能增强免疫功能、延缓衰老、增强记忆力和耐力等。

【用法用量】

内服，5~12g。补肝肾，强筋骨宜酒制用。

【使用注意】

中气下陷，脾虚泄泻，下元不固，梦遗失精，月经过多及孕妇均忌服。

【化学成分】

含三萜皂苷、蜕皮甾酮、牛膝甾酮、紫茎牛膝甾酮等甾体类成分和多糖类成分，此外，牛膝还含有精氨酸等 12 种氨基酸以及生物碱类，香豆素类等化合物和铁、铜等微量元素。

木瓜

为蔷薇科落叶灌木贴梗海棠和木瓜（榠楂）的成熟果实。夏、秋二季果实绿黄时采摘。晒干切片生用。

【性能特点与功效】

酸，温；归肝、脾经。平肝和胃，祛湿舒筋，润发乌发。

【美容效用与药理】

护发乌发润肤，用于头发枯燥、失泽发白，皮肤粗糙等。木瓜营养丰富，果实含丰富的木瓜酶、木瓜蛋白酶、凝乳蛋白酶、胡萝卜素等，对人体有促进新陈代谢和延缓衰老的作用，还有美容护肤养颜的功效。

【用法用量】

内服，6~9g；鲜品可增量绞汁饮。外用适量，煎水洗。

【使用注意】

内有郁热，小便短赤者忌服。

【化学成分】

含皂苷、黄酮类、维生素 C、苹果酸、酒石酸、柠檬酸、枸橼酸、鞣质等；此外，尚含过氧化氢酶、过氧化物酶等。

豨莶草

为菊科一年生草本植物豨莶、腺梗豨莶或毛梗豨莶的地上部分。夏、秋二季花开前及花期均可采割，晒干。切碎生用，或加黄酒蒸制用。

【性能特点与功效】

辛、苦，寒；归肝、肾经。祛风湿，舒筋络，明目，生发乌发。

【美容效用与药理】

生发乌发，用于脱发、须眉脱落、须发早白等属于血虚风燥或血瘀所致者。豨莶草的乙醇提取物具有良好的改善微循环作用，使头皮渐生新发，且发根较粗，拔之不易，后渐生如常发。

【用法用量】

内服，9~12g。外用适量。

【使用注意】

生用或大剂应用，易致呕吐。

【化学成分】

含生物碱、酚性成分、豨莶苷、豨莶苷元、氨基酸、有机酸、糖类、苦味质等。

花椒

为芸香科灌木或小乔木植物花椒或青椒的干燥成熟果皮。秋季果实开裂时用剪刀沿总柄顶端部分剪下，去果柄、杂质及种子，晒干。生用。

【性能特点与功效】

辛，温；归脾、胃、肾经。温中止痛，杀虫止痒。

【美容效用与药理】

乌发护发，用于须发早白。成熟的花椒子皮具有激发黑色素细胞活力的功能。

抑菌杀螨，用于痤疮，酒渣鼻，睑缘炎，外耳道瘙痒、阴部瘙痒、疥癣等疾病。挥发油对多种皮肤癣菌和深部真菌均有一定的抑制作用，并有杀疥螨等作用。

延缓衰老，用于早衰。花椒中挥发油具有抗脂质过氧化活性和清除自由基活性。

【用法用量】

内服，3～6g。外用适量。

【使用注意】

阴虚火旺者，孕妇忌用。

【化学成分】

含挥发油。主要成分为糖牛儿醇、柠檬烯、橘醇及甾醇等。

黄精

为百合科多年生草本植物黄精或囊丝黄精金氏黄精以及同属若干种植物的根。以秋季采挖者较好。生用切片或蒸熟用。

【性能特点与功效】

甘，平；归脾、肺、肾经。滋肾润肺、补脾益气。

【美容效用与药理】

抗衰乌发，补五脏虚损，用于皱纹、牙齿松动、须发早白等早衰表现。黄精能延缓衰老、增强机体免疫功能，防治衰老所出现的皮肤皱纹、牙齿松动、须发早白等。《本草纲目》中黄精酒以黄精配苍术、枸杞根、柏叶、天冬、糯米等酿酒，有壮筋骨、益精髓、乌白发之效。

【用法用量】

内服，9～15g；外用适量。

【化学成分】

含黄精多糖、黏液质、淀粉及多种氨基酸等。

目标检测

答案解析

一、A 型题（最佳选择题）

1. 具有乌发生发功效的药物是（　　）

　　A. 黑芝麻　　　　　　B. 泽泻　　　　　　C. 白附子　　　　　　D. 茯苓

2. 不具有减肥效果的药物是（　　）

    A. 三七　　　　　　　B. 荷叶　　　　　　　C. 山楂　　　　　　　D. 泽泻

3. 具有补肾阴作用的药物是（　　）

    A. 人参　　　　　　　B. 熟地黄　　　　　　C. 黄柏　　　　　　　D. 冬虫夏草

二、X 型题（多项选择题）

1. 具有生发乌发作用的药物有（　　）

    A. 枸杞子　　　　　　B. 墨旱莲　　　　　　C. 女贞子　　　　　　D. 何首乌

2. 具有清热解毒作用的药物有（　　）

    A. 黄连　　　　　　　B. 大黄　　　　　　　C. 连翘　　　　　　　D. 蒲公英

3. 具有美白肌肤的药物有（　　）

    A. 黄精　　　　　　　B. 白芷　　　　　　　C. 茯苓　　　　　　　D. 甘草

三、简答题

1. 请阐述四气五味的含义。

2. 中药配伍的"七情"是什么？

（陈韦伽）

书网融合……

重点小结　　　习题

学习任务一　动物实验基本操作技术

实验动物是指经人工培育，对其携带的微生物实行控制，遗传背景明确，来源清楚，可用于药品、生物制品的生产和检定及其他科学研究的动物。实验动物主要根据实验目的、动物特点（生理特点及其对某种药物的敏感性）以及实际情况（如动物来源、饲养管理条件、经费等）进行选择。常选用哺乳动物，例如，小鼠、大鼠、豚鼠、猫、家兔和狗等。但是，由于种属差异和系别差异，如果选用动物不当，会出现与人体药效不符的现象，因此必须选用适宜的动物进行实验。

一、实验动物等级

根据实验动物体内外存在微生物和寄生虫的情况不同，我国将实验动物群体分为普通动物、清洁动物、无特殊病原体动物、无菌动物和悉生动物。

（一）普通动物

普通动物（conventional animals，CV）又称一级动物，要求不携带人兽共患病原和动物烈性传染病的病原。该类动物饲养于开放系统环境中，一般适用于普通教学实验。

（二）清洁动物

清洁动物（clean animals，CL）又称二级动物，要求除普通动物应排除的病原体外，不携带对动物危害大和对科学研究干扰大的病原。该类动物饲养于亚屏障系统环境中，一般适用于对实验环境要求不太严格的实验，如一般性的教学实验、基础研究等。

（三）无特殊病原体动物

无特殊病原体动物（specific pathogen free animals，SPF）又称三级动物，要求没有特定的微生物和寄生虫，但未必没有特定以外的微生物和寄生虫。该类动物饲养于屏障系统环境中。是目前国际公认的标准级别的实验动物，适用于所有的科研实验。

（四）无菌动物和悉生动物

无菌动物（germ free animals，GF）又称四级动物，是指在动物体内、外的任何部位都检不出微生物和寄生虫的动物。这种动物需要剖腹取胎，并在隔离系统内无菌条件下饲养。悉生动物（gnotobiotes animals，GN）又称已知菌动物，是指具有已知微生物的动物，饲养于屏障系统中。

二、实验动物的编号

动物实验时，为及时了解每个动物的变化情况，常在实验前进行随机分组并编号标记。常用的标记法有颜料涂色法、烙印法、挂号牌法、耳缘剪孔等方法。

（一）颜料涂染法

这种标记方法在实验室最常用，也很方便。使用的颜料一般有 3%～5% 苦味酸溶液（黄色）、

2%硝酸银溶液（咖啡色）或0.5%中性品红（红色）等。标记时用毛笔或棉签蘸取上述溶液，在动物体的不同部位涂上斑点，以示不同号码。

编号的原则是：先左后右，从上到下。一般把涂在左前腿上的计为1号，左侧腹部为2号，左后腿为3号，头顶部为4号，腰背部为5号，尾基部为6号，右前腿为7号，右侧腹部为8号，右后腿为9号，不染色的为10号。若动物编号超过10或更大数字时，可使用上述两种不同颜色的溶液，即把一种颜色作为个位数，另一种颜色作为十位数，这种交互使用可编到99号。假使把红的记为十位数，黄色记为个位数，那么右后腿黄斑，头顶红斑，则表示是49号鼠，其余类推。

（二）烙印法

用刺数钳在动物耳上刺上号码，然后用棉签蘸着溶在乙醇中的黑墨在刺号上加以涂抹，烙印前最好对烙印部位预先用酒精消毒。

（三）挂号牌法

一般用金属制的号牌固定于实验动物的耳上，大动物可系于颈上。对猴、狗、猫等大动物有时可不做特别标记，只记录它们的外表和毛色即可。

动物不同、实验目的不一样，标记方法也不一样。如较大动物猴、狗、猪、兔和猫等可挂金属牌，牌上标明编号，也可在其背或耳上烙印编号，一般适用于慢性实验。

三、实验动物的捉拿与固定方法

（一）小鼠捉拿与固定方法

小鼠捉拿与固定可采取双手法和单手法两种形式。

1. 双手法 右手提起鼠尾，放在鼠笼盖或其他粗糙面上，向后方轻拉，将小鼠前肢固定于粗糙面上。此时迅速用左手拇指和食指捏住小鼠颈背部皮肤如图2-1-1（a）、（b）、（c），并以小指与手掌尺侧夹持其尾根部，固定于手中。

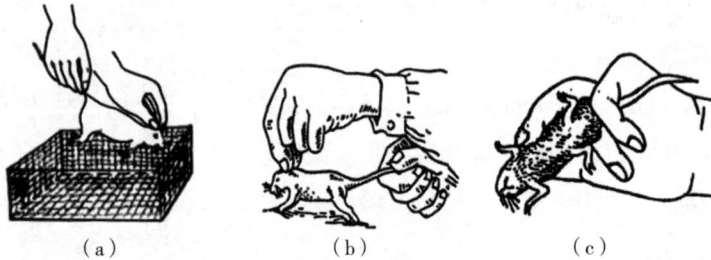

(a)　　　　(b)　　　　(c)

图2-1-1 小鼠捉拿与固定方法

2. 单手法 小鼠置于笼盖上，先用左手食指与拇指抓住鼠尾，手掌尺侧及小指夹住尾根部，然后用左手拇指与食指捏住颈部皮肤。

（二）大鼠捉拿与固定方法

大鼠容易激怒咬人，捉持时左手应戴防护手套或用厚布盖住大鼠，先用右手抓住鼠尾，再用左手拇指和食指握住头部，其余手指与手掌握住背部和腹部。不要用力过大，切勿捏其颈部，以免窒息致死（图2-1-2）。

（三）豚鼠捉拿与固定方法

豚鼠性情温顺不咬人，可用左手直接从背侧握持前部躯干，体重小者用一只手捉持，体重大者宜

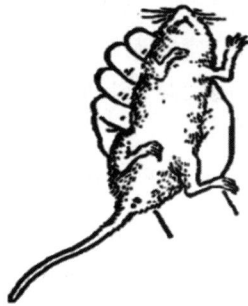

图 2 - 1 - 2　大鼠捉拿与固定方法

用双手，右手托住臀部（图 2 - 1 - 3）。

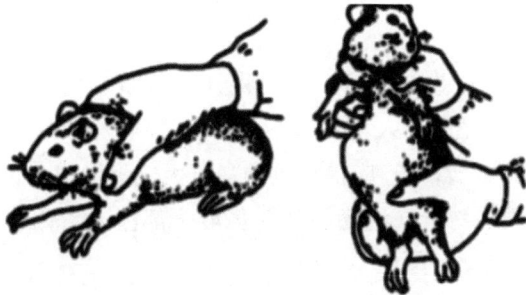

图 2 - 1 - 3　豚鼠捉拿与固定方法

（四）家兔捉拿与固定方法

用左手抓住颈背部皮肤（抓的面积越大，其吃重点越分散）。将兔提起，以右手托住其臀部，使兔呈坐位。家兔固定可采用背位固定法（图 2 - 1 - 4），也可将兔置于兔箱中固定。

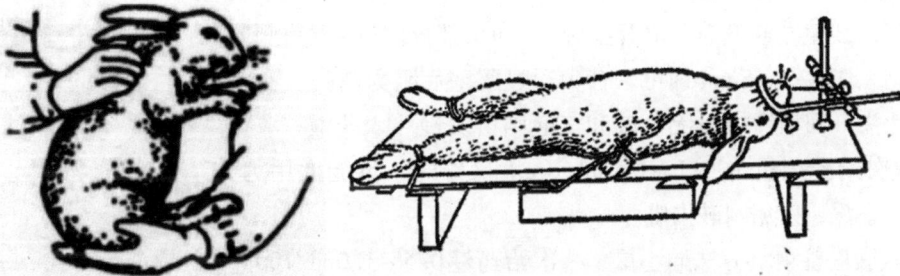

图 2 - 1 - 4　家兔捉拿与固定方法

四、实验动物的给药途径与方法

（一）经口给药

1. 灌胃

（1）小鼠灌胃　①抓取并固定小鼠，鼠头朝上，使口腔和食管处于一条直线；②口角处进针，针头轻压舌根，引起小鼠吞咽反射；③进入食道后，继续入针时应无阻力，针头到达胃部后推动注射器针栓；④竖直拔出针头，完成灌胃操作（如图 2 - 1 - 5），如遇阻力或小鼠挣扎，应立即停止进针或将灌胃针头拔出，以防损伤。常用灌胃剂量为 0.1 ~ 0.2ml/10g。

（2）**大鼠灌胃** 方法同小鼠，灌胃针头插入长度为 3.5～5.5cm，灌注药量一般为 1～4ml。由于大鼠体型更大，常需用两只手固定，另一人给药，两个人配合完成。固定大鼠时要使其头部和颈部保持一条直线，颈部皮肤不宜向后拉得太紧，以免引起窒息。

（3）**豚鼠灌胃** 需两人协作完成，一人以左手从动物背部把后肢伸开，握住腰部和双后肢，用右手拇指和食指夹持双前肢；另一人沿豚鼠上腭将灌胃管轻轻插入食管，慢慢向前推入胃内，大约插入 5cm 深度为宜。也可将开口器放置于豚鼠口腔并压住其舌，把灌胃管经开口器中央孔插入胃内。插管完毕后需回抽一下针栓，如注射器内无气泡方可注入药液，如有气泡说明灌胃管误插入气管，应拔出重插。注入药液应缓慢，一次灌胃

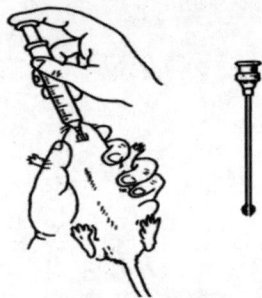

图 2-1-5 小鼠灌胃方法

量为每 100g 体重 1.6～2.0ml。为保证给药剂量的准确，注完药物后需再注入 2ml 生理盐水，把插管内残存药物推入胃内。

（4）**家兔灌胃** 一只手固定兔头部，另一只手将开口器横贯兔口中，压住兔舌；另一人将灌胃管插入开口器中央孔，再沿上腭慢慢插入食管 15～18cm。插管完成后，可将灌胃管外口端置于水杯中，若有气泡逸出，说明误插入气管内，应抽出重插；若无气泡逸出，说明已插入胃中，可缓慢注入药液，然后用 3～5ml 清水冲洗灌胃管，将管内残存药液全部注入胃内，以保证给药剂量的准确。剂量一般为 10ml/kg。

2. 口服 当药物为固体药物时，如片剂、丸剂等，可直接将药物掺入动物食物中，随食物一起进入胃内。

（二）注射给药

1. 腹腔注射

（1）**小鼠腹腔注射** 左手抓住小鼠颈背部皮肤，固定动物，使小鼠头朝下，腹部朝上，使内脏滑向头部。右手持注射器，在小鼠下腹部位一侧（腹白线偏左或偏右，避开膀胱），向头部方向以 45°角刺入皮下后，再刺入腹腔 3～5mm 即可。针尖通过腹壁后阻力消失，有落空感。固定针头，回抽针栓时无血液和气泡则可缓慢注入药液（图 2-1-6），一次给药剂量为 0.1～0.2ml/10g。操作时，不能太用力，针头不宜插入太深，以免刺破内脏。

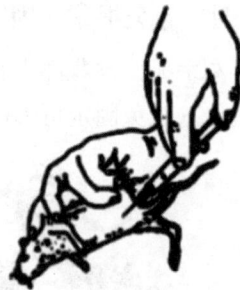

图 2-1-6 小鼠腹腔注射方法

（2）**大鼠腹腔注射** 方法同小鼠，一次给药量 0.5～1.0ml/100g。

2. 静脉注射

（1）**小鼠静脉注射** 将小鼠置入固定器，尾巴外露，酒精涂擦尾部使血管扩张。鼠尾左、右两条为静脉。用一只手拇指和食指固定鼠尾并将鼠尾拉直，另一只手持 5 号针头的注射器，从尾尖部开始，将针头与静脉几乎平行（小于 30°角）刺入，然后缓慢推注。如注射无阻力，同时看到血管呈一条白线，说明药物已注入静脉内。如果鼠尾皮肤隆起发白，说明针头没在血管内，应退出重试，位置较前一次注射位置上移。小鼠尾静脉一次注射量一般为 0.1～0.2ml/10g。

（2）**大鼠静脉注射** 在非麻醉状态下，大鼠的尾静脉给药方法同小鼠。在麻醉状态下，大鼠可从舌下静脉注射给药，或切开其大腿内侧皮肤、颈部皮肤从股静脉、颈外静脉注射给药。

（3）**豚鼠静脉注射** 豚鼠耳缘静脉较细，注射较难；前肢皮下头静脉不明显，但相对固定，操作易成功；后肢小隐静脉虽明显但易动，不易固定，因此不易刺入。通常先将后肢皮肤切开，暴露胫前静脉，直接静脉穿刺注射，注射量一般不超过 2ml。

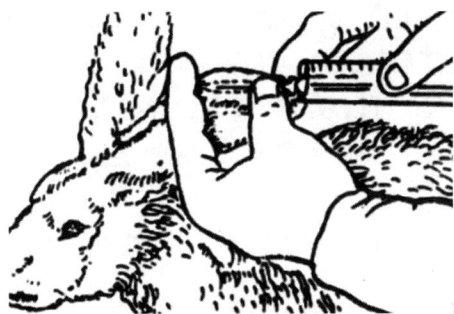

图 2-1-7 家兔耳缘静脉注射

（4）家兔静脉注射　家兔常用的给药方法是耳缘静脉注射（图 2-1-7）。耳缘静脉位于耳外缘，较粗。操作前，可先拔去注射部位的耳毛，用手指轻弹或轻揉兔耳，再用酒精棉球擦拭局部皮肤，促使耳缘静脉血管扩张。注射时，左手拇指和示指在兔耳上面，其他手指在下面固定兔耳，右手持注射器，针头刺入皮下后，沿血管向前推进，然后将针头固定在兔耳上，以免针头刺破血管壁或滑脱。向血管内推入药液，如无阻力，无皮肤隆起发白，说明针头在血管内，可继续推注药液，如耳壳肿胀、发白，则表明注射进皮下，应拔出重新注射。注射完毕，拔出针头，用纱布或脱脂棉按压针眼，直至血液凝固为止。操作时应从耳尖部开始注射，不成功可逐渐向耳根部方向移动再次进行注射。

3. 皮下注射

（1）小鼠皮下注射　通常选用颈背部皮肤进行注射。操作时用拇指和食指将皮肤提起，注射针与皮肤呈一定角度，将针头刺入皮下，进针后轻轻摆动针头，容易摆动则表明已刺入皮下。然后轻轻抽吸，如无回流物方可缓慢注入药物，每只小鼠一次注射量为 0.5~1.0ml。注射完毕后，缓慢拔出针头，为防止药液外漏，用手指轻压针刺部位。

（2）大鼠皮下注射　通常选用左下腹部或后肢大腿皮肤处，操作方法与小鼠相同。一次注射量不超过每 100g 体重 1.0ml。

（3）豚鼠、兔等皮下注射　通常选用两肢内侧、背部、肩部等皮下脂肪少的部位，主要在大腿内侧。操作方法同小鼠。

4. 肌内注射　小鼠、大鼠、豚鼠的肌肉不发达，通常不选择肌内注射。若需进行肌内注射，应先把动物固定，然后将动物大腿拉直，针头刺入后肢大腿肌肉内，在回抽针栓无血情况下缓慢注入药物。小鼠一次给药量每只不超过 0.1ml，大鼠一次注射量不超过每 100g 体重 1.0ml。

家兔肌内注射时需由助手固定兔腰髂骨部位，勿使其活动。注射者左手握住后肢胫骨部，拉直后肢，右手持注射器，使注射器与肌肉成 60°角，一次刺入肌肉中。刺入后须回抽注射器针栓，观察是否有回血。如有回血，则表示已经刺入血管，应稍抽出针头，改变方向重新刺入。若无回血，即可注入药液。注射完毕，用手轻轻揉按注药局部以助药液吸收。注射量一般每侧不超过 2ml。

【实验动物的取血方法】

1. 小鼠、大鼠取血法

（1）颈静脉或颈动脉取血　将麻醉的小鼠或大鼠背位固定，剪去一侧颈部外侧毛，做颈静脉或颈动脉分离手术，当动脉或静脉充分暴露后，血管下各穿一根丝线以提起血管，这时即可用注射器以向心方向沿颈静脉或颈动脉平行刺入血管，抽取所需血量。体重 20g 的小鼠可取血 0.6ml 左右；体重 300g 的大鼠可取血 8ml 左右。也可将颈静脉和颈动脉挑起来，用剪刀剪断，以注射器（不带针头）吸取流出来的血液或用试管收集血液。

（2）股静脉或股动脉取血　将麻醉的小鼠或大鼠背位固定，做左或右腹股沟处动静脉分离手术，血管下分别穿一根丝线以提拉血管，右手持注射器将注射针刺入血管取血。

（3）心脏取血　将麻醉的小鼠或大鼠背位固定，用剪刀将心前区的毛剪去，用碘酒、酒精消毒此处皮肤。在左胸侧第 3~4 肋间，用左手食指触摸到心搏动处，右手持连有 4~5 号针头的注射器，选择心搏最强处穿刺，当针头正确刺到心脏时，鼠血液由于心脏跳动的力量，自然进入注射器，即可进行取血。也可切开胸腔，直接从见到的心脏内抽吸血液。

（4）尾静脉取血 将鼠装入固定盒内，盖上盒盖，露出尾巴，用手揉擦或用温水（45～50℃）浸泡，亦可用二甲苯等擦拭鼠尾，使鼠尾静脉充分充血，揩干后剪去尾尖（大鼠5～10mm，小鼠1～2mm），尾静脉血即可流出，用手轻轻从尾根部向尾尖部挤压，可以取到数滴血。若需连续取血，每次将鼠尾剪去很小一段，在取血后可用棉球压迫止血。用此法每只鼠可采血10余次，小鼠可每次采血约0.1ml，大鼠约0.4ml。另外，大鼠取血可采用交替切割尾静脉法，用一锋利的刀片在尾巴上切破一段尾静脉，静脉血即由切口流出，尾静脉可以交替切割，由尾尖部向尾根部方向切割，切割后干棉球压迫止血，约3天伤口结痂痊愈。

（5）眼球后静脉丛取血 取血管可用7～10cm的毛细玻管（一端需烧制拉伸成直径1～1.5mm）。取血时用食指和拇指握住两耳之间的头部皮肤使头固定多并轻轻向下压迫颈部两侧，引起头部静脉血液回流困难，使眼球充分突出。右手持取血管，将其尖端从内眦插入，轻轻向眼底部方向旋转插入，插入深度小鼠为2～3mm，大鼠为4～5mm，得到所需的血量后，拔出取血管，放松左手，出血即停止，也可用干棉球或纱布压迫眼球止血。用本法在短期内可重复采血，小鼠一次可采血0.2～0.3ml，大鼠一次可采血0.5～1.0ml。

（6）断头取血 用剪刀迅速剪掉鼠头，立即将鼠颈向下，提起动物，让血液流入已准备好的容器。

2. 豚鼠取血法

（1）心脏取血 背位固定豚鼠，左手食指触摸心脏搏动处，于胸骨左缘第4～6肋间腔插入注射器，将注射器刺入心脏，血液随心脏跳动而进入注射器。部分取血可采5～7ml，采全血量可达20ml。心脏采血时所用的针头应尽量细长些，以免发生采血后穿刺孔出血。

（2）背中足静脉取血 固定豚鼠，将其右或左后肢膝关节伸直，脚背消毒，找出足静脉，左手拇指和食指拉住豚鼠的趾端，右手将注射针刺入静脉，拔针后立即出血。采血后用纱布或棉球压迫止血。若需反复取血，两后肢可交替使用。

（3）耳缘切口采血 先将豚鼠耳朵消毒，用刀片沿血管方向割破耳缘，切口约长0.5cm，在切口边缘涂上20%柠檬酸钠溶液，防止血凝，则血可从切口处流出。此法一般每次可采血0.5ml左右。

3. 家兔取血法

（1）心脏取血 将家兔仰卧固定在手术台上，把心前区的毛剪去，用碘酒、酒精消毒皮肤，用左手触摸左侧第3～4肋间，选择心跳最明显处，一般由胸骨左缘外3mm处，将注射针头插入第三肋间腔，当注射针头接近心脏时，持针手可感觉到兔心脏有节律的跳动。此时如还抽不到血，可以前后进退调节针头的位置，注意不可使针头在胸腔内左右摆动，以防弄伤兔的心肺；其次动作应迅速，以缩短在心脏内的留针时间和防止血液凝固。一般一次可采血20～25ml，经1周后可重复取血。

（2）耳中央动脉取血 将家兔于兔箱内固定，用手揉擦兔耳或用酒精擦拭使血管扩张。此时在兔耳中央可见一条较粗、颜色较鲜红的中央动脉。用左手固定住兔耳，右手持注射器，在中央动脉的末端，沿着动脉向心方向穿刺入动脉，动脉血立即进入针筒，取完血后注意止血。中央动脉抽血容易发生痉挛性收缩，故必须让兔耳充分充血，当动脉扩张，未发生痉挛性收缩前立即抽血。取血的针头一般用6号针头；针刺的部位从中央动脉的末端开始。此法一次抽血可达15ml。另一种方法，待兔耳中央动脉充血后，在靠耳尖中央动脉分支处，用一把锋利的小刀，轻切一个小口，兔血即由血管破口处流出，立即取装有抗凝剂的刻度试管，在血管破口处接血。取血后注意压迫伤口止血。

（3）耳缘静脉取血 将兔固定，拔去耳缘静脉局部的被毛，消毒皮肤，用手指轻弹兔耳，使静脉扩张，用针头刺入耳缘静脉末端，或用刀片沿血管方向割破一个小切口，血液即流出。取血后压迫止血。本法一次可采血5～10ml，为最常用的兔的采血方法，且可多次重复使用。

（4）后肢胫部皮下静脉取血 将家兔仰卧固定，拔去胫部的毛，在胫部上端股部扎以橡皮管，则在胫部外侧浅表皮下可清楚见到皮下静脉。用左手两指固定好静脉，右手取带有 5 号针头注射器，由皮下静脉平行方向刺入血管，回抽一下针栓，如有血进入注射器，表示针头已进入血管，即可取血，一次可取 2 ~ 5ml。取完血用棉球压住取血部位止血，时间要略长一些，如止血不好，可造成皮下血肿、影响连续多次抽血。

（5）股静脉、颈静脉取血　须在做股静脉或颈静脉分离手术后。①股静脉取血：用连有 5 号或 6 号针头的注射器，平行于血管，从股静脉下端向心方向刺入，徐徐抽动针栓即可取血。抽完血后注意止血，一般用干纱布轻压取血部位即可止血。如要连续多次取血，尽量选择远心端部位取血。②颈外静脉取血：用连有 6 号针头的注射器，由近心端（距颈静脉分枝 2 ~ 3cm 处）向头侧端沿血管平行方向刺入，使注射针头一直引深至颈静脉分枝分叉处，即可取血。该处血管较粗，容易取血，取血量较多，一次可取 10ml 以上。取血完毕，拔出针头，用干纱布轻轻压住取血部位止血。

【实验动物的麻醉、处死方法与实验动物福利】

（一）麻醉

动物实验中经常需要对动物进行麻醉。动物麻醉的目的包括：①清醒状态的动物虽然更加接近其生理状态，但是实验过程中的各种强刺激容易引起动物大脑皮质的抑制使动物机体发生生理机能障碍影响到实验结果，甚至引起动物休克或死亡。②对于一些精细的或者可能引起疼痛的实验，为了减少动物的挣扎和保持其安静，避免疼痛或动物骚动等因素对实验结果的干扰，使实验便于操作和顺利进行。③基于实验动物伦理委员会的要求，麻醉是动物保护所必须采取的措施。注意，在动物麻醉、镇痛、镇定操作时应进行有效的监督。

麻醉药的选择和麻醉方式可能会对实验结果产生影响，主要根据实验目的、动物的种类、体重和麻醉时间长短来进行选择。动物实验常用的麻醉药大致分为挥发性麻醉药和非挥发性麻醉药。挥发性麻醉主要有乙醚、氟烷、异氟醚、安氟醚、氧化亚氮、氯仿等。乙醚无色透明、极易挥发、具刺激性气味，广泛应用于各种实验动物的麻醉，其作用机制是抑制中枢神经系统，使肌肉松弛。乙醚具有麻醉安全系数大、麻醉深度易于掌握，而且麻后苏醒较快等优点。其缺点是对呼吸道黏膜有较强的刺激作用，使分泌物产生增加，故易发生呼吸道阻塞，进而影响呼吸、血压和心跳活动，严重者可导致窒息。另外由于乙醚属于易燃易爆品，在使用过程中实验室必须禁明火，以防出现燃烧或爆炸。

非挥发性麻醉药包括苯巴比妥钠、戊巴比妥钠、硫喷妥钠、氯胺酮、水合氯醛等。这类麻醉药使用方便，一次给药可维持较长时间，麻醉过程平稳，缺点是苏醒较慢。

实验动物的麻醉分为局部麻醉和全身麻醉。局部麻醉常用 1% 普鲁卡因溶液，在计划手术切口部位作浸润注射，注射时，将针尖循切口方向刺入皮下，回抽针栓无血液，然后边注射边将针头向外抽拉，直至切口全部浸润。如为兔颈部手术可用 1% 普鲁卡因 2 ~ 3ml。股三角区仅用 1 ~ 2ml。全身麻醉全身麻醉分吸入麻醉和注射麻醉。

1. 吸入麻醉　吸入麻醉常用于小白鼠、大白鼠和豚鼠等小型实验动物，麻醉药物多采用乙醚。乙醚作用时间短、易恢复，为维持较长麻醉时间，可将浸有乙醚的脱脂棉装入标本瓶内，置动物口、鼻处以持续吸入。一般情况下 20 ~ 30 秒后动物即可进入麻醉状态。麻醉程度可从动物的状态来大致判定，如出现大而深的呼吸，则有麻醉致死的危险。

2. 注射麻醉　注射麻醉操作简便，是动物实验最常用的麻醉方式。注射方式有腹腔注射、静脉注射、皮下注射、肌内注射等。①腹腔注射麻醉：大、小鼠和豚鼠常用，麻醉药多选戊巴比妥钠。腹腔注射虽方便，但作用发生慢，兴奋现象明显，麻醉的深浅不易掌握。②静脉注射麻醉：常选用戊巴比妥钠、乌拉坦和盐酸氯胺酮。静脉注射宜缓慢，其原则是先注射麻醉药总量的 3/4，在 1 分钟内注完，若动物瞳孔缩小到原来的 1/4、肌肉松弛、呼吸稍慢，则所用麻醉药已够量，若麻醉药量不够，隔 1 分钟后每 20 秒注射少量，直至将总量用完为止。若动物还没麻醉完全，可隔 5 分钟后再注射少量，以达到足够的麻醉深度。动物挣扎时，常会出现耐药性，若此时加大剂量，稍后则可能出现麻醉过深，故应谨慎。麻醉后动物苏醒，又需继续麻醉，可视动物情况，补充原来注射剂量的 1/4～1/2。

动物的麻醉效果直接影响实验的进行和实验结果。麻醉过浅，动物会因疼痛而挣扎，甚至出现兴奋状态，呼吸、心跳不规则，影响观察；麻醉过深，可使机体的反应性降低甚至消失，更为严重的是可能抑制延髓的心血管活动中枢和呼吸中枢，使呼吸、心跳停止，导致动物死亡。因此，在麻醉过程中必须善于判断麻醉程度，观察麻醉效果。判断麻醉程度的指标有以下 4 项。①呼吸：动物呼吸加快或不规则，说明麻醉过浅，可再追加一些麻药。若呼吸由不规则转变为规则且平稳，说明已达到麻醉深度。若动物呼吸变慢，且以腹式呼吸为主，说明麻醉过深，动物有生命危险。②反射活动：主要观察角膜反射或睫毛反射，若动物的角膜反射灵敏，说明麻醉过浅；若角膜反射迟钝，则麻醉程度合适；若角膜反射消失，伴瞳孔散大，则麻醉过深。③肌张力：动物肌张力亢进，一般说明麻醉过浅；全身肌肉松弛，说明麻醉程度合适。④皮肤夹捏反应：麻醉过程中可随时用止血钳或有齿镊夹捏动物皮肤。若反应灵敏，则麻醉过浅；若反应消失，则麻醉程度合适。

(二) 处死

实验结束后，常需将动物处死，常用的方法如下。

1. 椎脱臼法 常用于小鼠。用镊子或手指压住小鼠的后头部，另一只手拉住尾巴，用力稍向上方拉，使颈椎脱臼，动物可立即死亡（图 2-1-8）。

2. 空气栓塞法 用注射器将空气快速注入静脉，直至动物死亡，兔约需注入空气 10～20ml，由于该法注射量大，致死时间长，故不常采用。

3. 大量放血法 各种动物均可采用，家兔等可从颈动脉、股动脉、股静脉等处放血；小鼠可从球后静脉大量放血；豚鼠可从心脏一次抽取大量血液，一般情况下动物迅速死亡。

4. 化学药物致死法 常采用过量氯化钾快速静脉注射，使心脏骤停而致死。一般家兔使用 10% 氯化钾溶液 5～10ml 即可。

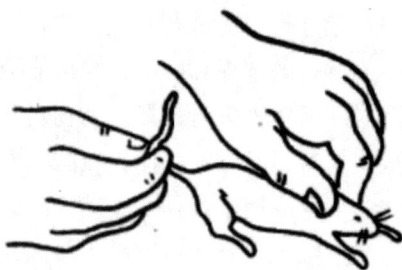

图 2-1-8 小鼠椎脱臼处死方法

5. 断头法 此法适用于鼠类小动物。直接用大剪刀将鼠头剪断即可。

(三) 实验动物福利

我国每年有数以千万的动物用于各类科学实验，如何正确认识和对待实验动物，如何科学、合理、人道地使用实验动物并维护实验动物福利引起了社会各界的广泛关注。2022 年 12 月 30 日，国家标准《实验动物—福利通则》（GB/T 42011-2022）颁布实施。所谓实验动物福利就是让动物在健康快乐的状态下生存，在动物饲养、实验、运输、死亡过程中尽量减少它们的痛苦，世界公认的"五大自由"福利为：①免于饥渴的自由：保障有新鲜的饮水和食物，以维持健康和活力。②免于不适的自由：提供舒适的栖息环境。③免于痛苦、伤害和疾病的自由：享有预防和快速的诊治。④表达主要天性的自由：提供足够的空间、适当的设施和同类的社交伙伴。⑤免于恐惧和焦虑的自由：保障良好的条件和处置，不造成动物的精神压抑和痛苦。

实验动物是生命科学发展的先驱和基石，为人类健康和社会进步做出了重要贡献。在动物实验的全过程中，我们必须始终秉持对实验动物的人道主义关怀与尊重，确保它们在研究过程中受到最大程度的善待与保护。在动物实验之前，本着"3R"的原则（replacement，替代：使用低等级动物代替高等级动物，或不使用动物而采用其他方法达到与动物实验相同的目的；reduction，减少：为获得特定数量及准确的信息，尽量减少实验动物的使用数量；refinement，优化：对必须使用的实验动物，尽量减低非人道方法的使用频率或危害程度），合理设计动物实验方案。动物实验过程中，在抓取、固定实验动物时，一定要做到动作温和，尽量安慰实验动物，不得粗暴对待实验动物，更不许虐待动物；在需要手术时，采用科学的麻醉技术，一定要减小创面，减少动物血液浪费，快速、简洁、准确地完成实验。进行动物实验时，很多预料未及的、难以忍受的疼痛发生前可使用仁慈终点来结束动物痛苦。实验结束后对实验动物尽量采用安乐死手术，减少实验动物因死亡时疼痛而造成的折磨。

（杨延音）

学习任务二　给药剂量对药物作用的影响

【实验目的】

1. 观察不同给药剂量对药物作用的影响，理解临床用药时应严格掌握用药剂量的重要性，助力临床合理选择给药剂量。

2. 练习小鼠捉拿和腹腔注射给药方法，强化对待实验动物的伦理关怀和人道主义精神。

3. 训练紧密协作的团队精神和严谨细致的工作态度。

【实验原理】

在一定范围内，药物效应与剂量成正比，称为量效关系。一般药物剂量过小，药物作用不明显；剂量过大，则可能出现不良反应，甚至毒性反应。

咖啡因属于中枢兴奋药，小剂量时兴奋大脑皮层，能提高机体对外界的反应性，大剂量时兴奋延髓呼吸中枢，表现为呼吸加深加快，中毒量时可引起惊厥。

【实验材料】

器材：电子秤，鼠笼，1ml 注射器，玻璃钟罩。

药品：4.0% 咖啡因溶液，0.2% 咖啡因溶液，0.2% 地西泮溶液，生理盐水。

动物：小白鼠。

【实验方法与步骤】

1. 取健康小鼠 3 只，随机分为实验组 2 只和对照组 1 只，分别标记、编号、称重，注意观察正常活动。

2. 实验组小鼠按 0.2ml/10g 剂量分别腹腔注射 4.0% 和 0.2% 咖啡因溶液，对照组小鼠按 0.2ml/10g 剂量腹腔注射生理盐水。

3. 给药完毕后开始计时，观察给药后小鼠反应，记录出现相应反应的时间，将实验结果填入表格 2-2-1 中。如小鼠出现惊厥反应时，立即按 0.1ml/10g 剂量腹腔注射 0.2% 地西泮溶液给予解救。

【注意事项】

1. 腹腔注射给药时，一般左手固定小鼠，使其腹部朝上，呈头低腹高位，在小鼠左或右侧下腹部进针，针尖刺入腹腔时应有落空感，回抽针头时无血液回流，再轻轻推注药液。

2. 注射结束后，不宜回抽针头太快，否则漏液过多，对给药剂量影响较大。

3. 应提前准备好地西泮溶液，当小鼠出现惊厥时，迅速进行解救。

【实验结果】

请将本次实验结果记录在表 2-2-1 中，根据实验原理判断你组实验结果是否符合理论预期，如不相符，请分析原因。

表 2-2-1 不同剂量的咖啡因对小鼠活动的影响

组别	编号	鼠重（g）	给药种类及药量（ml）	小鼠表现及时间	其他说明
实验组	1				
	2				
对照组	3				

【思考与讨论】

1. 基于本次实验结果，请思考并讨论给药剂量对临床安全用药有何启示？

2. 本实验设计及小组实际操作过程中哪些环节体现了对待实验动物的伦理关怀和人道主义精神？

（郑小红）

学习任务三　给药途径对药物作用的影响

【实验目的】

1. 观察不同给药途径对药物作用的影响，助力临床合理选择给药途径。

2. 练习小鼠灌胃、皮下注射和腹腔注射给药方法，强化对待实验动物的伦理关怀和人道主义精神。

3. 训练紧密协作的团队精神和严谨细致的工作态度。

【实验原理】

结构相同的药物，给药途径不同，其吸收速度和吸收程度不同，可导致药物起效时间和作用强度的不同。一般情况下，给药途径与吸收快慢的关系如下：吸入给药 > 腹腔注射 > 肌内注射 > 皮下注射 > 口服 > 皮肤给药。

有的药物给药途径不同，甚至产生药理作用的不同。口服硫酸镁难于吸收，可产生导泻和利胆作用；注射硫酸镁因拮抗钙离子，阻断神经肌肉接头信号传递，可产生骨骼肌松弛、降压和抗惊厥等作用。

【实验材料】

器材：电子秤，鼠笼，1ml 注射器，灌胃针。

药品：0.5% 戊巴比妥钠溶液，10.0% 硫酸镁溶液，2.0% 氯化钙溶液。

动物：小白鼠。

【实验方法与步骤】

一、戊巴比妥钠不同给药途径对药物作用的影响

1. 取健康小鼠 3 只，分别标记、编号、称重，注意观察正常活动，特别注意其翻正反射情况。

2. 三只小鼠用 0.5% 戊巴比妥钠溶液按 0.1ml/10g 剂量，分别采用灌胃、皮下注射和腹腔注射方式给药。

3. 给药完毕后开始计时，观察并记录三只小鼠入睡时间及觉醒时间，将实验结果填入表格 2-3-1 中。

二、硫酸镁不同给药途径对药物作用的影响

1. 取健康小鼠 2 只，分别标记、编号、称重，注意观察正常活动。

2. 其中一只小鼠按 0.2ml/10g 剂量腹腔注射 10.0% 硫酸镁溶液，另一只小鼠按同样剂量使用硫酸镁溶液进行灌胃。

3. 观察两只小鼠给药后表现有何区别，若小鼠出现明显肌肉松弛、呼吸抑制时，立即按 0.2ml/10g 剂量腹腔注射 2.0% 氯化钙溶液进行解救，将实验现象和数据填入表格 2 - 3 - 1 中。

【注意事项】

1. 经口灌胃给药时，灌胃针沿鼠口角通过食管进入胃内，如操作时很通畅，则表示针头已进入胃内；如动物有呕吐或强烈挣扎，必须拔出后重新操作，如果刺破食管或者胃壁，给药途径则发生改变。

2. 硫酸镁安全范围小，注射过快可导致中毒反应，应注意给药速度。

3. 提前在注射器中准备好足量氯化钙溶液，当出现明显肌肉松弛、呼吸抑制时，及时给予氯化钙进行解救。

【实验结果】

请将本次实验结果记录在表 2 - 3 - 1 中，根据实验原理判断你组实验结果是否符合理论预期，如不相符合，请分析原因。

表 2 - 3 - 1　不同给药途径对药物作用的影响对比

项目	编号	鼠重（g）	给药途径及药量（ml）	小鼠表现及时间	其他说明
戊巴比妥钠不同给药途径	1				
	2				
	3				
硫酸镁不同给药途径	4				
	5				

【思考与讨论】

1. 基于本次实验结果，你认为给药途径对药物作用会产生哪些方面的影响？

2. 本实验设计及小组实际操作过程中哪些环节体现了对待实验动物的伦理关怀和人道主义精神？

（郑小红）

学习任务四　药物的局部作用与吸收作用观察

【实验目的】

1. 观察局麻药物的局部作用与吸收作用，加深对于药物作用方式的理解，助力临床合理使用美容相关药物。

2. 学会判断药物的局部作用和吸收作用。

3. 强化对待实验动物的伦理关怀和人道主义精神。

4. 训练紧密协作的团队精神和严谨细致的工作态度。

【实验原理】

药物被吸收入血以前，在给药部位产生的作用叫作局部作用，在药物被吸收入血之后，跟随血液

循环分布到各组织器官产生的作用叫作全身作用。

普鲁卡因可在用药部位阻断神经传导，产生局麻作用，是临床常用的局麻药。如果局麻药被吸收入血则可引起毒性反应，甚至表现为惊厥、呼吸抑制和昏迷等。

【实验材料】

器材：电子秤，1ml 注射器

药品：5.0% 盐酸普鲁卡因溶液，0.2% 地西泮溶液，生理盐水

动物：家兔

【实验方法与步骤】

一、药物局部作用的观察

1. 取健康家兔 1 只，称重，注意观察正常活动，特别是四肢站立情况和行走步态，同时用注射器针头检查其痛觉反射情况。

2. 在家兔一侧坐骨神经（使兔作自然俯卧状，在尾部坐骨棘与股骨头之间凹陷处）周围按1.0ml/kg 剂量注射 5.0% 盐酸普鲁卡因溶液，另一侧坐骨神经处按同等剂量注入生理盐水作对照。

3. 计时并观察家兔注入药物后两侧后肢有无感觉和运动障碍情况，将实验现象和数据填入表格2-4-1 中。

二、药物吸收作用的观察

1. 取健康家兔 1 只，称重，注意观察正常活动，特别是四肢站立情况和行走步态，同时用注射器针头检查其痛觉反射情况。

2. 在家兔臀部按 1.0ml/kg 剂量在臀部肌内注射 5.0% 盐酸普鲁卡因溶，计时并注意观察家兔活动情况，将实验现象和数据填入表格 2-4-1 中。当家兔出现明显中毒症状时，立即按 0.2ml/kg 剂量耳缘静脉注射 0.2% 地西泮溶液进行解救。

【注意事项】

1. 在进行局部注射时注意不要打到肌肉中。

2. 事先准备好地西泮溶液，当惊厥出现时，及时给予地西泮进行解救。

【实验结果】

请将本次实验结果记录在表 2-4-1 中，根据实验原理判断你组实验结果是否符合理论预期，如不相符，请分析原因。

表 2-4-1 局麻药的局部作用和吸收作用观察

项目	体重（kg）	观察时机	家兔表现	其他说明
药物局部作用观察		给药前		
		坐骨神经局部注射普鲁卡因后		
药物吸收作用观察		给药前		
		肌内注射普鲁卡因后		
		静脉注射地西泮解救后		

【思考与讨论】

1. 药物发挥局部作用和吸收作用判断的主要依据是什么？

2. 基于本次实验结果，你认为临床使用局麻药时需要注意哪些问题？

3. 本实验设计及小组实际操作过程中哪些环节体现了对待实验动物的伦理关怀和人道主义精神？

（郑小红）

学习任务五　联合用药引起的药物相互作用观察

【实验目的】

1. 观察联合用药时药物间的协同与拮抗作用，加深对于药物相互作用的理解，助力临床科学、合理联合使用药物。

2. 学会判断药物相互作用结果。

3. 强化对待实验动物的伦理关怀和人道主义精神。

4. 训练紧密协作的团队精神和严谨细致的工作态度。

【实验原理】

两种或两种以上的药物同时或先后使用时，由于药物之间或药物与机体之间发生相互作用（如部分药物进入人体后在药效学和/或药动学方面可产生相互影响和干扰），从而改变药物效应，产生协同（增强）或拮抗（减弱）作用。

戊巴比妥钠和地西泮均属于中枢抑制药，乙醚也可抑制中枢，同时使用戊巴比妥钠和乙醚时，二者可产生协同作用。尼可刹米属于中枢兴奋药，剂量过大时可致惊厥发生，常用中枢抑制药地西泮进行对抗。

【实验材料】

器材：玻璃钟罩，电子天平，鼠笼，1ml 注射器，干棉球。

药品：0.2% 戊巴比妥钠溶液，麻醉乙醚，3.8% 尼可刹米溶液，0.2% 地西泮溶液，生理盐水，苦味酸标记液。

动物：小白鼠。

【实验方法与步骤】

一、药物协同作用观察

1. 取健康小鼠 2 只，随机分为实验组和对照组，分别标记、编号、称重，注意观察正常活动。

2. 实验组小鼠按 0.1ml/10g 剂量腹腔注射 0.2% 戊巴比妥钠溶液，对照组小鼠按同等剂量腹腔注射生理盐水。计时 30 分钟后，将浸有乙醚的棉球分别放入玻璃钟罩中。

3. 观察小鼠被麻醉的情况，待完全麻醉后将小鼠取出，记录麻醉时间；继续观察小鼠恢复情况，记录恢复时间，将实验现象和数据填入表格 2-5-1 中。

二、药物拮抗作用观察

1. 取健康小鼠 2 只，随机分为实验组和对照组，分别标记、编号、称重，注意观察正常活动。

2. 实验组小鼠按 0.1ml/10g 剂量腹腔注射 0.2% 地西泮溶液，对照组小鼠按同等剂量腹腔注射生理盐水。

3. 20 分钟后，两只小鼠分别按 0.1ml/10g 剂量腹腔注射 3.8% 尼可刹米溶液，计时并继续观察小鼠情况，将实验现象和数据填入表格 2-5-1 中。对反应较明显的小鼠立即按 0.1ml/10g 剂量腹腔注射 0.2% 地西泮溶液给予解救。

【注意事项】

1. 在观察协同作用实验时，给药后应注意保持环境安静，避免刺激实验动物。小鼠被麻醉表现为四肢肌肉松弛，痛觉消失，角膜反射和翻正反射消失。

2. 实验过程中放入乙醚后注意密封，乙醚的苏醒期时间较长，注意观察时间不能太短。

【实验结果】

请将本次实验结果记录在表 2-5-1 中，根据实验原理判断实验结果是否符合理论预期，如不相符合，请分析原因。

表 2-5-1 药物的协同作用和拮抗作用观察

项目	组别	编号	鼠重（g）	给药种类及药量（ml）	小鼠表现及时间		其他说明
药物协同作用观察	实验组	1					
	对照组	2					
药物拮抗作用观察	实验组	3			给地西泮后：	给尼可刹米后：	
	对照组	4			给生理盐水后：	给尼可刹米后：	

【思考与讨论】

1. 是否协同作用都有益于临床而拮抗作用对临床不利？为什么？药物的协同与拮抗作用对临床用药有何指导意义？

2. 本实验设计及小组实际操作过程中哪些环节体现了对待实验动物的伦理关怀和人道主义精神？

（郑小红）

学习任务六 糖皮质激素抗炎作用的观察

【实验目的】

1. 观察地塞米松的抗炎作用，加深对于常用糖皮质激素的药理作用特点和临床应用的理解，以助力临床科学、合理选择和使用糖皮质激素类抗炎药物。

2. 学会使用化学刺激建立炎症模型的方法。

3. 强化对待实验动物的伦理关怀和人道主义精神。

4. 训练紧密协作的团队精神和严谨细致的工作态度。

【实验原理】

二甲苯是一种具有强烈化学刺激作用的有机溶剂，涂擦在动物皮肤上，可刺激涂擦部位释放组胺、缓激肽等致炎因子，产生急性炎症反应。

糖皮质激素具有强大的抗炎作用，对化学、物理、免疫、感染等原因引起的炎症，包括炎症病理发展过程的不同阶段均具有显著的非特异性抑制作用。在炎症早期，糖皮质激素可以降低毛细血管通透性，减轻渗出和水肿，还可减少各种致炎因子的释放，从而抑制白细胞浸润和吞噬反应，从而改善和消除红、肿、热、痛等急性炎症症状；在炎症后期，糖皮质激素又能抑制毛细血管和成纤维细胞的增生，延缓胶原蛋白、黏多糖的合成以及抑制肉芽组织的增生，以防止组织粘连和瘢痕形成，减轻炎症后遗症。

【实验材料】

器材：电子天平，8mm 打孔器，鼠笼，1ml 注射器，棉签。

药品：二甲苯，0.5% 醋酸地塞米松溶液，生理盐水。

动物：小白鼠。

【实验方法与步骤】

1. 取健康无炎症小鼠 2 只，随机分为实验组和对照组，分别标记、编号、称重，注意观察正常活动。

2. 实验组小鼠按 0.2ml/10g 剂量腹腔注射 0.5% 醋酸地塞米松溶液，对照组小鼠按同等剂量腹腔注射生理盐水。计时 20 分钟后，每只小鼠均用约 0.1ml 二甲苯均匀涂擦在左耳前、后两面皮肤上，右耳涂擦生理盐水做对照。

3. 涂擦完毕后开始计时，30 分钟后颈部脱臼处死小鼠，并用打孔器切下双耳相同部位、相同直径的圆耳片，使用电子天平称重并分别记录实验数据。用每只小鼠左耳片质量减去右耳片质量表示肿胀程度，将实验数据填入表格 2-6-1 中。

【注意事项】

1. 二甲苯的涂擦量尽量保持一致，取样时，注意保持所取圆耳片部位与二甲苯涂擦部位一致。

2. 圆耳片取材后注意其编号顺序及左、右耳对应关系，及时称量并记录实验数据。

【实验结果】

请将本次实验结果记录在表 2-6-1 中，根据实验原理判断你组实验结果是否符合理论预期，如不相符，请分析原因。

表 2-6-1 地塞米松对二甲苯所致炎症的抗炎作用观察

组别	编号	鼠重（g）	药量（ml）	圆耳片质量（mg）		左耳片重量 - 右耳片重量（mg）
				左耳片	右耳片	
对照组（注射生理盐水）	1					
	2					
	3					
实验组（注射地塞米松）	4					
	5					
	6					

【思考与讨论】

1. 用药后组内肿胀程度和组间肿胀程度有何差异？理论联系实际分析临床使用糖皮质激素的注意事项有哪些？

2. 本实验设计及小组实际操作过程中哪些环节体现了对待实验动物的伦理关怀和人道主义精神？

（郑小红）

学习任务七　局麻药局麻作用的比较与观察

【实验目的】

1. 比较与观察普鲁卡因和丁卡因的局麻作用，加深对于常用局麻药物药理作用特点和临床应用的理解，以助力临床科学、合理选择和使用麻醉药物。

2. 学会家兔的滴眼操作及角膜反射观察方法。

3. 强化对待实验动物的伦理关怀和人道主义精神。

4. 训练紧密协作的团队精神和严谨细致的工作态度。

【实验原理】

局麻药物给药后作用于神经末梢细胞膜，通过电压门控钠通道，阻滞钠离子内流，从而阻止神经细胞动作电位的发生和传导。这种阻滞作用可保持在意识清醒状态下，使局部感觉消失，常用于皮肤、口腔、眼、鼻、气管、食管和泌尿生殖道等部位的小手术。

角膜富含神经纤维，对外界刺激非常敏感。角膜刺激是一种简单、快速、无创的检查方法，常用角膜反射测试局麻药物对表层组织的穿透能力、麻醉强度和麻醉持续时间。

【实验材料】

器材：兔箱，眼科剪，滴管，吸水纸

药品：1.0%盐酸普鲁卡因溶液，1.0%盐酸丁卡因溶液

动物：家兔

【实验方法与步骤】

1. 取健康无眼病家兔1只，置于兔箱中，剪去两眼上、下睫毛。准备一根长短适中、软硬合适的兔须，轻触角膜，检查并记录正常的角膜反射情况。检查部位可分别在兔眼角膜上、中、下、左、右五个点位，若5个点位都有眨眼反射记为"5/5"，若5个点位均没有眨眼反射则记为"0/5"，若次数在此之间则记为"1/5、2/5、3/5、4/5"。

2. 用拇指和食指将家兔下眼睑轻柔拉成钩袋状，同时，按压同侧内眦封闭鼻泪管。接着，在钩袋状结构中，滴入2滴对应药品。滴完后继续保持对内眦的按压2分钟，拇指和食指缓慢松开，确保药液与角膜充分接触，多余的药液会自然溢出，可用吸水纸轻轻擦拭干净。

3. 滴眼完毕开始计时，每隔5分钟测试一次角膜反射，到30分钟检查结束，同时观察有无充血，红肿等反应，记录实验现象和数据于表格2－7－1中。

【注意事项】

1. 实验过程中刺激角膜所用兔须应为同一根同一端，软硬适中，刺激力度尽量保持一致，避免除药物以外的干扰因素对实验结果的影响。

2. 滴眼时注意封闭鼻泪管开口，以免药液流入鼻腔，经黏膜吸收产生全身反应。

【实验结果】

请将本次实验结果记录在表2－7－1中，根据实验原理判断你组实验结果是否符合理论预期，如不相符，请分析原因。

表2－7－1　普鲁卡因与丁卡因对家兔角膜反射的影响

兔眼	滴入药物	滴眼前角膜反射	滴药后角膜反射（分钟）						其他反应
			5	10	15	20	25	30	
左									
右									

【思考与讨论】

1. 用药后家兔两只眼睛角膜反射有何不同？理论联系实际分析临床如何选择局麻药？
2. 本实验设计及小组实际操作过程中哪些环节体现了对待实验动物的伦理关怀和人道主义精神？

（郑小红）

学习任务八　透皮药物皮肤刺激性实验

【实验目的】

1. 学会使用皮肤刺激反应评分标准来评价受试物的皮肤刺激强度。
2. 学会家兔的剪毛技术，学会药物涂敷及绷带固定等操作。
3. 铭记实验动物福利，尊重实验动物、尊重生命。
4. 训练紧密协作的团队精神。

【实验原理】

皮肤刺激性试验是确定和评价受试物对哺乳动物皮肤局部是否有刺激作用及其程度的试验。它又分急性皮肤刺激试验（一次皮肤涂抹试验）和多次皮肤刺激试验。皮肤刺激反应一般无免疫系统的参与，其典型表现是红斑或水肿等，这些反应是皮肤接触受试物后产生的局部可逆性损伤。

由于白色家兔在大多数情况下对有刺激性或腐蚀性的物质比人类更敏感，故皮肤刺激性试验通常选用白色家兔。常采用同体左右侧自身对比法，可用溶剂和/或赋形剂和/或基质作为阴性对照。试验时将受试物直接涂于备皮处，敷料覆盖固定。贴敷时间至少4小时，然后在自然光线或全光谱灯光下肉眼观察皮肤反应。一般于去除药物后不同时间点观察刺激性反应并进行评分（见表2-8-1），根据皮肤刺激反应评分结果判断受试物的皮肤刺激强度（见表2-8-2）。

表2-8-1　皮肤刺激反应评分标准

刺激反应表现	分值
红斑	
无红斑	0
轻度红斑（勉强可见）	1.0
中度红斑（明显可见）	2.0
重度红斑	3.0
紫红色红斑到轻度焦痂形成	4.0
水肿	
无水肿	0
轻度水肿（勉强可见）	1.0
中度水肿（明显隆起）	2.0
重度水肿（皮肤隆起1mm，轮廓清楚）	3.0
严重水肿（皮肤隆起1mm以上并有扩大）	4.0
最高总分值	8.0

表 2 - 8 - 2 皮肤刺激强度评价标准

分值	评价
0 ~ <0.5	无刺激性
0.5 ~ <2.0	轻刺激性
2.0 ~ <6.0	中刺激性
6.0 ~8.0	强刺激性

【实验材料】

器材：兔箱、剪刀、保鲜膜、纱布块，胶布、绷带、滴管、棉签

药品：10%十二烷基钠、生理盐水

动物：家兔

【实验方法与步骤】

1. 取体重约2kg的健康白色家兔1只，置于兔箱中，用剪刀将家兔背部脊柱两侧的毛去掉，不得损伤皮肤。去毛范围，脊柱左、右各约3cm×3cm。

2. 取0.5ml浓度为10%的十二烷基钠溶液用棉签涂布于一侧已去毛的皮肤上，然后用一层保鲜膜和二层纱布（2.5cm×2.5cm）覆盖，再用无刺激性胶布和绷带加以固定；另一侧涂布生理盐水同法操作作为对照。贴敷时间4小时。

3. 贴敷结束后，除去受试物并用温水或无刺激性溶剂清洁给药部位，除去残留受试物。

4. 在自然光线或全光谱灯光下观察皮肤反应。在去除药物后第30、60分钟，24、48和72小时分别用肉眼观察并记录涂敷部位有无红斑和水肿等情况。按表2-8-1和表2-8-2给出的标准对皮肤反应情况进行评分和评价。

【注意事项】

1. 剪毛时需注意：①将家兔固定后，先用蘸有水的纱布把被毛浸湿，再用剪刀紧贴皮肤剪去被毛。不可用手提起被毛，以免剪破皮肤。②依次剪毛，不要乱剪。③剪下的毛放在盛有自来水的容器内，防止到处飞扬。

2. 涂药前应仔细检查去毛皮肤是否有损伤，有损伤的皮肤不宜进行试验。

【实验结果】

请将本次实验结果列于表2-8-3中，并对实验结果进行分析。

表 2 - 8 - 3 十二烷基硫酸钠皮肤刺激性实验检查结果

观察时间	10%的十二烷基钠		生理盐水	
	皮肤刺激反应评分	皮肤刺激强度评价	皮肤刺激反应评分	皮肤刺激强度评价
给药前皮肤状态				
去除药物后 30min				
去除药物后 60min				
去除药物后 24h				
去除药物后 48h				
去除药物后 72h				

【思考与讨论】

1. 为什么选择白色家兔作为皮肤刺激性实验动物？

2. 分析实验过程中那些环节会影响实验结果？如何避免或减少其对结果的影响？

（杨延音）

学习任务九　嫩肤水的制备

【实验目的】

1. 学习使用透明质酸制备溶液剂的方法及其基本操作技术。

2. 培养实事求是、严谨细致的试验态度和科研诚信意识。

3. 训练紧密协作的团队精神。

【实验原理】

溶液剂因为易于吸收、稳定性好及与其他成分兼容性好等优点而在美容药物领域被广泛应用。溶液剂制备的常用方法有溶解法和稀释法。溶解法是制备溶液剂的主要方法，适于固体药物的制备。其操作步骤为称量、溶解、滤过、检查与包装等。稀释法是当原料是浓溶液或易溶性药物的浓贮备液时，需用稀释法制备。稀释法制备即取一定量的浓溶液，加规定溶剂稀释至所需浓度即可。溶液剂制备结束后应进行相应质量检查，如溶液剂外观、pH、稳定性、微生物限度等。

透明质酸是一种天然存在于人体中的多糖，具有良好的保湿和生物相容性，因此被广泛应用于医药、化妆品等领域。用以改善皮肤营养代谢，使皮肤柔嫩、光滑、增加弹性、防止衰老等。

【实验材料】

实验原料：透明质酸、1,3－丁二醇、吡咯烷酮羧酸钠、丙二醇、羟苯甲酯、聚乙二醇－40 氢化蓖麻油（CO－40）、杰马 BP、香精。

器材：搅拌器、温度计、水浴锅、电子天平、烧杯、量筒、药匙、精密 pH 试纸。

【实验方法与步骤】

1. 配方

Ⅰ相		Ⅱ相	
成分	质量（g）	成分	质量（g）
1,3－丁二醇	4.0	0.5% 透明质酸溶液	10.0
吡咯烷酮羧酸钠	5.0	CO－40	0.2
丙二醇	4.0	杰马 BP	0.3
羟苯甲酯	0.1	香精	0.01
蒸馏水	60.0		

2. 制法　嫩肤水制备过程为：①取蒸馏水加热至 90℃，保温 20 分钟后自然冷却降温，待温度降至 50℃ 左右时缓缓加入透明质酸溶液搅拌溶解备用。②另取Ⅰ相组分混合搅拌加热至 80℃，持续 20 分钟。③再取香精与 CO－40 搅拌混匀后，加入透明质酸溶液、杰马 BP，混合均匀，等Ⅰ相组分搅拌降温至 45℃ 左右时加入，搅拌均匀降至室温，即得。

3. 质量检查　嫩肤水主要质量检查指标包括感官指标如颜色、性状、气味和 pH。

【注意事项】

1. Ⅰ相和Ⅱ相原料在混合前一定要完全溶解。

2. Ⅰ相和Ⅱ相混合前温度一定要相同或相近，但相差不能超过 10℃。

3. 活性成分及热敏物质一般在后配料、低温时期才能加入。

4. 羟苯甲酯为固体，可使用称量纸称；CO－40、杰马 BP 和香精因是液体且量少，用滴管量取；其余成分为液体，用小烧杯称取。

【实验结果】

请将本次实验结果列于表 2 – 9 – 1 中，并对实验结果进行分析。

表 2 – 9 – 1　嫩肤水质量检查结果

制剂	颜色、性状、气味	pH
嫩肤水		

【思考与讨论】

1. 配方中各组分的作用是什么？
2. Ⅰ相和Ⅱ相混合时需要注意些什么？

（杨延音）

学习任务十　炉甘石洗剂的制备

【实验目的】

1. 学习混悬剂的制备方法及其基本操作技术。
2. 培养理论联系实际、实事求是、严谨细致的试验态度和科研诚信意识。
3. 训练紧密协作的团队精神。

【实验原理】

炉甘石具有保护皮肤、收敛、消炎等作用。临床广泛用于皮肤炎症治疗，如丘疹、亚急性皮炎、湿疹、荨麻疹等。炉甘石与氧化锌均为不溶于水的亲水性药物，分散在水中制成的洗剂为混悬型洗剂。

混悬剂是指难溶性固体原料药物以微粒状态分散于液体分散介质中形成的非均相液体制剂。分散介质多为水、也可用植物油。优良的混悬剂其药物颗粒应细微、分散均匀、沉降缓慢；沉降后的微粒不结块，稍加振摇即能均匀分散；黏度适宜，易倾倒，且不沾瓶壁。

混悬剂中的药物微粒由于受重力作用，静置时会发生沉降。为了提高混悬剂的物理稳定性，应选用颗粒细小的药物以及加入助悬剂增加分散介质的黏度，还可采用加润湿剂、表面活性剂、絮凝剂、反絮凝剂等方法来增加混悬剂的稳定性。混悬剂处方中有共熔物时宜先共熔后加入；处方中有盐类药物时，要先配成稀溶液后加入；处方中有与分散介质不同性质的液体药物应在缓慢研磨下加入。混悬剂的制备方法有分散法和凝聚法，其中最常用的是分散法。

【实验材料】

实验原料：炉甘石、氧化锌、甘油、羧甲基纤维素钠、纯化水。

器材：电子天平、研钵、量筒、药匙。

【实验方法与步骤】

1. 处方

成分	质量
炉甘石	15g
氧化锌	5g
甘油	5ml
羧甲基纤维素钠	0.25g
纯化水加至	100ml

2. 制法 炉甘石洗剂的制备方法为：①分别称取炉甘石、氧化锌于研钵内研磨均匀，过筛。②量取甘油，与炉甘石、氧化锌混合，并加入适量纯化水共研成糊状。③称取羧甲基纤维素钠，加适量纯化水溶解后，分次加入上述糊状液中研匀，随加随研。④研匀后，再加纯化水使成100ml，摇匀，即得。

3. 质量检查 炉甘石洗剂主要质量检查指标包括①感官指标：颜色、性状、气味等；②沉降体积比：混悬剂应分散均匀，放置后若有沉淀物，经振摇应易再分散。检查时用具塞量筒量取供试品50ml，密塞，用力振摇1分钟，记下混悬物的开始高度 H_0，静置3小时，记下混悬物的最终高度 H，计算沉降体积比 = H/H_0，沉降体积比应不低于0.90。

【注意事项】

1. 氧化锌有重质和轻质两种，以选用轻质的为好。

2. 润湿剂一般要与固体药物混合，炉甘石与氧化锌均为不溶于水的亲水性的药物，能被水润湿。故先加入甘油和少量水研磨成糊状，再与羧甲基纤维素钠水溶液混合，使微粒周围形成水化膜以阻碍微粒的聚合，振摇时易再分散。加水量以能研成糊状为宜。

3. 炉甘石用前与氧化锌混合过100目筛。

【实验结果】

请将本次实验结果列于表2-10-1中，并对实验结果进行分析。

表2-10-1 炉甘石洗剂质量检查结果

制剂	颜色、性状、气味	沉降体积比
炉甘石洗剂		

【思考与讨论】

1. 处方中各组分的作用是什么？

2. 影响混悬剂稳定性的因素有哪些？

（杨延音）

学习任务十一 雪花膏的制备

【实验目的】

1. 学习雪花膏的制备方法及其基本操作技术。

2. 培养理论联系实际、实事求是、严谨细致的试验态度和科研诚信意识。

3. 训练紧密协作的团队精神。

【实验原理】

乳膏剂系指原料药物溶解或分散于乳状液型基质中形成的均匀半固体制剂。雪花膏通常是以硬脂酸皂为乳化剂的水包油型乳化体系。水相中含有多元醇等水溶性物质，油相中含有脂肪酸、长链脂肪醇、多元醇、脂肪酸酯等非水溶性物质。当雪花膏被涂于皮肤上，水分挥发后，吸水性的多元醇与油性组分共同形成一个控制表皮水分过快蒸发的保护膜，隔绝了皮肤与空气的接触，避免皮肤在干燥环境中由于表皮水分过快蒸发导致的皮肤干裂。

雪花膏的配方主要包括硬脂酸皂（质量分数3.0%~7.5%）、硬脂酸（质量分数10%~20%）、多元醇（质量分数 5%~20%）、水（质量分数 60%~80%）。配方中，一般控制碱的加入量，使皂的质量分数占全部脂肪酸质量分数的 15%~25%。也可以在配方中加入一些可被皮肤吸收的营养性物质。

【实验材料】

实验原料：单硬脂酸甘油酯、羊毛脂、白油、十六醇、十八醇、三乙醇胺、甘油、吐温-80、蜂蜜、香精、尼泊金乙酯，蒸馏水。

器材：电动搅拌器、温度计、水浴锅、电子天平、烧杯、量筒、药匙、精密 pH 试纸。

【实验方法与步骤】

1. 配方

油相		水相	
成分	质量	成分	质量
单硬脂酸甘油酯	6.0g	三乙醇胺	1.0ml
羊毛脂	3.0g	甘油	10.0ml
白油	8.0g	吐温-80	1.0g
十六醇	3.0g	蜂蜜	2.0g
十八醇	5.0g	香精	0.5g
尼泊金乙酯	0.5g	蒸馏水	60.0ml

2. 制法 将油相中的单硬脂酸甘油酯、羊毛脂、白油、十六醇以及十八醇按配方量加入到 500ml 的烧杯中，加热至 90℃，熔化并搅拌均匀。按配方量加蒸馏水、三乙醇胺、甘油、吐温-80、蜂蜜到另一烧杯中，加热到 90℃并搅拌均匀，保温 20 分钟。在搅拌下将水相慢慢加入到油相中，继续搅拌，当温度降至 50℃时，加入尼泊金乙酯和香精，搅拌均匀。静置、冷却到室温即得。

3. 质量检查 乳膏剂不得有油水分离或小气泡等现象；膏体结构细腻，涂擦在皮肤上应润滑、无面条状、无刺激。

【注意事项】

1. 搅拌下将水相慢慢加入到油相中，继续搅拌，降温至 55℃以下，继续搅拌使油相分散更细，加速皂与硬脂酸结合形成结晶，出现珠光现象。

2. 降温过程中，粘度逐渐增大，搅拌带入膏体的气泡不易逸出，因此，粘度较大时，不宜过分搅拌，以免产生气泡。

【实验结果】

请将本次实验结果列于表 2-11-1 中，并对实验结果进行分析。

表 2-11-1 雪花膏质量检查结果

制剂	性状	是否有油水分离现象
雪花膏		

【思考与讨论】

1. 试分析雪花膏配方中各组分的作用是什么？

2. 配制雪花膏时，为什么要两个烧杯中组分分别配制后再混合到一起？

（杨延音）

学习任务十二　痱子粉的制备

【实验目的】

1. 学习散剂的制备方法及其基本操作技术。

2. 培养理论联系实际、实事求是、严谨细致的试验态度和科研诚信意识。

3. 训练紧密协作的团队精神。

【实验原理】

痱子粉属于散剂，其中樟脑、薄荷脑具有清凉止痒作用，氧化锌可起收敛作用，硼酸具有轻微消毒、防腐作用，滑石粉可吸收皮肤表面的水分及油脂。痱子粉的功效是散风祛湿，清凉止痒。用于汗疹、痱毒，湿疮痛痒等。

散剂系指原料药物或与适宜的辅料经粉碎、均匀混合制成的干燥粉末状制剂。外用散剂可供皮肤、口腔、咽喉、腔道等处应用；专供治疗、预防和润滑皮肤的散剂也可称为撒布剂或撒粉。散剂的制备工艺一般包括粉碎、过筛、混合、分剂量、质量检查及包装等工序。粉碎后的药物应过筛，以得到粒度适当、均匀的粉末。混合是制备散剂的重要工艺过程，混合均匀与否直接影响药物剂量的准确性、外观及疗效，而散剂中各组分的比例、粉碎度、混合时间及混合方法等，均影响混合的均匀性。常用的混合方法有搅拌混合、研磨混合及过筛混合等。合格的散剂应干燥、疏松、混合均匀、色泽一致。

【实验材料】

实验原料：薄荷脑、樟脑、薄荷油、氧化锌、硼酸、升华硫、麝香草酚、水杨酸、淀粉、滑石粉。

器材：电子天平、研钵、药筛（120目）、称量纸、药匙。

【实验方法与步骤】

1. 配方

成分	质量（g）
樟脑	0.6
薄荷脑	0.6
薄荷油	0.6
氧化锌	6.0
硼酸	8.5
升华硫	4.0
麝香草酚	0.6
水杨酸	1.1
淀粉	10.0
滑石粉	适量
共制	100

2. 制法　首先将升华硫、水杨酸、硼酸、氧化锌、淀粉、滑石粉研细过120目药筛并混合均匀得到细粉；再取薄荷脑、樟脑、麝香草酚研磨至共熔液化，再与薄荷油混匀；最后先用少量细粉将共熔混合物吸收研匀，然后混合物细粉按等量递加法研磨混匀，过120目筛，即得。

3. 质量检查　痱子粉的主要质量检查项目包括：①外观均匀度：取供试品适量，置光滑纸上，平铺约 5 平方厘米，将其表面压平，在明亮处观察，应色泽均匀，无花纹与色斑。②粒度　通过七号筛的粉末重量，不得少于 95%。③干燥失重：取供试品，照干燥失重测定法（通则 0831）测定，在 105℃ 干燥至恒重，减失重量不得过 2.0%。

【注意事项】

1. 薄荷脑与樟脑一起研磨可共熔，需先以少量细粉吸收后，再与其他混匀。

2. 为保证混合均匀，尤其是含少量医用毒性药品及贵重药品的散剂，应采取等量递加法（又称配研法混合，即将量小药物研细后，加入等体积其他细粉混匀，如此倍量增加混合至全部混匀，再过筛混合。

【实验结果】

请将本次实验结果分别列于表 2-12-1 中，并对实验结果进行分析。

表 2-12-1　雪花膏质量检查结果

制剂	性状	外观均匀度	粒度
痱子粉			

【思考与讨论】

1. 影响痱子粉均匀度的因素有哪些？

2. 概述本组哪些操作步骤体现了团队协作？

（杨延音）

学习任务十三　润肤面膜的制备

【实验目的】

1. 学习涂膜剂的制备方法及其基本操作技术。

2. 培养理论联系实际、实事求是、严谨细致的试验态度和科研诚信意识。

3. 训练紧密协作的团队精神。

【实验原理】

剥离型面膜的组成通常由成膜剂、增进皮肤机能的营养物及避免皮肤干燥的油剂等构成。成膜剂多采用聚乙烯醇、聚乙烯吡咯烷酮、羧甲基纤维素、聚乙烯乙酸酯、海藻酸钠及其他胶质物质。其中，聚乙烯醇的效果最佳，能迅速形成薄膜，但其涂到皮肤上后黏着力过强，因此在实际使用时一般还需加入一定量的羧甲基纤维素和海藻酸钠并控制聚乙烯醇的用量在 10%~15%。另外，可在聚乙烯醇型面膜中加入保湿剂，以保护和延长产品在存储时的干缩程度，且能滋养皮肤。保湿剂多用丙二醇、甘油、聚乙二醇、硅乳等。

涂膜剂的制备主要过程为成膜浆液的配制，加入药物和各种添加剂，研磨或搅拌混匀、包装。使用时，直接将面膜剂均匀涂抹在面部，经过一段时间形成可剥脱的面膜，起到护理或清洁人体表面作用。

【实验材料】

实验原料：聚乙烯醇、海藻酸钠、羧甲基纤维素、丙二醇、甘油、硅乳、乙醇、苯甲酸钠、玫瑰精油、去离子水。

器材：电动搅拌器、温度计、水浴锅、电子天平、烧杯、量筒、药匙。

【实验方法与步骤】

1. 配方

成分	质量（g）	成分	质量（g）
聚乙烯醇	15.0	硅乳	1.0
海藻酸钠	1.0	乙醇	10.0
羧甲基纤维素	4.0	苯甲酸钠	0.1
丙二醇	1.0	玫瑰精油	0.3
甘油	3.0	去离子水	至100

2. 制法　将聚乙烯醇用乙醇润湿，加到有苯甲酸钠、海藻酸钠和羧甲基纤维素的水中，加热至 70~80℃，并不断搅拌，使之混合均匀，静置至室温后加入配方量丙二醇、甘油、硅乳及玫瑰精油，充分搅匀即可。

3. 质量检查　应色泽均匀、无明显气泡。

【注意事项】

1. 为增加聚乙烯醇的溶解速度，常把它先用部分乙醇润湿之后加到蒸馏水中，放置12小时以上再用。

2. 搅拌混合物时要避免剧烈的搅拌，正确的方法是用玻璃棒沿着一个方向缓慢搅拌，频率不可太高。

【实验结果】

请将本次实验结果列于表2-13-1中，并对实验结果进行分析。

表2-13-1　润肤面膜质量检查结果

制剂	颜色、性状、气味
面膜	

【思考与讨论】

1. 试解析配方中各组分的作用是什么?

2. 剥离型面膜使用注意事项有哪些?

（杨延音）

学习任务十四　防晒霜的制备

【实验目的】

1. 学习防晒霜的制备方法及其基本操作技术。

2. 培养理论联系实际、实事求是、严谨细致的试验态度和科研诚信意识。

3. 训练紧密协作的团队精神。

【实验原理】

防晒霜，是指添加了能阻隔或吸收紫外线的防晒剂来达到防止肌肤被晒黑、晒伤的化妆品。从制剂角度，可以根据防晒剂特点，制成软膏剂、乳膏剂等。其中乳膏剂型防晒霜具有易于涂抹、使用感觉更清爽、适合各种肤质的人使用等优点而被广泛应用于防晒霜的制备。

胡莫柳酯化学性质稳定，不易与其他成分发生反应，且具有生物降解特性，与其他防晒剂一起制成防晒霜后以适当的厚度涂抹于皮肤上可以吸收波段为295～315nm的紫外线，从而有效抵御UVB对皮肤产生的红肿、脱皮等伤害。胡莫柳酯目前已被我国和欧盟等国家和地区批准作为化学性防晒剂使用，其使用量一般在0.1%～10.0%。

【实验材料】

实验原料：胡莫柳酯、羊毛脂、硬脂醇、白凡士林、羟苯丙酯、丙二醇、三乙醇胺、羟苯甲酯、EDTA二钠、纯化水。

器材：搅拌机、水浴锅、电子天平、烧杯、量筒、药匙。

【实验方法与步骤】

1. 配方

成分		质量
A相	胡莫柳酯	8.0g
	羊毛脂	5.0g
	硬脂酸	4.0g
	白凡士林	2.5g
	羟苯丙酯	0.05g
B相	纯化水	74.3ml
	丙二醇	5.0ml
	三乙醇胺	1.0ml
	羟苯甲酯	0.1g
	EDTA二钠	0.05g

2. 制法　称取将A相原料于一烧杯中，称取或量取B相原料于另一烧杯中，分别水浴加热至72～82℃，边加热边分别搅拌至全部溶解。然后在搅拌下将A相加入至B相中，保温乳化20分钟后降温至15～30℃，停止搅拌即得。

3. 质量检查　乳膏型防晒霜性状应色泽均匀、气味适宜，膏体结构细腻，擦在皮肤上应润滑、无面条状、无刺激，不得有油水分离现象。

【注意事项】

1. 将A相加入至B相中时，一定要不停搅拌，且搅拌速度不宜太慢，否则影响乳化。

2. 油相和水相混合反应时温度不应太高，应在80℃左右。反应时间也不应过长，当黏度基本不变时就应停止，以免水分流失过多导致冷却后的乳膏过干，不易在皮肤表面展开而形成面条状。

【实验结果】

请将本次实验结果列于表2-14-1中，并对实验结果进行分析。

表2-14-1　乳膏型防晒霜的质量检查结果

制剂	性状	是否有油水分离现象
乳膏型防晒霜		

【思考与讨论】

1. 试分析各处方成分的作用是什么？

2. 防晒霜的使用注意事项有哪些？

（杨延音）

学习任务十五　维生素 E 乳的制备

【实验目的】

1. 学习乳剂的制备方法及其基本操作技术。

2. 培养理论联系实际、实事求是、严谨细致的试验态度和科研诚信意识。

3. 训练紧密协作的团队精神。

【实验原理】

乳剂（也称乳浊液）是两种互不相溶的液体经乳化而形成的非均匀分散体系。被分散的液体称为分散相、内相或不连续相，一般直径为 $0.1 \sim 100 \mu m$；包在液滴外面的液相称为分散介质、外相或连续相。乳剂是一种动力学及热力学不稳定的分散体系，故处方中除分散相和分散介质外，还必须加入乳化剂。乳剂可能会出现相分离的现象，但经振摇应易再分散。小量制备乳剂时，可采用在研钵中研磨或瓶内振摇等方法。大量生产乳剂时，则采用搅拌机、乳匀机和胶体磨。

维生素 E 是脂溶性维生素，具有抗氧化功能，在细胞脂质过氧化反应过程中消除反应生成的游离自由基，从而保护人体易氧化的脂质，并有加强组织对氧的吸收能力，恢复血液循环及血管渗透的作用。维生素 E 还具有防止紫外线照射，避免皮肤损伤及色素沉着等作用。

【实验材料】

实验原料：维生素 E、甘油、乙醇、平平加 O、聚山梨酯 80、司盘 80、蒸馏水。

器材：电子天平、研钵、量筒、药匙

【实验方法与步骤】

1. 处方

成分	质量（g）
维生素 E	10
甘油	2
乙醇	0.5
平平加 O	0.5
聚山梨酯 80	8
司盘 80	1
蒸馏水	至 100

2. 制法　先将处方量司盘 80 与聚山梨酯 80 复配而成乳化剂，将复配好的乳化剂倒入装有处方量维生素 E 和乙醇的圆底烧瓶中，搅匀，然后在搅拌下缓慢加入平平加 O 和甘油，加水至 100ml 后继续搅拌 10 分钟，即可得到乳白色的维生素 E 乳状液。

3. 质量检查　本品应为白色至微黄色乳状液体；pH 应为 $5.0 \sim 6.5$；以半径为 10cm 的离心机每分钟 4000 转的转速离心 15 分钟，不应有分层现象。

【实验结果】

请将本次实验结果列于表 2 – 15 – 1 中，并对实验结果进行分析。

表 2 – 15 – 1　维生素 E 乳质量检查结果

制剂	性状	pH	离心后是否分层
维生素 E 乳			

【思考与讨论】

试分析各处方成分的作用是什么?

（杨延音）

学习任务十六　药物抗氧化能力测定

【实验目的】

1. 学习使用 DPPH 测定药物抗氧化能力的方法及其基本操作技术。

2. 培养理论联系实际、实事求是、严谨细致的试验态度和科研诚信意识。

3. 训练紧密协作的团队精神。

【实验原理】

抗氧化能力评价方法可分为体外评价和人体评价,人体试验的优点在于真实地反映了皮肤状态,但测试所需样品较多、测试周期较长、成本较高,而且受到道德伦理因素等制约,难以实现大规模测试。体外抗氧化能力评价方法包括化学法、细胞法和皮肤模型法,每种方法各有优缺点。抗氧化作用往往不是通过单一途径发生的,而是多种机制互相协调共同作用的结果,目前抗氧化功效评价方法没有统一标准。

DPPH 法是当前使用最为广泛的检测自由基清除能力的方法之一。DPPH（1,1 - 二苯基 - 2 - 三硝基苯肼）结构上有一个孤对电子,是一种很稳定的氮中心自由基,其甲醇或乙醇溶液具有特征紫色,在 517nm 波长处有最大吸收,吸光度与浓度呈线性关系。当有自由基清除剂存在时,孤对电子被配对,DPPH 自由基被还原成黄色 DPPH - H 非自由基形式,吸光度变小。因此可以通过在 517nm 波长处检测样品清除 DPPH 自由基的效果,来计算其抗氧化能力。

绿茶中的茶多酚是一种常用的抗氧化剂,其抗氧化能力和对 DPPH 自由基的清除能力成正相关,取绿茶提取物乙醇溶液与 DPPH 乙醇溶液混匀,37℃水浴中反应 20 分钟,于 517nm 处测定吸光度,待数值稳定后读数记为 A_x,同法测定 DPPH 乙醇溶剂吸光度记为 A_R,可得绿茶提取物对 DPPH 的清除率 K_{DPPH}。

$$K_{DPPH}（\%）= \frac{A_R - A_x}{A_R} \times 100\%$$

【实验材料】

实验原料:绿茶提取物、DPPH 试剂、无水乙醇

器材:紫外可见分光光度计、水浴锅、电子天平、试管、移液器、容量瓶、量筒、药匙。

【实验方法与步骤】

1. DPPH 贮备液的制备　准确称取 DPPH 试剂 3.5mg,用无水乙醇溶解,并定量转入 10ml 容量瓶中,用无水乙醇定容至刻度,取 2ml 至 100ml 容量瓶中,用无水乙醇定容至刻度,摇匀得浓度为 7μg/ml DPPH 贮备液。

2. 样品贮备液的制备　称取 75mg 绿茶提取物样品,用无水乙醇溶解,并定量转入 50ml 容量瓶中,用无水乙醇定量至刻度,摇匀得浓度为 1.5mg/ml 样品溶液。

3. 样品溶液的制备　在 10ml 容量瓶中依次加入 4.0ml 储备液和 4.0ml 样品溶液,再加入无水乙醇至刻度,混匀,37℃水浴中反应 20 分钟,放冷后在 517nm 波长处测吸光值,记为 A_x。

4. DPPH 溶液制备　量取 DPPH 贮备液 4.0ml 加入到 10ml 容量瓶中,乙醇稀释至刻度,在 517nm 波长处测吸光值,记为 A_R。

【注意事项】

DPPH 清除能力随着时间推移而发生改变，在混匀待测液后，需要立即测定。

【实验结果】

请将本次实验结果列于表 2 – 16 – 1 中，计算 K_{DPPH} 并对实验结果进行分析。

表 2 – 16 – 1　DPPH 法测量茶多酚抗氧化能力结果

样品溶液吸光度 A_X	DPPH 溶液吸光度 A_R	清除率 K_{DPPH}

【思考与讨论】

总结影响 DPPH 法测定总抗氧化能力的因素有哪些?

（杨延音）

参考文献

［1］陈新谦，金有豫，汤光．新编药物学［M］．18 版．北京：人民卫生出版社，2019．

［2］秦红兵，邓庆华，张郴．药理学［M］．北京：高等教育出版社，2019．

［3］顾劲松，涂彩霞，姚苏宁．美容药物学［M］．北京：科学出版社，2015．

［4］陈菲，郑小红，许东航．药学服务实务［M］．北京：中国医药科技出版社，2023．

［5］顾劲松，涂彩霞，姚苏宁．美容药物学［M］．2 版．北京：科学出版社，2016．

［6］张景云．实用美容药物学［M］．北京：中国中医药出版社，2006．

［7］周春燕，药立波．生物化学与分子生物学［M］．9 版．北京：人民卫生出版社，2022．

［8］刘利萍．实用美容药物基础［M］．重庆：重庆大学出版社，2019．

［9］张硕峰，方晓艳．药理学［M］．5 版．北京：中国中医药出版社，2021．

［10］王建．美容药物学［M］．2 版．北京：人民卫生出版社，2021．

［11］冯居泰．美容中药学［M］．2 版．北京：中国中医药出版社，2021．

［12］张虹，胡莉娟．药理学［M］．4 版．北京：中国医药科技出版社，2021．